药店药师常见病用药
指导手册

主　审　金有豫　孙忠实
主　编　张石革

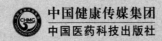
中国健康传媒集团
中国医药科技出版社

内 容 提 要

为保障患者和公众的用药安全，本书针对临床上几十种常见疾病或其症状，从疾病概述、临床表现、治疗手段（包括化学药治疗、中成药治疗）、健康管理等方面，阐述了药物治疗中的各种潜在风险，以及执业药师应给患者的重要提示和对生死攸关问题的监护，希望通过此书提高广大执业药师和相关从业人员的专业素质和药学服务技能，指导患者和公众解决常见病治疗中有关选药、用药及其安全等问题，使他们选对药、少用药、用好药。

图书在版编目（CIP）数据

药店药师常见病用药指导手册 / 张石革主编. —北京：中国医药科技出版社，2020.9
ISBN 978–7–5214–1926–9

Ⅰ. ①药… Ⅱ. ①张… Ⅲ. ①常见病–用药法–手册 Ⅳ. ①R452–62

中国版本图书馆 CIP 数据核字（2020）第 131719 号

美术编辑 陈君杞
版式设计 易维鑫

出版 **中国健康传媒集团** | 中国医药科技出版社
地址 北京市海淀区文慧园北路甲 22 号
邮编 100082
电话 发行：010–62227427 邮购：010–62236938
网址 www.cmstp.com
规格 880×1230mm ¹⁄₃₂
印张 14⅞
字数 345 千字
版次 2020 年 9 月第 1 版
印次 2023 年 9 月第 3 次印刷
印刷 三河市万龙印装有限公司
经销 全国各地新华书店
书号 ISBN 978–7–5214–1926–9
定价 55.00 元

获取新书信息、投稿、为图书纠错，请扫码联系我们。

编　委　会

前　言

　　人吃五谷杂粮，几乎没有不生病的。因此，用药是治疗第一选择，而对于慢病患者来说，也许是长期或终身的选择。那么合理用药就显得非常重要，即安全、有效、经济、适宜。人生如梦，健康是金，在解决了温饱问题以后，人们对健康和长寿的追求成为永不言衰的主题，而合理用药在人们所追求的健康、长寿、幸福（性福、口福）的过程中更是不可或缺。

　　我们常说："执业药师是现代医疗保健团队（医护药）重要的组成者，是合理用药流通终端的屏障者，是公众安全用药的指导者。"现在，我们又增加一句："执业药师是药物治疗利弊权衡的决策者。"提供符合伦理学和执业标准的药学服务，告知患者和公众规避各种疾病和药物治疗中的风险，合理用药（少用药、用对药、用好药、会用药），是适应时代、社会和经济发展、人类疾病谱变化的需求，体现执业药师职责、使命和服务模式在实践中的转变。

　　本书针对临床几十种常见疾病或症状（其中，症状预示了多种疾病前兆，疾病中又表现出多种不同症状），从疾病概述、临床表现、药物治疗手段（包括化学药治疗、中成药治疗等）、健康管理等方面，阐述了药物治疗中的各种潜在风险（疾病本身的风险、药物治疗中的风险），及执业药师应给患者的重要提示和对生死攸关问题的监护。

餐以维持生命，药能治病去疾，疾病尤其是慢病治疗需要综合治理，包括运动、饮食、心理、音乐、免疫和健康管理，绝非把治疗的全部寄托压在用药上，而最高境界是预防（运动、心情愉悦、饮食均衡、戒烟限酒、生活管理）。本书提供的化学药治疗、中成药治疗和健康管理仅供参考（任选其一或其二），其宗旨是让患者少用药、用好药，梳理各类疾病的用药，将有禁忌不能用的药物淘汰，可用可不用的药物压缩，使每天用药的品种数减至最少，避免不必要的药物相互作用，使药用得越来越少、越来越安全。

21 世纪是精确医疗的时代，执业药师应努力地学习医药学新理论、临床医学、药物治疗学、基因组学和蛋白组学，并应有风险防范意识，认知风险、识别风险和规避风险；对患者在疾病和长期用药中生死攸关的、伤及健康利益的、严重和常见的各种问题进行监护，给予提示、关照和防范，保障患者的用药安全。

本书汇集国内著名的医学、药学、药品经济学专家，共同筹划和编写，多数编者兼职于国家执业药师资格考试的命题与培训，较为了解执业药师的需求和工作实践，借以此书提高广大执业药师和相关从业人员的专业素质和药学服务技能，旨在指导大众解决常见疾病治疗中的有关选药、用药及其安全等诸多问题。

编　者
2020 年 5 月

目　录

1

第一章
神经和精神系统疾病

发　热

一、发热的概述

发热俗称发烧，是指人体体温升高，超过正常范围，当直肠温度超过 37.6℃、口腔温度超过 37.3℃、腋下温度超过 37.0℃，昼夜间波动超过 1℃时即为发热。一般发热在 38.5℃以下为低热，超过 39℃时即为高热，40.0℃以上为超高热。

发热是人体对致病因子的一种全身性防御反应，是患病时要表现的一种症状，其机制为感染原、细菌内毒素与其他外源性致热原进入人体后，与粒细胞、单核细胞等相互作用产生内源性致热原，导致下丘脑体温中枢前列腺素合成与释放，引起人体发热。其主要原因如下。

（1）感染性疾病　细菌、结核分枝杆菌、病毒、支原体、衣原体、寄生虫感染；或上呼吸道感染、流行性感冒、肺炎、伤寒、麻疹、蜂窝组织炎等传染性疾病所伴发症状。

（2）非感染性疾病　组织损伤、炎症、过敏、血液病、恶性肿瘤、变态反应疾病、甲状腺功能亢进、甲状腺炎、甲状腺危象、严重失水或出血、热射病、中暑、骨折、大面积烧伤、脑出血、动脉血管阻塞、组织坏死等所引起的外致热原导致，发生机制是体温调节中枢的体温调定点上移。外致热原是使体内产生内生致热原细胞的激活物（包括内毒素、抗原抗体复合物、淋巴因子、类固醇产物和一些炎性物质），进入人体后，通过各种不同途径激活产生内生致热原细胞，使之产生并释放内生致热原（白细胞介素–1、白细胞介素–2、肿瘤坏死因子和干扰素等）。

（3）其他疾病　结缔组织病、肿瘤、器官移植后排异反应、恶性病或其他疾病的继发后果。

（4）经期　女性在经期或排卵期也会发热。

（5）用药　应用某些药品（雌激素、糖皮质激素、抗肿瘤药、抗菌药、抗凝血药、免疫调节剂、疫苗、血浆替代品）也可能引起发热，则称为"药物热"。

二、临床表现

主要表现是体温升高、脉搏加快、头痛，突发热常为 0.5～1 天，持续热为 3～6 天，无名热（发热待查）可持续 1 周～2 个月。

（1）伴有头痛、咽喉痛、畏寒、乏力、鼻塞或咳嗽，可能伴有普通感冒或流行性感冒。

（2）血常规检查白细胞计数升高、C 反应蛋白增高可能伴有细菌感染；白细胞计数正常或低于正常值，C 反应蛋白不高，可能伴有病毒感染。

（3）儿童皮肤有麻疹黏膜瘢，全身斑丘疹，可能是麻疹。儿童或青少年伴有耳垂为中心的腮腺肿大，多为流行性腮腺炎。2～10 岁儿童有轻度发热、全身不适、食欲减退等前驱症状，1～2 天后出现皮疹，发热与发疹可同时发生，或发热略早于发疹可能是患水痘。5～15 岁儿童发热、第 2 天皮肤出现无痛性粟粒样红色丘疹、皮肤弥漫性潮红、口周苍白、颌下淋巴结肿大，可疑为猩红热。

（4）发热表现有间歇性发作的寒战、高热、继之大汗，可能是化脓性感染或疟疾。

（5）有持续性和波动性高热，如体温 24 小时内波动持续在 39～40℃，居高不下，伴随寒战、胸痛、咳嗽、吐铁锈痰，可能伴有肺炎。

（6）发热起病缓慢，持续发稽留热，无寒战，脉缓，玫瑰疹，肝脾肿大，可能伴有伤寒；如为长期找不出原因的低热，一般为功能性发热，应认真治疗。

对不明原因的发热，发热持续 3 周以上，体温在 38.5℃ 以上，经详细询问病史、体格检查和常规实验室检查仍不能明确诊断者，应认真追查病因，采用对症和支持治疗，保证患者足够的电解质和水分的供应。

儿童和成人在发热时常伴有痛感，这是由于人体受到伤害性刺激而发出的一种保护性反应，也是多种疾病的前驱症状。在发热的同时常常伴随疼痛（头、躯干、四肢、肌肉、关节），多是由于组织细胞遭受损伤后的炎症所致。炎症除了在外观上通常伴有众所熟知的症状如红肿、发热和发炎外，还有一种在人体中合成的物质前列腺素在炎症中占有非常重要的地位。它具有持续性扩张血管作用，使毛细血管的渗透性增加，并促进白细胞外渗等，使组织细胞间隙增大，从而使局部组织出现肿胀和疼痛感。

部分婴幼儿（一般在 3 岁以下）发热还可能引起惊厥（抽风），高热惊厥多见于 6 个月至 6 周岁的婴幼儿和学龄前儿童，表现为突然发作且不能控制的全身性或局限性肌群强直性和阵挛性抽搐（收缩），多数伴有精神意识障碍，是最常见的急症之一，必须紧急应对。

三、治疗手段

1. 治疗原则

对症治疗，用药将体温降至正常并缓解疼痛，用药的界点在于温度，一般低热（38.5℃以下）者建议采用物理的降温方法，如退热贴、温水沐浴、敷冰袋、50%乙醇擦浴等。发热超过 38.5℃以上时，可选择退热药或非甾体抗炎药口服。常用的有对乙酰氨基酚、布洛芬、阿司匹林、贝诺酯等。

2. 化学药治疗

（1）对乙酰氨基酚（扑热息痛）对中枢神经系统前列腺素合成的抑制作用比对外周前列腺素合成的抑制作用强大，解热作用强，镇痛作用较弱，但作用缓和而持久，对胃肠道刺激小，对血小板无显著的抑制作用，正常剂量下对肝脏无损害，较为安全有效，可作为退热药的首选，尤其适宜老年人和儿童服用。儿童一次 10～15mg/kg，每隔 4～6 小时给予 1 次；12 岁以下的儿童每 24 小时不超过 5 次量，一般不超过 3 天；或采用直肠用栓剂，一次 20mg/kg，每隔 6 小时给予 1 次。成人一次 0.3～0.6g，每隔 4 小时给药 1 次，或一日 4 次，一日量不宜超过 2000mg。

（2）布洛芬的镇痛作用较强，比阿司匹林强 16～32 倍；抗炎作用较弱，退热作用与阿司匹林相似但较之持久。对胃肠道的不良反应较轻，易于耐受。儿童一次 5～10mg/kg，一日 3 次，每隔 4～6 小时给予 1 次，24 小时内不得超过 4 次；栓剂 1～3 岁幼儿一次 50mg，＞3 岁儿童一次 100mg，如发热不缓解间隔 4～6 小时重复给予 1 次，24 小时不得超过 200mg。成人及 12 岁以上儿童一次 0.2～0.4g，一日 3～4 次。

（3）阿司匹林（乙酰水杨酸）服后吸收迅速而完全，解热镇痛作用较强，作用于下丘脑体温中枢引起外周血管扩张、皮肤血流增加、出汗，使散热增强而起到解热作用。能降低发热者的体温，对正常体温几乎无影响。儿童一日 30～60mg/kg，分 4～6 次服用或一次 5～10mg/kg。婴幼儿发热可选用阿苯片（每片含阿司匹林 100mg、苯巴比妥 10mg），3 岁以下幼儿一次 1～2 片，3 岁以上儿童酌增剂量。成人一次 0.3～0.6g，一日 3 次。

（4）贝诺酯为对乙酰氨基酚与阿司匹林的酯化物，通过抑制前列腺素的合成而产生镇痛、抗炎和解热作用。对胃肠道的刺激性小于阿司匹林，疗效与阿司匹林相似，作用时间较阿司匹林及对乙酰氨基酚长。口服小儿贝诺酯维生素 B_1 颗粒（每袋含贝诺酯 300mg、维生素 B_1 3mg），对 2～6 个月婴儿一次 1/3～1/2 袋，6 个月～1 岁婴儿一次 1/2 袋，1～3 岁幼儿一次 1 袋，一日 2～3 次。成人一次 0.5～1g，一日 3 次，老年人用药一日不超过 2.5g。

安乃近等 7 个品种于 2020 年 3 月 17 日由国家药品监督管理局发布公告，禁用于 18 岁以下儿童。

（5）对短暂发热性惊厥需以温水擦浴或给予解热镇痛药。若呈持续性惊厥（一次发作持续 30 分钟及 30 分钟以上）或周期性惊厥，或已知危险的儿童发生此两种惊厥则存在脑损害的可能性的，需要积极治疗，同时给予地西泮、苯巴比妥。

3. 中成药治疗

中医学对发热的辨证治疗，对外感发热可分为外感风寒、外感风热、外感暑湿、半表半里、热在气分、热入营分、热入血分型和湿热蕴结型等类型。

（1）外感风寒型　患者表现怕冷、有轻度发热、头痛、流清鼻涕、咽痒、口不渴。可选风寒感冒冲剂、荆防冲剂、发汗解热丸、感冒软胶囊。儿童可选：①保婴丹，0～6 个月婴儿，一次半瓶，一日 1 次；6 个月～1 岁，一次 1 瓶，一日 1 次；1～2 岁幼儿，一次 1 瓶，一日 2 次；2 岁以上儿童，一次 1 瓶半，一日 2 次。②小儿至保定，口服，一次 1 丸，一日 2～3 次。③小儿柴桂退热颗粒，1 岁以下婴儿，一次 0.5 袋；1～3 岁一次 1 袋；4～6 岁一次 1.5 袋；7～14 岁一次 2 袋，一日 4 次，3 天为 1 个疗程。④风寒感冒颗粒，口服，一次 1 袋，一日 3 次，3 岁以下幼儿酌减。⑤荆防颗粒，一次 1 袋，一日 3 次，3 岁以下幼儿酌减。幼儿有低热、鼻塞、流涕、轻咳等，可服用妙灵丹，每服 1 丸，一日 2 次，温开水送下，3 岁以下幼儿酌减。

（2）外感风热型　发热明显、轻微怕风、汗出不畅、头痛、咽喉红肿疼痛、痰黏、口渴。可选风热感冒片、桑菊感冒片、银翘解毒片、羚翘解毒丸。儿童可选：①小儿清热宁颗粒，1～2 岁一次 4g，一日 2 次；3～4 岁一次 4g，一日 3 次；6～14 岁一次 8g，一日 2～3 次；②小儿清咽冲剂，1 岁以下婴儿一次 3g，1～5 岁一次 6g，5岁以上一次 9～12g，一日 2～3 次；③小儿感冒冲剂，温开水冲服，一日 3 次，1 岁以下婴儿一次 6g，1～3 岁 8g，4～7 岁 12g，8 岁以上均酌加。如大便干结者用牛黄清热散，口服，一次 1.5g，幼儿酌减。

（3）外感暑湿型　发热、微弱怕风、流浊鼻涕、头晕、恶心、小便少、有中暑症状。可服用藿香正气软胶囊、玉叶解毒颗粒、甘和茶。儿童可服藿香正气软胶囊，一次 2～4 粒，一日 2 次，幼儿酌减。

（4）半表半里型　病邪在表里之间，出现寒热往来或既有表证，又有里热，恶寒发热，口苦咽干，脉弦。可服用防风通圣丸、银柴颗粒、柴胡口服液。儿童可服儿童回春颗粒，口服，1 岁以下婴儿一次服 1/4 包，1～2 岁服 1/2 包，3～4 岁服 3/5 包，5～7 岁服 1 包，一日 2～3 次。

（5）湿热蕴结型　由外感风热邪气，加过食辛辣肥甘之品导致脾胃功能受损、湿热内生，可伴发热、咽干、关节酸痛、身倦乏力、纳呆呕恶，溲赤便秘。可选三妙丸、牛黄解毒丸、清热利胆颗粒、清热化湿口服液。

婴幼儿发高热且有高热惊厥史，可先服用紫雪散，口服一次 1.5～3g，一日 2 次；1 岁婴儿一次 0.3g，5 岁以内幼儿每增 1 岁递增 0.3g，一日 1 次，5 岁以上儿童酌情服用。

四、健康管理

1. 密切监测体温、血压、脉搏、呼吸、意识，有无高热惊厥、心律失常。同时监测电解质、酸碱失衡，监测皮肤不显性失水情况，皮肤颜色、温度。

2. 调节室温，注意通风，使用电风扇增加空气流通。高热者卧床休息，低热者根据患者情况指导适当活动，取患者感觉舒适的体位。

3. 注意体液管理，少量多餐，鼓励患者多饮水，一日 3000ml 左右为宜，必要时给予静脉输液。防止出汗过多出现虚脱或休克。

4. 保持口腔清洁，观察治疗后全身症状、体温、血常规结果等。监测皮肤颜色和温度；及时擦干汗液，更换衣服和床单；根据情况给患者洗头、洗澡、擦身；协助卧床者定时翻身，防止压疮。监测患儿有无发生高热惊厥、躁动不安、谵妄等，注意防止坠床、舌咬伤，必要时加床栏、约束带约束患儿。

五、用药指导与药师提示

1. 儿童高热者应补充水分

儿童或体弱者在高热骤降时，有可能引起虚脱。在应用解热镇痛药时应严格掌握用量，并注意间隔一定的时间（4～6 小时），同时多饮白开水和及时补充电解质（食盐、钾盐或橙汁）。

2. 退热药或非甾体抗炎药用药禁忌

①为避免药品对胃肠道黏膜的刺激，多数解热镇痛药（肠溶剂除外）宜在餐后服用，不宜空腹服药。尤其对肝肾功能不全、血小板减少症、有出血倾向、上消化道出血或穿孔病史者应禁用。②对过敏者禁用对乙酰氨基酚。③对消化道溃疡史患儿，肾功能不全者、心功能不全及高血压患儿应慎用布洛芬，对布洛芬或其他非甾体类抗炎药有过敏反应者、活动期消化道溃疡者禁

用。④对患有胃及十二指肠溃疡以及肝肾功能不良者应禁用阿司匹林，低凝血酶原血症、维生素 K 缺乏和血友病、哮喘者也应禁用。12 岁以下的儿童服用本品有瑞氏综合征的危险，尤其是儿童在水痘或流感病毒感染期间更易诱发，应慎重。⑤滴鼻用安乃近溶液片，配制后的滴鼻液放置超过 6 天不宜再用。⑥解热镇痛药用于退热症状纯属对症治疗，并不能解除疾病的致热原因，由于用药后改变体温，可能掩盖病情，影响疾病的诊断，应引以重视。

3. 阿司匹林有可能引起"瑞氏综合征"

阿司匹林可透过胎盘屏障，在动物试验中对妊娠初始 3 个月内母体致畸（脊柱、头颅、面部裂，腿部畸形）；在人体也有发生胎儿缺陷者的报道；另 12 岁以下的儿童服用本品有发生瑞氏综合征（意识障碍、惊厥、肝脏轻中度增大、肝功能异常、代谢紊乱等）的危险（但国内报道罕见），尤其是儿童在水痘或流感病毒感染期间更易诱发，应予慎用。

对乙酰氨基酚可通过胎盘屏障，故应考虑到妊娠期用本品后可能对胎儿造成的不良影响。布洛芬用于晚期妊娠可使孕期延长，妊娠期及哺乳期妇女不宜服用。

4. 如患者对解热药或其中成分之一有过敏史时，不宜再使用其他同类解热镇痛药

因为此类药物中大多数之间有交叉过敏反应。对乙酰氨基酚虽对阿司匹林过敏者一般不发生过敏反应，但有报告显示在因阿司匹林过敏发生哮喘者中，少数人服用对乙酰氨基酚后发生轻度支气管痉挛性反应。

5. 解热镇痛药不能长期服用

用于解热一般不超过 3 天，不得长期服用。如发热持续 3 天不退，或伴随有寒战、胸痛、咳嗽；儿童发热在 39℃以上同时神志不清；严重疼痛、频繁呕吐；长期反复发热或有不明原因的发热时，应去医院就诊。

6. 联合用药宜慎重

不宜同时应用两种以上的解热镇痛药，以免引起肝、肾、胃肠道损伤或出血。乙醇可以加强阿司匹林所致的出血和延长出血时间，服药期间应戒酒或禁止饮用含有乙醇的饮料；且不宜空腹服用，尽量选择餐后 30 分钟或餐时服用。

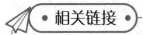

为何患者的体温在下午或晚上较上午高

人体的正常体温通常是上午或是清晨较低，因为人体在这个时段的新陈代谢较慢，消耗的能量也较少，体温也就相对较低。但到了下午，人体的基础代谢率升高，消耗的能量就增多，体温也会相应增高，但一般不会超过正常体温。但当人体感染某种疾病时，感染严重就会高热不退，尤其是在下午：①下午人体的基础体温较高，再加上这个时候人体的能量大量消耗，抵抗力较低，导致细菌或病毒繁殖并释放毒素等刺激体温中枢引起体温升高；②致炎、致痛、致热的介质前列腺素、白三烯合成以及痛感多在上午 9 点左右开始减弱；③体温具有时辰节律性，一天内也会发生波动，如在清晨 2 点至 6 点体温最低，7 点至 9 点逐渐上升，下午 4 点至 7 点最高，继而下降，昼夜的温差不会超过 1℃。

体温升高可以加速人体某些免疫反应，如加速白细胞的增殖和运动，增强巨噬细胞吞噬病原微生物的能力，抑制部分对温度敏感的细菌或病毒的繁殖，有助于人体的康复，但过热则引起伤害和疼痛。

头 痛

一、头痛的概述

头痛是临床上常见的症状，通常局限于头颅上半部，包括眉弓、耳轮上缘和枕外隆突连线以上部位的疼痛，为人体在受到伤害性刺激后发出的一种保护性反应，同时亦是多种疾病的前驱症状。引起头痛的病因很多，如感染性发热、脑膜炎、鼻窦或副鼻窦炎、感冒；同时头痛亦是某些特殊情况的信号（高血压、内脏出血、基底动脉供血不全、颈椎病、动脉粥样硬化、脑外伤、脑卒中）；此外，精神紧张、失眠、近视、散光、屈光不正、青光眼或其他原因引起的眼内压升高也常常导致头痛。

二、临床表现

头痛依据发病原因分为 3 类：①原发性头痛：包括偏头痛、血管紧张性头痛、丛集性头痛；②继发性头痛：包括头颈部外伤、颅脑颈血管性、感染、精神性、药物戒断所引起的头痛；③颅神经痛：中枢性和原发性面痛、颜面结构病变所致的头痛。

头痛的形式多种多样，常见胀痛、闷痛、撕裂样痛、针刺样痛、电激样痛，部分伴随有血管搏动感或头部紧箍感。头痛分为轻、中、重度，人体伴随疼痛的刺激，常引起一些生理功能的紊乱，如失眠、恐惧、紧张、焦虑、耳鸣、头晕、烦躁、恶心、呕吐、肢体功能受限等反应。严重者可失去生活或工作能力（表 1-1）。

表 1-1 头痛的原因与临床表现

病因	临床表现
神经功能性头痛	在生活中最为常见，为神经衰弱的症状之一，头痛部位多在头顶中央，伴随有记忆力减退、失眠等；有精神、情绪的改变，与头痛发作频数或程度有一定关系
感染性疾病头痛	患急性或慢性传染病（如感冒、流感、疟疾、结核等）常有头痛症状，并伴有发热等
颅内疾病头痛	脑实质疾病，如脑炎、脑脓肿、脑瘤等；脑血管疾病，如蛛网膜下腔出血、脑动脉硬化等；脑膜疾病，如流行性脑膜炎、结核性脑膜炎等均可有头痛，并伴有呕吐，头痛较为剧烈
颅外疾病头痛	眼部疾病头痛多为慢性，常有使用视力过久后出现，眼部休息后好转，疼痛部位在眼眶、眼球后或额部
鼻及副鼻窦疾病	头痛较有规律，晨起时严重，鼻部有明显压痛
齿病	常为持久搏动性头痛，并伴有齿部叩击痛
颈部疾病	头痛多位于头枕部
高血压病	高血压者不能坚持合理用药或随便停服降压药，会出现搏动性头痛（感觉头部血管在跳动）、眩晕、呕吐、视物模糊、血压明显升高

三、治疗手段

1. 治疗原则

对症治疗用药以解除疼痛，药物有对乙酰氨基酚、布洛芬、阿司匹林等，并针对病因，积极治疗原发病。

2. 化学药治疗

（1）不同类型药物的使用方法

①首选对乙酰氨基酚：成人一次 0.3～0.6g，6～12 岁儿童一次 300～500mg 或 10～15mg/kg，头痛发作时服用，或一日 1500mg/m²，分 4～6 次服用，每隔 4～6 小时给予 1 次；成人一日不宜超过 2.0g，12 岁以下的儿童每 24 小时不超过 5 次量，一般不超过 3 天。或采用直肠用栓剂，一次 20mg/kg，每隔 6 小时给予 1 次。

②布洛芬：镇痛作用较强，口服成人一次 0.2～0.4g，每 4～6小时一次，一日最大剂量 2.4g，儿童一次 5～10mg/kg。

③阿司匹林：可减少炎症部位具有痛觉增敏作用的物质——前列腺素的生成，故有明显的镇痛作用，成人一次 0.3～0.6g，一日 3次或疼痛时服；儿童一日 30～60mg/kg，分 4～6 次服用或一次 5～10mg/kg。对紧张性头痛，长期精神比较紧张者，推荐与谷维素 30～60mg/d、维生素 B_1 30mg/d 联合治疗。

（2）不同类型头痛的药物治疗

①紧张性头痛：首先针对病因进行治疗，如纠正导致头颈部肌肉紧张性收缩的非生理性姿势，伴随情绪障碍者可适当给予抗抑郁药；长期精神较紧张者，推荐应用地西泮（安定）片；对发作性紧张性头痛，可选阿司匹林、对乙酰氨基酚、罗通定、双氯芬酸、麦角胺咖啡因及 5-羟色胺 1B/1D 受体激动剂（舒马曲坦、佐米曲普坦）；慢性紧张性头痛有较长的头痛史，常是心理疾患如抑郁、焦虑的表现之一，可适当选用抗抑郁药氟西汀、帕罗西汀。

②反复性偏头痛：推荐应用抗偏头痛药，如麦角胺咖啡因片、罗通定片、苯噻啶、舒马曲坦（英明格）、佐米曲普坦（佐米格）。

③三叉神经痛：可首选服用卡马西平，成人第一日一次 100mg，一日 2 次；以后每 12 小时增加 100mg，直至疼痛消失，少数成人一日最大剂量可达 1200mg。无效时可继服或联合服用苯妥英钠，初始时一次 100mg，一日 2 次，在 1～3 周内增加剂量至每日 250～300mg，分 3 次服用。

头痛时均可外涂清凉油或风油精。

镇痛药用于头痛仅限服 5 天，用药目的纯属于对症，并不解除疼痛原因，不宜长期服用。为避免药物对胃肠道的刺激，应在餐后服药，不宜空腹服药，对老年人可适当减量。

3. 中成药治疗

中医学把头痛分为外感头痛和内伤头痛，其中前者又分风寒或风热头痛；后者分为肝阳、肾虚、瘀血型头痛。

（1）风热型　疼痛剧烈、冷风吹过感到舒服、遇热疼痛加重。可服黄连上清丸、牛黄上清丸、川芎茶调丸、桑菊感冒片。

（2）风寒型　症见头顶痛伴感冒、发热、怕冷。可服风寒感冒冲剂、都梁丸、芎菊上清丸。

（3）肝阳型　主要表现为耳鸣、头晕、失明、易怒等。可服中成药柴胡舒肝丸、鲜天麻胶囊、天麻醒脑胶囊、镇脑宁胶囊、天舒胶囊、天麻头风灵胶囊。

（4）肾虚型　伴有头晕、精神不振、厌食、心悸气短。可服人参归脾丸、补中益气丸、宁神灵颗粒剂。

（5）瘀血型　伴有头晕、颈项硬、血压升高者。可服清眩丸、木瓜酒、史国公酒。

四、健康管理

1. 加强心理疏导，缓解精神压力，让患者身心放松，并改善睡眠状态。

2. 急性期疼痛症状较重时宜使用冰块冷湿敷治疗，冷湿敷有助于减轻组织的渗出、肿胀，有助于减轻局部的无菌性炎症反应，从而减轻疼痛。冷湿敷时间一般一次 20～30 分钟，应控制在急性发病后的 2～3 天内。

3. 宜保证充足的睡眠，保持居室安静，多饮白开水和多食水果，补充蛋白质和电解质；戒除烟酒，忌食巧克力或辛辣食品，保持乐观情绪，工作有劳有逸，注意休息，如长期伏案工作，宜常锻炼身体，放松颈部的肌肉。

4. 热敷治疗可改善局部的血液循环，缓解肌肉痉挛，消除已经出现的肿胀以减轻症状，一般适用于慢性期患者。可用热毛巾、热水袋、热敷袋及寒痛乐等热敷；或电热手炉、红外线灯泡照射或普通白炽灯泡照射。或按摩印堂、合谷、太阳等穴位，以减轻疼痛。

五、用药指导与药师提示

1. 维生素 B₁ 服用方法

维生素 B_1 对神经传导有调节作用，对血管性或精神紧张性头痛均有一定的缓解作用，口服一次 10～20mg，一日 3 次。

2. 服用非甾体抗炎药的时间不可任意延长

（1）阿司匹林、对乙酰氨基酚、布洛芬均通过对环氧酶的抑制而减少前列腺素的合成，由此减轻组织充血、肿胀，降低神经痛觉的敏感性，具有中等程度的镇痛作用，对慢性钝痛如牙痛、头痛、神经痛、肌肉痛、关节痛及痛经等有较好的镇痛效果，而对创伤性剧痛和内脏平滑肌痉挛引起的绞痛几乎无效。

（2）由于仅对疼痛的症状有缓解作用，不能解除疼痛的致病原因，也不能防止疾病的发展和预防合并症的发生，故不宜长期服用。

（3）对有消化道溃疡、支气管哮喘、心功能不全、高血压、血友病或其他出血性疾病、有骨髓功能减退病史的患者慎用。

（4）解热镇痛药或非甾体抗炎药用于头痛一般不超过 5 天，如症状未缓解，或伴有发热、嗜睡、复视、血压或眼压升高、手脚冰凉、神志不清时应去医院诊治。

3. 头痛时别轻易使用镇痛药

引起头痛的原因很多，首先要明确诱发原因，治疗原发疾病，轻易不宜先用镇痛药，以免延误病情。

4. 服用解热镇痛药期间不可饮酒

为避免药物对胃肠道黏膜的刺激，解热镇痛药宜在餐后服用，或与食物同服，不宜空腹服用；同时不宜饮酒或饮用含酒精性饮料；对老年人适当减量。

5. 服用布洛芬偶有不良反应

布洛芬对胃肠道黏膜的刺激性小，不良反应的总发生率甚低，在各种非甾体抗炎药中属耐受性最好的一种。常见的不良反应为恶心、呕吐；其次是腹泻、便秘、胃灼热、上腹部痛；偶见头晕、头昏、头痛和斑丘疹性红斑或麻疹性皮炎及全身瘙痒，并可发生尿潴留和水肿，故有心功能不全史的患者应慎用，肾功能明显障碍的患者使用此药有发生急性肾衰竭的报道，故肾功能不全者慎用。

相关链接

疼痛属于人体的第五大体征吗

疼痛属于人体的第五大生命体征，为一种令人不愉快的感觉和情绪上的感受，伴随有现存的或潜在的组织损伤，在个体上有着严重不适的感受，同时伴有精神紧张、烦躁不安等情绪。镇痛药主要作用于中枢神经系统，选择性抑制痛觉。临床使用的镇痛药可分为麻醉性、非麻醉性镇痛药。麻醉性镇痛药主要是阿片类药，泛指天然、合成、半合成及具有吗啡样性能的内源性肽，包括阿片受体阻断剂。而非麻醉性镇痛药有非甾体抗炎药、解热镇痛药，前者包括阿司匹林、吲哚美辛（消炎痛）、双氯芬酸（扶他林）、布洛芬（芬必得）、美洛昔康（莫比可）等；后者则仅是对乙酰氨基酚（扑热息痛）。

麻醉性镇痛药依据来源可分为三个亚类。

（1）阿片生物碱 代表药品有吗啡、可待因和罂粟碱。

（2）半合成吗啡样镇痛药 如双氢可待因、丁丙诺啡、氢吗啡酮、羟考酮和羟吗啡酮等。

（3）合成阿片类镇痛药 依据化学结构不同可分为四类：①苯哌啶类，如芬太尼、舒芬太尼和阿芬太尼等；②二苯甲烷类，如美沙酮、右丙氧芬；③吗啡烷类，如左啡诺、布托啡诺；④苯并吗啡烷类，如喷他佐辛、非那佐辛。另外，纳洛酮和纳曲酮是临床常用的阿片受体阻断剂。

依据阿片类镇痛药的镇痛强度，将之分为弱、强两类。弱阿片类药如可待因、双氢可待因，主要用于轻、中度疼痛和癌痛的治疗；强阿片类药如吗啡、哌替啶、芬太尼主要用于全身麻醉的诱导和维持、术后痛及中重度癌痛、慢性疼痛的治疗。

癫 痫

一、癫痫的概述

癫痫俗称"羊癫疯"，为一组由已知或未知病因引起的，脑部神经元反复过度同步放电，导致临床上出现反复、短暂、刻板的神经系统功能失常为特征的脑部的慢性疾病或综合征，各种年龄均可发病，其中，以一老一小为多。其反复发作、病程迁延、致残率高，严重威胁患者的身心健康和影响患者生活质量，分为原发、继发两种类型（依据发病机制，分为全面性、局灶性、全面性+局灶性、不确定性）。

癫痫发作系指神经元反复、自限、过度的超同步化放电，导致一过性神经功能障碍的表现，是多种疾病的表现之一，出现并不等于患上癫痫，可由多种诱因引起。依据有关神经元部位和放电扩散的范围，功能失常可表现在运动、感觉、意识、行为、自主神经等的不同障碍，或兼而有之。每次和每种发作均称为癫痫发作，患者可能有一种或几种发作。常见病因有脑畸形、先天性脑积水、脑外伤、脑缺氧、感染、肿瘤、脑血管病、脑变性疾病、老年性痴呆、代谢紊乱、用药和中毒等；另遗传和环境也可影响癫痫的发生和发展。其病因复杂多样，包括遗传（离子通道或相关分子的结构或功能改变）、脑部疾病、大脑发育缺陷、中枢神经系统感染、颅内肿瘤、全身或系统性疾病、先天以及围产期因素（缺氧、窒息、头颅产伤）等。

癫痫持续状态是癫痫连续发作之间意识未完全恢复又频繁再发，或发作持续 30 分钟以上且不能自行停止。可伴随高热、循环衰竭、脑损伤、致残或致死。

二、临床表现

癫痫发作常常十分突然，短暂持续后迅速恢复，在两次发作的间歇期表现正常，与正常人没有显著差异，大多数具有短时、刻板和反复发作的特点，依据大脑双侧、单侧受累分为全面、部分发作。

（1）全面性发作　临床表现以意识丧失、全身抽搐、强直、阵挛、昏睡的过程，可口吐白沫、大小便失禁，可能出现继发性伤害。

（2）部分性发作　可有失神发作（短暂意识丧失、停止活动、颤动、手持物品跌落），肌肉失去张力或痉挛、体感异常等。

（3）癫痫持续状态　以局部症状为特征，连续发作超过 5 分钟，约有 15% 的癫痫患者曾有持续状态，以 1 岁及 65 岁以上老年人发病率较高。

癫痫的长期频繁发作可致患者的身心、智力产生严重影响，癫痫患者常被社会所歧视，在就业、婚姻、家庭、生活等方面均遇到困难，患者精神压抑，身心健康受到很大影响。

三、治疗手段

1. 治疗原则

最大限度地控制癫痫发作，提高癫痫发作的阈值，改变神经网络的可塑性，并提高患者生活质量（无发作、无忧虑生活）。

2. 化学药治疗

选用抗癫痫药前首先应明确是首诊癫痫还是癫痫发作，是癫痫还是癫痫发作、癫痫持续状态，癫痫发作的类型，并依据癫痫发作的类型、药品的耐受性和不良反应、年龄、性别辨证选药（表 1−2）。

表 1−2　癫痫发作的类型与选用药品

发作类型	一线药	二线药	可考虑的药品	可能加重癫痫发作的药品
全身强直−阵挛性发作	丙戊酸钠	左乙拉西坦、托吡酯	苯巴比妥苯妥英钠	
肌阵挛发作	丙戊酸钠、托吡酯	左乙拉西坦、氯硝西泮、拉莫三嗪		卡马西平、奥卡西平、苯妥英钠、加巴喷丁
失神性发作	丙戊酸钠、拉莫三嗪	托吡酯		
强直性发作	丙戊酸钠、苯妥英钠	左乙拉西坦、氯硝西泮、拉莫三嗪、托吡酯	苯巴比妥	卡马西平、奥卡西平
失张力发作	丙戊酸钠、拉莫三嗪	左乙拉西坦、托吡酯、氯硝西泮	苯巴比妥	卡马西平、奥卡西平
单纯部分性发作	卡马西平、拉莫三嗪	左乙拉西坦、加巴喷丁	苯妥英钠	
继发全面性发作	丙戊酸钠、奥卡西平	托吡酯、唑尼沙胺	苯巴比妥	

（1）对各种类型的癫痫首选丙戊酸钠，对所有类型的癫痫均有效，尤其是对小发作优于乙琥胺；对大发作较之苯妥英钠和苯巴比妥差，但对这两种药无效者，丙戊酸钠仍有效；为小发作的首选药。苯妥英钠作用较强、疗效高，为癫痫大发作首选药，对精神运动性发作次之，对局限性发作也有较好疗效，对小发作无效甚至恶化。

（2）对单纯型癫痫选用一种有效药即可，初始从小剂量开始，渐增至获得理想疗效时，维持治疗，若用单一药物难以奏效，或混合型癫痫常需谨慎合并用药。

（3）对癫痫持续状态的控制，可缓慢静脉注射地西泮（不超过2～5mg/min），一次10～20mg，间隔4小时可重复1次。或应用苯妥英钠缓慢静脉注射（不超过50mg/min），一次20mg/kg。婴儿可考虑直肠给药。

3. 中成药治疗

中医学认为癫痫属于本虚标实，风火痰瘀，分为若干证型，宜辨证选药。

（1）风痰闭阻型 发作前常有眩晕胸闷、身体抽动、抽搐吐涎、突然跌扑、神志不清或伴随尖叫。可选羊痫风癫丸、白金丸、定痫丸、癫痫平片、痫愈胶囊、牛黄清心丸、泻肝安神丸、龙胆泻肝丸等。

（2）痰火扰神型 发作时昏仆抽搐、或有吼叫、抽搐吐涎、牙关紧闭，平时情绪急躁、心烦失眠。可选牛黄镇惊丸、定搐化风锭、礞石滚痰丸、安宫牛黄丸、加味黄连温胆颗粒、癫痫康胶囊。

（3）瘀阻脑络型 癫痫日久不愈、精神抑郁、肢体麻木、面部麻木、癫痫发作时症状固定，全身或局部抽搐，发作后伴头痛。可服医痫丸、血府逐瘀胶囊。

（4）心脾两虚型 发作时面色晦暗、四肢厥冷、神识昏愦、抽搐频发、呕吐涎沫、倦怠无力、胸闷眩晕等症，可服参芪五味子片、人参归脾丸、健脑补肾丸。

（5）心肾亏虚型 癫痫发作日久、健忘心悸、头晕目眩、腰膝酸软、神疲乏力。选服六味地黄丸、知柏地黄丸、滋阴补肾丸、天王补心丹、左归丸等。

四、健康管理

1. 长期用药宜补充维生素、钙、镁剂。长期服用抗癫痫药可引起维生素 K、维生素 D、叶酸、钙、镁的缺乏，宜多食用新鲜果蔬、豆油、蛋黄可以补充。儿童期应特别注意供给富含维生素 D、钙和镁的鱼类、蛋类、动物肝脏、豆制品、牛奶等食物。叶酸缺乏也与癫痫发作增加有关，应注意供给富含叶酸的动物肾脏、牛肉、绿色蔬菜等食物。维生素 B_6 和 $\gamma-$ 氨基丁酸的生成有关，通过食用粳米、麦糠、牛肝、鱼类等可补充维生素 B_6。

2. 禁烟限酒。吸烟可诱发部分患者的癫痫发作，癫痫患者应戒烟。乙醇和癫痫发作有明显的关系，长期大量饮酒可直接产生乙醇中毒性癫痫。此外，对辣椒、大葱、大蒜、羊肉、鹅肉等刺激性大的食物宜少吃。

3. 注意规避癫痫患者不宜从事的职业。癫痫患者不应从事飞机、机动车驾驶、高空作业、近水作业，围绕重型机械作业、电工、消防作业、手术医师。直接接触强酸、强碱、剧毒物品等有危险的工作。

五、用药指导与药师提示

1. 抗癫痫首选单药治疗

70%～80%的癫痫者通过单药治疗即可获得满意效果。如第一种药品治疗失败，倾向于选择第二种一线抗癫痫药作为替代。对癫痫治疗在单药治疗无效时才能考虑同时使用两种或两种以上的抗癫痫药的联合治疗，此时可增加药物毒性及可能发生抗癫痫药间的相互作用。这种药物相互作用是复杂的，有高度可变性和不可预测性，可能毒性增高而药效并没有相应增加。联合用药的原则有：①至少在应用两种单药治疗不能完全控制发作时，或确诊为难治性癫痫，或混合性发作者，才考虑联合用药；②联合用药力求精减，最多不要超过 3 种抗癫痫药联合；③避免使用化学结构类同、作用机制相似，副作用谱相同的抗癫痫药联合；④密切观察临床效应，必要时监测血浆药物浓度；⑤多种抗癫痫药联合治疗，应选用药动学及药效学有互补优势的抗癫痫药。抗癫痫药之间如存在相互作用，应定期检测血浆药物浓度，根据血浆药物浓度和患者病情对剂量进行调整。此外，更换抗癫痫药与停药时需谨慎，应在神经内科医师指导下停药。除非必需，避免突然停药，尤其是巴比妥类及苯二氮䓬类药，因为可使发作加重。

2. 服用卡马西平前须做基因筛查

卡马西平为一线抗癫痫药和镇痛药，但治疗窗口较窄和个体差异性大，给药剂量常常难以把握。研究表明，基因多态性可致药物疗效差异，是影响给药剂量确定的重要因素之一。同时亦是超敏反应发生的主要原因，史蒂文斯－约翰逊综合征和中毒性表皮坏死松解症发生率为 0.01%～0.06%，与人体携带 $HLA-B^*1502$ 基因和 $HLA-A^*3101$ 等位基因、MRP2 基因、CYP3A4 基因与超敏反应密切相关。因此，用前监测必须筛查基因，尤其是 $HLA-B^*1502$ 基因（绝大多数亚洲人存在此基因），对有上述风险基因患者规避服用。

3. 长期应用抗癫痫药者需补钙剂

长期服用抗癫痫药所潜在风险是骨软化症和骨质疏松症，可能是某些药品包括苯妥英钠、苯巴比妥、卡马西平和丙戊酸钠等干扰维生素 D 的代谢，所以进行药物治疗的患者至少应补充维生素 D 和钙剂。

4. 驾车司机和高空作业人群服药不安全

驾车司机并患有癫痫病史者，也只能在他们已有一年无发作，或已确定在 3 年中只在睡眠时发作而无觉醒发作时，才有可能驾驶小轿车或小型货车（绝不可驾大货车或大轿车等车辆及运营车辆）；有晕厥的患者不应驾驶或操作机械。患者不要在撤用抗癫痫药期间开车，而应于撤药后 6 个月再驾车。

5. 妊娠前和孕期妇女服药不安全

妊娠及哺乳期妇女服用抗癫痫药有致畸风险，使神经管和其他相关缺陷的风险增加，尤其是在卡马西平、拉莫三嗪、奥卡西平、苯妥英钠、丙戊酸钠联合应用时。

临床应充分认识抗癫痫药的致畸性，应对措施有：①告知育龄妇女服用抗癫痫药可能产生的后果，拟妊娠或妊娠期妇女应向专家咨询，并提供产前筛查（甲胎蛋白检测和孕中期超声波检查）；②在妊娠初始 6 个月停用抗癫痫药，若不能停用，则应尽量单药治疗；坚持使用最低有效剂量；加强血药浓度监测；③对接受抗癫痫药治疗的妇女，为降低神经管缺陷的风险，建议在妊娠前和孕期应补充叶酸 5mg/d；④服用有肝药酶诱导作用的抗癫痫药（如苯妥英钠、卡马西平、苯巴比妥）可致维生素 K 的缺乏，妊娠期妇女在妊娠后期 3 个月应口服维生素 K 10mg/d，可以有效预防任何抗癫痫药相关的新生儿出血的风险；⑤抗癫痫药的血浆浓度在妊娠期可以改变，尤其是在妊娠后期。抗癫痫药的剂量在妊娠期和分娩后应小心监测，并根据临床情况随时调整。对肝功能不全者慎用丙戊酸钠；对过敏体质者慎用卡马西平、奥卡西平、拉莫三嗪。

✈ •相关链接•

哪些药品可能诱发癫痫发作

部分药品可能引起癫痫发作，或加重癫痫病情，在联合应用上注意规避。

（1）抗精神病药　癫痫患者若使用抗精神病药易使癫痫复发。其中以氯丙嗪、泰尔登最为多见，其次是氟哌啶醇、奋乃静、氯氮平、三氟拉嗪等也能诱发癫痫，但较为少见。抗精神病药是否诱发癫痫与使用剂量有关，如氯氮平日用量超过 500mg 时，即可引起癫痫发作。

（2）抗焦虑药　地西泮、氯氮䓬、阿普唑仑等，皆可加剧癫痫的发作。

（3）抗抑郁药　癫痫患者使用抗抑郁药多虑平、丙米嗪、阿米替林等，均可使其旧病复发。服用抗抑郁药麦普替林与米安色林等也会有类似情况的发生。

（4）抗菌药物　癫痫患者若应用两性霉素B、氟喹诺酮类、碳青霉烯类（亚胺培南西司他丁、美罗培南）抗菌药物可诱发癫痫，也使癫痫病情加重。对代谢慢的癫痫患者，若服用异烟肼，一次用量超过5mg/kg时，也会造成癫痫复发。

（5）抑酸药　西咪替丁易通过血–脑屏障，癫痫患者使用时，当药物在脑细胞内或脑脊液内达到一定浓度时，会引起癫痫发作。而雷尼替丁、法莫替丁则不易进入脑脊液，使用后较为安全。

（6）抗肿瘤药　阿霉素、甲氨蝶呤、长春新碱等，均易引起局限性或全身性的癫痫发作。

老年性痴呆

一、老年性痴呆的概述

老年性痴呆也称阿尔茨海默病（AD），为常见的痴呆类型，约占痴呆患者总数的60%，是一组包括记忆、认知、语言障碍，行为和人格改变的综合征，不是发生在意识障碍时。其程度已严重到影响患者日常生活、职业和社交活动，上述表现的持续时间可在4个月以上。

老年性痴呆是一组慢性、进行性、精神衰退性疾病，起病年龄在 60 岁以上，发病隐匿，患病率伴随年龄的增大而上升。其中，65 岁以下年龄组发病率约为 4%，65～74 岁年龄组发病率约为 15%，75～84 岁年龄组发病率约为 44%，85 岁以上组为 37%。患病率女性高于男性，农村高于城镇，北方高于南方。近年来，其发病率随老年人数的增加而迅速上升。其病因尚未完全阐明，但与下列因素相关：①遗传基因、家族史，尤其是早老性痴呆，<65 岁的人群有家族史（易感因素）；②人体衰老，大脑皮质萎缩，体内分泌功能减退；③大脑重量减轻，脑血液循环障碍；④心房颤动、抑郁、头部外伤、高血压、血脂异常、甲状腺功能减退等慢性病；⑤叶酸的摄入减少可明显增加精神疾病的发生率，据国外报道，体内缺乏维生素 B_{12} 和叶酸，是易致老年性痴呆的原因之一；⑥高胆固醇血症；⑦过分服用钙剂；⑧文化程度低或社会交际少（离异、丧偶、独居、自闭）。

二、临床表现

痴呆的严重程度按患者的记忆力、定向力、判断力、解决问题和处理社会事物能力，分为轻、中和重度 3 种。老年性痴呆起病缓慢和隐匿，多数患者的发病日期难以确定，少数患者在环境的刺激下，症状逐渐明朗化，一般病程分为 3 个阶段。

（1）早期　有记忆和时间定向力下降，可有人格改变，落落寡欢，不愿与他人交往，对他人缺少感情；生活习惯怪异刻板；情绪急躁、语言啰嗦、说话重复，易与他人因小事发生冲突，纠缠不休；多疑、自私，常因记忆减退找不到物品而归咎于他人，或有被害、侮辱感；人格的羞耻感、责任感、光荣感有不同程度的减退；睡眠规律改变。对近期事情记忆缺损发生较早，如经常丢失物品，遗忘曾允诺的约会和事情，理解、分析、判断力下降，几乎不能胜任家务。

（2）中期　时间、地点定向力障碍，理解困难、学习能力和计算能力重度下降，焦虑、抑郁、激惹、烦躁，可在熟悉的环境中迷路、错觉，日常生活（做饭、购物、理财、穿衣、刮胡子等）的能力下降。

（3）晚期 远期记忆丧失，严重者渐渐不知自己的姓名和年龄，进食不知饥饱，出门不知地址，生活不能自理，大小便失禁，发音含糊，语言杂乱无章，或夸大幻想，日趋痴呆，精神状态急剧恶化，意识模糊或谵妄，称为老年性谵妄。

伴随年龄升高，老年性痴呆主要的病理变化为大脑皮层弥漫性萎缩，将增加心脑血管疾病的发生，同时，将带来老年的认知功能和行为不便，给家庭和社会增加负担。病程漫长可致患者长期卧床，活动减少，诱发肺部、泌尿道和皮肤压疮等感染，引起死亡。

三、治疗手段

1. 治疗原则

采用药物和精神、生活调节的综合治疗，减轻痴呆症状，增强认知功能，延缓病情发展。及早发现，及早治疗，处于痴呆的早、中期及时治疗可使治疗有效率达到 70%。采用个体化治疗，即使同一患者，随病程进展，症状会发生变化，必要时可适当调整药物种类和剂量。

2. 化学药治疗

药物治疗主要是改善认知功能，促进脑组织新陈代谢，促进或改善脑血液循环，增强机体的抵抗力。通过抗胆碱能途径、兴奋性氨基酸拮抗剂、拮抗β样淀粉蛋白生成、对抗神经节缠绕、抗炎治疗和肠道菌群调节（微生态制剂）。

（1）胆碱酯酶抑制剂 对轻度－中度痴呆者可选胆碱酯酶抑制剂，对患者的认知功能、情绪、行为、症状和日常生活功能有适度改善，能使功能更长时间地维持较高水平。多奈哌齐对轻度－中度患者的临床症状改善作用较好，对血管性痴呆患者也有显著疗效。利斯的明同属选择性作用于大脑的第二代胆碱酯酶抑制剂，但呈不可逆抑制，作用时间更长，作用强度中等，适用于治疗轻、中度老年性痴呆，使大脑通路功能改善。多奈哌齐（安理申）一日 5～10mg，利斯的明（艾斯能）一次 0.75～3mg，一日 2 次；石杉碱甲（竹林胺）一次 0.1～0.25mg，一日 2 次。

（2）兴奋性氨基酸拮抗剂　主要阻断谷氨酸浓度病理性升高导致的神经元损伤，提高患者的日常生活行为能力，抑制 β-淀粉蛋白的沉积，改善患者的洗漱、如厕、寻找个人物品及独自出行等行为，改善患者的妄想、刺激、攻击等行为，同时，安全性问题较少。常用美金刚口服一次 2.5～5mg，一日 1～2 次。对中度-重度痴呆者选择美金刚、或联合多奈哌齐（5mg/d）治疗有一定疗效，服用 24 周临床症状改善效果并不明显，但日常生活行为能力有适度好转。

（3）酰胺类中枢兴奋药　作用于大脑皮质，可激活、保护和修复神经细胞，促进大脑对磷脂和氨基酸利用，增加大脑蛋白质合成，改善各种类型的脑缺氧和脑损伤，提高学习和记忆力。代表药吡拉西坦，一次 800～1200mg，一日 2～3 次；茴拉西坦一次 100～200mg，一日 3 次；奥拉西坦一次 600～800mg，一日 2～3 次。

（4）抗记忆障碍药　有胞磷胆碱钠、艾地苯醌、银杏叶提取物等。胞磷胆碱钠为核苷衍生物，可改善脑组织代谢，促进大脑功能恢复、促进苏醒。艾地苯醌可激活脑线粒体呼吸活性，改善脑缺血的脑能量代谢，使脑内 ATP 产生增加，进而改善脑功能。银杏叶提取物可清除氧自由基生成，抑制细胞脂质过氧化，促进脑血液循环，改善脑细胞代谢，进而改善脑功能。胞磷胆碱一日 100～300mg，分 2 次肌内注射；艾地苯醌口服一次 90mg，一日 3 次；银杏叶提取物片一次 60～80mg，一日 3 次。

3. 中成药治疗

中医学认为老年性痴呆是脾肾两虚、肝肾阴虚等，应辨证选药。

（1）肝肾阴虚型 症见表情呆板、行动迟缓、头晕眼花、失眠健忘、口干便燥。常用六味地黄丸、杞菊地黄丸、左归丸、参乌健脑胶囊。

（2）肝肾阳虚型 表现记忆力减退、失认失算、表情呆滞、沉默寡言、口齿含糊等。常用还少丹胶囊、右归丸、金匮肾气丸、桂附地黄丸、全鹿丸、三肾丸。

（3）痰瘀阻窍型 表现头痛如裹、腹胀痞满、呆钝少言、倦怠嗜睡、头重胸闷。可用人参归脾丸、三甲散、聪圣胶囊、复智胶囊、天王补心丹、天地精丸。

（4）瘀血阻窍型 多见神情呆滞、智力减退、语言颠倒、善忘口干、不欲饮水。可用血府逐瘀胶囊、还少丹胶囊、孔圣枕中丹。

（5）脑髓空虚型 脑转耳鸣，表情淡漠，思维迟钝，怠惰思卧；毛发焦枯，骨软痿弱。可用安神补脑液、补脑丸、健脑补肾胶囊、左归丸、抗脑衰胶囊、九味益脑颗粒。

四、健康管理

1. 告之患者要调节好内环境，稳定情绪，保持良好心态。要适时融入现在的外环境，敞开心扉，多与人交流；家庭成员也要设法营造良好的氛围，以帮助老年人尽快适应角色转换。适度自我减压，适度的压力对活跃大脑有促进作用。关心时事，看书读报，或给老年人力所能及的目标。增加运动或游戏活动（游戏机、麻将、桥牌、下棋）。

2. 对患者的照顾和调整日常生活方式非常重要，改善认知功能药仅能改善痴呆症状，并不能改变疾病的进程与结局。①对患者的日常行为管理应具体量化，平衡膳食，适当锻炼；②定期如厕，对尿失禁者应定时提醒排尿；用餐或沐浴时播放音乐；尽量使用患者可理解的水平说话，或使用肢体语言；③坚持和督导用药，对患者避免使用抗胆碱药（颠茄、阿托品、东莨菪碱）、抗过敏药（氯苯那敏、苯海拉明、羟嗪）、三环类抗抑郁药（氯米帕明、地昔帕明、去甲替林、阿米替林、多塞平、丙咪嗪、阿莫沙平）；④制定可行性目标，帮助患者管理财务、家务、解决法律问题。

五、用药指导与药师提示

1. 推荐中、重度患者采用联合用药方案

鉴于痴呆的发病机制迄今未明，抗痴呆药的作用靶点单一，极难确切、有效、专一地对抗认知障碍和改善神经元修复。因此，提倡采用作用机制不同的药物联合治疗。其优势在于：①拓宽治疗靶位；②满足全程，寻求更好的临床疗效；③减少不良反应；④节约开支。联合具不同靶点药品（美金刚+多奈哌齐或加兰他敏），可改善患者的认知协同行为。目前发现，以半量的利斯的明或多奈哌齐+美金刚+银杏叶提取物联合治疗中、重度患者的效果更好。

推荐胆碱酯酶抑制剂（多奈哌齐、利斯的明）与美金刚联合应用，尤其对出现明显行为症状的重度患者。联合治疗具有潜在的协同作用机制（美金刚可降低背景噪音，使胆碱能神经传递更好地识别相关信号，协同增加乙酰胆碱的释放），临床获益（日常生活能力、记忆、语言功能、表达能力）显著优于单药组的效果。

2. 抗痴呆药有出血与干扰抗凝血药的作用

①银杏叶提取物可干扰抗血小板药或抗凝血药的作用，若银杏叶提取物与抗凝血药、抗血小板药合用，血小板活化因子诱导的血小板聚集作用被银杏苷B抑制，使出血的风险增加；对心脑血管事件的高危者在采用抗血小板药进行一、二级预防期间，禁用银杏叶

提取物。②吡拉西坦与华法林合用时，应减少剂量，防止出血并发症的发生。

3. 注意胆碱酯酶抑制剂对胃肠溃疡的影响

乙酰胆碱酯酶抑制剂可能引发剂量依赖性胆碱能效应，故应从小剂量用起，并依据其反应和耐受性增加剂量。患者服用乙酰胆碱酯酶抑制剂期间避免服用抗胆碱药（阿托品、溴甲阿托品、颠茄、丙胺太林、丁溴东莨菪碱、山莨菪碱、痛痉平、贝那替秦、格隆溴铵、苯海拉明、羟嗪、奥昔布宁等），以免干扰疗效，加重病情或出现口干、便秘、瞳孔散大、视物模糊、眼睑炎、眼压升高、排尿困难、心悸等不良反应。另外，胆碱酯酶抑制剂可增加胃酸的分泌，使罹患胃肠溃疡的危险增大，因此对有溃疡病史或同时服用非甾体抗炎药者，应密切观察可能出现的胃肠出血。

4. 注意规避禁忌证

①多奈哌齐对过敏者禁用；对心脏疾患、哮喘或慢性阻塞性肺疾病者有影响，能增加致消化道溃疡的危险性，对有室上性传导异常、胃溃疡史或有增加胃溃疡危险、哮喘或慢性阻塞性肺病、胆囊胆汁分泌紊乱或有突发性疾病患者禁用；服后可从乳汁中分泌，对妊娠及哺乳期妇女禁用。②利斯的明对严重肝功能不全者、过敏者禁用。③锥体外系疾病者及对吡拉西坦过敏者禁用吡拉西坦；对茴拉西坦过敏或对其他吡咯酮类药不能耐受者禁用茴拉西坦；对奥拉西坦过敏、严重肾功能损害者禁用奥拉西坦。④癫痫、肾功能不全、机械性肠梗阻、心绞痛患者禁用石杉碱甲。

5. 选择适宜的给药时间

（1）睡前 30 分钟　多奈哌齐。

（2）晨起　美金刚，当日剂量达到 10mg/d 以上时，分 2 次，于上、下午服用。

（3）早、晚分服　石杉碱甲、奥拉西坦、吡拉西坦。

（4）与食物同服　加兰他敏，利斯的明（卡巴拉汀、艾斯能），6mg/d 分 2 次于早、晚餐服用。另外，多奈哌齐可引起疲乏、肌肉痉挛，服后不宜驾驶车、船。

 • 相关链接 •

提早干预，给老年性痴呆患者延缓 10 年的发作时间

　　老年性痴呆的终极治疗目标并非治愈疾病（因为痴呆属于增龄性、退行性疾病，是无法治愈和不可逆转的），而是努力将慢病者的药物治疗、健康状况、生理功能维持在一个满意的状态，使其独立生活，回归社会，减轻负担；早期的老年性痴呆以用药治疗为主。临床显示，老年性痴呆如能及早发现并用药控制得当，在 10 年内可阻止病情进一步恶化。轻、中度的老年性痴呆者可服用胆碱酯酶抑制剂、美金刚、脑复康、银杏叶提取物、他汀类药治疗。此外，家属要对患者多关心和照顾，消除老人的孤独感，护理得当有利于患者的康复。具体包括：①让老人多动脑，常观察和思考、多写文章、听音乐、学会养花种草、种菜收果；②改变老人孤独的环境；③减少肥腻食物、食盐、糖摄入，戒烟限酒，摄入优质蛋白质和多种维生素；④保持乐观、豁达、自信的精神状态；⑤锻炼身体。

暂时性脑缺血

一、暂时性脑缺血发作的概述

　　暂时性脑缺血发作（TIA）也称短暂一过性脑缺血，也有人叫

做"小中风",高发年龄为 35～65 岁,男性多于女性,目前部分青年人也时有发作。TIA 是一种暂时血流障碍(颈动脉、颈椎–基底动脉提供血障碍或不足)所引起的轻度脑卒中。常不会引起脑永久性损伤,但不要忽视,其发作是发生缺血性脑卒中(微栓塞)的重要提示。在 TIA 患者中 10%～35%会发生脑梗死,如颈内动脉系统缺血和发作频繁者,发生脑梗死的可能性更大,3～5 年内可发展为脑卒中。引起一过性脑缺血发作的原因很多,其中,脑及脑外动脉粥样硬化是常见病因,其次,高血压、血压突降、糖尿病、血脂异常、颈椎病、骨质增生症压迫血管、寒冷刺激、激动等,患者在转头时可引起椎–基底动脉高位缺血,发生眩晕等缺血症状。

二、临床表现

短暂性脑缺血发作时,由于颈内动脉缺血可表现为突然肢体运动和感觉障碍、失语、单眼短暂失明、视力模糊、眼前发黑、站立不稳等,少见有意识障碍。椎动脉缺血表现为眩晕、耳鸣、听力障碍、复视、四肢麻木、步态不稳和吞咽困难等。症状持续时间虽短(少则几分钟,最长 2 小时),可反复发作,甚至一天数次或数十次。可自行缓解,不留后遗症,脑内无明显梗死病灶。具有"发作快、症状急、时间短、恢复快"等特点,一般在 24 小时内恢复。

三、治疗手段

1. 治疗原则
积极治疗原发病,迅速改善颈部动脉、颈–基底动脉供血状况。

2. 化学药治疗
(1)改善血管供血 发作时,对高血压者即给硝苯地平 10mg

含服，使血压控制在基础水平。并常规给予抗血小板药阿司匹林以预防血栓形成。首选阿司匹林一日 75～150mg 口服；或服用阿司匹林 25mg+双嘧达莫（潘生丁）200mg 缓释剂，一日 2 次。对频繁发作者可静脉滴注抗血小板药，如奥扎格雷，对伴随心房颤动和冠心病的暂时性脑缺血发作者可考虑抗凝治疗（服用华法林、利伐沙班）。

（2）抗血小板治疗　对暂时性脑缺血发作患者的二级预防，服用阿司匹林 75～150mg；或阿司匹林 25mg+双嘧达莫（潘生丁）200mg 缓释剂，一日 2 次。对有轻度出血并发症危险者，建议服用低剂量阿司匹林一日 50～100mg。对不宜服用阿司匹林者或不能耐受者，可选用氯吡格雷一日 75mg。

（3）扩张脑血管和改善脑功能　可选用吡拉西坦、茴拉西坦、奥拉西坦、石杉碱甲、银杏叶提取物、氟桂利嗪。吡拉西坦，一次 0.8～1.6g，一日 3 次，连续 4～8 周为 1 个疗程。茴拉西坦一次 0.2g，一日 3 次。奥拉西坦一次 800mg，一日 2～3 次。石杉碱甲一次 0.1～0.2mg，一日 2 次，最大剂量一日 0.45mg。银杏叶提取物片一次 80mg，一日 3 次。氟桂利嗪，一日 5～10mg，一日 3 次。

3. 中成药治疗

选择具有活血化瘀、通脉活络、改善微循环、降低血液黏度功能的药品。如复方丹参片、心脑灵片、仁和银杏叶分散片、银杏滴丸、舒脑欣滴丸、血清脑颗粒、血栓通、大活络丹、人参再造丸、松龄血脉康片、银杏达莫注射液、舒血宁注射液、丹红注射液等。

四、健康管理

1. 积极参加体育锻炼，如散步、慢跑、打太极拳、练气功等。
2. 切忌过度劳累、熬夜、体力透支，保持生活规律化，杜绝酗酒、暴饮暴食、严格戒烟。此外，重视患者的心理调节、智能训练、体力锻炼、睡眠等诸多方面。

3. 定期到医院监测血压、血脂、血糖、眼底、心电图及心功能，发现异常时，积极治疗。

五、用药指导与药师提示

1. 银杏叶提取物与抗凝血药华法林、达比加群酯，抗血小板药阿司匹林、氯吡格雷、双嘧达莫等联合应用，血小板活化因子诱导的血小板聚集作用被抑制，使出血的风险增加，应密切监测出血（牙龈、皮肤、胃肠、阴道、口腔等部位）。

2. 锥体外系疾病者及对吡拉西坦过敏者禁用吡拉西坦；对茴拉西坦过敏或对其他吡咯酮类药不能耐受者禁用茴拉西坦；对奥拉西坦过敏、严重肾功能不全者禁用奥拉西坦。

3. 鉴于口服华法林起效缓慢（需等 3～6 天）、难以应急，因此，应采取下列措施：①初始治疗联合肝素或低分子肝素，待华法林真正起效后逐渐撤出肝素。②初始剂量宜从一日 2.5～3mg 起，依据抗凝效果和出血反应，渐增剂量至 5～10mg。③初始应用阶段（6 周内）应每日监测 1 次出血指标，如凝血酶原时间、国际标准化比值（INR）；5 天后 INR 达到预期后，改为一周 2～3 次；当 INR 进一步稳定后，可为一周 1 次。一般每日 5mg 维持剂量 4～5 天后通常监测 INR≥2.0（1.8～2.5）。研究表明治疗开始 6～12 周内出血发生率最高，最好每周监测 1～2 次。④应用法华林抗凝治疗时，产生稳定抗凝作用后，如加用吡拉西坦可使抗凝血酶原时间延长。吡拉西坦与华法林合用时，应减少剂量，防止出血并发症的发生。

4. 心动过缓、支气管哮喘者慎用石杉碱甲。

· 相关链接 ·

对长期抗血小板药进行预防的人群择期手术前
7天为何考虑停服阿司匹林

对长期服用抗血小板药、抗凝血药进行一、二级预防者，一旦择期手术、拔牙、胃镜、穿刺或麻醉等治疗，应提前至少7天与医生协商，权衡利弊是否停用阿司匹林等抗血小板药。鉴于人体血小板新陈代谢的规律（血小板的生存期大约14天，半寿期约为7天），新生的血小板具有聚集性强、没有被抗血小板药所拮抗，可以正常聚集而止血，恢复正常的凝血功能。但一定要权衡出血与凝血的利弊（由于停药所带来的血栓风险）。或改用坎格雷洛、阿昔单抗、依替巴肽或替罗非班替代（分别于术前6小时、48小时、8小时或8小时停药）。

脑卒中

一、脑卒中的概述

脑卒中又称"中风"，是由于脑部血管突然破裂或因血管阻塞造成血液循环障碍而引起脑组织损伤的一组疾病。依据病因和症状分为缺血性（脑梗死）、出血性卒中（脑出血、蛛网膜下腔出血），两者的比例约为7∶3。中国人由于嗜盐、嗜糖、嗜油、少运动，脑卒中在我国属于高发病，其发生率较之世界平均水平高出2.13倍，其致残、致死、再梗率高。且发病年龄平均为63岁，约比西方人群整整提前了10年。

脑卒中的基础疾病为颈内动脉和椎动脉闭塞和狭窄、高血压、心房颤动、心绞痛、心房颤动、糖尿病、动脉粥样硬化、肥胖等。其中高血压是脑卒中的主要危险，血压和脑卒中风险的关系是连续、分级、一致、独立、可预测的，在病因学上有显著性；此外，吸烟是缺血性脑卒中的强有力的危险因素，可使其风险增加近 1 倍，使蛛网膜下腔出血的风险增加 2～4 倍。

二、临床表现

颈内动脉和椎动脉闭塞与狭窄可引起缺血性脑卒中，年龄多在 40 岁以上，男性较女性多，严重者可引起死亡。而出血性脑卒中主要因血管破裂，出血形成脑疝，脑组织缺氧或坏死，占卒中总数的 30%～40%。

1. 缺血性脑卒中（脑梗死）

是指局部脑组织包括神经细胞、腔质细胞和血管由于血液供应缺乏而发生的坏死。根据脑动脉闭塞和狭窄后，神经功能障碍的轻重和症状持续时间，分三种类型。

（1）短暂性脑缺血发作（TIA）　见短暂性脑缺血一节。

（2）可逆性缺血性神经功能障碍（RIND）　与 TIA 基本相同，但神经功能障碍持续时间超过 24 小时，有的患者可达数天或数十天，最后逐渐完全恢复。脑部可有小的梗死灶，大部分为可逆性病变。

（3）完全性卒中（CS）　症状较 TIA 和 RIND 严重，不断恶化，常有意识障碍。脑部出现明显的梗死灶。神经功能障碍长期不能恢复，完全性卒中又可分为轻、中、重三型。

2. 出血性脑卒中（脑出血）

包括原发性脑实质出血和蛛网膜下腔出血。出血性脑卒中通常是由脑血管病变（脑动脉粥样硬化、高血压）、先天性畸形或出血性疾病所致的脑实质或脑表面出血的脑血管病，前者为脑出血，多发部位依次为外囊–壳核、内囊–丘脑、桥脑、小脑和皮质下白质–中央卵圆；后者为蛛网膜下腔出血，血液由破裂的血管直接进入蛛网膜下腔。出血性脑卒中常见于 50～79 岁的中、老年人群，男性高于女性，多数有高血压病史、脑出血或脑梗死史，几乎均在清醒和活动时发病，可能有情绪激动、费劲用力的诱因。通常突然起病，在几分钟至数小时达峰，有些经 24～48 小时缓慢进行。出血严重者发生头痛、呕吐，在短时间内进入昏迷，轻者可在头痛、头晕后，先发生肢体无力，逐渐出现意识障碍。典型的症状为"三偏"，即病灶对侧偏瘫、偏身感觉障碍和偏盲。

三、治疗手段

1. 治疗原则

及早溶栓或手术，抢救脑部缺血组织。及早确立缺血性和出血性脑卒中的诊断（绿色通道），实施以分型、分期为核心的个体化治疗。改善脑组织循环，降低脑水肿和颅内压（腔隙性脑梗死不宜脱水），防止脑疝的形成。

2. 缺血性脑卒中的治疗

（1）溶栓治疗　有效的溶栓剂为阿普替酶，治疗时间窗为发病后 3 小时以内为宜，超过 6 小时可增加颅内出血的危险。鉴于阿替普酶的血浆半衰期短暂，一般剂量为 0.9mg/kg 静滴，先将总量的 10% 于 2～5 分钟内静注，后将剩余的 90% 于 60～90 分钟内静脉滴注，动脉溶栓剂量小于静脉溶栓，且时间窗及适应证要求严格，否则易引起颅内出血。或应用瑞替普酶、度替普酶溶栓。

（2）抗凝治疗　采用依诺肝素，腹部注射，一次 40mg，连续 6～10 天；那屈肝素，一次 0.1ml/kg 体重，一日 2 次，连续 10 天。对溶栓的患者在溶栓后 24 小时可应用抗血小板药阿司匹林，一次 150～300mg，一日 1 次，以后可减量为 75～150mg/d；或氯吡格雷一次 75mg，一日 1 次，对有出血倾向或消化道溃疡者慎用，连续使用 4 周后改为预防剂量。

（3）保护脑组织治疗　①神经细胞保护剂适合用于脑梗死的急性期，口服或肌内注射改善脑细胞代谢药如二氢麦角碱，一次 1～2mg，一日 2 次。胞磷胆碱，静滴，一日 500～1000mg，连续 2 周，有利于神经细胞的恢复。②钙通道阻滞剂可选择桂利嗪，一次 25～50mg，一日 3 次；氟桂利嗪，一日 5～10mg，睡前服用。尼莫地平，通过阻滞中枢神经细胞膜内的钙通道，降低血液黏稠度，抑制血小板凝集，拮抗脑血管痉挛，增加脑血流量，在蛛网膜下腔出血后对缺血性神经损伤具有保护作用，在发病后 96 小时内静滴，一次 25mg，或应用缓慢输液泵与普通输液一起，以二路形式缓慢输入。但在栓塞面积较大、有脑水肿或高颅压状态下，不宜应用钙通道阻滞剂。

（4）扩张血管　血管扩张剂直接扩张周围血管、脑血管，增加脑血流量，改善脑循环。可选环扁桃酯、长春西汀或脑血流促进剂，如口服吡拉西坦、茴拉西坦。环扁桃酯胶囊一次 100～200mg，一日 3～4 次，症状改善后可减至一日 300～400mg。长春西汀一次 5mg，一日 3 次，或静脉注射或静脉滴注，一次 10mg，一日 1～3 次，用时以 0.9%氯化钠注射液稀释 5 倍，适用于急性病例。

3. 出血性脑卒中的急性期治疗

（1）降低颅内压　对大面积梗死灶应及时即用高渗脱水剂，以减轻脑水肿，可应用甘露醇、甘油果糖、甘油氯化钠注射液静滴。也可酌情选用呋塞米、人血白蛋白。甘露醇渗透压为血浆的 4 倍，大约 8g 可带出水分 100ml。一般于用药后 10 分钟开始利尿，作用维持 4～6 小时，可应用 20%甘露醇注射液 125～250ml 静滴，每隔 4～6 小时给予 1 次，一般情况下连续应用 5～7 天。甘油果糖注射液起效较慢，用药后 30 分钟开始利尿，维持 6～12 小时，可用 250～500ml 静滴，一日 1～2 次；呋塞米一般一次 20～40mg，每隔 6～8 小时给予 1 次，与甘露醇交替应用可减少两者的不良反应。

（2）调控血压　对出血性脑卒中者应于降低颅内压的同时慎重、平稳地进行降压治疗，使血压维持在略高于发病前水平，或

180/105mmHg，或收缩压 170～200mmHg、舒张压 100～110mmHg，暂时可不必应用抗高血压药，先脱水降低颅内压，并密切注意观察血压情况，必要时再应用抗高血压药，降压幅度不宜过大，否则可造成脑低灌注。对伴高血压者宜选择钙通道阻滞剂，药物预防脑卒中的强度为：CCB＞利尿剂＞ACEI＞ARB＞β 受体阻断剂，且同时缓解心脏、冠脉、动脉痉挛（绞痛）。

（3）止血　对有凝血功能障碍者可应用止血药，血凝酶（立芷雪）可有助于止血。常用溶栓酶的剂量及不良反应见表 1-3。

表 1-3　常用溶栓酶的剂量与不良反应

溶栓酶	每日剂量（mg）及应用方法	主要不良反应
阿替普酶	推荐剂量为 0.9mg/kg，最大剂量为 90mg，总剂量 10% 先从静脉注射，剩余剂量在随后 60 分钟持续静脉滴注	出血、凝血障碍、体温升高、血红蛋白降低
瑞替普酶	10MU+10MU 分两次静脉注射，每次 10MU 溶于 10ml 注射用水中，缓慢推注 2 分钟以上，两次间隔为 30 分钟	出血、发热、呼吸困难、心律失常、低血压
度替普酶	3000 万 U 溶于注射用水 1ml，再以 0.9% 氯化钠或 5% 葡萄糖注射液 50～200ml 稀释，于 60 分钟缓慢静滴	出血、发热、低血压
链激酶	初导剂量 50 万 U 溶于 0.9% 氯化钠或 5% 葡萄糖溶液 100ml 中，静滴 30 分钟；维持剂量 60 万 U 溶于 5% 葡萄糖注射液 50～200ml 中，加入氢化可的松 25～50mg 或地塞米松 1.25～2.5mg，静滴 6 小时	出血、过敏、皮疹、寒战、肩背疼痛、低血压、皮肤淤瘢
尿激酶	100 万～150 万 U，溶于 0.9% 氯化钠注射液 100～200ml 中，持续静脉滴注 30 分钟	出血、皮疹、疲倦、呕吐、支气管痉挛

4. 脑卒中的康复治疗

早期、有效的康复治疗有助于改善卒中患者的受损功能（感觉、运动、语言、认知、心理、情绪等），恢复肢体功能，减轻残疾，提高生活自理能力，减轻社会和家庭负担。包括康复评定、功能锻炼、物理治疗、针灸、按摩、语言训练、中医药等。

5. 中成药治疗

中医学认为脑卒中属于中风，是由络阻滞出现的以偏瘫失语、神志障碍为主要表现的疾病，分为 4 种证型。

（1）气虚血虚型 由气虚不能推动血液运行导致血脉淤滞、半身不遂、经络不通、面黄神疲、偏身麻木、气短乏力、舌淡苔薄等。可选脑心通胶囊、十全大补丸、金匮肾气丸、脑脉利颗粒、疏血通脉颗粒、消栓颗粒等。

（2）痰瘀阻络型 症见半身不遂、胸腹痞满、神识昏蒙、痰多、头昏胸闷、口眼歪斜、四肢不温、大便不畅、舌淡红苔厚腻。可选安宫牛黄丸、华佗再造丸、人参再造丸、大活络丸、偏瘫复原丸、牛黄清心丸、大活络丹、愈风丹、三七舒通胶囊、脑栓通胶囊、银杏叶滴丸、中风回春片、苏合香丸、消栓通络片、灯盏生脉胶囊、天丹通络胶囊等。

（3）肝风内动型 患者抽搐、躁动不安、面红目赤、烦躁易怒、半身不遂、语言不利、舌红苔黄。可用左归丸、清眩治瘫丸、安宫牛黄丸、愈风宁心丸、天龙熄风颗粒。

（4）痰浊蒙窍型 痰阻清窍、意识障碍、神志不清。可选利脑心胶囊、脑栓通胶囊。

四、健康管理

1. 改变不健康的生活方式，普及脑血管病的知识（脑血管病的主要危险因素和预防措施）。帮助高危患者改变体力活动过少、休息时间不规律、膳食营养不均衡等生活方式。宜多参加体育锻炼，每周至少应进行 3~4 次体育锻炼（有氧运动如快走、慢跑、骑车等），每次运动不少于 30 分钟；注意劳逸结合。

2. 克服不良习惯（限制盐、糖的摄入，戒除烟酒等）。为脑卒中的二级预防（再次梗死），对伴高同型半胱氨酸血症者服用叶酸进行预防的剂量为一日 0.8～2mg。

3. 多饮水。鉴于血栓的形成与血流变（血液黏滞度增高）密切相关，因此宜多饮水，每日保持摄入 2000ml 以上水分，尤其是晨起、沐浴、运动前（但睡前可以少饮）和深夜饮水；此外，经常锻炼采用热水、冷水交替洗澡（避免太突然），有利于血管对过度收缩－舒张的适应。

4. 温柔排便，切忌排大便急躁、屏气用力。如有习惯性便秘，要多吃果蔬、蜂蜜等水果和富含纤维素食物，多饮水，并养成定时排便的反射，或短期服用缓泻药，克服排便困难。

五、用药指导与药师提示

1. 缺血性脑卒中者应采取正确溶栓

缺血性脑卒中发病 3 小时内应用阿替普酶或瑞普替酶的静脉溶栓治疗，对脑 CT 无明显低密度改变、意识清楚的急性缺血性脑卒中患者，在发病 6 小时内，采用尿激酶静脉溶栓治疗比较安全、有效。溶栓目的是提供缺血组织的血液再灌注，包括：①早期恢复供血，改善脑循环；②缩短缺血损害的时间（时间就是大脑）；③缩小梗死面积；④使可逆性损害的缺血组织修复；⑤改善神经损害；⑥提高生活质量，但对发病在 24 小时后缺血性脑卒中者，不宜溶栓；⑦使用溶栓治疗者，一般不推荐在 24 小时内使用抗凝血药；⑧大多数无禁忌证的不溶栓患者应在梗死后尽早（最好 48 小时内）开始使用阿司匹林，溶栓的患者应在溶栓 24 小时后使用阿司匹林。

2. 严格掌握溶栓酶的时间窗

急性脑梗死发作后，闭塞动脉供血区中心部分缺血严重，梗死将在 60 分钟内形成。梗死周边部分缺血组织可通过侧支循环得到部分血流，即缺血半暗带。但其生存期仅有 3～4 小时，时间过长则会出现脑组织坏死，半暗带消失，因此，溶栓的时间窗及适应证要求十分严格，治疗时间窗为发病后 3 小时内，时间窗及适应证要求严格，否则易引起颅内出血。

尿激酶用于急性广泛性肺栓塞、胸痛发作在 6～12 小时内的冠状动脉栓塞和心肌梗死，用于急性期脑血管栓塞症状应短于 3～6 小时；链激酶在心肌梗死发病 6 小时内溶栓效果最好，于给药 2～6 小时后新鲜血栓即可发生溶解；阿替普酶和瑞替普酶均是在脑卒中急性发病的 3 小时内溶栓效果最好。

3. 不宜进行溶栓治疗的人群

下列人群对溶栓有禁忌证：①既往有颅内出血，包括可疑蛛网膜下腔出血；近 3 个月有头颅外伤史；近 3 周内有胃肠或泌尿系统出血；近 2 周内进行过大的外科手术；近 1 周内有不可压迫部位的动脉穿刺术者。②近 3 个月有脑梗死或心肌梗死史。③严重心、肾、肝功能不全或严重糖尿病者。④体检发现有活动性出血或外伤（骨折）者。⑤已口服抗凝血药，且 INR＞1.5；48 小时内接受过肝素治疗（APTT 超出正常范围）。⑥血小板计数＜$100×10^9$/L，血糖＜2.7mmol/L（50mg/dl）者。⑦收缩压＞180mmHg，或舒张压＞100mmHg 者。⑧近期有严重出血、出血性病和出血倾向、手术、外伤、穿刺、活体组织检查、严重高血压、严重肝功能障碍、低纤维蛋白原血症及出血性体质者。⑨妊娠期妇女。

4. 监护溶栓酶所致的出血

出血为溶栓酶的主要不良反应，如注射部位出现血肿则不需停药；严重出血者可给予氨基己酸或氨甲苯酸以对抗溶栓酶的作用，并酌情补充纤维蛋白原或全血。在使用溶栓酶过程中应做血常规监护，监测凝血时间（CT）、纤维蛋白原、抗纤溶酶、纤维蛋白降解产物、激活的全血凝固时间（ADTT）等指标，如发现有出血倾向应立即停药，并给予抗纤维蛋白溶酶药。

5. 规避链激酶的过敏反应

链激酶具有抗原性，可引起过敏反应。此外，少数患者可出现发热、寒战、头痛、全身不适等反应。为避免出现过敏反应，宜采取下列措施：①在初导剂量前宜肌内注射异丙嗪 25mg、静脉注射地塞米松 2.5～5mg 或氢化可的松 25～50mg；②初始导量为 25 万～50 万 U 溶于 0.9%氯化钠或 5%葡萄糖注射液 100ml 中静脉滴注，30 分钟滴毕（人体常受链球菌感染，体内有链激酶抗体存在，用前须先用足量初导剂量将抗体中和）；③急性心肌梗死者于应用链激酶前给予地塞米松 2～4mg，阿司匹林 300mg，继以链激酶 150 万 U 持续静脉滴注于 60 分钟滴毕；④对出现发热、寒战、头痛、全身不适等反应者，可服用对乙酰氨基酚；⑤使用链激酶治疗的 3 天到至少 1 年期间内，应避免重复应用链激酶。

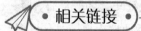

您是否知道 FAST

鉴于人种、基因、脑血管结构和饮食谱（嗜盐、嗜糖、嗜油、更爱加班）的不同，中国人群的疾病谱和预后与西方人群存有极大的差异。脑卒中发病率是冠心病的 4.5 倍（脑卒中 270 万例/年：心肌梗死 60 万例/年），我国的缺血和出血性脑卒中分别为世界平均水平的 1.36 和 2 倍，排序于世界第一。且发病年龄美国人平均 73 岁，中国人平均 63 岁，提早了整整 10 岁。因此，脑卒中的预防非常重要，尤其是先兆。脑卒中的先兆症状（FAST）有：

（1）是否出现一侧面部下坠（面瘫）、口角歪斜？能否做微笑表情？（Face）

（2）是否出现肢体软弱无力？两只胳膊是否都能抬起？（Arms）

（3）是否出现言语不清、说话困难？（Speech）

（4）如您察觉到上述任何一种症状出现，抓紧时间，赶紧拨打急救电话。（Time）

医生提示：胳膊不抬嘴角歪，言语含糊奔医院。"时间就是大脑"！

失眠症

一、失眠症的概述

睡眠是人体重要的生理过程，良好的睡眠对人体的精力、体力的恢复及生长发育均十分重要。失眠是指睡眠的数量、质量、时间和节律紊乱，以入睡或睡眠维持困难所致的睡眠数量和质量达不到正常生理需求，影响日间的工作和（或）生活，危害性极大，给人体造成过度的消耗，给健康带来不良后果。同时，失眠是最为常见的睡眠障碍，发病率占人群的35%以上，其中短期失眠症者占20%～40%，慢性失眠症者占10%～15%，女性多于男性。

导致失眠的原因多种多样，可归纳为：①应急状态或环境改变（环境、工作、饮食、饮酒、家庭、旅途），破坏了人体正常生活或生物学规律；②人体患有精神性（心理或精神障碍、情绪激动、焦虑、紧张）疾病；③不适宜药品（包括吸毒）影响或不良反应（依赖性）；④疾病：精神或躯体疾病可致失眠（共病性失眠）；⑤用药：服用氟喹诺酮类抗菌药物、抗肿瘤药、糖皮质激素、抗高血压药（甲基多巴、可乐宁）、中枢兴奋药（咖啡因、安钠咖、甲氯芬酯、尼可刹米、胞磷胆碱、多沙普仑、贝美格）、抗抑郁药、抗精神病药、抗癫痫药、促脑血流药（桂利嗪、氟桂利嗪、桂哌齐特、莫雷西嗪、尼麦角林、吡拉西坦、茴拉西坦、奥拉西坦）和抗痴呆药（利斯的明、美金刚、尼莫地平、多奈哌齐）均可能引起失眠。

二、临床表现

失眠一般分为短暂、短期或长期失眠。短暂失眠多与突发状态有关，如遇到突然的打击或刺激，或外出和旅游改变生活环境；短期失眠与外界环境引起的精神紧张状态有关（工作、学习、考试），一般持续时间在2~3周；长期失眠大多由精神障碍所致，如严重的抑郁症、精神分裂症或药物依赖等，其持续时间更长。失眠的表现形式有入睡困难，或过早觉醒，或睡眠不实，或夜间觉醒的次数过多。多数人表现为入睡困难，即从清醒状态进入睡眠的潜伏期过长，易表现出烦燥不安。

失眠在新版国际睡眠障碍性疾患分类中的条件是：①有睡眠障碍，如入睡困难、不能持续睡眠、或苏醒太早，或睡眠质量差（多梦、易醒）；②尽管有足够的睡眠时间及合适的睡眠环境，但睡眠者白日仍存在各种功能紊乱，如情绪失控、烦躁、疲乏、反应迟钝、记忆力减退；③可影响日常的工作和生活。

三、治疗手段

1. 治疗原则

小剂量的催眠药、镇静药和抗过敏药均具有镇静催眠作用，借以帮助入睡或改善睡眠质量（延长睡眠时间、减少觉醒次数）。

2. 化学药治疗

（1）氯美扎酮服后吸收迅速，15~20分钟起效，作用持续6~12小时，具有一定的对抗焦虑、镇静、轻度镇痛和肌肉松弛的作用。对由情绪紧张、焦虑恐惧、精神失常和慢性疲劳等引起的烦躁失眠效果较好，一般在睡前口服0.2g。

（2）对入睡困难者常选用艾司唑仑（舒乐安定），其起效快，作用时间长，保持近似生理睡眠，醒后无不适感；硝西泮（硝基安定）

作用也较迅速，2小时后在血浆中达到峰值。地西泮（安定）虽较安全，但肌肉松弛的作用明显，醒后有时感觉下肢无力，容易跌倒（发生宿醉现象）。

（3）对焦虑型、夜间醒来次数较多或早醒者可选用氟西泮（氟安定），起效快，作用时间长，近似生理睡眠，醒后没有不适感；或选用夸西泮、三唑仑。

（4）对忧郁焦虑型的早醒失眠者，在常用安眠药无效时，可配合抗抑郁药阿米替林、多塞平、氟西汀、帕罗西汀等；对常用安眠药无效的患者，选用抗过敏药苯海拉明、异丙嗪亦可奏效。

（5）对老年失眠者，10%水合氯醛液仍不失为一种安全、有效的药物，其起效快，无蓄积作用，醒后无明显的宿醉现象，只是对胃肠黏膜的刺激性偏大。

（6）为改善起始睡眠（难以入睡）和维持睡眠质量（夜间觉醒或早间觉醒过早），可选服艾司佐匹克隆。其作为一种新型催眠药，作用靶位新、不良反应少，尤其无镇静和宿醉现象，优势已超越前几类药。

常用各种助眠药的特征（起效和维持时间）见表1-4。

表1-4　常用催眠药的特征和剂量

药品名称	商品名称	生物利用度（%）	起效时间（小时）	血浆达峰时间（小时）	血浆半衰期（小时）	作用持续时间（小时）	剂量（mg）
水合氯醛	—	80	0.15～0.3	0.5	7～10	4～8	500～1500
地西泮	安定	84～100	0.2～0.5	1	20～50	12	5～10
硝西泮	硝基安定	62～94	0.5～1	2	18～28	6～8	5～10
夸西泮	—	—	0.5～1	1～2.5	41～43	24～36	15～30
劳拉西泮	罗拉	90～93	0.5～1	1～1.5	13～15	4～6	2～4
艾司唑仑	舒乐安定	80	0.3～1	1～3	10～30	5～8	1～2

续表

药品名称	商品名称	生物利用度（%）	起效时间（小时）	血浆达峰时间（小时）	血浆半衰期（小时）	作用持续时间（小时）	剂量（mg）
甲喹酮	海米那	—	0.15～0.5	2	4～5	6～8	100～200
氯美扎酮	芬那露	—	0.25～0.3	2	20～24	5～6	200～400
氯氮䓬	利眠宁	100	—	4	10～24		10～20
三唑仑	酣乐欣、海乐神	55	0.25～0.5	2	1.8～2.3	4～6	15～30
劳拉西泮	罗拉	90～93	0.5～1	1～1.5	13～15	4～6	2～4
唑吡坦	思诺思、乐坦	70	0.1～0.45	0.5～2	2～4	6～8	10
佐匹克隆	忆梦返	80	0.25～0.5	0.5～2	3.5～6	8	7.5
扎来普隆	曲宁	30	0.35～0.5	0.9～1.5	0.9～1.1	6	5～10
艾司佐匹克隆	鲁尼斯塔	75～80	0.15～0.4	0.5～2	4.5～5.8	8	3
雷美尔通							4～16

3. 调节治疗

（1）对由于自主神经功能紊乱，内分泌平衡障碍及精神神经失调所致的失眠，可选服谷维素，一次 20mg，一日 3 次，连续数日至数十日。

（2）乙酰天麻素可恢复大脑皮质兴奋与抑制过程之间的平衡，具有镇静、安眠、镇痛作用，对焦虑、紧张、激动、慢性疲劳等引起的失眠、头痛，可一次服用 50mg，一日 3 次。热水泡脚和按摩可改善睡眠，需要添加治疗失眠的中药。热水泡脚，可促进血液循环，热水中的热力还能帮助水中药物成分渗透入脚部的毛细血管，这样就可以达到很好的护理作用。

4. 中成药治疗

中医学称失眠为"夜不能寐",分为若干证型,宜辨证选择。

(1)肝郁化火型 症见急躁易怒、头晕脑胀、耳鸣目赤、口干口苦等。可用酸枣仁合剂、泻肝安神丸、百乐眠胶囊、舒眠胶囊、甜梦胶囊、龙胆泻肝丸、加味逍遥丸、解郁安神胶囊等。

(2)痰热内扰型 多见痰多胸闷、失眠头痛、恶食嗳气、心烦口苦、目眩痰热等。可服鲜竹沥口服液、牛黄蛇胆川贝液、蛇胆陈皮胶囊、礞石滚痰丸。

(3)阴虚火旺型 表现为失眠多梦、口渴盗汗、咽干舌燥、心烦易怒、小便短赤、大便干结、头痛面红等。宜选酸枣仁合剂、枣仁安神颗粒(冲剂)、安神健脑液、朱砂安神丸、神衰康胶囊、天王补心丹、益心宁神丸、安神补心丸、丹栀逍遥丸、知柏地黄丸、养血安神胶囊。

(4)心脾血虚型 表现为失眠、头晕、心慌、多梦、健忘、面色苍白或苔黄、唇舌色淡等。可选养血安神丸(片、糖浆剂)、脑乐静口服液(糖浆剂)、复方枣仁胶囊、夜宁糖浆、枣仁安神口服液、心神宁片、柏子养心丸、参松养心胶囊、乌灵胶囊、阿胶浆、七叶神安胶囊。

(5)心胆气虚型 可见虚烦不寐、多梦易醒、气短自汗、倦怠乏力、小便清长等症状。可选柏子养心丸、安神补脑液、安神定志丸、复方枣仁胶囊、金太子脑仁口服液、灵芝胶囊、睡安胶囊、豆蔻五味散等。

四、健康管理

1. 失眠者也可考虑从改变生活规律和精神调节上加以治疗。短期失眠可通过消除紧张因素或改变个体的适应能力来治疗。如精神放松,避免白天小睡和睡前饮用浓茶、咖啡等兴奋型饮料,避免睡前过度兴奋(游戏、聊天、看电视),晚餐不宜过量,睡前散步和有规律的活动，对于睡眠都是有益的。

2. 调整生活或工作节奏，改善生活环境，养成良好的生活习惯，建立合理的睡眠规律，按时休息和起床，即使在休息日也要如此。

五、用药指导与药师提示

1. 对失眠的治疗应按需制定治疗方案

首先需要明确病因及病程，制定符合个人需要的药物和非药物性治疗方案。先采用非药物治疗，对大多数短暂失眠者，一旦导致其失眠的原因解除，症状即可缓解或消失。如患者伴有精神障碍，则应进行心理治疗；对药物有依赖性者，须查明致害性药物，并进行解毒和康复治疗；对由疼痛引起的失眠，应给予镇痛药；对躯体疾病影响睡眠者则应治疗原发病。切忌盲目使用催眠药，如必须应用催眠药时，也以短程应用为宜，一旦达到治疗目的，用药即应终止。

2. 催眠药不可长久服用

催眠药长期使用易产生耐药性及依赖性，因此应交替使用，在一定的时间内可考虑更换一种药，尽量避免长期使用。氯美扎酮连续使用不得超过 1 周。谷维素可长期服用。选用催眠药时，需要了解失眠程度、特征、年龄等因素；还需了解药物起效时间、达峰时间、作用维持时间。对不易入睡者应选用起效快，作用维持时间较短的药物；对入睡不难但睡眠不深或夜间易醒者，则选用起效慢，作用维持时间长的催眠药。

3. 服药期间不宜饮酒

乙醇可加强催眠药的作用，服药期间不得饮酒或酒精性饮料。若长期用药后应逐渐减量，以减少失眠的复发和可能出现的戒断症状。另服用催眠药后 6～8 小时内不宜从事驾车、高空作业或操作精密仪器等工作。

4. 妊娠及哺乳期妇女应用时应权衡利弊

青光眼、前列腺增生引起排尿困难的患者不得使用本类药品。12 岁以下儿童不推荐使用催眠药。

5. 氯美扎酮所致不良反应发生率约为 3%，但多不严重

氯美扎酮可致不良反应，常见嗜睡、乏力、眩晕、恶心、厌食、口干、排尿困难或抑郁等症状；偶见有胆汁阻塞性黄疸等肝损害出现和食欲减退；少数人可出现皮肤潮红、皮疹等过敏反应，如发生上述反应要立即停药。谷维素不良反应少，但一般需服用较长时间。

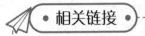

一种新颖的助眠药

传统的催眠药包括巴比妥类、苯二氮䓬类，鉴于上述老药没有受体亚型的高选择性，有耐药性，停药后有反跳现象、依赖性、精神运动损害及残余效应等不良反应，因而研发了特异性更好和安全性高的非苯二氮䓬的杂环类第三代催眠药。这些新药的特点是起效快、入睡也快、作用持续时间长、剂量小、重复给药无蓄积作用、宿醉反应小（不致晨起跌倒），但宜注意：①艾司佐匹克隆（鲁尼斯塔）用于入睡困难，夜间维持睡眠困难、早醒等不同类型的睡眠障碍，起效迅速，入睡快（服后 30 分钟），睡眠质量好，不良反应有口苦、眩晕、头痛、记忆障碍，服药期间应禁酒，乙醇可增加嗜睡程度，导致或加重头晕。妊娠及哺乳期妇女慎用。对伴肾功能不全者起始剂量可降至 1mg/d。②服用佐匹克隆（忆梦返）后入睡深沉，对过敏者、失代偿的呼吸功能不全者、肌无力患者、15 岁以下儿童禁用；佐匹克隆可分泌进入乳汁，哺乳期妇女不宜使用。③酒石酸唑吡坦（思诺思）可减少入睡时间和觉醒次数，对长期失眠者疗程不应超过 4 周。对急性乙醇中毒者、梗阻性睡眠呼吸暂停综合征患者、妊娠及哺乳期妇女禁用。④上述药服用后应注意避免驾车、操纵机器和高空作业。⑤避免与其他中枢神经系统抑制剂合用；慎与中枢神经系统镇静剂合用。与抗精神病药（安定药）、催眠药、抗焦虑药、镇痛药、抗癫痫药合用，能增强对中枢神经的抑制作用。

焦虑症

一、焦虑症的概述

焦虑症又称为焦虑性神经症，是神经系统疾病中最为常见的一种，以焦虑情绪为主要特征，患者有担心自己的自身安全和不良后果的心境。分为慢性焦虑（广泛性焦虑）、急性焦虑（惊恐障碍）两种形式。主要表现为没有明确客观对象的紧张担心、坐立不安、惶恐不可终日，虽经多方劝解也非能消除，此外，尚有自主神经症状（心悸、手抖、出汗、尿频等）。

而焦虑状态则是正常人的焦虑情绪，与焦虑症并非等同。每个人都可能有，如工作繁忙、家庭纠纷、官司缠身、琐事烦恼等，但非疾病。如焦虑严重程度与客观事实或处境明显不符，或持续时间过长，则有可能为病理性的焦虑症。焦虑症的病因不明，可能与遗传因素、个性特点、认知过程、不良生活事件、躯体疾病等均有关系。

二、临床表现

1. 慢性焦虑（广泛性焦虑）

（1）在没有明显诱因的情况下，患者经常出现与现实情境不符的过分担心、紧张害怕，这种紧张害怕常常没有明确的对象和内容。

患者感觉自己一直处于一种紧张不安、提心吊胆、恐惧、害怕、忧虑的内心体验中。

（2）表现头晕、胸闷、心慌、呼吸急促、口干、尿频、尿急、出汗、震颤等躯体方面的症状。

（3）坐立不安、坐卧不宁、烦躁，很难静下心来。

2. 急性焦虑（惊恐障碍）

（1）在正常日常生活中，患者几乎跟正常人一样。而一旦发作时（有的有特定触发情境，如封闭空间等），患者突然出现极度恐惧的心理，体验到濒死感或失控感。

（2）自主神经系统症状同时出现，如胸闷、心慌、呼吸困难、出汗、全身发抖等。

（3）一般持续几分钟到数小时，发作开始突然，发作时意识清楚。

三、治疗手段

1. 治疗原则

尽早依靠心理和药物治疗（抗焦虑药、抗抑郁药），解除焦虑、预防复发。

2. 化学药治疗

抗焦虑药主要是苯二氮䓬类药（安定类药），其起效快，多在30～60分钟内起效，抗焦虑效果肯定，价格较便宜。缺点是效果持续时间短，不适于长期大量使用，长期服用有可能产生依赖性，需不断酌增剂量以维持疗效。对持续时间长的焦虑和躯体症状，宜选择血浆半衰期长的抗焦虑药如地西泮、氯氮䓬、阿普唑仑；如患者焦虑呈波动形式，宜选用血浆半衰期短的抗焦虑药奥沙西泮、劳拉西泮。

（1）抗焦虑　地西泮用于抗焦虑，一次2.5～10mg，一日2～4次；氯氮䓬（利眠宁）一次10～20mg，一日2～3次；劳拉西泮（罗

拉）一次 1～2mg，一日 2～3 次；奥沙西泮一次 15～30mg，一日 3～
4 次；阿普唑仑初始一次 0.4mg，一日 3 次，以后按需要递增，最大
日剂量可增至一日 4mg。

（2）联合用药 抗焦虑药可联合抗抑郁药使用，因为焦虑的病
因会导致人体神经–内分泌系统出现紊乱，神经递质失去平衡，而
抗抑郁药可使失衡的神经递质趋向正常，从而使焦虑症状消失，情
绪恢复正常。广泛性焦虑常用帕罗西汀（赛乐特）、艾司西酞普兰（来
士普）、文法拉辛（博乐欣、怡诺思）、氟哌噻吨美利曲辛（黛力新）
等。帕罗西汀用于焦虑和社交恐怖障碍，成人一次 20mg，一日 1 次，
晨起服用，根据临床反应增减剂量，一次增减 10mg，间隔不得少于
1 周，最大量一日 50mg。艾司西酞普兰一次 10mg，一日 1 次，依
据症状最大剂量可增至一日 40mg。氟哌噻吨美利曲辛一日 21mg（1
片 10.5mg），一日 2 次，或单次顿服或晨起、中午各 1 次，严重者
一日 31.5mg，晨起 21mg，中午 10.5mg。维持量一日 10.5mg，晨起
服用。文法拉辛初始剂量一次一日 75mg，分 2～3 次服用，必要时
增至一日 225mg。

（3）惊恐发作 常用帕罗西汀、艾司西酞普兰、氯米帕明等，
抗焦虑效果肯定，从根本上改善焦虑、无成瘾性，适合长期服用、
抗焦虑效果见效缓慢，2～3 周后起效，常需同时短期合用抗焦虑药，
价格较为昂贵（参见抑郁症一节）。帕罗西汀用于惊恐障碍，初始剂
量一次 10mg，一日 1 次，晨起服用，每周增加 10mg，一般增至一
日 40mg；艾司西酞普兰一次 10mg，一日 1 次，依据症状最大剂量
可增至一日 40mg；氯米帕明一次 25mg，一日 2～3 次，以后依据症
状和耐受情况调节剂量，渐增至一日 150mg。

3. 心理治疗

心理治疗是指通过言语或非言语沟通，建立起良好的医患关系，
应用有关心理学和医学的专业知识，引导和帮助患者改变行为习惯、
认知应对方式等。药物治疗是治标，心理治疗是治本，两者缺一不

可。此外，适合焦虑症患者的心理治疗包括生物反馈治疗、放松治疗等。

4. 中成药治疗

中医学认为焦虑症属于肝气郁结、心悸肝郁，分为若干证型，宜辨证选药。

（1）肝气郁结型　常见胁肋胀痛、胸闷不畅、神情沉默、不思饮食、头目眩晕以及失眠等症。可服柴胡舒肝散（丸）、舒肝解郁胶囊、解郁安神颗粒、逍遥丸、百乐眠胶囊、四逆散、加味左金丸、舒肝和胃丸、小柴胡颗粒、九味肝泰胶囊等。

（2）肝郁化火型　症见烦躁亢奋、口干口苦、便秘尿黄、头痛头晕、口舌生疮等。可服丹栀逍遥丸、逍遥丸、加味逍遥丸、归脾丸、当归芦荟丸、龙胆泻肝丸等。

（3）肝肾阴虚型　症见惶恐不安、入睡困难、多梦易醒、午后面红、易出汗四肢弱、眩晕耳鸣、五心烦热、急躁易怒等。可服朱砂安神丸、知柏地黄丸、杞菊地黄丸、健脑补肾丸、乌灵胶囊、参芪五味子片、左归丸等。

（4）气血两虚型　可见心悸怔忡、夜寐不安、烦躁多疑、胸闷不舒、头痛心痛、眼圈暗黑等症。宜选血府逐瘀片、柏子养心丸、安神胶囊、酸枣仁丸、养血安神片、复方枣仁胶囊等。

（5）痰热扰神型　表现为惊恐不安、心烦不眠、多梦易惊、口苦目眩、胸满痞塞、烦躁不安。选服牛黄清心丸、九味镇心颗粒、礞石滚痰丸、加味保和丸等。

（6）心虚胆怯型　善惊易怒、坐卧不安、多梦易醒、心悸食少、恶闻声响。可服安神定志丸、解郁安神颗粒、天王补心丸、朱砂安神丸、安神温胆丸、九味镇心颗粒、枣仁安心液等。

四、健康管理

1. 转移注意力，焦虑情绪是一种恶性循环，越焦虑就会越引发焦虑情绪的事件，导致胡思乱想、坐立不安、百思不得其解、痛苦异常。此时就需要患者去转移注意力，如找一本有趣的能引人入胜的书来读，或从事紧张的体力劳动，忘却痛苦的事情。

2. 良好的自我心态调节，知足常乐，保持心理稳定，不可大喜大悲，心宜宽松，凡事想得开，要使自己的主观思想不断适应客观发展的现实。不要让客观事物纳入自己的主观思维轨道，且极易诱发焦虑、抑郁、怨恨、悲伤、愤怒等消极情绪。其次是要注意制怒，不要轻易发脾气，少吃快餐、少听迪斯科音乐。

3. 增加自信，一些对自己没有自信心的人，对自己完成和应付事物的能力是怀疑的，夸大自己失败的可能性，从而忧虑、紧张和恐惧。因此，作为一个神经性焦虑症者，必须首先自信，减少自卑感。

五、用药指导与药师提示

1. 苯二氮䓬类抗焦虑药服用后反应

常见嗜睡、精神依赖性、步履蹒跚、共济失调。老年人、体弱者、幼儿、肝病和低蛋白血症患者，对抗焦虑药的中枢性抑制作用较为敏感，突然停药后可能发生撤药症状。

2. 对抗焦虑药值得监护的问题

①抗焦虑药同时具有镇静、催眠作用，长期使用易产生耐药性及依赖性，因此应交替使用，并尽量避免长期使用一种药；②服用抗焦虑药期间可降低驾驶员和机械操作者的注意力，服药后应避免驾车、操纵机器和高空作业；③乙醇可增强抗焦虑药的睡眠程度，加重头痛、头晕等不良反应，服药期间不宜饮酒；④抗焦虑药、镇静催眠药多属于第二类精神药品，应凭执业医师开具的处方，并经

执业药师或其他依法经过资格认定的药学技术人员复核和调配，剂量、使用天数和处方管理均按相关办法执行；⑤对苯二氮䓬类药过敏者、妊娠期妇女、新生儿禁用苯二氮䓬类药；⑥对某一苯二氮䓬类药过敏者，对其他同类药也可能过敏。

3. 抗焦虑药服用禁忌

①中枢神经系统处于抑制状态的急性乙醇中毒、昏迷或休克时，有药物滥用或依赖史，肝肾功能不全者可延长半衰期；严重的精神抑郁可使病情加重，甚至产生自杀倾向，应采取预防措施。②抗焦虑药可使伴呼吸困难的重症肌无力患者的病情加重；急性或隐性闭角型青光眼发作，因可能有抗胆碱效应；严重慢性阻塞性肺部病变，可加重通气衰竭。③抗焦虑药多数通过胎盘屏障。在妊娠初期 3 个月内，地西泮有增加胎儿致畸的危险，地西泮、氯硝西泮、氟西泮、奥沙西泮及其代谢产物可分泌入乳汁，由于新生儿代谢较成人缓慢，乳母服用可使婴儿体内本品及其代谢产物积聚，因此，对哺乳期妇女服用宜加小心。

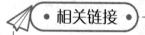 相关链接

何为"宿醉现象"

（1）老年患者对苯二氮䓬类抗焦虑、镇静、催眠药十分敏感，更易出现呼吸抑制，低血压、心动过缓甚至心动停止。

（2）用药后可致人体的平衡功能失调，步履蹒跚，尤其是老年人对作用于中枢系统疾病的药物反应较为敏感，服药后可产生过度镇静、肌肉松弛作用，觉醒后可发生震颤、颤抖、思维迟缓、运动障碍、认知功能障碍、步履蹒跚、肌无力等"宿醉现象"，极易跌倒和受伤，因此，必须认真关注，告之患者晨起时宜小心，先坐在床边休息 3～5 分钟，或手扶拐杖，避免跌倒，否则轻则皮肤软组织损伤，重则骨折卧床休息 100 天。

抑郁症

一、抑郁症的概述

抑郁症又称抑郁障碍，是一种常见心境障碍，以显著、持久的心境恶劣与情绪低落、兴趣缺失、思维活动缓慢、言语动作减少、精力不足等为主要临床特征的一组精神障碍，常伴随认知障碍或精神运动障碍或躯体症状等，病因未明。抑郁症起病可缓可急，以缓慢者居多，病程初始有头昏、头痛、失眠、全身乏力、食欲减退或工作能力下降，后渐发展为明显忧郁、焦虑、猜疑等症状，常表现为晨重晚轻。抑郁症患者主要是青年人，首发年龄多在 20～30 岁，女性发病高于男性，于春、秋季高发。

抑郁症以显著而持久的心境低落为特征，心境低落与其处境不相称，情绪的消沉可以从闷闷不乐到悲痛欲绝，自卑抑郁，甚至悲观厌世，可有自杀企图或行为，甚至发生木僵；部分病例有明显的焦虑和运动性激越；严重者可出现幻觉、妄想等精神病性症状。每次发作持续至少 2 周以上、长者甚或数年，多数病例有反复发作的倾向，每次发作大多数可以缓解，部分可有残留症状或转为慢性抑郁。其发病率、伤残率高，严重危害身心健康，是当前世界性的主要精神卫生问题。

而抑郁状态则是一种常见的心境障碍，指没有明确奋斗目标，精神颓废的状态，表现心中极其压抑，时常感到十分烦躁不安，易走极端、消极、自卑、谬推断。

二、临床表现

按抑郁症的发病年龄、症状大致可分为以下几种类型。

（1）内源性抑郁症 即有懒、呆、悲、忧、虑等症状（大脑生物胺相对或绝对不足）。

（2）隐匿性抑郁症 情绪低下和忧郁症状并不明显，常常表现为各种躯体不适症状，如心悸、胸闷、腹部不适、出汗、消瘦、失眠等。

（3）青少年抑郁症 可致学生学习困难，注意力涣散，记忆力下降，成绩全面下降或突然下降，厌学、恐学、逃学或拒学。

（4）继发性抑郁症 部分高血压患者服用抗高血压药后，导致情绪持续忧郁、消沉。

（5）产后抑郁症 特别是对自己的婴儿产生强烈内疚、自卑、痛恨、恐惧、或厌恶孩子的反常心理，哭泣、失眠、厌食、忧郁为常见症状。

（6）更年期抑郁症 在人由中年向老年过渡期所发生的以情绪忧郁、焦虑紧张为主要症状的一组综合征。常见于 50～60 岁的男性或 45～55 岁的女性，但女性的发病率高，为一般人的 1～2 倍。根据抑郁发作的严重程度分为轻度、中度及重度。

抑郁症可加重患者过重的心理负担和精神压力，增加患者生活和工作中的实际困难，增加自残和自杀概率。

三、治疗手段

1. 治疗原则

药物治疗是抑郁症的一线治疗，足量、足疗程、个体化单一用药，目的在于提高临床治愈率，最大限度减少病残率和自杀率，尽早消除抑郁症状。提高患者生存质量，恢复其社会功能，减少抑郁复发。

2. 化学药治疗

须全面考虑患者症状特点、年龄、躯体状况、药物的耐受性、合并症，予以个体化用药。只有在足量、足疗程、单一用药治疗无效时，方可考虑两种作用机制不同的抗抑郁药联合使用。一般情况不主张联用两种以上抗抑郁药。同时，应从小剂量开始，渐增剂量，使药品不良反应减至最少。当小剂量疗效不佳时，可根据药品不良反应和患者对药物的耐受情况，渐增至足量。

（1）阿米替林（依拉维）对内因性抑郁和更年期的抑郁症疗效好，对反应性抑郁症及神经官能症的抑郁状态亦有效；多塞平（凯舒）常用于治疗焦虑性抑郁和神经性抑郁，也可镇静和助眠；马普替林（路滴美）奏效快，不良反应少，用药后精神症状、对环境的适应力及自制力均可改善。阿米替林口服一次 25～100mg，一日 2～3 次；多塞平口服一次 25～100mg，一日 2～3 次；马普替林口服一次 12.5～50mg，一日 2～3 次。

（2）对迟缓性抑郁症患者宜选镇静作用较轻而具有精神振奋作用的氟西汀、吗氯贝胺、丙咪嗪、文拉法辛、瑞波西汀。吗氯贝胺口服一次 100～200mg，一日 2～3 次；丙咪嗪口服一次 75～100mg，一日 1～3 次；瑞波西汀口服一次 4～6mg，一日 2 次。

（3）治疗抑郁伴有焦虑症者宜选择 5–羟色胺再摄取抑制剂，如氟西汀（百忧解），不良反应轻；帕罗西汀（赛乐特）适合治疗伴有焦虑症的抑郁者，作用比三环类抗抑郁药快，远期疗效比丙咪嗪好；舍曲林（左洛复、郁乐复）口服易吸收，不良反应比三环类抗抑郁药少，适合治疗抑郁症或预防发作。也可联合抗焦虑药（参见焦虑症一节）。氟西汀口服一日 20～60mg；帕罗西汀口服一次 20～60mg，一日 1 次；舍曲林口服一日 50～200mg，一日 1 次。西酞普兰口服一日 20～60mg，一日 1 次，于早、晚均可服用。

（4）氟伏沙明（兰释）的优点在于既无兴奋、镇静作用，又无抗胆碱、抗组胺作用，对心血管系统无影响。适合治疗各类抑郁者。艾司西酞普兰对抑郁症的治疗起效较快。氟伏沙明口服一次 50～

150mg，一日 1～2 次；艾司西酞普兰一日 10～20mg。

（5）文拉法辛（怡诺思）缓解焦虑状态疗效最为确切，可作为混合性焦虑抑郁的首选。

（6）对糖尿病周围神经病所引起疼痛者可选用度洛西汀，它是惟一可缓解糖尿病周围神经病所引起疼痛的药物。可用于抑郁症、神经痛、糖尿病性神经痛、焦虑症、腹部紧张性或压力性尿失禁。口服一次 10～30mg，一日 2 次。

（7）对多种不同抗抑郁药治疗失败者，可选 5－羟色胺及去甲肾上腺素再摄取抑制剂文拉法辛。文拉法辛口服一次 25～75mg，一日 2～3 次。

3. 联合激素或维生素调节治疗

对多数为自主神经功能失调者，可服谷维素一次 10～20mg，一日 3 次。对性功能显著减退者，女性患者可服雌二醇一日 1～2mg，连续 21 天，在周期 14～25 日每日加服普美孕酮 0.125～0.5mg，连续 2～3 个疗程；炔雌醇一次 0.02～0.05mg，一日 1～3 次；尼尔雌醇一次 5mg，一月 1 次。症状改善后维持量为一次 1～2mg，一月 1～2 次；男性可服甲睾酮一次 5mg，一日 1～2 次。此外，补充维生素 B_1、维生素 B_6、维生素 B_{12}、维生素 C、叶酸也十分重要，叶酸的摄入减少可明显增加精神病的发生率，在痴呆患者的体内发现其叶酸和维生素 B_6 的浓度均较低，易诱发更年期抑郁症。另据报道，人体内缺乏维生素 B_{12} 和叶酸，是老年人易致痴呆的原因之一。因此，建议老年人日服叶酸 0.8～5mg。

4. 心理或物理治疗

对有明显心理社会因素作用的抑郁发作者，在药物治疗同时常需合并心理治疗。包括支持性心理治疗、认知行为治疗、人际治疗、婚姻和家庭治疗、精神动力学治疗等。对抗抑郁药无效或不耐受者、有自杀倾向者可行物理治疗，可以考虑电疗（电休克或电痉挛）。

5. 中成药治疗

中医学将抑郁症归结为七情太过，伤及五脏所致，宜辨证选药。

（1）肝气郁结型　常见精神抑郁、胁肋胀痛、胸闷不畅、神情沉默、口苦善呕、不思饮食等症。可选服逍遥丸、丹栀逍遥散、舒肝丸、柴胡舒肝散、舒肝理气丸、解郁安神颗粒、舒肝解郁胶囊、小柴胡颗粒、加味左金丸、解郁安神片、乌龙胶囊、四逆散、舒肝和胃丸等。

（2）郁久化火型　症见抑郁头痛、口苦干涩、性情急躁、大便干结、目赤耳鸣等，抑郁症加重。可选丹栀逍遥散（丸）、舒肝解郁胶囊、宁神灵颗粒、柴胡舒肝丸、九味肝泰胶囊、解郁安神片等。

（3）气滞血瘀型　表现为情绪抑郁、心情烦躁、女性闭经、头痛顽固、抑郁郁闷、心肌梗死等。宜选朱砂安神丸、保和丸、逐瘀通脉胶囊、血府逐瘀丸等。

（4）心脾两虚型　多思善虑、心慌心悸、胆怯易惊、神乏力短、失眠多梦、面色苍白等症。可服乌龙胶囊、参苓白术丸、柏子养心丸、参松养心颗粒等。

（5）阴虚火旺型　多见情绪不宁、心悸失眠、心烦易怒、头晕头痛、遗精带下等。服用六味地黄丸、知柏地黄丸、麦味地黄丸、杞菊地黄丸、天王补心丸、二至丸等。

四、健康管理

1. 实施个体化治疗，尽可能单一用药，保证药物治疗足疗程、足量（有效治疗剂量的上限）。

2. 配合心理治疗，人际关系治疗和认知行为治疗联合小剂量抗抑郁药均能降低抑郁症的复发率。可联合电休克治疗（ECT）、体育疗法、音乐疗法、重复经颅磁刺激疗法（rTMS）、认知疗法，以提高疗效。

3. 注意严重抑郁症患者的自杀倾向，强化安全措施。患者在用药期间不宜驾驶、操作机械或高空作业。

4. 减轻患者心理负担，尽量营造舒适的环境，尽可能解除或减轻患者过重的心理负担和压力，帮助患者解决生活和工作中的实际困难及问题，提高患者的应对能力。对季节性抑郁症患者，可能是由于冬季缺乏阳光引起的，每日光照半小时，可改善 60%～80% 的冬季抑郁症患者的情绪。

五、用药指导与药师提示

1. 抗抑郁药起效缓慢（从服用到起效时间长）

大多数药起效时间需要一定的时间，需要足够长的疗程，一般 4～6 周方显效，即便是起效较快的抗抑郁药如米氮平和文拉法辛，也需要 1 周左右的时间，因此，提示患者不要着急，要有足够的耐心，切忌频繁换药。换用不同种类的抗抑郁药时，应停留一定的时间，以利于原药的清除，防止药物相互作用。氟西汀需停药 5 周才能换用单胺氧化酶抑制剂，其他 5-羟色胺再摄取抑制剂需 2 周。单胺氧化酶抑制剂在停用 2 周后才能换用 5-羟色胺再摄取抑制剂。

2. 因人而异使用抗抑郁药用药

服用抗抑郁药应尽可能单一用药，以避免发生药物相互作用，只有在足量、足疗程单一用药治疗无效时，方可考虑两种作用机制完全不同的抗抑郁药联合。①抗抑郁药的应用因人而异，须全面考虑患者症状特点、年龄、躯体状况、药物的耐受性、有无合并症，予以个体化用药。②使用抗抑郁药时，应从小剂量开始，逐渐增加剂量，使不良反应减至最少，当小剂量疗效不佳时，可根据不良反应和患者对药物的耐受情况，渐增至足量（有效剂量上限）。③治疗期间应密切观察病情变化和不良反应，倘若患者的经济条件允许，最好使用每日服用 1 次、不良反应轻微、起效较快的 5 - 羟色胺再摄取抑制剂类的氟西汀、帕罗西汀、舍曲林等，5 - 羟色胺及去甲肾上腺素再摄取抑制剂类的文拉法辛，去甲肾上腺素及特异性 5 - 羟色胺再摄取抗抑郁药类的米氮平等。

3. 抗抑郁药可能影响性功能

由 5 - 羟色胺再摄取抑制剂可致的性功能障碍，发生率为 34%～43%，明显高于 5 - 羟色胺及去甲肾上腺素再摄取抑制剂的 8.8%。常见性功能障碍为性高潮缺失（61.5%）、性欲减退（31.1%）、勃起障碍（7.4%），尤以帕罗西汀最为突出。而因性功能障碍停药者几乎都引起抑郁症状复发，应换用较少产生性功能障碍的氟伏沙明或米那普仑。

4. 警惕 5 - 羟色胺综合征

当选择性 5 - 羟色胺再摄取抑制剂与曲坦类抗偏头痛药、单胺氧化酶抑制剂、苯丙胺等联合应用时，应警惕引发 5 - 羟色胺综合征，应注意在停用单胺氧化酶抑制剂后 14 天才可应用，反之亦然。人体正常的 5 - 羟色胺作用于其相应的受体而发挥作用，并经过代谢被排出体外，但当其代谢途径受到阻断、受体被抑制或再摄取过程被抑制，则造成 5 - 羟色胺在体内大量蓄积，引发 5 - 羟色胺综合征，出现精神错乱、出汗、腹泻、高血压、发热、神经肌肉阵颤或震颤等症状，称之为"5 - 羟色胺综合征"。赛庚啶在治疗 5 - 羟色胺综合征被推荐应用，剂量为 24 小时中 12～32mg，该剂量可结合 85%～95%的 5 - 羟色胺受体。首次剂量为 12mg，然后若症状持续存在，则每间隔 2 小时给药 2mg。维持量为每 6 小时服用 8mg。

5. 应对抗抑郁药抵抗方法

抗抑郁药种类繁多，虽作用机制不尽相同，但每一种药品仅对 70%左右的患者有效，有一部分患者治疗无效。这些患者中部分有"难治性抑郁症"。另外，尚有部分在抗抑郁药治疗中已达到痊愈患者，在维持治疗期间药物剂量未变，也没有任何心理社会应激事件，却出现了抑郁复发。此现象被称之为"对抗抑郁剂的快速药物抵抗反应"，又称失效现象。

经过两种以上作用机制的药物足疗程治疗仍然无效的难治性抑郁症，及对抗抑郁剂产生快速药物抵抗反应者，可尝试联合用药，包括两种抗抑郁药合用、抗抑郁药与情感稳定剂（锂盐）合用、抗抑郁药与非典型抗精神病药合用。研究显示，抗抑郁剂氟西汀（百忧解）与新型抗精神病药如奥氮平（悉敏）、利培酮（维思通）等联合应用，治疗抑郁症的疗效和安全性均比较理想。某些患者经选择性 5-羟色胺再摄取抑制剂治疗无效，可以考虑文拉法辛、曲唑酮（美抒玉）、米氮平（瑞美隆）等新型抗抑郁药或单胺氧化酶抑制剂如吗氯贝胺等。

相关链接

哪几种药是抗抑郁药中的"五朵金花"

目前，抗抑郁药主要有选择性 5-羟色胺再摄取抑制剂（SSRI）、5-羟色胺及去甲肾上腺素再摄取抑制剂（SNRI）、去甲肾上腺素和特异的 5-羟色胺再摄取抑制剂（NSSA）、5-羟色胺受体阻断剂/再摄取抑制剂（SARI）、选择性去甲肾上腺素再摄取抑制剂（NRI）等一系列抗抑郁药，其中被临床称为"五朵金花"的抗抑郁药以 SSRI 中的氟西汀（百忧解）、帕罗西汀（赛乐特）、氟伏沙明（兰释）、舍曲林（左洛复）、西酞普兰（西普妙）以及新近上市艾司西酞普兰（来士普、喜普莱）最为常用，疗效也好。单胺氧化酶抑制剂（MAOI）、三环类（TCAs）抗抑郁药所致的不良反应较重，安全性也较低，现已少用。

2

第二章
呼吸系统疾病

儿童上呼吸道感染与流行性感冒

一、上呼吸道感染与流行性感冒的概述

急性上呼吸道感染简称上感，俗称伤风，生活中十分常见，是儿童的一种常见病，主要由病毒感染（约 10%由支原体、衣原体、细菌等所致）而引起的急性上呼吸道的炎症，主要侵犯鼻、咽、喉、呼吸道。感冒在一年四季均可发病，尤以冬、春季较为多见。根据病原体、传播和症状不同分为上呼吸道感染（上感）和流行性感冒（流感）。

1. 感冒（上感）

由鼻病毒、腺病毒、柯萨奇病毒、冠状病毒、副流感病毒等感染而致，其中鼻病毒常引起"鼻感冒"；腺病毒常引起"夏感冒"；埃可病毒和柯萨奇病毒常引起"胃肠型感冒"。传播途径有两种：①直接接触传染；②由感冒者的呼吸道分泌物（鼻黏液、打喷嚏或咳嗽产生的气溶胶）而传染。如感冒者以其鼻黏液传播病毒，污染手或室内物品，再由此到达易感者之手，进而接种于鼻黏膜。此外，

人们对感冒病毒的易感性，也受许多因素（环境、体质、情绪）的影响。

2. 流感

常常由流感病毒引起，一年四季中皆可发病，但以冬、春季较多，起病急，传染性强，往往在短时间内使很多人患病。流感一般2～3年小流行1次，多由B型病毒所致，如发生大的变异出现新的亚型，人体对新的亚型完全缺乏抵抗力，将会引发大的流行，大约15年发生1次。散发的流感多由C型病毒所致。儿童对流感病毒的抵抗力弱，发病率高于成年人，其中以5～14岁儿童高发。流感潜伏期为数小时至4天，并发症较多（如肺炎、心肌炎、心肌梗死、哮喘、中耳炎、鼻窦炎、咽喉炎、扁桃体炎），体弱者易并发肺炎。

流感常由流感病毒A型、B型、C型及变异型等（或叫做甲、乙、丙型及变异型）所引起，其中A、B两型病毒的外部有糖蛋白层，内含血凝素和神经氨酸酶，极易发生变异；C型病毒含有血凝素，但不含神经氨酸酶，所以很少发生变异。

流感的病原主要是患有流感患者或隐型感染者，通过空气的飞沫传播，或由患者在打喷嚏、咳嗽、说话时所喷出的飞沫感染，其传染性极强，传播速度非常迅速，极易造成大流行。流感潜伏期长者为4天，短者才2～6小时，一般为1～2天。

二、临床表现

（1）发热 感冒后1天左右全身可有畏寒、疲乏、无力、全身不适，有时有轻度发热或不发热、头痛、四肢痛、背部酸痛；婴幼儿则可能伴有高烧（38.5℃以上，表现是晨低，午后升高）、并有恶心、呕吐、腹泻等胃肠症状。

（2）鼻子堵塞 孩子鼻塞，不通气，病毒进入儿童的鼻黏膜细胞，释放出引起发炎的物质，使鼻腔及鼻甲的黏膜血管收缩、充血、流鼻涕或有水肿，同时嗅觉减退。

（3）打喷嚏　感冒后病毒进入鼻黏膜的细胞，黏膜细胞会释放出引起发炎的物质，鼻涕增多，使黏膜肿胀。肿胀的黏膜产生较多的呈黏液性或脓性黏液，有一部分会流出来，这就是流鼻涕。打喷嚏是由于鼻神经末梢觉察到鼻黏膜肿胀，大脑便作出反应，命令有关肌肉出现动作，便会打喷嚏。

（4）嗓子疼痛　可以观察到咽部有轻、中度充血，并有咽喉肿痛、咽干燥感、声音嘶哑和咳嗽等症状。

（5）血常规检查不正常　可见白细胞计数仍属于正常或偏低。当并发细菌性感染时，则白细胞计数增多，C反应蛋白升高。

儿童流感比感冒发病更为急骤，局部和全身症状表现较为严重。其可分为4种类型。

①单纯型：全身酸痛、周身不适、食欲减退、乏力、高热、头痛、畏寒等；上呼吸道症状可能有流涕、鼻塞、喷嚏、咽喉痛、干咳、胸背后痛和声音嘶哑等，典型病程约1周。

②肺炎型：在流行期间多见于小儿，可见持续高热、呼吸困难、咳嗽、紫绀及咯血等。肺部可听到湿性啰音。

③胃肠型：除全身症状外，尚有恶心、呕吐、腹痛、腹泻等胃肠道症状，典型病程2～4天，可迅速康复。

④神经型：表现为高热不退、头痛、谵妄以致昏迷。儿童可见到高热抽搐。

三、治疗手段

1. 治疗原则

主要是对症治疗和家庭护理，且病情具自限性（病程3～7天，症状多在病毒颗粒复制的1～2天后出现），原则上尽量不用药，对并发症状较重者宜采用对症治疗（解热、镇痛、镇咳、祛痰、减轻鼻充血等），以缓解症状，应用抗生素和抗病毒药应谨慎，须严格控制用药指征。对怀疑合并中耳炎、鼻窦炎、化脓性扁桃体炎症者，可选青霉素类、头孢菌素类、大环内酯类抗生素。

2. 化学药治疗

（1）高热体温≥38.5℃者（38.5℃以下的低热孩子无需药物退热，可选退热贴、湿凉毛巾、30%乙醇擦浴），对伴有明显的头痛、关节痛、肌肉痛或全身酸痛，可选服含有非甾体抗炎药的制剂，如小儿氨酚黄那敏颗粒，每袋含对乙酰氨基酚 125mg、马来酸氯苯那敏 0.5mg、人工牛黄 5mg，按年龄（体重）服用，1～3 岁（10～15kg）一次 0.5～1 袋，4～6 岁（16～21kg）一次 1～1.5 袋，7～9 岁（22～27kg）一次 1.5～2 袋，均一日 3 次。或选布洛芬、对乙酰氨基酚、阿司匹林或贝诺酯。其中：①布洛芬：儿童一次 5～10mg/kg，一日 3 次，每隔 4～6 小时给予 1 次，24 小时内不得超过 4 次；栓剂 1～3 岁一次 50mg，＞3 岁一次 100mg，如发热不缓解，间隔 4～6 小时重复给予 1 次，24 小时不得超过 200mg。②对乙酰氨基酚：儿童一次 10～15mg/kg，每隔 4～6 小时给予 1 次；或一日 1500mg/m²，分 4～6 次服，每隔 4～6 小时给予 1 次；12 岁以下的儿童每 24 小时不超过 5 次量，一般不超过 3 天。或采用直肠用栓剂，一次 20mg/kg，每隔 6 小时给予 1 次。③阿司匹林：一次 10mg/kg，每隔 4～6 小时给予 1 次，对于既往有高热惊厥的孩子可加适量的苯巴比妥，一次 1mg/kg，每隔 4～6 小时给予 1 次。④贝诺酯：对 0.5～1 岁婴儿一次 25mg/kg，1～2 岁幼儿一次 250mg，3～5 岁儿童 500mg，均一日 3 次；6～12 岁儿童一次 500mg，一日 4 次。但需注意小于 3 个月的婴儿不宜服用退热药。除了用药外，也可采用温水浴、降热贴、冰袋、30%乙醇搽身等物理降温。

（2）感冒初始阶段可出现卡他症状，如鼻腔黏膜血管充血、喷嚏、流泪、流涕、咽痛、声音嘶哑等症状，可选服含有盐酸伪麻黄碱或氯苯那敏的制剂，如小儿氨酚黄那敏颗粒、美扑伪麻、酚麻美敏口服液、美敏伪麻、氨酚伪麻、伪麻那敏、氨酚曲麻等制剂。

（3）对伴有咳嗽者，可选服有氢溴酸右美沙芬的制剂，右美沙芬糖浆、酚麻美敏、美酚伪麻、双酚伪麻、美息伪麻、伪麻美沙芬等制剂。

（4）为对抗病毒，抑制病毒合成核酸和蛋白质，并抑制病毒从细胞中释放。可选服有抗病毒药金刚烷胺、金刚乙胺的制剂，如复方氨酚烷胺胶囊、氨金黄敏颗粒、双扑口服液、复方酚咖伪麻胶囊。

（5）为缓解鼻塞，局部选用 0.5%麻黄碱、萘甲唑啉滴鼻剂、羟甲唑啉滴鼻剂、赛洛唑啉滴鼻剂等。使鼻黏膜血管收缩，减少鼻黏膜出血，改善鼻腔通气性。

（6）对高热惊厥者，可镇静解痉，给予苯巴比妥、地西泮。儿童常用抗感冒复方制剂见表 2－1。

表 2－1　儿童常用抗感冒药的复方制剂成分与剂量（口服给药）

药品名称	成分	用法用量（儿童剂量）
小儿氨酚黄那敏颗粒	每袋含对乙酰氨基酚 125mg、马来酸氯苯那敏 0.5mg、人工牛黄 5mg	1～3 岁（10～15kg）一次 0.5～1 袋，4～6 岁（16～21kg）一次 1～1.5 袋，7～9 岁（22～27kg）一次 1.5～2 袋，均一日 3 次
酚麻美敏口服液	每 5ml 含对乙酰氨基酚 160mg、盐酸伪麻黄碱 15mg、右美沙芬 5mg、氯苯那敏 1mg	2～5 岁一次 5ml，6～11 岁一次 10ml，每隔 4～6 小时一次
美尔伪麻溶液	每 5ml 含盐酸伪麻黄碱 15mg、右美沙芬 5mg、氯苯那敏 1mg	10～14 岁一次 10～12ml，7～10 岁一次 7～10ml，5～7 岁一次 5～7ml，均一日 3～4 次
复方右美沙芬糖浆	每 10ml 含右美沙芬 15mg、氯苯吡胺 1mg、愈创甘油醚 50mg、盐酸甲基麻黄碱 10mg	12 岁以上一次 5～10ml，6～12 岁以上一次 2.5～5ml，3～6 岁一次 1.5～3ml，1～3 岁一次 1～2ml，1 岁以下一次 0.5～1ml，均一日 3 次
美敏伪麻口服液	每 10ml 含右美沙芬 10mg、盐酸伪麻黄碱 33mg、氯苯那敏 2mg	10～12 岁一次 10ml，7～9 岁一次 8ml，4～6 岁一次 4～6ml，2～3 岁一次 3～4ml，均一日 3 次
特酚伪麻片	每片含特非那定 15mg、盐酸麻黄碱 15mg、对乙酰氨基酚 162.5mg	6 岁以下一次 0.25～0.5 片，6～12 岁一次 0.5～1 片，均一日 3 次

续表

药品名称	成分	用法用量（儿童剂量）
氨酚曲麻片	每片含对乙酰氨基酚 200mg、盐酸伪麻黄碱 30mg、水杨酸铵 100mg、曲普利啶 1.2mg	12 岁以下一次 0.25～0.75 片，12 岁以上一次 1 片，均一日 3 次
锌布颗粒	每袋含葡萄糖酸锌 100mg、布洛芬 150mg、氯苯那敏 2mg	3 岁以下一次半袋或酌情减少，3～5 岁一次 0.5 袋，6～14 岁一次 1 袋，14 岁以上一次 1～2 袋，均一日 3 次，最大剂量一日不超过 3 袋
双扑口服液	每 5ml 含对乙酰氨基酚 125mg、氯苯那敏 1.5mg、咖啡因 7.5mg、人工牛黄 5mg	2～3 岁一次 1/2 支，4～6 岁一次 2/3 支，7～9 岁一次 10ml，10 岁以上儿童一次 10～20ml，均一日 3 次
氨金黄敏颗粒	每包含对乙酰氨基酚 150mg、金刚烷胺 50mg、人工牛黄 10mg、氯苯那敏 2mg	1 岁以下儿童禁用；1～3 岁，体重 10～15kg 儿童一次 0.5～1 包；4～6 岁，体重 16～21kg 儿童一次 1 包；7～9 岁，体重 22～27kg 儿童一次 1.5 包；10～12 岁，体重 28～32kg 一次 2 包；均一日 3 次，温水冲服
儿童退热片	每片含对乙酰氨基酚 120mg、氯苯那敏 0.5mg	1 岁以下儿童一次 1/3 片，1～3 岁儿童一次 1/2 片，3～6 岁儿童一次 1 片，7～12 岁儿童一次 1.5～2 片，均一日 3 次
洛酚伪麻片	每片含布洛芬 150mg、盐酸伪麻黄碱 15mg	6 岁以下儿童一次 0.25～0.5 片，6～12 岁儿童一次 0.5～1 片，均一日 3 次，一日剂量不得超过 8 片
洛酚伪麻滴剂	每 0.8ml 含对乙酰氨基酚 80mg、盐酸伪麻黄碱 7.5mg	24～36 个月幼儿一次 1.6ml，12～23 个月幼儿一次 1.2ml，4～11 个月婴儿一次 0.8ml，1～3 个月婴儿一次 0.4ml，均每间隔 6 小时给予 1 次

注：右美沙芬为氢溴酸右美沙芬；氯苯那敏为马来酸氯苯那敏；氯苯吡胺为马来酸氯苯吡胺；曲普利啶为盐酸曲普利啶。

3. 中成药治疗

儿童感冒分为风热、风寒、暑湿感冒，其他类型不太常见，辨别起来并不很难。如寒、热两种证型都有，则要抓主要问题或两者兼顾。

（1）风热型 症见高烧（体温 38℃以上）、面红耳赤、口唇舌红、嗓子红痛、流黏鼻涕、黏痰、咳嗽声重、大便不通、小便色黄味大，宜辛凉解表，可选：①桑菊感冒片，适用风热感冒初起时，尤其是秋季的感冒；②银翘解毒丸，适用风热感冒初起时；③清开灵颗粒，适用于风热感冒引起的发烧，但体虚的孩子慎用。

（2）风寒型　发热但不太高（体温38℃左右）、怕冷、寒战、流清鼻涕、痰稀、咳嗽不重、面色苍白、小便清长，宜辛温散寒，可选正柴胡饮或小柴胡冲剂，适用于风寒感冒引起的发烧，病在半表半里，有退热作用，可用于体虚的孩子。感冒恢复期可选小儿至宝定，适用于胃肠型感冒或感冒恢复期，而在发烧感冒严重时用它，就有点病重药轻了。珠珀猴枣散适用于感冒恢复期，能清热化痰，适用于痰多的孩子。其他药品尚有小儿解感颗粒、小儿解表颗粒、小儿清解合剂、柴黄颗粒、小儿咽扁颗粒等。

（3）暑热夹湿型　症见头晕发热、烦闷口渴、呕吐或腹泻、恶寒、头痛或全身痛、不思饮食等。宜选藿香正气丸、软胶囊、抗病毒口服液、六合定中丸、十滴水软胶囊、仁丹、复方香薷水。

四、健康管理

1. 充分休息。儿童年龄越小越需休息好，待症状消失后再恢复活动，以免因病灶未能清除而复发。有发热的儿童，最好卧床休息。

2. 保持儿童的房间空气流通，对发热儿童，新鲜的空气有助皮肤有效出汗而降低体温。应避免直接对着儿童吹风，而导致儿童皮肤血管收缩，加重病情。尽可能增加儿童的睡眠时间，以减少能量的消耗。

3. 防止着凉，儿童的衣服和被褥不要过多过厚，应穿宽松衣裤，以利有效出汗和散热。千万不能给发热儿童穿过多衣服和盖过厚被褥，否则易致高热不退，甚至诱发高热惊厥。儿童服用退热药后，会大量出汗，衣服被汗湿后应及时更换，以免受凉而加重病情。

4. 让孩子养成良好卫生习惯，外出回家后、吃东西前、饭前、便后主动洗手。不少儿童缺乏户外活动，如北方及寒冷季节时间较长的地区，儿童大部分时间待在室内，很少在户外活动；有的家长溺爱孩子，将其天天关在空调房间内，一旦受点凉，就无法适应，极易发生感冒。

五、用药指导与药师提示

1. 儿童感冒切忌服用安乃近

安乃近曾是"退烧之王"，退烧快且价格便宜，但具有严重的血液系统不良反应，可引发白细胞减少、肾功能损伤、急性造血功能停滞、粒细胞减少症、血小板减少性紫癜、自身免疫性溶血性贫血、再生障碍性贫血、荨麻疹、剥脱性皮炎、大疱性表皮松解症等不良反应。对 18 岁以下的儿童和青少年禁用。

2. 水痘患儿发热时不能服用阿司匹林

水痘患儿发热，可选对乙酰氨基酚、布洛芬退烧，但不能选择阿司匹林类（包括贝诺酯、阿司匹林精氨酸盐、阿司匹林赖氨酸盐、水杨酸钠）。因为在水痘期间，可能发生一种"内脏脂肪变性综合征"的并发症，对人体的大脑、肝脏有严重损伤，病死率在 10% 以上。水痘患儿若服用阿司匹林会加重发生内脏脂肪变性综合征的概率。因为婴幼儿的大脑、肝、肾等器官正处于发育阶段，血-脑屏障尚未健全，阿司匹林可进入上述脏器组织与病毒产物抗原结合，发生变态反应；同时抑制抗病毒感染最重要的活性物质——内源性干扰素的产生而诱发瑞氏综合征。通常先出现发热头痛、流鼻涕等上呼吸道感染症状，乏力，伴有频繁而剧烈的呕吐，导致脱水、酸中毒和电解质紊乱，并出现肝肿大，黄疸、肝脏转氨酶升高，病情急转直下，出现进行性意识障碍、昏迷、惊厥、肌张力增高、呼吸障碍，患儿可在 1～3 天内死亡。鉴于此种情况，瑞氏综合征致死率高，亚洲人对 2 岁以下的婴儿禁用阿司匹林，12 岁以下的儿童禁用尼美舒利，英国对 16 岁以下、美国对 14 岁以下儿童禁用阿司匹林。尤其是年龄越小，用药时间越长，就越易发病（瑞氏综合征）。亚洲儿童中服用尼美舒利、阿司匹林等药出现瑞氏综合征的情况比较少见（虽有报道，但相对于欧美来说较少），但不敢说没有。

3. 对乙酰氨基酚的服用须谨慎

乙酰氨基酚的商品名称有许多，其中最常见的有"泰诺林""扑热息痛""必理通""小儿百服宁"等，是常用的儿童退烧药，适用于 3 个月以上的宝宝和成人。其退烧强度与阿司匹林相当（起效较快），但不良反应小，对胃肠刺激轻微，不影响血液凝固性，也不会引发瑞氏综合征，已被世界各国广泛推荐和使用，目前是世界卫生组织推荐的儿童高热首选药。

该药若使用不当会损伤肝脏，因为该药经肝代谢，代谢产物中有极少量对肝细胞有毒性的羟化物，太小的宝宝肝脏解毒功能不全，应警惕肝损害的发生，所以用药前一定要认真阅读说明书，不宜超过剂量服用，或在医师或药师指导下服用。

4. 布洛芬使用前算好剂量

布洛芬具有不良反应少、胃肠刺激轻的优点，对血象及肾功能的影响亦较小，退热作用更为持久。平均控制退热时间为 5 小时左右。对于 39℃ 以上的高热，布洛芬的退热效果比对乙酰氨基酚好。一般用于 6 个月以上高烧难退的儿童，6 个月以下的婴儿要慎用。即便婴儿到了可以服用布洛芬的月龄，家长也应严格按照宝宝体重精确计算剂量。

5. 一般感冒无须服用抗病毒药

主要缘于流感病毒 A、B 两型极易发生变异；其次，由于病毒的结构和增殖方式不同于细菌，缺乏自身繁殖的酶系统，必须寄生于人体细胞内，借助于人体细胞的酶系统合成其自身的核酸和蛋白质才能生长繁殖，就使药物在对病毒产生作用的同时必须先要杀伤人体的正常细胞，使抗病毒药的应用受到限制。另外，病毒感染的临床症状常在病毒生长的高峰后 2 天才会出现，也导致药物的作用滞后，成为"马后炮"。因此，仅当严重流感时，发病最初 1～2 天才考虑服用抗病毒药，但新生儿和 1 岁以内的婴儿不提倡服用。

金刚烷胺和金刚乙胺（立安）能抑制亚洲 A 型流感病毒的活性，抑制病毒核酸脱壳，干扰病毒的早期复制，使病毒增殖受到抑制。对无合并症的流感病毒 A 感染早期，可服用金刚烷胺：1～9 岁儿童一日 5mg/kg，分 2 次服用，一日总量不超过 150mg；9～12 岁儿童一次 100mg，一日 2 次；12 岁及 12 岁以上儿童一次 200mg，一日 1 次，或一日 200mg，分 2 次服用，连续 5～10 天。金刚乙胺：对 1～9 岁儿童一日 6.6mg/kg，分 2 次服用，一日总量不超过 150mg；10 岁以上儿童一日 200mg，分 2 次服用，连续 5～10 天。

病毒神经氨酸酶抑制剂可选扎那米韦，吸入给药，一次 10mg，一日 2 次，或口服奥司他韦（达菲）胶囊、颗粒剂，可用于 1 岁及 1 岁以上儿童的甲型、乙型流感，或用于 13 岁及 13 岁以上青少年的甲型、乙型流感的预防。13 岁以上青少年一次 75mg，一日 2 次，连续 5 天；1 岁以上儿童，体重≤15kg，一次 30mg，体重 16～23kg，一次 45mg，体重 24～40kg，一次 60mg，体重>40kg，一次 75mg，均一日 2 次，连续 5 天。预防性应用，一般选在与流感患者密切接触后 2 天开始用药，或在流感季节用药，一次 75mg，一日 1 次，连续 7 天。有证据表明，连续服用 6 周安全有效。

6. 抗病毒药用药时间宜早

鉴于流感症状的表现滞后于病毒颗粒复制的峰期，为此，神经氨酸酶抑制剂奥司他韦、扎那米韦宜及早用药，在流感症状初始 48 小时内使用更为有效。

7. 儿童抗感冒药不可任意服用

抗感冒药多为几种药物的复方制剂，其组成成分基本相同，不宜或不能同时服用两种抗感冒药，合用时由于成分叠加，引起药理作用增加的同时，由其所致的不良反应发生率或毒性也会增加。抗感冒药一般连续服用不宜超过 7 天，伴发症状一旦控制，即应停药。

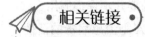

感冒等传染病为何最易与孩子们结缘

婴儿就好像是刚刚出土的幼苗，免疫系统不够健全，对许多传染病没有免疫力，新生儿虽有母体内带来抗体，但也只能满足6个多月的自身保护作用，然后也就消失殆尽了。此外，儿童们的生理、身体缺陷也给传染病带来机遇：①儿童的呼吸道相对狭窄且短小，黏膜的血管丰富，易于细菌着落，易患呼吸道疾病；②婴幼儿的肠黏膜上皮细胞所分泌的免疫球蛋白A较少，肠蠕动力小，因此易得细菌性或病毒性肠炎；③婴幼儿由于血－脑屏障（进入大脑的血－脑保护屏障）尚未发育完全，病毒和细菌容易透过，因而也易发生中枢神经系统的感染脑炎。

儿童年幼无知，缺乏卫生意识，喜欢在地上或床边玩耍、吃手、啃玩具、吃食品，给细菌、病毒带来无限的感染机会；儿童又常常集中在幼儿园和学校，人员密集，给传染病的传播带来了方便。

一个多世纪以来，传染病一直是危害儿童健康的大敌，成为儿童的头号杀手，包括麻疹、天花、白喉、猩红热、川崎病、手足口病、流感和禽流感等，伴随主动、被动免疫的发展，一些严重的传染病已经灭绝，但仍然有多种传染病威胁着孩子们的健康。因此，为预防和减少传染病，家长和阿姨们应当注意：①按时接种疫苗；②培养良好的卫生习惯；③了解传染病的基本常识，早期发现、早期治疗、早期隔离；④一旦发现传染病，及时通知医生、阿姨和老师，及时治疗；⑤建立儿童健康档案；⑥多喝白开水、多吃新鲜果蔬、多晒太阳，多做户外活动。

成人上呼吸道感染与流行性感冒

一、上呼吸道感染与流行性感冒的概述

感冒俗称伤风，也就是普通感冒，生活中十分常见，是由病毒感染所致的急性上呼吸道（鼻腔、咽喉、气管等）的炎症，尤以儿童、老年人、营养不良、体虚者、妊娠期妇女、疲劳、有受寒淋雨史、生活不规律或免疫力低下的人最易感染。根据病原体、传播途径、症状和药物治疗的不同分为上呼吸道感染（上感）和流行性感冒（流感）。感冒多为散发病例，一般不会流行，且为自限性疾病（病程 3～7 天，症状多在病毒颗粒复制高峰期 1～2 天后出现）。

流感由流感病毒引起，一年四季中皆可发病，但以冬、春季较多，起病急，传染性强，在短时间内可使很多人患病。流感一般 2～3 年流行 1 次，多由 B 型病毒所致，如发生大的变异，出现新的亚型，人体对新的亚型完全缺乏抵抗力，将会引发大的流行，大约 15 年发生 1 次。散发的流感多由 C 型病毒所致，流感潜伏期为数小时至 4 天，并发症较多（如肺炎、心肌炎、心肌梗死、哮喘、中耳炎、咽喉炎）。

二、临床表现

感冒的症状有病毒感染和卡他（非感染的过敏症状）症状：①全身畏寒、疲乏、无力、全身不适；②体温有发热，包括低热（38.5℃以下）、高热（38.5℃以上或伴有惊厥），或不发热；③伴有头痛、四肢痛、背部酸痛或咽喉部充血、疼痛；④鼻塞（鼻子不通气），同时嗅觉减退，时而打喷嚏；⑤食欲减退、呕吐、腹胀或腹泻、便秘等；⑥咳嗽、咳痰。

流感发病急骤，局部和全身症状较重，分为 4 种类型。

（1）单纯型　全身酸痛、周身不适、食欲减退、乏力、高热、头痛、畏寒等；上呼吸道症状可能有流涕、鼻塞、喷嚏、咽喉痛、干咳、胸背后痛和声音嘶哑等，病程大约1周。

（2）肺炎型　在流行期间多见于婴幼儿及老年体弱者，可见持续高热、呼吸困难、咳嗽、紫绀及咯血等。

（3）胃肠型　除全身症状外，尚有恶心、呕吐、腹痛、腹泻等胃肠道症状，典型病程2～4天。

（4）神经型　表现为高热不退、头痛、谵妄以至昏迷。

三、治疗手段

1. 治疗原则

多饮水，注意休息，保证充足睡眠，适量补充维生素C和维生素E。

2. 化学药治疗

（1）对症治疗

①轻度发热者可暂不用药，借助于冷毛巾（10℃左右）湿敷、冰袋、退热贴或30%乙醇擦浴以降温。高热者为缓解发热并存的疼痛、头胀、关节痛、全身酸痛等不适，可选非甾体抗炎药，如对乙酰氨基酚、阿司匹林、布洛芬等制剂，对乙酰氨基酚成人一次0.3～0.6g，每隔4小时给药1次，或一日4次，一日量不宜超过2g。布洛芬成人一次0.2～0.4g，一日3～4次。阿司匹林成人一次0.3～0.6g，一日3次。

②对感冒初始出现的卡他症状，如鼻黏膜血管充血、喷嚏、流泪、流涕、咽痛、声音嘶哑等症状，可选服含有伪麻黄碱或氯苯那敏的制剂，推荐选用仁和四季感冒胶囊，用于风寒感冒，口服，一次3～5粒，一日3次。或复方氨酚烷胺胶囊，每粒含对乙酰氨基酚250mg、盐酸金刚烷胺100mg、马来酸氯苯那敏2mg、人工牛黄10mg、咖啡因15mg，成人一次1片，一日2次。或选可立克感冒软胶囊，

可散风解热，用于外感风寒引起的头痛发热、鼻塞流涕、恶寒无汗、骨节酸痛、咽喉肿痛，一次 2～4 粒，一日 2 次。

③对伴咳嗽者，选服含右美沙芬的制剂，如川贝清肺糖浆、氢溴酸右美沙芬糖浆；或酚麻美敏、美酚伪麻、双酚伪麻、美息伪麻、伪麻美沙芬等。

④咽部有轻、中度充血，咽喉肿痛、咽干、声音嘶哑者，可含服西地碘、复方草珊瑚含片、桂林西瓜霜、西瓜霜清咽含片、金嗓子喉宝、复方瓜子金含片、金果含片（任选其一）。

⑤为缓解鼻塞，局部选用 1%麻黄碱或萘甲唑啉、羟甲唑啉、赛洛唑啉滴鼻剂等，使鼻黏膜血管收缩，减少鼻黏膜出血，改善鼻腔通气性。

（2）对抗病毒药物治疗　抑制病毒颗粒合成核酸和蛋白质，并抑制病毒从细胞中释放。可选服抗病毒药奥司他韦、扎那米韦、金刚烷胺、金刚乙胺的制剂，如复方氨酚烷胺胶囊、复方酚咖伪麻胶囊、复方氨酚烷胺片。奥司他韦一次 75mg，一日 2 次，连续 5 天；扎那米韦吸入给药一次 10mg，一日 2 次；金刚烷胺、金刚乙胺成人均一次 100mg，一日 2 次，连续 3～5 天。复方制剂可选复方氨酚烷胺胶囊。

3. 中成药治疗

中医学对感冒依病因分为风寒、风热、暑湿、气虚等 4 型，宜辨证施治。

（1）风寒型　可见鼻塞声重、喷嚏流涕、恶寒无汗、不发热或发热不严重、周身酸痛、咳嗽痰白质稀。宜选四季感冒胶囊、感冒软胶囊、风寒感冒冲剂、午时茶颗粒、感冒清热颗粒、杏苏止咳糖浆（冲剂）、风寒感冒颗粒、感冒清热口服液、感冒软胶囊、荆防颗粒、通宣理肺颗粒（片）、杏苏感冒颗粒、正柴胡饮颗粒。

（2）风热型　表现为鼻塞、喷嚏、流稠涕、发热或高热、微恶风、汗出、口干、咽痛、咳嗽痰稠，宜辛凉解表。可选择双黄连口服液、感冒退热颗粒、板蓝根冲剂、桑菊感冒片、银翘解毒片、银翘解毒冲剂、羚羊感冒片、银黄片、柴胡滴丸、柴黄颗粒（冲剂）、儿感退热宁口服液、热炎灵颗粒、复方感冒灵颗粒、贯防感冒片、复方桑菊感冒颗粒、贯黄感冒颗粒、解肌清肺丸、芎菊上清丸（片）、三金感冒片、抗病毒口服液。

（3）暑湿型　表现为发热、汗出热不解、鼻塞流浊涕、头昏重胀痛、身重倦怠、心烦口渴、胸闷欲吐，宜清热祛暑，祛湿除瘟。可服藿香正气丸（软胶囊）、抗病毒口服液、六合定中丸、十滴水软胶囊、仁丹、复方香薷水、广东凉茶或外敷清凉油、薄荷锭。

（4）气虚型　表现为恶寒发热、头痛鼻塞、无汗或自汗、气短乏力、倦怠肢软。宜用扶正解表剂，包括参苏感冒片、参苏胶囊、参苏颗粒、玉屏风散、参苏宣肺丸、人参败毒胶囊、体虚感冒合剂。

四、健康管理

1. 坚持有规律的适宜锻炼，坚持冷水浴，提高预防疾病能力及对寒冷的适应能力。做好防寒（起夜或外出时注意添加衣服），避免发病诱因。

2. 生活要规律，劳逸结合，避免过劳，避免工作过度（熬夜）。每天开窗通风数次，保持室内空气新鲜。感冒多发时期可在房间里用食醋加热熏蒸。在感冒流行季节尽量少去人多、空气不流通的公共场所，并戴上口罩。

3. 对流感高危人群，在流行季节提前 2～4 周去医院或保健站接种流感疫苗。每年 9～10 月份是流感疫苗最佳接种时机，在流感流行峰前 1～2 个月接种流感疫苗。

五、用药指导与药师提示

1. 抗感冒药复方制剂服用禁忌
抗感冒药复方制剂成分复杂，下列人群服用时应注意：①服用含有抗过敏药（氯苯那敏、特非那定、苯海拉明、异丙嗪、西替利嗪等）制剂者，服后 6 小时内严禁驾驶和高空作业，以免引起嗜睡、困乏、意识障碍，发生交通事故；或置于睡前服用。②含有减鼻黏膜充血药（麻黄碱、伪麻黄碱）的制剂对伴心脏病、高血压、甲状腺功能亢进、肺气肿、青光眼、前列腺增生者慎用。③含有右美沙芬、愈创木酚甘油醚的制剂对妊娠及哺乳期妇女禁用。④鉴于药物可由乳汁分泌，哺乳期妇女尽量不用苯海拉明、氯苯那敏、金刚烷胺等。⑤肝肾功能不全、有出血、消化道溃疡、溃疡穿孔者不宜服用含有阿司匹林、对乙酰氨基酚、布洛芬的制剂。

2. 抗病毒药用药应及早

鉴于流感症状滞后于病毒颗粒的复制峰期，抗病毒药神经氨酸酶抑制剂扎那米韦吸入给药，或服奥司他韦宜及早用药，在流感症状初始48小时内使用更为有效。

3. 服用解热镇痛药和非甾体抗炎药时注意事项

应禁酒，同时注意对老年人、肝肾功能不全者、血小板减少症、有出血倾向者、上消化道出血和（或）穿孔病史者应禁用。

4. 感冒一般多采用复方制剂

市场上抗感冒药的复方制剂品种繁多（1 万多种），其成分和组方各异，许多药的商品名、品牌和商标不一，但主要成分相同或雷同，应注意识别药品通用名和商品名（同一通用名的药有多种不同的商品名），药师要注意辨认成分，并向患者交代清楚，避免重复用药，导致中毒或不良反应发生。

5. 抗感冒药连续服用应注意时间

抗感冒药连续服用不得超过 7 天，在连续服用 1 周后症状仍未缓解或消失者，应去医院向医师咨询。

• 相关链接 •

如何识别抗感冒药的组分

一个上市的抗感冒药常常由 2～7 类药理作用不同的药物成分组成，称为复方制剂。但许多个药品名称排列起来太长，所以采用简称排列，以方便流通、使用，并且阅读起来也简捷方便。各类药品的代号不同，如解热镇痛药对乙酰氨基酚分别简称"氨酚"或"芬、酚、分、扑"，阿司匹林简称"阿"，贝诺酯简称"贝"，布洛芬简称"布"；抗过敏药氯苯那敏简称"敏"，苯海拉明简称"苯"，特非那定简称"特"；镇咳药氢溴酸右美沙芬简称"美"；缓解鼻塞药盐酸伪麻黄碱简称"麻、伪麻"；协助镇痛的中枢兴奋药咖啡因简称"咖"；中枢镇静药苯巴比妥简称"苯"，牛黄称为"黄"；抗病毒药葡萄糖酸锌简称"葡锌"，盐酸金刚烷胺简称"烷胺"。因而抗感冒复方制剂的药名实际上是各药缩写的组合，如特酚伪麻片含有特非那定、对乙酰氨基酚、盐酸伪麻黄碱；氨酚咖伪麻胶囊含有对乙酰氨基酚、咖啡因、伪麻黄碱；氨酚烷胺咖敏胶囊含有对乙酰氨基酚、盐酸金刚烷胺、人工牛黄、咖啡因、氯苯那敏。常用抗感冒药的组成见表 2-2。

表 2-2　常用抗感冒药的组成成分

药品名称	解热镇痛药		缓解鼻塞药	抗过敏药			中枢兴奋药	抗病毒药	镇咳药		镇静药
	阿司匹林	对乙酰氨基酚	伪麻黄碱	氯苯那敏	特非那定	苯海拉明	咖啡因	金刚烷胺	右美沙芬	牛黄	苯巴比妥
阿苯片	●										●
氨酚伪麻片（达诺日片）		●	●								

药品名称	解热镇痛药		缓解鼻塞药	抗过敏药			中枢兴奋药	抗病毒药	镇咳药	镇静药	
	阿司匹林	对乙酰氨基酚	伪麻黄碱	氯苯那敏	特非那定	苯海拉明	咖啡因	金刚烷胺	右美沙芬	牛黄	苯巴比妥
苯酚伪麻片（达诺夜片）		●	●			●					
氨酚伪麻片（代尔卡日片）		●	●								
氨酚伪麻滴剂（时美百服宁）		●	●								
双扑伪麻片（银得啡）		●	●	●							
特酚伪麻片（丽珠感乐）		●	●		●						
氨酚伪敏颗粒剂（服克）		●	●	●							
美扑伪麻片（康得）		●	●						●		
美息伪麻片（白加黑日片）		●	●						●		
美息伪麻片（白加黑夜片）		●	●			●			●		
双芬伪麻片（儿童小白片）		●	●						●		
氨咖愈敏口服液（平安口服液）		●		●			●				
氨酚烷胺胶囊（快克、感康）		●		●				●			
双分伪麻片（百服宁日片）		●	●						●		
美扑伪麻片（百服宁夜片）		●		●					●		

续表

药品名称	解热镇痛药		缓解鼻塞药	抗过敏药			中枢兴奋药	抗病毒药	镇咳药	镇静药	
	阿司匹林	对乙酰氨基酚	伪麻黄碱	氯苯那敏	特非那定	苯海拉明	咖啡因	金刚烷胺	右美沙芬	牛黄	苯巴比妥
酚咖片（加合百服宁）		●					●				
美扑伪麻口服液（祺尔百服宁）		●	●	●					●		
酚咖黄敏胶囊（速效伤风胶囊）		●		●						●	
新速效感冒片（扑感灵）		●		●			●	●		●	
酚咖伪麻胶囊（力克舒）		●	●				●				
氨酚伪麻那敏（诺诺感冒片）		●	●	●							
氨酚伪麻那敏（康利诺片）		●	●	●							
酚麻美敏片（泰诺感冒）		●	●						●		
酚麻美敏（泰诺儿童感冒口服液）		●	●						●		

咳　嗽

一、咳嗽的概述

咳嗽是人体一种保护性呼吸道反射,同时亦是呼吸系统疾病(感冒、肺炎、肺结核、支气管炎、慢性阻塞性肺疾病、哮喘或鼻窦炎)所伴发的症状。当呼吸道（口腔、咽喉、气管、支气管）受到刺激

（如炎症、异物、烟雾、雾霾、粉尘）后，由神经末梢发出冲动传入延髓咳嗽中枢引起的一种生理反射，通过咳嗽动作以排出呼吸道分泌物或异物（黏痰、细菌体、纤维），保持呼吸道的清洁和通畅，因此可以说咳嗽是一种有益的动作，有时亦见于健康人体。

在一般情况下，对轻度而不频繁的咳嗽，只要将痰液或异物排出，就可自然缓解，无须应用镇咳药。但对无痰而剧烈的干咳，或有痰而过于频繁的咳嗽，不仅增加患者的痛苦，影响休息和睡眠，增加体能消耗，甚至出现并发症，此时弊大于利。应适当地应用镇咳药，以缓解咳嗽。引起咳嗽症状的病因很多，主要有以下几类。

（1）感染因素 ①上呼吸道疾患：如感冒、腺病毒感染、鼻炎或副鼻窦炎、扁桃体炎、急慢性咽炎、急慢性喉炎、急性会厌炎、喉结核等；②气管和支气管疾患：如急慢性支气管炎，支气管内膜结核、支气管扩张症等；③肺、胸膜疾患：如肺炎、肺真菌病、肺脓肿、肺囊肿合并感染、肺结核、胸膜炎等；④传染病、寄生虫病：如百日咳、白喉、麻疹、流感、肺吸虫病、肺包虫病、钩虫病等。

（2）物理因素 凡可阻塞、压迫或牵拉呼吸道等物理因素致使气管和支气管壁受刺激或管腔被扭曲变窄的病变均可引起咳嗽。①呼吸道阻塞：气管或支气管异物，支气管狭窄（常见于结核）、支气管肿瘤、肺不张、肺水肿、肺气肿、肺泡蛋白沉积症、肺泡微结石症、肺泡癌等；②呼吸道受到压迫，肺门或支气管淋巴结核、纵隔肿瘤、纵隔淋巴结肿大，胸骨后甲状腺肿大、食管憩室、食管肿瘤、肺肿瘤、肺充血弥漫性间质性肺纤维化、肺囊肿、结节病、尘肺、气胸、胸腔积液、心包积液、胸膜肿瘤等。

（3）化学因素 吸入一切有毒、有害刺激性气体，均会刺激呼吸道引起咳嗽。常见有吸烟、吸入有刺激性的气体（如氨、氯、二氧化硫、臭氧、光气、氮氧化物等），也见于硝酸、硫酸、盐酸、甲醛等挥发出的雾气等。

（4）过敏因素 过敏性鼻炎、支气管哮喘、热带嗜酸性粒细胞增多症、枯草热、血管神经性水肿等。

（5）其他因素　膈下脓肿、膈疝、食道气管瘘、白血病、霍奇金病、尿毒症和结缔组织病等所致肺浸润等。

二、临床表现

咳嗽反射可持续数日甚至数月，急性呼吸道感染所伴随的咳嗽约持续数日，在炎症控制后多可消失；而由慢性支气管炎、咳嗽变异型哮喘、鼻后滴漏综合征、胃食管反流咳嗽、吸烟等引起的咳嗽，常可持续 3 周以上，可认为是慢性咳嗽。

（1）感冒伴随咳嗽　多为轻咳或干咳，有时可见有少量的薄白痰；流感后咳嗽多为干咳或有少量的薄白痰，并伴有背痛、发高热、头痛、咽喉痛。

（2）百日咳　多发生于儿童，为阵发性剧烈痉挛性咳嗽，当痉挛性咳嗽终止时伴有鸡鸣样吸气吼声，病程长达 2～3 个月。

（3）支气管病变伴随咳嗽　支气管哮喘发作前常有鼻塞、流涕、喷嚏、咳嗽、胸闷等先兆，继之反复性喘息、呼吸困难、胸闷、连续性咳嗽、呼气性困难、哮喘并有哮鸣音，继而咯痰，痰液多为白色、黄色或淡黄色；支气管扩张常有慢性咳嗽，有大量脓痰及反复咳血。

（4）肺结核　各型结核可出现低热或高热、消瘦、轻咳、胸痛、盗汗、心率加快、食欲减退等症状，少数人有呼吸音减弱，偶可闻及干性或湿性啰音，有黄绿色痰液。

（5）肺炎伴随咳嗽　起病突然，伴随有高热、寒战、胸痛、吐铁锈色痰。

（6）药品不良反应所致的咳嗽　约 20%的咳嗽是由用药（血管紧张素转换酶抑制剂的卡托普利、依那普利、贝那普利、赖诺普利、雷米普利、培哚普利、福辛普利；抗心律失常药胺碘酮；抗凝血药肝素和华法林；利尿剂氢氯噻嗪、呋喃妥因；抗结核药对氨基水杨酸钠和部分抗肿瘤药）所致，此时应用镇咳药无效，且常常被延误，宜及时停药或换药。

三、治疗手段

1. 治疗原则

服药以镇咳为主，减少咳嗽的严重程度和咳嗽频率，由于咳嗽的病因、时间、性质、并发症或表现不尽相同，应根据症状和咳嗽类型来选药。对连续 2 周以上的咳嗽应去医院检查是否为肺结核。

2. 化学药治疗

（1）咳嗽类型 以刺激性干咳或阵咳症状为主者宜选苯丙哌林，一次 20～40mg，一日 3 次；或喷托维林，一次 25mg，一日 3～4 次；5 岁以上儿童一次口服 6.25～12.5mg，一日 2～3 次。

（2）咳嗽频率或程度 剧咳者宜首选苯丙哌林，其为非麻醉性强效镇咳药，奏效迅速，动物实验证明本品镇咳效力比可待因强 2～4 倍；次选右美沙芬，与相同剂量的可待因大体相同或稍强；咳嗽较弱者选用喷托维林，其对咳嗽中枢有直接抑制作用，其镇咳作用为可待因的 1/3。大剂量可使痉挛的支气管松弛，降低呼吸道阻力。

（3）咳嗽发作时间 对白日咳嗽宜选用苯丙哌林；对夜间咳嗽宜选用右美沙芬，其镇咳作用显著，服后 10～30 分钟起效，有效作用时间为 5～6 小时，大剂量一次 30mg 时有效时间可长达 8～12 小时，比相同剂量的可待因作用时间长，故能抑制夜间咳嗽以保证睡眠。成人一次 10～15mg；6～12 岁儿童一次 5～10mg，2～6 岁儿童一次 2.5～5mg，均一日 3～4 次。

（4）对频繁、剧烈无痰干咳及刺激性咳嗽 可应用可待因，其能直接抑制延脑的咳嗽中枢，镇咳作用强大而迅速，强度约为吗啡的 1/4，尤其适用于胸膜炎伴胸痛的咳嗽患者。成人一次 15～30mg，一日 2～3 次；12 岁以上儿童一日 1～1.5mg/kg，分 3～4 次给予，对 12 岁以下的儿童禁用。

（5）咳嗽伴随痰液 对呼吸道有大量痰液并阻塞呼吸道，引起气急、窒息者，可及时应用司坦类黏液调节剂如羧甲司坦或祛痰剂如氨溴索，以降低痰液黏度，使痰液易于排出。

（6）对呼吸道易受刺激或支气管痉挛者 可选择外周性（末梢性）镇咳药，其具有局麻作用、支气管平滑肌解痉作用和呼吸道黏膜保护作用，药物可在呼吸道壁形成一层保护膜，保护咽部黏膜免受刺激，消除呼吸道炎症和痰液，起到缓解咳嗽的效应。如复方甘草合剂（片）、普诺地嗪等。

（7）其他症状 应用镇咳药的同时，宜注意控制感染和炎性因子，对合并气管炎、支气管炎、肺炎和支气管哮喘者，凭医师处方服用抗菌药物（抗生素、磺胺、氟喹诺酮类），消除感染；或对抗过敏原（抗组胺药、白三烯受体阻断剂、糖皮质激素），才能使镇咳药收到良好的效果。

3. 中成药治疗

中医学将咳嗽分为外感和内伤咳嗽，常见风寒、风热、燥邪和肺虚型。

（1）风寒型咳嗽 咽痒作咳而咳嗽声重、气急、咯痰清稀呈泡沫状、鼻塞流清涕、舌苔薄白。宜选通宣理肺口服液、苏子降气丸、半夏止咳糖浆、蛇胆陈皮胶囊或散剂。

（2）风热型咳嗽 常见咳嗽痰黄而稠、气粗或咽痛、口渴或流黄涕，舌苔薄黄。宜选二母宁嗽丸、止咳定喘口服液、桔红片、川贝止咳露、复方鲜竹沥口服液；儿童宜选用健儿清解液、小儿咳喘灵冲剂和儿童咳液。

（3）燥邪型咳嗽 咳无痰或少痰、鼻咽干燥、舌红干少津。宜选用养阴清肺糖浆、川贝清肺糖浆、川贝枇杷露或复方鲜竹沥液，一次 20ml，一日 3 次；儿童宜选用儿童清肺口服液。

（4）肺虚型咳嗽 干咳无痰、或见咯血、舌红少苔。宜选用百合固金丸、秋梨润肺膏、贝母二冬膏或川贝雪梨膏。

四、健康管理

1. 加强体育锻炼，多进行户外活动，提高人体的抗病能力。
2. 注意休息和保暖，戒除烟酒，注意环境污染。

五、用药指导与药师提示

1. 选服用药前宜先分清干咳或湿咳

咳嗽分为干咳或湿咳，对干咳可单用镇咳药；对痰液较多的咳嗽应先以祛痰为主，不宜单纯使用镇咳药，应与祛痰剂合用，以利于痰液排出和加强镇咳效果。应用镇咳药后可能引起痰液增稠和在呼吸道滞留，应避免用于慢性肺部感染；同样由于镇咳药可能增加呼吸抑制的风险，也避免用于哮喘患者。对痰液特别多的湿性咳嗽如肺脓肿，应慎重给药，以免痰液排出受阻而滞留于呼吸道内或加重感染。

2. 对持续 1 周以上的咳嗽治疗方法

对持续 1 周以上的咳嗽，并伴有反复或伴有发热、皮疹、哮喘及肺气肿症的持续性咳嗽，应及时去医院明确诊断或咨询医师。镇咳药原则上限定连续服用 1 周，症状未缓解或消失应向医师咨询。

3. 对支气管哮喘时的咳嗽治疗

因呼气阻力增加使肺膨胀，肺牵张感受器接受刺激增强，引起支气管平滑肌痉挛，此时可应用平喘药（短效的 β_2 受体激动剂或茶碱），可缓解支气管痉挛，并辅助止咳和祛痰。

4. 注意药品的不良反应

如右美沙芬可引起嗜睡，对驾车、高空作业或操作机器者宜慎用；妊娠期妇女、严重高血压者、有精神病史者禁用。苯丙哌林对口腔黏膜有麻醉作用，产生麻木感觉，需整片吞服，不可嚼碎。喷托维林对青光眼、肺部淤血的咳嗽患者、心功能不全者、妊娠及哺乳期妇女均慎用。有报道其可造成儿童呼吸抑制，故 5 岁以下儿童不宜应用。

5. 对 12 岁以下的儿童应禁用可待因

可待因对过敏者、多痰者、分娩期妇女、婴幼儿、未成熟新生儿禁用；哺乳期妇女慎用。另应注意可待因的疗效与不良反应因人体的基因差异而有所不同，可待因为前药，须在肝脏经肝药酶CYP2D6 来代谢为吗啡，以发挥镇痛和镇咳作用，鉴于 CYP2D6 具有基因多态性（分为超快速代谢型酶、快速代谢型酶、中间代谢型酶、慢代谢型酶等），如乳母或儿童携带超快代谢型基因者，其代谢为吗啡的速度既快又多，极易发生中毒（呼吸困难、呼吸抑制甚至死亡）。2017 年 1 月，根据药品不良反应评估结果，国家药品监督管理局发布关于修订含可待因药品说明书的公告：禁止 12 岁以下儿童服用可待因以及制剂。可待因仅限用于急性镇痛（短暂的）中度疼痛的治疗，且疼痛不能经非甾体抗炎药（对乙酰氨基酚、布洛芬）缓解时（无效时），才可以服用。

含有磷酸可待因的口服制剂有：复方磷酸可待因口服液（联邦止咳露）、复方磷酸可待因糖浆（可非）、复方磷酸可待因口服液（新泰洛其）、愈酚待因口服液（联邦克立安）、复方磷酸可待因溶液（立健亭）、复方磷酸可待因口服溶液（Ⅲ）（克斯林）、复方磷酸可待因口服溶液（Ⅱ）（珮夫人克露）、复方磷酸可待因糖浆（欧博士止咳露）、磷酸可待因愈创木酚甘油醚糖浆（可愈糖浆）等。

6. 服用末梢性镇咳药不宜立即饮水

服用末梢性镇咳药（复方甘草合剂、糖浆），服后可覆盖在黏膜表面，形成一层药物薄膜，保护黏膜不受物理性刺激（冷空气、炎症），以降低咳嗽的频率。但如直接吞咽下去则效果减低，如常用的复方甘草合剂（片）、甘草流浸膏、咳嗽糖浆；中成药的养阴清肺糖浆、川贝清肺糖浆、秋梨润肺膏也属于此类。上述药于服后宜在黏膜壁保留下来，服时尽量让其在咽喉处多停留一些时间，或于晚间含服。在服后 20 分钟内不宜立即用水冲服，使药被稀释或被水冲掉，失去应有的保护作用，使药效自然被减弱。

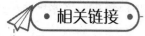

百日咳真会咳嗽一百天吗

百日咳是一种由百日咳鲍特菌（百日咳杆菌）所引起的急性呼吸道传染病，经呼吸道飞沫传播，婴儿和 5 岁以下幼儿为易感者，青少年和成年人感染率也日趋增多。自广泛实施百日咳菌苗（白百破三联疫苗）免疫接种后，百日咳的发生率已大为减少（预防接种疫苗 10 年以上者与未接种者在感染率上几无区别）。百日咳的临床特征为咳嗽逐渐加重，呈典型的阵发性、痉挛性咳嗽，咳嗽终末出现深长的鸡啼样吸气性吼声，其病程漫长可达 2～3 个月，故真有"百日咳"之称。对咳嗽较重者睡前可用氯苯那敏（扑尔敏）2～4mg 或异丙嗪（非那根）12.5mg 顿服，有利于睡眠，也减少阵咳。也可用盐酸普鲁卡因一次 3～5mg/kg，加入 5%葡萄糖注射液 30～50ml 中静脉滴注，一日 1～2 次，连续 3～5 天，具有解痉作用。维生素 K_1 也可减轻痉咳。患儿发生窒息时应及时做人工呼吸、吸痰和给氧。重者可适当加用镇静剂如苯巴比妥或地西泮（安定）等。痰稠者可给予祛痰剂或雾化吸入。重症婴儿可给予糖皮质激素（地塞米松、布地奈德、泼尼松+异丙托溴铵）以减轻炎症。

咳　痰

一、咳痰的概述

痰液源于气管、支气管腺体和杯状细胞的分泌物，正常人每天分泌痰液大约 100ml。当气管和支气管受到刺激，甚至感染或发炎，则分泌液大量增加，此时，已非上皮细胞纤毛所能运走而形成痰液，借以通过咳嗽的动作咳嗽出来，即为咳痰。

二、临床表现

（1）痰多时伴随咳嗽，为湿咳咳嗽；咳痰伴气促，可能是肺炎或肺气肿加重；慢性咳嗽，有黏性或脓性痰并气促，是典型的肺气肿症状。

（2）可伴随发热，如微热，体温在 37～38℃，多合并细菌感染；急性咳嗽分泌物较稠厚；伴发热、盗汗是肺结核；急性咳嗽分泌物较稠厚，伴发热，可能是肺炎。

（3）痰量多，可见于支气管扩张。

（4）痰液颜色有变化，痰液清澈透明或白色，可能是空气污染所致刺激或病毒感染，不大可能是慢性支气管炎；痰液黏稠、量多、黄或淡黄色痰，提示呼吸道有细菌或化脓性感染；黄绿或灰色痰，多见于肺炎、慢性支气管炎；红或棕红色痰，多提示带血，见于肺结核、支气管扩张；粉红色痰液预示肺水肿；铁锈痰见于大叶性肺炎；黑痰则见于煤矿和烧锅炉的工人。

（5）痰液稀薄或黏稠，稀薄痰液见于慢性支气管炎、支气管哮喘等；黏稠痰液则多见于支气管炎、哮喘、胸膜炎、肺炎早期。

三、治疗手段

1. 治疗原则

服药以促使黏痰中酸性黏蛋白纤维裂解，导致糖蛋白的肽链断裂或黏痰蛋白分子裂解，形成小分子物质，降低痰液的黏稠度而易于咳出。对痰液极多者可采用吸痰器。

2. 化学药治疗

祛痰药根据其作用机制不同，分为五类。①恶心或刺激性祛痰剂：促使支气管分泌痰液，使变稀而易于排出。药品有氯化铵、愈创木酚磺酸钠、愈创甘油醚、碘化钾。②黏痰溶解剂：可使痰液黏蛋白分子裂解，降低痰液的黏稠度，使黏性痰液化而易于咳出。药品有溴己新、溴凡克新、氨溴索、美司钠、乙酰半胱氨酸。③分解脱氧核糖核酸的酶类：促使脓性痰中脱氧核糖核酸分解，使脓痰黏度下降，如沙雷肽酶、糜蛋白酶、脱氧核糖核酸酶等。④表面活性剂：可降低痰液的表面张力以降低痰液的黏稠度，易于咳出。⑤黏液调节剂：能分裂黏蛋白、糖蛋白多肽链上等分子间的二硫键，降低痰液黏度，并增加黏膜纤毛的转运，从而增加痰液的排出。药品有羧甲司坦、厄多司坦。

根据不同症状选择相应祛痰药，有如下几种情况。

（1）对痰色较白或脓痰者，宜选溴己新或乙酰半胱氨酸，两药分别使痰液酸性糖蛋白的多糖纤维和多肽链的二硫键断裂，使痰稠度降低，易于咳出，尤其对白色黏痰效果好，对有脓痰者应与抗菌药合用。溴己新成人一次 8～16mg，6 岁以下儿童一次 4～8mg，一日 3 次。乙酰半胱氨酸口服一次 300mg，一日 3 次。

（2）对痰多、咳嗽、痰液有恶臭味者，可用愈创甘油醚，成人一次 0.1～0.2g，儿童一次 0.05～0.08g，糖浆剂一次 10～15ml，一日 3 次。制剂有可待因愈创甘油醚糖浆（可愈糖浆）、美愈伪麻口服液（美可糖浆）、愈麻沙芬口服液（雷登泰口服液）。

（3）对各种原因引起痰黏而不易咯出者，应选用氨溴索，其祛痰作用比溴己新强，尚具有一定镇咳作用。成人及 10 岁以上儿童，一次 30mg，5～10 岁儿童，一次 15mg，一日 3 次；长期治疗可减为一日 2 次，餐后吞服。或雾化吸入后 1 小时起效，作用持续 3～6 小时。

（4）对于浓稠痰过多的急慢性支气管炎急性发作、支气管扩张症者，宜选乙酰半胱氨酸，成人一次 0.2g，一日 2～3 次，或以 0.9%氯化钠溶液配成 10%溶液喷雾吸入，一次 1～3ml，一日 2～3 次，喷雾剂通常可在 1 分钟内起效，一般在喷雾后 5～10 分钟效应最强。

（5）乙酰半胱氨酸能溶解白色黏痰及脓性痰。对于一般祛痰药无效者，使用乙酰半胱氨酸可能仍然有效。

3. 中成药治疗

中医学认为多痰可由脾阳不振、热邪、脾胃寒湿、阴虚等引起，分别选用以下几种化痰剂。

（1）燥湿化痰剂　具有燥湿化痰作用，用于聚湿生痰，痰稀日量多，伴胸痞恶心，身重蜷卧，腹部胀满。中成药有桔红片、二陈丸等。

（2）清热化痰剂　具清肺热、化痰作用，用于热邪煎熬津液而生痰，或痰郁生热，热与痰相搏而成热痰，色黄稠，难以咳出；热伤脉络，则痰中带血。若痰热内闭，热痰动风，则出现神昏、谵语、抽搐等。宜选羚羊清肺丸（片）、清肺糖浆。

（3）温化寒痰剂　脾胃寒湿而生痰，或痰与寒邪合而致病。寒邪伤气，水湿凝聚成痰，痰色白而稀。宜用通宣理肺丸、礞石滚痰丸等。

（4）润肺化痰剂　具有润肺化痰作用，用于由阴虚燥痰，或干咳痰稠、或泡沫痰，咳之不爽，声音嘶哑等症。宜用二母宁嗽丸、秋梨润肺膏、百合固金丸等。

四、健康管理

1. 避免居室湿化过度，过度的湿化可引起气道黏膜水肿、气道阻力增加，甚至诱发支气管痉挛；也可致体内水潴留、心脏负荷加重，因此，居室湿化时间不宜过长，一般以 10～20 分钟为宜。

2. 加强营养补充，每天饮水 1500ml 以上促进痰液的稀释和排出。

3. 戒除烟酒，避免各种粉尘、雾霾、气体的刺激，外出时宜戴口罩，注意充足的休息和睡眠。

五、用药指导与药师提示

1. 注意与镇咳药的合理联合应用

①对痰液较多的湿咳应以祛痰为主，不宜单纯使用镇咳药，应先用或同时应用祛痰剂。另对痰液特别多的湿性咳嗽如肺脓肿，应慎重给药，以免痰液排出受阻而滞留于呼吸道内或加重感染。②鉴于被稀释后的痰液借助咳嗽反射而排出，在使用羧甲司坦黏液调节剂后暂缓继用强效镇咳剂，以免被稀释的痰液堵塞气道。③祛痰药仅对咳痰症状有改善作用，在使用中还应注意咳嗽、咳痰的病因，如自我治疗 7 天后未见好转应及时就医。祛痰药应用 4 周治疗后若无效，应即停药。

2. 注意氨溴索与其他药间的相互作用

氨溴索应避免与中枢性镇咳药（右美沙芬等）同时使用，以免稀化的痰液堵塞气道。

3. 乙酰半胱氨酸不宜与某些抗菌药物合用

乙酰半胱氨酸能减弱青霉素、头孢菌素、四环素类药物的抗菌活性，故不宜与这些抗菌药物合用。必须使用时，两类药物应间隔 4 小时或交替用药。乙酰半胱氨酸对黏痰溶解作用在酸碱度 pH 7 时最大，在酸性环境下作用减弱。故酸性药物可降低本品疗效，加服适量碳酸氢钠一日 3g 能增强疗效。

4. 提倡综合治疗

在呼吸道疾病中，咳、痰、喘、炎症、感染、过敏等几种症状常常多混杂在一起，互为依赖、促进和加重。因此在治疗上，止咳、祛痰、抗炎、平喘、抗过敏药常需同时发挥药效，为避免痰液阻塞气道，对痰液较多的咳嗽，宜先选用祛痰药，再用镇咳药。

5. 市场上出售的愈创甘油醚大多是复方制剂

愈创甘油醚服后可刺激胃黏膜，引起支气管分泌液体增加，使黏脓性痰液稀释变为稀薄，易于通过咳嗽动作而咳出体外。愈创甘油醚尚可减少痰液的恶臭味，具有镇咳、解痉、抗惊厥作用，常用于慢性支气管炎的多痰或有黏痰的咳嗽、肺脓肿、支气管扩张和继发性哮喘。而在呼吸道疾病中，咳、痰、喘、炎症几种症状常常多混杂在一起，由于痰液的存在而阻塞气管引起呼吸困难，而气管阻塞又为炎症和感染创造了条件，炎症同时又刺激呼吸道引起咳嗽和哮喘，三者互为依赖、促进和加重。因此在治疗上，止咳、祛痰、抗炎、平喘药常须同时发挥药效，为方便治疗和服用，市场上常见许多由愈创甘油醚与镇咳药、平喘药、抗过敏药组成的复方制剂。与前面叙述的抗感冒药雷同，各类药物均采用代号组成名称，其中愈创甘油醚简称"愈"；抗过敏药氯苯那敏简称"敏"、苯海拉明简称"苯"、异丙嗪简称"异"；镇咳药氢溴酸右美沙芬简称"美"、可待因简称"可"；缓解鼻塞药盐酸伪麻黄碱简称"麻""伪麻"。常用祛痰镇咳药的组成见表2-3。

表2-3　常用祛痰镇咳药的组成成分

药品名称	祛痰药			镇咳药		缓解鼻塞药	抗过敏药			平喘药	兴奋药
	氯化铵	愈创甘油醚	愈创木酚磺酸钾	右美沙芬	可待因	伪麻黄碱	氯苯那敏	异丙嗪	曲普利啶	麻黄碱	咖啡因
磷酸可待因糖浆（可非）*					●			●			
联邦小儿止咳露*			●		●			●		●	
复方磷酸可待因溶液（联邦止咳露）*	●				●		●			●	
菲迪克止咳糖浆*			●		●					●	
愈创伪麻糖浆		●				●					

续表

药品名称	祛痰药			镇咳药		缓解鼻塞药	抗过敏药			平喘药	兴奋药
	氯化铵	愈创甘油醚	愈创木酚磺酸钾	右美沙芬	可待因	伪麻黄碱	氯苯那敏	异丙嗪	曲普利啶	麻黄碱	咖啡因
美愈伪敏糖浆（美可糖浆）		●		●		●	●				
可待因愈创甘油醚（可愈糖浆）*		●			●						
可待因异丙嗪口服液（奥亭）*					●			●			
愈麻沙芬口服液（雷登泰）		●		●		●					
美酚伪麻片（丽珠刻乐）		●		●		●					
美敏伪麻溶液（惠菲宁）				●		●	●				
复方美沙芬糖浆（金叶）		●				●	●			●	
健儿婴童咳水	●			●			●				
氨咖愈敏溶液	●	●					●				●

注：*. 制剂组分中含有可待因，对 12 岁以下儿童禁用。

6. 久服复方甘草片可能成瘾癖

复方甘草片也称棕色合剂片，其成分中含有阿片，阿片是一种易使人体引起依赖性（成瘾）的药物。所谓"成瘾"是一些药物被人体反复使用后，使用者对它们产生了瘾癖，造成精神或身体上出现一种不正常的状态，表现出一种强迫要连续或定时用药的行为，严重时可不择手段。使用的时间愈长，依赖性便愈大。

服用含有阿片的复方甘草片可能会出现 3 个阶段的感觉：初服

使人感到不太舒服，少数人会有恶心、呕吐、便秘或反胃；继续大量使用使人产生欣快感，用后感到十分松弛和舒服，逐渐对其产生渴望感；进一步发展为非用不可的强迫感，滥用者会千方百计地寻找药物来满足瘾癖。如一停药，便会打呵欠、出冷汗、流鼻涕、竖汗毛或起鸡皮疙瘩，即医学上所说的"戒断症状"，多数人在2~3天达到顶点，但缓解起来却很慢，经过3~6个月恢复正常。鉴于复方甘草片有可能出现依赖性，久服易成瘾，故不宜长期服用。一般连续使用5天，一旦咳嗽的症状减轻，即可停药。

 相关链接

祛痰平喘药可以和镇咳药联合应用吗

（1）对痰液较多的湿咳者应以祛痰为主，不宜单纯使用镇咳药，应先用或同时应用祛痰剂，以利于痰液排出和增强镇咳效果，并避免痰液阻塞气道。另对痰液特别多的湿性咳嗽如肺脓肿者，应慎重给药，以免痰液排出受阻而滞留于呼吸道内或加重感染。

（2）鉴于被稀释后的痰液需借助于咳嗽反射而排出，在使用司坦类黏液调节剂（羧甲司坦、厄多司坦）后暂缓继用强效镇咳剂，以免被稀释的痰液堵塞气道。

（3）乙酰半胱氨酸能溶解黏痰及脓性痰。对于一般祛痰药无效者，使用乙酰半胱氨酸可能仍然有效，但直接滴入呼吸道可产生大量痰液，应用呼吸器吸引排痰。

（4）祛痰药仅对咳嗽症状有改善作用，在使用中还应注意咳嗽、咳痰的病因，如使用7天后症状未见好转，应及时就医。

（5）对由支气管哮喘的咳嗽，因呼气阻力增加使肺膨胀，肺牵张感受器接受刺激增强，反射性引起咳嗽；同时因支气管阻塞而排痰更加困难，此时宜联合应用平喘药，以缓解支气管平滑肌痉挛，再辅助镇咳和祛痰。

哮喘与支气管炎

一、哮喘与支气管炎的概述

哮喘又称"气喘"，是一种常见病，其缘于支气管平滑肌收缩、痰液积滞和呼吸道黏膜水肿，导致气道阻塞，使空气的进出受阻，尤其在呼气时更重，可出现吸气困难、胸闷、憋气、咳嗽，常伴随有喘鸣音。哮喘在冬、春季多见，部分人可形成终身痼疾，身体、精神和生活上十分难受。哮喘分为支气管哮喘和支气管炎。

1. 支气管哮喘

以支气管平滑肌痉挛为主，来去较快，多由过敏引起，近年来，研究证实哮喘是由嗜酸性粒细胞、肥大细胞和T淋巴细胞等多种炎症细胞和介质参与的气道慢性过敏性疾病。已认识到血栓素、前列腺素、白三烯、环氧酶、血小板活化因子等炎症介质引起气道黏膜水肿、炎性细胞浸润、腺体分泌增加和管腔痉挛。

2. 支气管炎

支气管炎是指气管、支气管黏膜及其周围组织的慢性炎症，主要病因为病毒、细菌的反复感染形成了支气管的慢性非特异性炎症。当气温下降、呼吸道小血管痉挛缺血、防御功能下降等更易致病，烟雾、雾霾、粉尘、污染大气等慢性刺激、吸烟促使支气管痉挛、黏膜变异、纤毛运动降低、黏液分泌增多加重感染；过敏因素也逃脱不了干系。支气管炎分为急性和慢性，急性支气管炎多由感染、感冒、寒冷刺激而发；慢性支气管炎多有迁延性，咳嗽、咳痰、甚至呼吸困难，支气管平滑肌肥厚、黏膜慢性炎性和水肿，每年持续大约3个月。

哮喘者可能有下列情况和诱发史，宜仔细地分析。

（1）近亲（父母、爷爷、奶奶）曾有哮喘发作的疾病史，曾有哮喘发作的经历。

（2）自己的呼吸道（鼻、气管、咽喉）近来有感染、感冒和受凉的情况。

（3）近几天应当吃过鱼虾、肉蟹、鸡蛋等易致敏的食物，或接触过花粉、烟雾、雾霾、油漆、动物的皮毛。

（4）曾服用过抗生素（青霉素、青霉素V、苄星青霉素、阿莫西林、头孢菌素、四环素、多西环素、多黏菌素）、磺胺药、非甾体抗炎药（阿司匹林、萘丁美酮、依托度酸）、抗心绞痛药、神经氨酸酶抑制剂（扎那米韦、奥司他韦）、血浆代用品（右旋糖酐）和维生素K，这些药物有诱发哮喘的可能。

（5）剧烈运动常会造成"运动性哮喘"；女性妊娠和例假前3～4天会使哮喘加重；此外，情绪激动或精神紧张也可诱发哮喘。

二、临床表现

（1）支气管哮喘急性发作　典型临床症状有反复发作喘息、胸闷、呼吸困难、呼气流量降低、气促、出汗、心率加快（120次/分钟以上）、咳嗽和咳痰（或有黏稠性痰液），少数患者尚有胸痛，多在夜间或凌晨发生，常与接触变应原、冷空气、物理化学性刺激、病毒性上呼吸道感染、运动等有关。其程度轻重不一，病情加重，可在数小时或数天内出现，偶尔可在数分钟内即危及生命。

（2）急性支气管炎　发病初期常表现为上呼吸道感染症状，一般常有鼻塞、流清涕、咽痛、声音嘶哑等，全身症状较为轻微，但可出现低热、畏寒、全身乏力、咽喉部发痒，并有刺激性咳嗽及胸骨后疼痛。早期痰量不多，但痰液不易咳出，2～3天后痰液可由黏液性转为黏液脓性。患者在受凉、吸入冷空气或刺激性气体可使咳嗽加剧或诱发咳嗽，晨起时或夜间咳嗽常较为显著，咳嗽也可为阵发性，有时呈持久性咳嗽。咳嗽剧烈时常伴有恶心、呕吐及胸部、腹部肌肉疼痛。如伴有支气管痉挛，可有哮鸣和气急。急性支气管炎的病程有自限性，全身症状可在 4~5 天内消退，但咳嗽有时可迁延数周。

（3）慢性支气管炎　患者每年慢性咳嗽、咳痰 3 个月以上，并连续 3 年，并不一定伴有持续存在的气道气流受限。主要表现有：①反复咳嗽、逐渐加重，尤以晨起后最为明显，白天较少，夏、秋季节咳嗽减轻或消失。重症患者则四季均咳，冬、春季加剧，日夜咳嗽，早晚尤为剧烈。②痰液呈白色黏液泡沫状，晨起较多，常因黏稠而不易咯出，在感染或受寒后症状迅速加剧，痰量增多，黏度增加，或呈黄色脓性痰或伴有喘息，偶因剧咳而痰中带血。③合并呼吸道感染时，由于细支气管黏膜充血水肿，痰液阻塞及支气管管腔狭窄，可以产生气喘（喘息），患者咽喉部在呼吸时发生喘鸣声，肺部听诊时有哮鸣音。④寒冷季节或气温骤变时，易发生反复的呼吸道感染，气喘加重，痰量增多，伴有全身乏力、畏寒、发热等。肺部出现湿性啰音，白细胞计数增加等。

三、治疗手段

1. 治疗原则

控制内源性过敏原（组胺）、感染（细菌、病毒、支原体、衣原体）或炎性介质（缓激肽、组胺、白三烯、前列腺素、嗜酸性粒细胞趋化因子）、止咳、祛痰、平喘，缓解支气管平滑肌痉挛。

2. 化学药治疗

（1）口服用药治疗

控制感染　依据视感染致病菌和病原菌药敏结果选用抗菌药物。如患者有脓性黄痰，为应用抗菌药物的指征。轻症可口服，较重患者用肌内注射或静脉滴注抗菌药物。常用青霉素 G、大环内酯（红霉素、阿奇霉素、克拉霉素）、氨基糖苷类（妥布霉素、庆大霉素、阿米卡星、奈替米星、依替米星）、氟喹诺酮类（环丙沙星、洛美沙星、氧氟沙星、左氧氟沙星、加替沙星、莫西沙星、西地沙星）、头孢菌素类、严重耐药感染者可遴选青霉烯类（法罗培南）、碳青霉烯类（亚胺培南西司他丁、美罗培南、厄他培南）抗菌药物等。

解痉、平喘、松弛气管平滑肌 ①急性哮喘或急性支气管炎，首选短效的 β_2 受体激动剂（SABA），沙丁胺醇气雾剂（喘乐宁、万托林）可扩张支气管平滑肌，提高支气管平滑肌中环磷酸腺苷的含量，舒张气管平滑肌，并抑制过敏介质的释放，沙丁胺醇气雾剂起效迅速，喷雾后 5 分钟起效，15 分钟达峰值，作用持续 4 小时，每瓶可喷 200 次，成人一次 100～200μg（1～2 揿），儿童 1 揿，一日 4 次；或服用其控释片（全特宁），成人一次 8mg，儿童 4mg，一日 2 次。硫酸特布他林（博利康尼片）扩张支气管作用与沙丁胺醇相近，作用时间长，成人一次 2.5～5mg，一日 3 次。②慢性哮喘，常选用氨茶碱、茶碱、二羟丙茶碱、特布他林等口服，氨茶碱口服一次 0.1～0.2g，一日 3 次；茶碱控释片一次 200～400mg，一日 1～2 次，12 岁以上儿童一日 10～16mg/kg，分 2 次服用；二羟丙茶碱一次 100～150mg，一日 3 次；特布他林成人一次 2.5～5mg，一日 3 次，儿童酌减半量。必要时使用长效支气管舒张剂吸入、如特布他林气雾剂一次 0.2mg，一日 3～4 次，喷雾后 15 分钟起效，经 30～60 分钟达高峰，平喘作用持续 4 小时；或选择福莫特罗吸入剂，一次 4.5～9mg（1～2 揿），一日 1～2 次。

或选择吸入型糖皮质激素+长效支气管舒张剂粉吸入剂，如糠酸氟替卡松维兰特罗吸入剂（万瑞舒）、氟替卡松沙美特罗粉吸入剂（舒利迭）、布地奈德福莫特罗粉吸入剂（信必可都保）。

儿童急性哮喘者首选沙丁胺醇吸入气雾剂（喘乐宁、爱莎），其扩张支气管平滑肌，提高支气管平滑肌中环磷酸腺苷的含量，舒张气管，并抑制过敏介质的释放，一般在缓解症状前或接触过敏原前 15 分钟给药。每瓶可喷 200 次，儿童一次 100～200μg（1～2 揿），一日 4 次；或服用其缓释片（全特宁），儿童 1 个月～2 岁，一次 0.1mg/kg，一日 3～4 次，一次最大剂量不超过 2mg；儿童 2～6 岁，一次 1～2mg，一日 3～4 次；6～12 岁，一次 2mg，一日 3～4 次；12～18 岁，一次 2～4mg，一日 3～4 次。或选特布他林（博利康尼）气雾剂，扩张支气管作用与沙丁胺醇相近，作用时间长，一次 0.25～0.5mg（1～2 揿），一日 3～4 次，24 小时内不得超过 6mg（24 揿）。对 6 岁以上儿童夜间哮喘发作，可于晚间给药 1 次，选择福莫特罗吸入，一次 4.5～9mg（1～2 揿），一日 1～2 次。

祛痰、镇咳　对急性发作期患者在抗感染治疗的同时，应用祛痰药及镇咳药，以改善症状。常用药物有氯化铵合剂、溴己新、氨溴索、羧甲半胱氨酸和强力稀化黏素等。对老年体弱无力咳痰者或痰量较多者，应协助排痰，畅通呼吸道。应避免应用镇咳剂，以免抑制中枢及加重呼吸道阻塞和产生并发症。

（2）吸入或雾化治疗　雾化吸入可稀释气管内的分泌物，有利平喘、排痰、抗感染、消除水肿。如痰液黏稠不易咳出，雾化吸入有一定帮助。联合大剂量的吸入型糖皮质激素对儿童急性哮喘发作有极大的益处，可选用雾化吸入布地奈德混悬液一次 1mg，每隔 6～8 小时给予 1 次。或联合抗生素、长效支气管舒张剂、碳酸氢钠、蛋白酶吸入：①抗生素（庆大霉素、红霉素、制霉菌素）+异丙肾上腺素、沙丁胺醇、特布他林、福莫特罗；②吸入型糖皮质激素（地塞米松、倍氯米松、布地奈德、氟替卡松）+沙丁胺醇、特布他林、福莫特罗；③α-糜蛋白酶 2.5～5mg+地塞米松 2～5mg+庆大霉素 4 万～8 万 U，加入氯化钠注射液 10～20ml，雾化吸入，以达到祛痰、平喘、消炎的功效。粉吸入剂有福莫特罗+糖皮质激素的复方制剂——布地奈德福莫特罗粉吸入剂（信必可都保）。

（3）辅助治疗　吸氧、调节水、电解质、酸碱平衡，对哮喘严重者可静脉输液，并给予全身性糖皮质激素。成人可给予口服泼尼松龙 40～50mg 或静脉注射泼尼松龙磷酸钠 40mg，亦可静脉注射氢化可的松 100mg（氢化可的松琥珀酸钠）。对于儿童，则给予口服泼尼松龙 1～2mg/kg（1～4 岁患者最大剂量 20mg、5～15 岁患者最大剂量 40mg)、或静脉注射氢化可的松（氢化可的松琥珀酸钠更好，1 岁以下 25mg、1～5 岁 50mg、6～12 岁 100mg）。如出现呕吐，则首剂可应用静脉途径。对重症可能危及生命的哮喘患者，应及时选择静脉途径给药，剂量较大，如成人给予氢化可的松琥珀酸钠 400～1000mg/d 或甲泼尼龙琥珀酸钠 80～160mg/d；儿童患者则根据体重适当调整剂量。

3. 中成药治疗

中医学将哮喘分为外感和内伤性，常见实喘和虚喘，对实喘重在治肺，以散邪宣肺为主；虚喘重在治肾，以滋补纳气为主。其中实喘又分寒喘、热喘、痰喘；虚喘又分肺气虚喘和肺肾阴虚喘。

（1）寒喘型　表现为气促喘息、咳嗽白痰、怕热发热、头痛无汗、鼻塞流涕等症。可选通宣理肺口服液。

（2）热喘型　表现为呼吸急促、咳嗽痰黄、咽干口渴等。可选止咳定喘口服液、桂龙咳喘宁胶囊。痰喘的人表现为气逆作喘、胸部满闷、痰多黏白、咳嗽恶心等症。可选用桔红片、止咳化痰丸、咳嗽定喘丸；若兼大便硬结者，可选用清气化痰丸。

（3）痰喘型　喘咳气涌、胸部胀痛、痰多黏稠、多加有血色、胸中烦闷。宜选慢严舒柠含片、安嗽化痰片、止嗽化痰颗粒、止咳定喘丸、止咳青果片、咳喘灵合剂。

（4）肺气虚喘型　表现有咳嗽痰多、气短作喘、精神不振、身倦无力、动则出汗等症状。可选用益气补肺、止咳定喘的药物，如人参保肺丸、蛤蚧定喘胶囊。

（5）肺肾阴虚喘型　因劳伤久咳、伤及肺肾阴所致，表现为气短作喘、咳嗽痰少（或无痰）、腰膝酸软、头晕耳鸣、潮热盗汗等症。可选用二母宁嗽丸、麦味地黄丸、都气丸。

四、健康管理

1. 戒烟，重视感冒和细菌、病毒感染的防治，定期接种流感疫苗、肺炎疫苗，或服用预防感冒的中草药。

2. 居室内保持空气流通、新鲜，有一定湿度，控制和消除各种有害气体和烟尘、油烟、雾霾、颗粒、螨虫，改善环境卫生，做好防尘、防大气污染工作，加强个人保护，避免烟雾、粉尘、刺激性气体对呼吸道的影响。

3. 锻炼身体增强体质，提高呼吸道的抵抗力，防止上呼吸道感染，避免吸入有害物质及过敏原，可预防或减少本病发生。锻炼应循序渐进，逐渐增加活动量。

4. 注意气候变化和寒冷季节，适时增添衣物，不要由于受凉而引起感冒，冬季寒冷，室内温度应以 18～20℃为宜。

五、用药指导与药师提示

1. 对伴有心动过速、心功能不全者不宜使用沙丁胺醇

为防止加重心脏氧负荷（心绞痛），可用茶碱类磷酸二酯酶抑制剂（茶碱、氨茶碱、二羟丙茶碱）；对外源性哮喘特别是季节性哮喘者可用色甘酸钠，吸入每侧鼻孔一次 10mg，一日 4 次。但缺点有二：一是口服无效且作用缓慢，要连用数日甚至数月后才有效；二是对正在发作的哮喘者无效。对急性哮喘者，白三烯受体阻断剂的疗效尚未确定，暂时不宜应用，也不宜突然代替糖皮质激素，吸入型糖皮质激素也不适用解除哮喘急性发作时的支气管痉挛。

2. 推荐长效β_2受体激动剂（LABA）+长效胆碱能受体阻断剂（LAMA）+吸入型糖皮质激素（ICS）的三联治疗

三联用药的优势在于：①作用靶位广泛；②ICS 局部抗炎作用强大，可提高β_2受体对药物的敏感性；③ICS 可减低哮喘者体内多

103

种炎症介质的水平；可使组蛋白脱酰基化，抑制炎性因子基因转录，能使重新活化组蛋白脱酰基酶的活性，抑制炎症因子基因的表达，减少前炎因子的产生和释放；④LABA 松弛平滑肌的作用强大，起效迅速在数分钟之内；⑤LABA 对β_2受体选择性高，亲脂性大，作用持久，并能与β_2受体的外结点稳固结合；⑥三联治疗可有改善临床症状，减少急性发作频率。

3. 特布他林对β_2受体选择性较高，扩张支气管作用与沙丁胺醇相近

特布他林对心脏的作用仅为异丙肾上腺素的 1/100。应用时宜注意：①与其他肾上腺素受体激动药联合应用可使疗效增加，但不良反应也可能加重，慎重同时联合两种同类药品；②肾上腺素β受体阻滞药（如醋丁洛尔、阿替洛尔、拉贝洛尔、美托洛尔、纳多洛尔、吲哚洛尔、普萘洛尔、噻吗洛尔等）可拮抗本药作用，使疗效降低；③与茶碱合用时，可降低茶碱的血药浓度。

4. 茶碱不同给药途径有所差异，给药途径不同使得疗效与安全性上存在差异

①口服给药空腹时（餐后 2 小时至餐前 1 小时）服药者，吸收较快。如在进餐时或餐后服药，可减少对胃肠道的刺激，但吸收减慢。②保留灌肠给药吸收迅速，生物利用度稳定，但可引起局部刺激，多次给药可致茶碱在体内蓄积，从而引起毒性，尤其是儿童和老人。③肌内注射可刺激注射部位，引起疼痛、红肿，目前已较少用。④静脉注射需稀释至氨茶碱浓度低于 25mg/ml，或再稀释后改为静脉滴注。氨茶碱首次剂量为 4～6mg/kg，注射速度不宜超过每小时 0.6～0.8mg/kg。⑤茶碱缓释、控释制剂昼夜血浆浓度平稳，不良反应较少，易于维持较好的治疗浓度，平喘作用可维持 12～24 小时，适于控制夜间哮喘。⑥哮喘患者连续用药 3 天后的茶碱血浆浓度控制在 10～20μg/ml 较为有效、安全。浓度高于 20μg/ml，则不良反应频率和程度明显增加。

5. 注意平喘药适宜的服用时间

哮喘患者呼吸道阻力增加，通气功能下降，呈昼夜节律性变化：①一般于夜晚或清晨气道阻力增加，呼吸道开放能力下降，可诱发哮喘；②凌晨 12 点至 2 点是哮喘患者对乙酰胆碱和组胺反应最为敏感的时间；③黎明前肾上腺素和环磷酸腺苷浓度、肾皮质激素低下，是哮喘的高发时段，故多数平喘药以睡前服用为佳。睡时体内皮质激素水平最低，哮喘也多发生在此时，在睡前应用糖皮质激素、茶碱缓释剂，可明显减轻哮喘的夜间发作频率。茶碱类药于白日吸收快，而晚间吸收较慢。根据这一特点，也可采取日低夜高的给药剂量。例如对慢性阻塞性肺疾病患者，可于上午 8 时服茶碱缓释片 250mg，晚 8 时服 500mg，可使茶碱的白日、夜间血浆浓度分别为 10.4μg/ml 和 12.7μg/ml，有效血浆药物浓度维持时间较长，临床疗效较好而不良反应较轻。另外，氨茶碱的治疗量与中毒量很接近，早晨 7 点服用效果最好，毒性最低，宜于晨服。

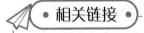

吸入型糖皮质激素安全吗

吸入型糖皮质激素（ICS）包括倍氯米松（必可酮）、布地奈德（普米克）、丙酸氟替卡松（辅舒酮）、环索奈德（阿维可），复方制剂有氟替卡松沙美特罗粉吸入剂（舒利迭）、布地奈德福莫特罗（信必可都保）、氟替美维吸入粉雾剂（全再乐）等，其相对安全，不良反应有轻度的喉部刺激、咳嗽、声音嘶哑、口咽部念珠菌感染、速发或迟发性过敏反应（皮疹、接触性皮炎、荨麻疹、血管性水肿和支气管痉挛）、精神症状（精神紧张、不安、抑郁和行为障碍等）。

吸入给药的作用直接（非全身作用），给药剂量极小（为口服剂量的 1/50～1/10），且仅在呼吸道和肺部起作用，极低的全身生物利用度（吸收极少）使其与全身性给药（口服、注射）的糖皮质激素相比，其副作用和不良反应的发生率和严重程度明显降低。极少数病例报道，用吸入型糖皮质激素治疗后产生皮肤淤血、发生支气管痉挛；极少数病例在吸入糖皮质激素后产生全身用药作用的症状和体征，包括肾上腺功能减退和生长减缓，与剂量、时间、联合口服激素及先前使用激素情况、个人敏感性有关。大量的前瞻性流行病学研究结果及世界范围的上市后使用经验未发现妇女在妊娠期使用吸入对胚胎及新生儿产生不良作用。

使用时宜注意：①严格控制给药剂量；②其起效缓慢且须连续和规律地应用 2 天以上方能充分发挥作用，因此，即使是在患者无症状时仍应常规使用；③少数患者在用药后可发生声音嘶哑和口腔咽喉部位的念珠菌感染，喷雾或吸入后，应即用淡盐水或白开水漱口；④当严重哮喘或哮喘持续发作时，可考虑给予全身性激素治疗，待缓解后改为维持量或转为吸入给药；⑤患有活动性肺结核者及肺部真菌、病毒感染者，儿童、妊娠及哺乳期妇女慎用。

慢性阻塞性肺疾病

一、慢性阻塞性肺疾病的概述

慢性阻塞性肺疾病（COPD）简称为慢阻肺，是慢性气道阻塞性疾病的统称，虽在老年慢性支气管炎（简称老慢支）基础上演变，但有别于哮喘或老年慢性支气管炎。

慢阻肺主要指具有不可逆性气道阻塞的慢性支气管炎和肺气

肿两种疾病，常伴一些显著的肺外效应，这些肺外效应与患者疾病的严重性相关。目前已发现慢阻肺的内、外因两种危险因素：①吸烟；②大气污染和粉尘、雾霾；③感染（感冒）；④遗传因素和肺发育不良；⑤副交感神经功能亢进、气道高反应性；⑥营养不良和社会经济地位较低。

慢阻肺引起的全身异常主要有：骨骼肌异常、营养不良－体重指数下降、肌肉块丧失、骨质疏松症、贫血、抑郁、焦虑、肺动脉高压、心力衰竭等。由此可见慢阻肺至少影响 3 个方面：呼吸、感知和全身。

临床上将慢阻肺分为稳定期、急性加重期。加重期是指在疾病过程中，患者短期内咳嗽、咳痰、气短和（或）喘息加重，痰量增多，呈脓性或黏脓性，可伴发热等炎症明显加重的表现。稳定期则指患者咳嗽、咳痰、气短等症状稳定或症状轻微。其严重程度分为 5 级。

二、临床表现

慢阻肺较之哮喘、老年慢性支气管炎（老慢支）严重得多，到了慢阻肺这个阶段，就会涉及心脏、右心衰竭，然后就会下肢肿、脚肿、心功能衰竭、肺功能衰竭，但基础是老慢支。基本症状是咳嗽、咳痰、气短或呼吸困难、喘息和胸闷、合并感染时咳血、体重减轻、抑郁、焦虑，每年发作 1 次，大约持续 3 个月，并反复加重，至少反复 2 年。病情发展至严重时，患者会胸闷气短，剧烈咳嗽、吐痰、痰液黏稠，痰吐不出来就会剧烈咳嗽，造成前胸后背疼痛，对于骨质疏松症的老年人，甚至会咳致肋骨骨折。如病情长期无法得到缓解，会严重影响患者的生活质量，5 年内的致死率较高。其临床表现主要如下。

（1）慢性支气管炎由于气道黏膜长期受到刺激，就会使黏膜增生，致使气管壁变厚，管腔变细，气道阻塞，不可逆气流受限，气体排出时就会受阻。而哮喘则多为可逆性，气流不受阻。慢阻肺可渐渐发展为肺气肿，再到肺源性心脏病，称为不可逆性气道阻塞进程的三部曲。

（2）慢阻肺者的肺泡遭到破坏，使得吸氧、呼出二氧化碳的能力下降，造成患者缺氧和二氧化碳的潴留。而严重的缺氧，又引起血管痉挛，呼吸衰竭，继而会引发缺氧性肺动脉高压，危害心脏，导致肺心病。

（3）慢阻肺多于中年后起病；哮喘则多在儿童或青少年，慢阻肺症状进展缓慢，逐渐加重。而哮喘则常伴特异性体质、过敏性鼻炎或湿疹等，部分患者有哮喘家族史。

（4）慢阻肺患者有长期吸烟史，或有害气体、有毒颗粒、粉尘、雾霾的接触史。

三、治疗手段

1. 治疗原则

稳定期根据病情的严重程度来进行分级治疗，所有药品均不能延缓肺功能的下降趋势，仅用来减轻症状、减少并发症发生、提高生活质量和改善健康状态。急性加重期：①纠正威胁生命的低氧血症，使 SaO_2（氧饱和度）＞90%；②纠正威胁生命的呼吸性酸中毒，使 pH＞7.2；③治疗原发病；④控制感染，防止和治疗并发症（心力衰竭、呼吸衰竭、肺性脑病）。

2. 化学药治疗

（1）全身治疗　根据慢阻肺的病情，其治疗分为稳定期治疗、急性加重期治疗和外科手术治疗。

用于慢阻肺的药物主要如下。

支气管平滑肌松弛剂包括：①肾上腺能β₂受体激动剂（沙丁胺醇、特布他林、班布特罗、沙美特罗、福莫特罗、丙卡特罗、维兰特罗、奥达特罗），包括长效（LAMA）、短效制剂（SAMA）；②胆碱能受体阻断剂（异丙托溴铵、噻托溴铵），包括长效（LABA）、短效制剂（SABA）；③磷酸二酯酶抑制剂（茶碱、茶碱缓释片、氨茶碱、二羟丙茶碱、多索茶碱、胆茶碱）；④过敏介质阻释剂（色甘酸钠）；⑤吸入型糖皮质激素（氟替卡松、布地奈德）；⑥白三烯受体阻断剂（孟鲁司特、普仑司特、曲尼司特、扎鲁司特）。

此外，慢阻肺药物还有镇咳药、祛痰药和黏痰调节剂及抗生素等。

（2）急性加重期治疗

急性哮喘　缓解支气管平滑肌痉挛、气促，首选短效的β₂受体激动剂（SABA），其中，沙丁胺醇气雾剂（喘乐宁、万托林）可扩张支气管平滑肌，提高支气管平滑肌中环磷酸腺苷的含量，舒张气管平滑肌，并抑制过敏介质的释放，沙丁胺醇气雾剂起效迅速，喷雾后 5 分钟起效，15 分钟达峰值，作用持续 4 小时，每瓶可喷 200次，成人一次 100~200μg（1~2 揿），儿童 1 揿，一日 4 次；或服用其控释片（全特宁），成人一次 8mg，儿童 4mg，一日 2 次。硫酸特布他林（博利康尼片）扩张支气管作用与沙丁胺醇相近，作用时间长，成人一次 2.5~5mg，一日 3 次。

控制哮喘　①选择长效的β₂受体激动剂制剂（LABA）气雾剂，沙美特罗（施立稳）经气雾剂或碟剂装置给药，给药后 30 分钟起效，平喘作用维持 12 小时以上，推荐剂量一次 50μg，一日 2 次吸入。福莫特罗（奥克斯）可经都保装置给药，给药后 3~5 分钟起效，平喘作用维持 8~12 小时，推荐剂量一次 4.5~9μg，一日 2 次吸入。②短效胆碱能受体（SAMA）、长效胆碱能受体阻断剂（LAMA），前者可选异丙托溴铵（爱全乐）气雾剂吸入，给药后 15 分钟起效，平喘作用持续 6 小时；后者噻托溴铵（思力华）气雾剂作用可持续 24 小时，为目前持续作用最长的平喘气雾剂，一日 1 次，给药方便，明显减轻气促、促进痰液分泌，增强患者的运动耐量和深呼吸能力。③口服茶碱或茶碱控释片（舒弗美）、氨茶碱、胆茶碱、二羟基茶碱（喘定）等磷酸二酯酶抑制剂，价格便宜、具有抗炎、提高膈肌功能，餐后服用可减轻胃肠刺激，同时应注意避免饮用咖啡、茶和可口可乐等饮料。提倡 LABA+LAMA+ICS（吸入型糖皮质激素）三联治疗。联合治疗适宜中、重度慢阻肺者，在改善肺功能、减少慢阻肺急性加重症状、降低死亡率较之单药治疗更为有效。目前，全球首例长效三联吸纳器氟替美维吸入粉雾剂（全再乐），每吸分别含氟替卡松 100μg、乌美溴铵 62.5μg、维兰特罗 5μg，获国家药品监督管理局批准，每盒 30 吸，吸入一次 1 吸，一日 1 次。最近，一种由布地奈德（ICS）+格龙溴铵（LAMA）+福莫特罗（LABA）组成的三联吸入气雾剂也问世了，可用于慢阻肺稳定期患者的长期治疗。

镇咳祛痰　可参照咳嗽、咳痰一节。

抗细菌感染　依据患者痰液培养结果，遴选细菌敏感性强的抗菌药物。

（3）稳定期治疗　稳定和减轻慢阻肺症状，改善患者运动耐力和健康状况，优先选择吸入气雾剂，坚持长期、优化、个体化治疗，遴选气管平滑肌松弛剂、糖皮质激素（非口服）、磷酸二酯酶抑制剂和镇咳、祛痰剂。

（4）对症治疗

①排痰化痰：鼓励患者咳嗽，并帮助变换体位，轻拍背以利排痰，痰干结者给糜蛋白酶雾化吸入稀释痰液或给超声雾化和氧压雾化吸入药化痰，也可用药物口服祛痰。

②镇静催眠：有严重肺功能不全，精神不安者，应慎用镇静药，因能抑制呼吸，促使肺性脑病的发生，必要时可用少量镇静剂，如水合氯醛，但禁用吗啡、可待因等。

3. 中成药治疗

中医学认为慢阻肺急性发作的表现，主要以痰热蕴肺型、气虚血瘀型和表寒肺热型为主；慢阻肺稳定期的表现，主要以肺气虚、脾气虚和肾阳虚型为主。

（1）痰热蕴肺型慢阻肺急性发作期　症见咳喘气粗、颜面暗紫、痰黄而稠、大便干燥、尿液赤黄，可服十味龙胆花颗粒。

（2）气虚血瘀型慢阻肺急性发作期　临床多见呼吸浅短难续、声低气怯、张口抬肩、倚息不得平卧、咳嗽咯痰不利，可选疏风解毒胶囊。

（3）表寒肺热型慢阻肺急性发作期　表现为喘急胸闷、发热恶寒、头身疼痛、心烦口渴、痰稠不爽、舌苔黄白相兼，常用麻杏止咳糖浆、苏黄止咳胶囊、京制咳嗽痰喘丸、桑菊片、银翘散。

（4）肺脾气虚型慢阻肺稳定期　经常咳嗽、浑身无力、食欲减退、吃油腻的食物就会腹泻、易感冒等。可用玉屏风散、六君子汤加减、玉屏风颗粒、二陈丸、参苓白术丸、皱肺平喘胶囊等。

（5）肺肾两虚型慢阻肺稳定期　患者可有咳嗽、气短、腰膝酸软、夜尿频多等症状，需补肺益肾。常用金匮肾气丸、六味地黄丸、固本咳喘片、冬虫夏草胶囊、金水宝、百令胶囊等。

（6）脾胃失和型慢阻肺稳定期　晨起后痰较多、平时的食欲不好、腹胀、大便不爽、脾胃失和。可服用加味保和丸、香砂养胃丸等中成药利脾和胃去浊痰。

四、健康管理

1. 戒烟。戒烟可减少慢阻肺患者肺功能进行性下降，戒烟对慢性支气管炎患者来说非常重要，不但患者不要吸烟，且患者家中的其他成员也应戒烟，如戒不掉也不要在患者房间里吸烟，保证居住的环境有清新的空气。其他刺激性气体如厨房的油烟，也要避免接触。

2. 防止感冒。慢阻肺在气候突然变冷时易发作，身体过度劳累、烟尘刺激等情况也易诱发。由于患者几乎都是老年人，抵抗能力较差，易受到外界因素的影响。因此，要保持居住环境通气良好、阳光充足、没有刺激性气体、烟雾、粉尘和雾霾的污染。在严冬季节或气候突然变冷时，要注意保暖，及时增添衣服，室内温度要保持相对稳定，温度应在 18～20℃为宜，过冷、过热对患者均是不利的。寒冷季节尽量不要外出，如须外出一定要穿暖，朝夕戴口罩，避免受凉，不要受凉而引起感冒。此外，宜经常进行体育锻炼。

3. 餐后不宜卧床，以免增加肺部的负担，加重呼吸困难。

4. 按期注射流感疫苗、肺炎球菌疫苗。流感疫苗和肺炎球菌疫苗可预防 COPD 患者并发流感及肺炎球菌感染，适用于各严重级别的 COPD 患者。

五、用药指导与药师提示

1. 接受吸入型糖皮质激素的注意事项

吸入型糖皮质激素仅能较低程度地起到应急性支气管扩张作用，且给药后需要一定的潜伏期。

宜注意：①在哮喘发作不能立即奏效，不应作为哮喘急性发作的首选药。②对哮喘急性发作和支气管平滑肌痉挛者宜合并应用速效的 β_2 受体激动剂，以尽快松弛支气管平滑肌。③应依据持续型哮喘的严重程度给予适当剂量，分为起始和维持剂量。起始剂量需依据病情的严重程度给予，分为轻度、中度和重度持续，维持吸入剂量应以能控制临床症状和气道炎症的最低剂量确定，分 2～4 次给予，一般连续应用 2 年。当严重哮喘或哮喘持续发作时，可考虑给予全身性激素治疗，待缓解后改为维持量或转为吸入给药。④患有活动性肺结核者及肺部真菌、病毒感染者，儿童、妊娠期妇女慎用。吸入型糖皮质激素长期、高剂量用药时，可能发生全身反应，包括肾上腺皮质功能低下、儿童青少年发育迟缓、骨内矿物质密度减少、白内障和青光眼，虽上述反应发生的可能性和程度远小于口服糖皮质激素治疗，但对长期接受吸入型糖皮质激素治疗的患儿建议定期监测身高。⑤患有活动性肺结核者及肺部真菌、病毒感染者，儿童、妊娠及哺乳期妇女慎用吸入型糖皮质激素。⑥鉴于少数患者在用药后可发生声音嘶哑和口腔咽喉部位的念珠菌感染，喷后应立即采用

0.9%氯化钠溶液（盐水）漱口，以降低进入体内的药量和减少口腔真菌继发感染的机会。⑦如发生感染，则应给予抗生素，应用抗菌药物前宜采样进行细菌培养和药物敏感试验。⑧联合应用茶碱等磷酸二酯酶抑制剂，建议进行血浆药物浓度监测。

目前，ICS+LABA 的复合吸入剂氟替卡松沙美特罗、布地奈德福莫特罗在临床上的应用更为广泛。氟替卡松沙美特罗粉吸入剂（舒利迭），每盒 60 泡，每泡含丙酸氟替卡松 500μg、沙美特罗 50μg，成人和 12 岁以上儿童一日 1 次，每个鼻孔各 2 喷，以早晨用药为好，某些患者需一日 2 次，每个鼻孔各 2 喷，维持量一日 1 次，每鼻孔各 1 喷。布地奈德福莫特罗粉吸入剂（信必可都保）每盒 60 吸，每吸含布地奈德 80μg、福莫特罗 4.5μg，或含布地奈德 160μg、福莫特罗 4.5μg，成人一次 1~2 吸，一日 2 次，部分人可需一次 4 吸，一日 2 次；12~17 岁青少年一次 1~2 吸，一日 2 次，吸入后 3 分钟起效。但布地奈德 80μg+福莫特罗 4.5μg 制剂不适于严重的哮喘者。

2. 应规范应用磷酸二酯酶抑制剂

①多索茶碱对急性心肌梗死者禁用，不得与其他黄嘌呤类药同时使用，与麻黄碱或其他肾上腺素类药同时使用须慎重。②二羟丙茶碱对活动性消化溃疡和未经控制的惊厥性疾病患者禁用。对哮喘急性严重发作的患者不选本品。对高血压或消化道溃疡出血史患者慎用。大剂量可致中枢兴奋，预服镇静药可起防治作用。对妊娠及哺乳期妇女慎用。③茶碱缓释片和氨茶碱对过敏者禁用。对急性心肌梗死、严重心肌炎、活动性消化溃疡、惊厥者禁用。对心律失常、青光眼、充血心力衰竭、肺源性心脏病、高血压、冠心病、严重低血氧症、甲状腺功能亢进者慎用。

3. 对哮喘急性发作宜选短效β$_2$受体激动剂

急性发作的治疗目的在于迅速缓解哮喘症状，解除平滑肌痉挛，解除气流受限和改善低氧血症。短效β$_2$受体激动剂（SABA）通常在数分钟内（沙丁胺醇、特布他林、丙卡特罗、非诺特罗吸入剂起效时间分别为 1～5 分钟、5～15 分钟、5 分钟或 3 分钟）起效，适用于迅速缓解轻、中度哮喘急性症状，也可用于运动性哮喘。短效吸入剂应按需间歇使用，不宜长期、单一使用，也不宜过量应用，否则可引起骨骼肌震颤、低血钾、心律紊乱等不良反应。压力型定量手控气雾剂（pMDI）和干粉吸入装置吸入短效 β_2 受体激动剂不适用于重度哮喘发作，其溶液（如沙丁胺醇、特布他林）经雾化泵吸入适用于轻、重度哮喘发作。β_2 受体激动剂的缓释型及控制型制剂维持平喘作用时间较长，适用于防治反复发作性哮喘和夜间哮喘。

4. 确保 β_2 受体激动剂安全性的办法

① β_2 受体激动剂存在交叉过敏，患者只要对其中一种药品过敏，即不宜使用本类其他药品。②严重哮喘发作者，沙丁胺醇和特布他林雾化给药时最好配合吸氧，因为 β_2 受体激动剂可以增加动脉低氧血症。③按推荐的吸入剂量，沙丁胺醇、特布他林的支气管扩张作用维持时间为 3～5 小时，沙美特罗和福莫特罗为 12 小时。必须向患者说明 β_2 受体激动剂 24 小时内吸入的剂量、次数和最大喷数。要告知患者如果 β_2 受体激动剂达不到通常程度的症状缓解，应及时就医。④ β_2 受体激动剂治疗可引起严重的低钾血症。尤其在危重型哮喘时，由于可能同时应用茶碱及其衍生物、糖皮质激素和利尿剂治疗，以及低氧均可使低钾血症更明显。因此对危重型哮喘应监测血钾浓度。⑤ β_2 受体激动剂可致手震颤、神经紧张、头痛、肌肉痉挛和心悸、心律失常、外周血管扩张和睡眠及行为紊乱，反常支气管痉挛、荨麻疹、血管性水肿、低血压和虚脱。对甲状腺功能亢进症、心血管疾病、心律失常、心电图 Q–T 间期延长和高血压者使用时宜慎重。⑥老年人及对 β 受体兴奋剂敏感者慎用；使用时应从小剂量开始，逐渐加大剂量。

5. 应规范应用气雾剂

气雾剂宜按下列步骤进行：①尽量将痰液咳出，口腔内的食物咽下；②用前将气雾剂轻轻地摇匀，倒转位置拿好；③双唇紧贴近喷嘴，头稍微后倾，缓缓呼气尽量让肺部的气体排尽；④于深呼吸的同时揿压气雾剂阀头，使舌头向下；准确掌握剂量；⑤屏住呼吸10～15秒，后用鼻子呼气；⑥对哮喘者在症状控制后渐停药，一般在应用后4～5天缓慢减量；⑦注意干粉吸入剂的剂量，治疗时剂量应个体化，依据患者或儿童原治疗情况，调整剂量（包括原有治疗、起始剂量、维持剂量和最大剂量）；⑧干粉吸入剂避免受潮。

• 相关链接 •

如何正确地使用都保

目前，有一种药叫做都保，所谓都保就是一种多剂量、微量的粉吸入剂，名称是布地奈德福莫特罗粉吸入剂（商品名为信必可都保吸入），有两种规格：60吸（每吸含布地奈德160μg、福莫特罗4.5μg）、120吸，适用于哮喘者。在给药时不需使用添加剂，当用它吸入时，药粉会被患者的吸气动作带到肺部，所以一定要用力、长时间地吸气。请按下列步骤操作：①旋转松盖，取下装置盖，竖直拿着都保装置，将红色底座向任意方向旋转到底；②在反方向旋转到底听到咔哒声，等于往吸入器中添加了一个剂量的药；③先用力呼气（用力，但不对着嘴），随后含住吸喷嘴用力且深长地吸入（自然地吸气）；④将吸入器离开嘴；⑤如再次吸入按①～③步重复1次；⑥闭嘴静坐至少10秒以上；⑦盖上盖子，用淡盐水或白开水漱口，但不要吞咽。

肺 炎

一、肺炎的概述

肺炎是一种实质性（终末气道、肺泡、肺间质）的炎症，由多种病原体（细菌、真菌、病毒、支原体、衣原体、立克次体、寄生虫等）感染引起；其他如放射、化学药品、免疫、过敏等因素亦可引起肺炎。本节仅讨论感染性肺炎。肺炎属于一种常见病，幼儿及学龄期儿童、老年人、体质虚弱、免疫力减退以及伴有糖尿病、肿瘤、尿毒症者，感染的概率更大，其中，最有风险的是两类人：①2 岁以下的幼儿；②65 岁以上的老年人。发病以冬季和初春为多，与呼吸道病毒流行有一定关系，以男性多见。导致肺炎的病原体较广，按病原可分为细菌性（肺炎链球菌、金黄色葡萄球菌、甲型溶血性链球菌、肺炎克雷伯杆菌、流感嗜血杆菌、大肠埃希菌、铜绿假单胞菌、军团菌、厌氧菌等）、病毒性（腺病毒、呼吸道合胞病毒、流感病毒、麻疹病毒、巨细胞病毒、单纯疱疹病毒）、支原体（肺炎支原体）、真菌性（白色念珠菌、曲菌、隐球菌、放线菌）、其他微生物（立克次体、衣原体、肺吸虫、弓形虫、原虫、卡氏肺囊虫、寄生虫）肺炎。

肺炎按解剖学分类：大叶性肺炎（肺泡性）、小叶性肺炎（支气管性）、间质性肺炎以肺间质为主的炎症，多并发于儿童麻疹或成人慢性支气管炎。

肺炎按获得途径分类：肺炎多为继发性感染，鉴于致病菌所感染环境和途径主要分为医院内获得性、社区获得性肺炎。两种途径的致病病原体略有不同，治疗和转归也不尽类同。其中医院内获得性肺炎（HAP）的常见病原菌为肺炎链球菌、流感嗜血杆菌、厌氧菌等。重症患者或机械通气、昏迷、使用激素等危险因素患者的病原菌可为铜绿假单胞菌、不动杆菌属及耐甲氧西林金黄色葡萄球菌。社区获得性肺炎（CAP）为院外感染，其中肺炎球菌性肺炎是最常见的一种，其病原菌为革兰阳性球菌。以往常作为大叶性肺炎典型，表现为突然起病、寒战、高热、胸痛、咳嗽、吐铁锈色痰，并有肺实变体征。近年来，典型大叶性肺炎已不多见，而以轻型常见，个别亦可出现中毒性休克。

二、临床表现

肺炎的典型症状有发热、咳嗽、咳痰（脓痰、血痰），伴随呼吸困难、呼吸急促；2 岁以下的婴幼儿发病急促，先有呼吸道感染症状，表现为发热、咳嗽、气促、呼吸困难、口唇发绀、有固定的肺部啰音；老年人肺炎的症状极不典型，多无发热、咳痰等典型症状，也有少数人有症状或无症状，首发症状为呼吸急促及呼吸困难，或有意识障碍、嗜睡、脱水、食欲减退等。可出现脉速、呼吸急促，肺部听诊可闻及湿性啰音，或伴有呼吸音减弱及支气管肺泡呼吸音等。

（1）多数患者有精神不佳、食欲减退、烦躁不安、嗜睡、精神萎靡等症状，幼儿可能有神志不清、嗜睡、昏迷或惊厥。

（2）肺炎克雷伯杆菌感染者有砖红色冻胶样痰，葡萄球菌感染伴有脓痰并有血丝，肺炎链球菌感染有铁锈痰，病毒感染有白色痰，支原体感染可能没有痰。

（3）在发热、咳嗽之后，炎症范围大者可有呼吸困难、呼吸急促。

（4）早期是刺激性干咳，晚期是湿咳有痰。

（5）由细菌感染者 C 反应蛋白升高、降钙素原升高；病毒感染者均不升高。

部分肺炎患者伴随水、电解质紊乱（低钾血症、低钠血症）、颅内压升高、胃肠黏膜出血、腹泻、呕吐、尿少，并发心肌炎、心包炎和心力衰竭。

三、治疗手段

1. 治疗原则

治疗原则控制感染为主，改善通气功能（吸氧），对症治疗，防治并发症。①控制感染：尽早进行细菌学培养，根据不同病原体选用敏感抗菌药物，早期、联合、足量、足疗程；用药时间应持续至体温正常后 5～7 天，临床症状消失后 3 天。抗病毒可选用利巴韦林等。②对症治疗、止咳、平喘、纠正水电解质与酸碱平衡紊乱、改善低氧血症。③中毒症状明显或严重喘憋、脑水肿、感染性休克、呼吸衰竭者，可应用糖皮质激素。发生感染性休克、心力衰竭、中毒性肠麻痹、脑水肿等，应及时处理；对脓胸和脓气胸者应及时进行穿刺引流。

2. 化学药治疗

（1）抗感染治疗　肺炎的抗感染治疗按获得途径不同而采用不同的抗菌药物，包括青霉素类、头孢菌素类（包括联合β-内酰胺酶抑制剂复方制剂）、氟喹诺酮类、大环内酯类、糖肽类等抗生素。

肺炎一经诊断，即用抗感染药治疗，有条件者可立即进行痰液培养或病原学检查。有时不必等待培养结果，先行经验治疗或降阶梯治疗。对社区获得性肺炎者，应选用能覆盖肺炎链球菌、流感嗜血杆菌的药物，需要时加用对肺炎支原体、肺炎衣原体、军团菌属等细胞内病原体敏感的药物；对肺部有基础疾病者的病原菌亦可为需氧革兰阴性杆菌、金黄色葡萄球菌等。对社区、医院获得性肺炎者的经验治疗见表 2-4、表 2-5。

表 2-4　社区获得性肺炎的病原治疗

病原类型	宜选药物	可选药物	备注
肺炎链球菌	青霉素、阿莫西林	第一或第二代头孢菌素	
流感嗜血杆菌	氨苄西林、阿莫西林、氨苄西林+舒巴坦、阿莫西林/克拉维酸	第一或第二代头孢菌素氟喹诺酮类	10%～40%的菌株产β-内酰胺酶

续表

病原类型	宜选药物	可选药物	备注
肺炎支原体	罗红霉素、阿奇霉素	氟喹诺酮类、多西环素	
肺炎衣原体	罗红霉素、阿奇霉素	氟喹诺酮类、多西环素	
军团菌属	大环内酯类	氟喹诺酮类	
革兰阴性杆菌	第一或第二代头孢菌素	氟喹诺酮、β-内酰胺类/β-内酰胺酶抑制剂	
金黄色葡萄球菌	苯唑西林、氯唑西林	第一或第二代头孢菌素、克林霉素	
病毒	利巴韦林、金刚烷胺、阿昔洛韦	干扰素、双黄连	

表2-5　医院获得性肺炎的病原治疗

病原类型	宜选药物	可选药物
金黄色葡萄球菌		
甲氧西林敏感	苯唑西林、氯唑西林	第一或第二代头孢菌素、克林霉素
甲氧西林耐药	万古霉素或去甲万古霉素	磷霉素、利福平、复方新诺与万古霉素或去甲万古霉素联合，不宜单用
肠杆菌科细菌	第二或第三代头孢菌素单用或联合氨基糖苷类	氟喹诺酮、β-内酰胺类/β-内酰胺酶抑制剂、碳青霉烯类
铜绿假单胞菌	哌拉西林、头孢他啶、头孢哌酮、环丙沙星等氟喹诺酮类，联合氨基糖苷类	具有抗铜绿假单胞菌作用的β-内酰胺类/β-内酰胺酶抑制剂或碳青霉烯类+氨基糖苷类
不动杆菌属	氨苄西林/舒巴坦、头孢哌酮/舒巴坦	碳青霉烯类、氟喹诺酮类，重症患者可联合使用氨基糖苷类
真菌	氟康唑、两性霉素B	氟胞嘧啶（联合用药）
厌氧菌	克林霉素、氨苄西林/舒巴坦阿莫西林克拉维酸	甲硝唑

（2）对症和支持治疗

①对伴有咳嗽者可给予止咳药，如苯丙哌林、右美沙芬、喷托维林、可待因或复方甘草合剂、强力枇杷露等；对伴有哮喘者可口

服平喘药，如沙丁胺醇、氨茶碱等。

②对烦躁不安、谵妄、失眠者给予催眠药，但严禁应用呼吸抑制剂。

③对失水者可静滴葡萄糖或葡萄糖氯化钠注射液，保持尿比重在 1.020 以下，血清钠保持在 145mmol/L 以下，由于发热使水分及盐类缺失，一般可应用 1/4～1/2 的 0.9%氯化钠注射液加 5%葡萄糖注射液静脉滴注。

④对感染严重伴休克者可给予糖皮质激素，琥珀酸氢化可的松、甲泼尼松龙，但控制时间不宜超过 7 天。儿童给予丙种球蛋白静脉注射。

3. 中成药治疗

肺炎在中医学中属于风温肺热病的范畴，其证型分为 6 型。

（1）风寒闭肺型　感受风寒后出现发热、畏寒、咳嗽、咳痰等症状，痰多为白色，舌苔偏白。治疗以通宣理肺、疏风散寒、止咳化痰为主。可选双黄连口服液、通宣理肺口服液（颗粒）、定喘止咳糖浆、三拗片等。

（2）风热闭肺型　症见发热烦躁、咳黄黏痰、舌红苔黄等，治疗以疏风清热、宣肺止咳为宜。可选双黄连口服液、抗病毒口服液、清咳平喘颗粒、通宣理肺丸、鲜竹沥口服液、蛇胆川贝液、小儿清热利肺口服液、小儿咳喘灵泡腾片（颗粒剂）、小儿肺热咳喘口服液、肺宁颗粒、疏风解毒胶囊等。

（3）痰热闭肺型　以发热咳嗽、喉间痰鸣、呼吸急促、憋喘、鼻翼扇动、痰黄或伴胸闷纳呆常见。治疗可止咳化痰、疏风解毒。可选用肺炎散、金贝痰咳清颗粒、清咳平喘颗粒、贝羚胶囊、橘红丸、止咳橘红颗粒或痰热清注射液。

（4）毒热闭肺型　高热不退、咳嗽喘憋、烦躁口渴。可解毒安神，选择喜炎平注射液、炎琥宁注射液。

（5）阴虚肺热型　干咳少痰、低热、夜间睡眠出汗、面色潮红。

宜养阴清肺、清热止咳，常用养阴清肺口服液（膏、颗粒）、止嗽定喘丸、固本丸、槐杞黄颗粒等。

（6）肺脾气虚型　表现咳嗽无力、面色苍白、易出汗、食欲减退、大便稀薄。宜补肺健脾，常用玉屏风颗粒（滴丸）、童康片等。

四、健康管理

1. 强调综合性治疗措施的重要性。提高人体的免疫功能，尽可能不在雾霾天气时外出，纠正水、电解质和酸碱平衡，补充血容量、血浆或蛋白质（白蛋白与球蛋白），必要时选用提高免疫功能的药物。对发热者可先给予物理降温（冷敷、冰袋），必要时服用对乙酰氨基酚，婴幼儿可用阿苯片。若中毒症状严重，表现为高热持续不退、惊厥、昏迷、休克、呼吸困难者才可服用泼尼松，成人一次 5～10mg，一日 3 次；儿童一日 1～2mg/kg，分 3～4 次服用。

2. 注意生活上养护，肺炎患者应注意休息，尤其是在高热期间宜绝对卧床休息，退热后可根据病情逐渐在下床、户外进行活动或锻炼。患者居所应每日开窗通风，保持室内空气新鲜，但要注意保暖，避免受凉。饮食方面应选择高蛋白、高热量、高维生素、易于消化的食物，鼓励多饮水。

3. 注意锻炼心肺功能，每年冬季来临，及时注射肺炎疫苗（5 年注射 1 次）。

4. 老年肺炎患者易发生水、电解质紊乱及酸中毒，家属应注意补充白开水、梨汁；补充食盐、钾盐和新鲜果蔬，多食用素食为主的碱性蔬菜、水果，使尿液酸度值保持在 6.6 左右。

五、用药指导与药师提示

1. 尽早确立肺炎病原学诊断，获得准确的肺炎病原学诊断，为合理应用抗感染药确立先决条件

①进行常规药物敏感试验。体外药敏试验是临床选用抗菌药物

的重要依据，选用敏感抗菌药物治疗，临床治愈率可达 80%以上。药敏试验方法须标准化，以期各实验室所得结果具有可比性。②尽量选用敏感窄谱抗菌药物。③对一些严重感染及混合感染的肺炎，常采用药物联合疗法，最好进行联合药敏试验，以供临床选择用药时参考。④应掌握各类抗菌药物的抗菌谱和抗菌作用，根据其药效学特点及疾病的严重程度选择用药。对轻、中度肺炎口服给药有效时尽量不用注射给药；严重感染患者一般静滴给药，不宜采用静脉滴注。

2. 实施降阶梯治疗

所谓降阶梯治疗，即在病原微生物和药物敏感试验的结果不明确时，对严重、垂危、高热的感染患者，先行应用抗菌谱广、抗菌活性强、不良反应较小的抗菌药物治疗或联合用药以尽量网罗可能的致病菌，待明确病原体或药物敏感结果后，依据临床效果、病情更换替代治疗药物，更换窄谱药物或转为单药治疗；或由静脉给药（静脉注射或滴注）改为口服给药。

在严重感染的初期阶段一旦决定使用抗菌药物，依据病情程度分级，选择适宜的抗菌药物进行初始经验性治疗，及早应用广谱、强效、耐酶抗生素（降阶梯治疗），如碳青霉烯类、单酰胺环类、糖肽类、β-内酰胺类+β-内酰胺酶抑制剂等，同时做标本的细菌学培养、药物敏感试验，一旦确立细菌，尽快选择有针对性强的抗菌药物。以便：①挽救生命，提高生存率；②降低细菌耐药性；③节约治疗费用和缩短治疗周期。疑有铜绿假单胞菌和/或其他肠道细菌感染，可考虑联合治疗（选择妥布霉素、头孢他啶）。

3. 关注老年人肺炎选药问题

老年社区获得性肺炎的致病菌与青年人不同，主要是肺炎链球菌（推荐选择第二代头孢菌素）、金黄色葡萄球菌（氟喹诺酮类、青霉素），其次为军团菌（阿奇霉素、罗红霉素）、克雷伯杆菌（红霉素类、氟喹诺酮类或安曲南）和嗜血流感杆菌（替卡西林克拉维酸钾）。老年医院获得性肺炎的致病菌，50%～60%为兼性厌氧菌和需氧革兰阴性菌，25%～35%是厌氧菌、金黄色葡萄球菌（氟喹诺酮类）或肺炎链球菌（氟喹诺酮类、青霉素）、大肠埃希菌（替卡西林克拉维酸钾、阿莫西林克拉维酸钾）。家庭获得性肺炎的致病菌主要是革兰阴性菌和肺炎链球菌。尽管如此，仍有 35%～58%老年性肺炎的致病菌不能明确。基于上述发现，临床多采取抗菌药的经验治疗。

老年患者宜掌握下列原则：①选用杀菌剂（氟喹诺酮类），并严密观察可能发生的不良反应。②避免使用肾毒性大的药品如氨基糖苷类、万古霉素、多黏菌素等。必须应用时需定期检查尿常规和肾功能，以调整给药剂量和间隔。③老年人肝、肾等重要器官清除功能减退，药物易积蓄，剂量宜采用低治疗量，避免大剂量青霉素静脉滴注。④注意心脏功能及水和电解质平衡等全身状况。

4. 长期应用头孢菌素类者需要补充维生素 K、B 族维生素

部分头孢菌素可在肝脏微粒体中，与维生素 K 竞争性结合谷氨酸 - γ 羟化酶，抑制肠道正常菌群，减少维生素 K 的合成，导致维生素 K 依赖性凝血因子合成障碍而减少。同时减弱凝血功能（低凝血酶原血症）而致出血。其发生凝血障碍与用量、疗程密切相关。具体药品包括：头孢孟多酯、头孢唑林、头孢特仑匹酯、头孢泊肟匹酯、头孢曲松、头孢哌酮、头孢甲肟、头孢布烯、头孢唑肟、头孢克肟、头孢美唑、头孢米诺、拉氧头孢、美罗培南等均可发生上述反应。为预防凝血机制异常，应用中必须注意：①临床应用时尤其围术期预防性应用时，应注意监测血象、凝血功能及出血；②长期应用（10 天以上），宜及时补充维生素 K、复合维生素 B；③不宜与抗凝血药联合应用；④注意监控剂量和疗程。

5. 监测抗菌药物的安全性

①注射青霉素类药前，必须选用 250～500U/ml 浓度的青霉素溶液皮下注射 0.05～0.1ml，做所有青霉素类药的皮肤敏感试验。②应

用头孢菌素类前应仔细询问患者有无对青霉素类、头孢菌素类药过敏史，对头孢菌素过敏者及有青霉素过敏性休克或即刻反应史者禁用。建议对应用其他头孢菌素类药宜权衡利弊，尽可能创立条件进行皮肤敏感试验。③对头孢菌素过敏者禁用头孢克肟和头孢西丁；对β-内酰胺类抗菌药物曾发生过敏性休克者禁用氨曲南；对青霉素、头孢菌素发生严重过敏反应或休克者禁用亚胺培南-西司他丁。④使用头孢菌素类药头孢孟多、头孢替安、头孢尼西、头孢哌酮、头孢甲肟、头孢匹胺等时，应告知患者用药期间或之后5～7天内禁酒、服用含有乙醇食物以及外用乙醇，以免发生"双硫仑样"反应。⑤如应用氨基糖苷类抗菌药物，老年患者的肾功能有一定程度生理性减退，即使肾功能测定值在正常范围内仍应采用较小治疗量。⑥静脉滴注万古霉素、去甲万古霉素时，滴速过快可致由组胺引起的非免疫性与剂量相关反应（红人综合征），突击性大量注射不当，可致严重低血压。因此，滴速控制宜慢，每1g药品至少加入200ml（5mg/ml）溶剂，滴注时间控制在 2 小时以上。⑦对老年人应用氟喹诺酮类药须注意监测血糖，氟喹诺酮类药可引起血糖紊乱，尤其正在使用胰岛素和胰岛素类似物或降糖药治疗者更易引起严重的低血糖反应，包括加替沙星、左氧氟沙星、洛美沙星、环丙沙星、莫西沙星和依诺沙星。

相关链接

一定要清晰抗菌药物的浓度和时间类型与适宜的给药时间

近年来，药学家依据几个抗菌药物依据药效学（PD）和药动学（PK）指标，包括最小抑菌浓度（MIC）、抗生素后效应（PAE）、药－时曲线下面积（AUC）、血浆峰浓度（C_{max}）、血浆半衰期（$t_{1/2}$）

和作用时间（T）。现把我国目前临床常用的221种抗菌药物分为三种类型。

（1）浓度依赖型 ①抗菌活性与浓度（尤其是血浆峰浓度）密切相关，浓度越高抗菌活性越强，与细菌接触时间长与短关系不密切；与持续、恒定的药液浓度无关。②具有与细菌的首剂接触作用（FEE），每天第一次接触活性强大。③药品有较长的抗生素后效应（PAE），即抗菌药物血浆浓度降至最小抑菌浓度以下或已消失后，对细菌的抑制作用依然维持一段时间的效应；静止期细菌更易被人体白细胞所吞噬。④提高血浆峰浓度可提高疗效，有效率可达90%。⑤每日1次给药在肾皮质蓄积相对于分次给药较小（肾皮质对氨基糖苷类摄取具有可饱和性，药物峰浓度较高时，肾皮质的摄取并无明显增加），给药次数少，摄取药物的百分比相对较低。

常用药物有氨基糖苷类、氟喹诺酮类、大环内酯抗生素（阿奇霉素、克拉霉素、泰利霉素）、两性霉素B、甲硝唑、替硝唑等。PD/PK参数要求：AUC_{24}/MIC 或 C_{max}/MIC。给药原则是集中日剂量1次给药，利于峰浓度/最小抑制菌浓度>8～12倍。

（2）时间依赖型 ①血浆半衰期较短（4小时内）；②抗菌活性与药液浓度接触细菌时间密切相关，时间越长活性越大；③与血浆峰浓度关系较小，仅高于MIC的40%即可；④杀菌率在低倍MIC时已趋饱和（4～5个），在此浓度上杀菌活性（强度、速度）并非增加；⑤几无PAE和首剂接触作用；⑥对繁殖期细菌作用明显，对静止期细菌影响小。此外，在高渗环境中，细菌胞壁损伤但仍继续生存，无致病力，停药后可迅速修补与合成胞壁，恢复致病力。

药物包括青霉素类、短效和无PAE的头孢菌素（血浆半衰期≤4小时的头孢氨苄、头孢唑林、头孢拉定、头孢羟氨苄、头孢替安、头孢呋辛、头孢克洛、头孢尼西、头孢噻肟、头孢哌酮、头孢地尼、头孢唑肟、头孢甲肟、头孢他啶、头孢布烯、头孢地秦）、氨曲南、碳青霉烯类、短效大环内酯类（红霉素、交沙霉素）、四环素类、万古霉素、磷霉素、氟胞嘧啶。给药原则是低剂量多次或持续静滴，一日多次（2~4 次），保持持续接触和打击细菌时间；或制成缓释制剂。

（3）时间依赖型且持续较长型　①具有时间依赖性抗生素的基本性质。②有较长的 PAE 或血浆半衰期。③给药时间间隔可延长，既增加给药剂量，同时延长药物接触时间，允许血浆药物浓度有一定波动。包括链阳霉素、第四代头孢菌素类、糖肽类（万古霉素、替考拉宁）、唑酮类（利奈唑烷）、林可霉素、克林霉素、大环内酯抗生素（罗红霉素）、氟康唑。给药原则可参考上述两型权衡，减少一日给药次数，一般一日给药 2 次。

临床应结合药物分型、血浆半衰期、PAE、MIC、AUC、FEE 等权衡决定每个药的给药方案，切勿千药应用一个方案。

3 第三章
消化系统疾病

消化不良

一、消化不良的概述

消化不良是胃部不适的总称，可发生于任何年龄和性别，每个患者的主诉都有不同的内涵。导致消化不良的原因很多，主要有：①慢性持续性的消化不良主要有慢性胃炎（萎缩性胃炎）、胃十二指肠溃疡、慢性十二指肠炎、慢性胆囊炎、慢性胰腺炎等；②偶然的消化不良可能与进食过饱、进食油腻食物、饮酒过量有关；③服药影响食欲，如阿司匹林、红霉素、林可霉素、苯丙胺、哌醋甲酯等；④精神因素（上感与流感、疼痛、抑郁、失眠、心情不佳时）也能影响消化功能；⑤胃肠动力不足，老年人由于年龄增大而胃肠动力降低，食物在胃内停留时间过长，胃内容物排空的速度缓慢，也会发生功能性消化不良；⑥全身性疾病在胃肠方面的表现，如感染、月经期、儿童缺乏锌元素、发热、食物中毒、尿毒症、贫血、甲状腺功能减低、恶性肿瘤（尤其在进行化疗、放疗）及慢性肝炎等消耗性疾病。

二、临床表现

（1）进食或食后有腹部不适、腹胀、嗳气、上腹部或胸部钝痛或烧灼样痛、恶心，并常常伴有舌苔厚腻及上腹深压痛。

（2）进食、运动或平卧后上腹正中有烧灼感或反酸，并可延伸直至咽喉部。

（3）食欲减退，对油腻食品尤为反感。

（4）经常感觉饱胀或有胃肠胀气感，打嗝、排气增多，有时可出现轻度腹泻。

三、治疗手段

1. 治疗原则

促进消化液的分泌，或促进胃肠动力，增强食欲，帮助淀粉、脂肪、蛋白质的消化和吸收。助消化药的活性成分和制剂有干酵母（酵母片）、乳酶生（表飞明）、胰酶（或多酶片）、胃蛋白酶、复合消化酶胶囊、龙胆碳酸氢钠、地衣芽孢活杆菌胶囊、复合乳酸菌胶囊、口服双歧杆菌胶囊、双歧三联杆菌胶囊；促胃肠动力药有多潘立酮、甲氧氯普胺。

2. 化学药治疗

（1）对食欲减退者，可服用增加食欲药，如口服维生素 B_1、维生素 B_6，一次 10mg，一日 3 次；或口服干酵母片，一次 0.5～2g，一日 3～4 次。

（2）对胰腺外分泌功能不足或由于胃肠、肝胆疾病引起的消化酶不足者，可选用胰酶片，成人一次 0.3～1g，5 岁以上儿童一次 0.3g，一日 3 次，餐前或进餐时服用。多酶片每片含淀粉酶 0.12g、胃蛋白酶 0.04g、胰酶 0.12g，用于消化不良和增进食欲，口服成人一次 1～2 片，一日 3 次，儿童酌减。

（3）对偶然性消化不良或进食蛋白食物过多者，可选乳酶生、胃蛋白酶合剂。乳酶生一次 0.3～1g，一日 3 次；胃蛋白酶一次 0.2～0.4g，一日 3 次，餐前服用，同服稀盐酸一次 0.5～2ml。

（4）对胃排空延缓、反流性胃炎和食管炎，糖尿病性胃轻瘫、中度功能性消化不良或餐后伴有上腹痛、上腹胀、嗳气、烧心、恶心、呕吐、早饱症状者，可选用促胃肠动力药。其增加胃肠平滑肌张力及蠕动，增加胃排空速率，消化和推进食物，促进食物残渣及胃肠道气体的排出，对暴饮暴食或老年人因胃肠功能障碍引起的恶心、呕吐有效。选服多潘立酮片（吗丁啉），成人一次 10～20mg，儿童一次 0.3mg/kg，一日 3 次，于餐前 0.5～1 小时服用。

（5）对由于精神因素者，应予以解释和安慰，必要时口服地西泮，一次 2.5～5mg。

（6）对功能性消化不良伴随胃灼热、嗳气、恶心、呕吐、早饱、上腹胀者，可选用莫沙必利、依托必利，其通过兴奋胃肠道胆碱能中间神经元及肌间神经丛的 5-羟色胺 4（5-HT$_4$）受体，促进乙酰胆碱的释放，增强胃肠道运动，改善功能性消化不良症状。剂量分别为一次 5mg 或 50mg，一日 3 次，餐前服用。

（7）对因胆汁分泌不足或消化酶缺乏消化不良而引起的症状，可服用复方阿嗪米特肠溶片（每片含阿嗪米特 75mg、胰酶 100mg、纤维素酶 10mg、二甲硅油 50mg），一次 1～2 片，一日 3 次，餐后服用。

（8）对胃肠动力障碍型消化不良，可选择促胃肠动力药，促进胃小肠蠕动和排空，提高食物的通过率，如甲氧氯普胺（胃复安），一次 5～10mg，一日 3 次，餐前 30 分钟服用；或伊托必利（瑞复啉），一次 50mg，一日 3 次，餐前 30 分钟服用。

对由于慢性胃炎、胃溃疡、十二指肠炎等导致的消化不良，可口服抗酸药和胃黏膜保护药；对伴有腹部疼痛、发热、尿色深等症状可能意味着患有慢性胆囊炎、胃溃疡或肝炎，应及时去医院就医。

3. 中成药治疗

中成药分为消食导滞剂、消痞化积剂两大类。

（1）消食导滞剂 因暴饮暴食，或小儿乳食不知自己节制，致使脾胃受损，运化功能失调，造成食停胃脘，蓄积不化。症状可见不思饮食，胸脘痞闷，嗳气吞酸，腹痛腹泻等。常用化食中成药如神曲茶、加味保和丸、大山楂丸。因食滞日久兼有脾虚，苔腻微黄，脉象虚弱，治疗宜消补兼施，健脾养胃，佐以导滞，如香砂养胃丸、香砂枳术丸、香砂平胃颗粒。

（2）消痞化积剂 因饮食不节，积滞内停，阻塞胃肠气机，则生湿热，大肠传导不利，寒热痰食与气血相结。症状可见胸脘痞闷，两胁胀痛，腹中结块，体倦食少等，可选服木香顺气丸、养胃舒胶囊、六味安消散（胶囊）等。对慢性胃炎、胃溃疡、十二指肠炎伴有腹痛可口服气滞胃痛冲剂、胃舒冲剂；对功能性消化不良，痛秘型肠易激综合征（腹痛、便秘、腹胀、腹泻）者，可服六味安消胶囊。

四、健康管理

1. 合理饮食。养成良好的生活习惯，不暴饮暴食，饮食均衡，食量适宜，无论饭菜、点心、水果，均要适量。同时避免进食不易消化的食物、有刺激性的辛辣食物、生冷食物及饮用各种易产气体的饮料；戒除烟酒。

2. 注意保暖及卫生，注意腹部保暖，免受寒冷刺激，注意卫生，养成餐前洗手习惯，注意食物清洁新鲜，尽量减少消化道感染。

3. 生活要有规律，定时入睡，做好自我心理调理，消除思想顾虑，注意控制情绪，心胸开阔。

五、用药指导与药师提示

1. 助消化药中多为酶或活菌制剂，宜用新鲜制品

助消化药大多性质不稳定，不易耐热或易于吸湿，放置日久效

价可下降，故宜应用新鲜制品，并置于冷暗处贮存，超过有效期后不得再用。宜餐前 30 分钟服用，送服时不宜用热水（50℃以上）。

2. 权衡微生态制剂与抗生素的协同和拮抗的相互作用

合理、适宜联合应用抗生素和微生态制剂具有协同作用，处于肠道正常菌群紊乱严重或致病菌危害较为严重时，可先应用抗生素以清理肠道，后用微生态制剂调整胃肠道菌群。但两者也有相杀作用，有关微生态制剂与抗生素联合应用的不良相互作用不能一概而论，须考虑两者之间的微生态菌株对抗生素的敏感性，抗生素在肠道吸收率、抗菌谱的宽窄及服用时间间隔的差异。地衣芽孢杆菌制剂对三代头孢菌素、庆大霉素、氧哌嗪青霉素等药物不敏感，对环丙沙星、亚胺培南西司他丁等高度敏感，故服用时应停用此类抗菌药物；双歧三联活菌制剂对头孢菌素、庆大霉素、环丙沙星、亚胺培南西司他丁等高度敏感，服用时应停用此类抗菌药物。但死菌制剂和地衣芽孢杆菌、酪酸菌可与抗菌药物联合应用；乳酸菌素、复方乳酸菌胶囊、嗜酸乳酸菌胶囊须与抗生素联合应用。药师也应该权衡下列措施：①从治疗腹泻的效果上，应先服用病原菌敏感抗生素或在肠道不易吸收（庆大霉素、卡那霉素、新霉素、制霉菌素）的抗生素以杀灭致病菌株，再及时调节菌群；②尽量选择窄谱抗生素、避免大剂量、长疗程；③两类药服用间隔时间至少 2 小时。另吸附剂（活性炭、鞣酸蛋白）可吸附药物，降低疗效，如必须联合应用时应至少间隔 2～3 小时。

3. 酸和碱均可降低助消化药的效价，服用时禁用酸碱性较强的药物和食物

胃蛋白酶在中性、碱性及强酸性环境中，消化力减弱，在弱酸性环境（pH 1.5～2.5）中，消化力最强。

4. 干酵母和乳酶生的不良反应较少，但不可过量

干酵母和乳酶生服用若过量可能发生腹泻；胰酶所致的不良反应偶见腹泻、便秘、恶心及皮疹，其在酸性条件下易被破坏，故须用肠溶衣片，口服时不可嚼碎，应整片吞下。

5. 胰酶服用禁忌

胰酶对急性胰腺炎早期患者禁用，对蛋白质及其制剂过敏者禁用；其在酸性环境中活力减弱，忌与稀盐酸等酸性药同服。与阿卡波糖、吡格列酮合用，可降低降糖药的药效；与等量碳酸氢钠同服，可增强疗效；与西咪替丁合用，由于后者抑制胃酸的分泌，增加胃肠的 pH 值，防止胰酶失活，增强疗效。

6. 多潘立酮服用禁忌

多潘立酮对乳腺癌、嗜铬细胞瘤、机械性肠梗阻、胃肠出血者禁用；对心律失常、接受化疗的肿瘤者、儿童、妊娠期妇女慎用；同时在服用期间排便次数可能增加。伊托必利对有胃肠道出血、穿孔及刺激胃肠道可能引起危险的疾病者禁用，对儿童不宜服用，且用药后 2 周症状不能得到改善，应即停药。

相关链接

小儿厌食症宜吃哪些中成药

厌食症十分常见，尤其是 1～6 岁的婴幼儿或学龄前儿童。所谓厌食就是在较长时期内孩子食欲减退或消失的情况，为此，家长们常常心急如火。

（1）胃肠积滞型　婴儿可选服小儿增食丸，1 岁以内婴儿一次半丸，1～3 岁幼儿，一次 1 丸，一日 2～3 次。3 岁以上的儿童可选小儿化食丸，一次 1～2 丸，一日 2 次，温开水送服。如儿童是由进食肉食过多引起的厌食，可服大山楂丸，一次 0.5～1 丸，一日 2 次，用温开水送服；或服用健胃消食片、保和丸。

（2）脾胃虚弱型　治疗以理脾健胃化食为主，可选小儿香橘丸，一次 1 丸，一日 2 次，温开水送服（1 岁以下婴儿酌减）。如孩子除有明显的厌食外，还有腹痛、腹胀，或大便不成形，治疗应以健脾和胃化滞为主。可选小儿健脾丸，一次1丸，一日2次，温开水送服（1岁以下婴儿酌减）。如厌食是由进食过多的冷饮或瓜果，或夏天着凉、刺激引起的，治疗应以温化脾胃为主，可选和中理脾丸，一次0.5～1丸，一日1～2次，温开水送服（3岁以下幼儿酌减）。

（3）先天不足型　治疗应以补益元气为主，可选参苓白术丸，一次1袋，一日2次，温开水送服（3岁以下幼儿酌减）。1岁以下的婴儿可用大枣3～5个煎汤用红糖水送服。或采用推拿按摩治小儿厌食，摩腹5分钟，捏脊5遍，一日1次，连续3～5天为1个疗程，可有效改善小儿厌食症状。

腹　泻

一、腹泻的概述

人体每天的粪便量为250～300g，粪便在直肠停留的时间可因人而异，由6～48小时不等，每日排便1～2次。排便在一日内超过3次，或粪便中脂肪成分增多，或带有未消化的食物、脓血者称为腹泻。腹泻的病因复杂，按病因分为8种类型：①感染性腹泻：多由细菌（沙门菌属、副溶血弧菌、金黄色葡萄球菌、大肠埃希菌、痢疾杆菌）、真菌（肠念珠菌）、病毒（轮状病毒、柯萨奇病毒）、寄生虫（阿米巴、血吸虫、梨鞭毛虫）感染或集体食物中毒而造成；②炎症性肠病：由直肠或结肠溃疡、肿瘤或炎症引起；③消化性腹泻：由消化不良、吸收不良或暴饮暴食而起；④激惹性或旅行者腹泻：常由外界的各种刺激所致，如受寒、水土不服，过食海鲜、油腻或辛辣食物刺激等；⑤菌群失调性腹泻或抗生素相关性腹泻：由于肠道正常细菌的生长和数量或比例失去平衡所致，一般多因长期口服广谱抗生素、糖皮质激素而诱发；⑥功能性腹泻：由精神因素引起的，如紧张、激动、惊吓或结肠过敏等引起；⑦抗生素相关性腹泻：由于长期、大量滥用广谱、强效抗生素所致，导致菌群失调；⑧药物性腹泻：长期应用抗酸药（质子泵抑制剂）、抗肿瘤药、抗凝血药、抗结核药、抗抑郁药、免疫抑制剂、促子宫收缩药等均可引起药物性腹泻。

二、临床表现

腹泻分为急、慢性两种类型。急性腹泻多见于肠道感染、食物中毒、出血性坏死性肠炎、急性局限性肠炎、肠型紫癜等，可明显分为两大亚型：痢疾样腹泻或水泻，其亚型取决于致病因子的性质。痢疾样腹泻可有黏膜破坏，频频排出有脓血性粪便，并伴腹痛、里急后重；而水泻不含红细胞、脓细胞，不伴腹痛和里急后重。慢性腹泻起病缓慢，见于阿米巴痢疾、结核、血吸虫病、肿瘤等；集体食堂就餐人员成批发病且症状相同为食物中毒、流行性腹泻或传染病的流行。小肠炎性腹泻，腹泻后腹痛多不缓解；结肠炎性腹泻于腹泻后腹痛多可缓解。

在粪便的性状上各种腹泻也表现不尽相同：粪便呈稀薄水样且量多，为小肠性腹泻；脓血便或黏液便见于菌痢；暗红色果酱样便见于阿米巴痢疾；血水或洗肉水样便见于嗜盐菌性食物中毒和急性出血坏死性肠炎；黄水样便见于沙门菌属或金黄色葡萄球菌性食物中毒；米泔水样便见于霍乱或副霍乱；脂肪泻和白陶土色便见于肠道阻塞、吸收不良综合征；黄绿色混有奶瓣便见于儿童消化不良。而激惹性腹泻时多为水便、伴有粪便的颗粒，下泻急促，同时腹部有肠鸣音、腹痛剧烈。

夏季的雨水很多，尤其是在洪涝发生后，雨水可能造成水源的污染，引起肠道感染性疾病的爆发流行；夏季又是苍蝇、蟑螂等昆虫活跃的季节，常常成为肠道传染病的传播媒介；夏天天气热，蔬菜水果非常多，细菌也非常喜欢在潮湿温暖的蔬菜水果表面上滋生。在炎热的夏季，人们也爱吃凉拌菜，拍黄瓜、糖拌西红柿、过水凉面，如没有清洗干净，也易给细菌入侵带来机遇。细菌也爱吃甜食，大肠埃希菌在 1 小时内能吃掉比自己重 2000 倍的糖。一旦甜食、冷饮受到污染，就都成了细菌的培养基，细菌简直是找到了繁殖后代的天堂，1 个大肠埃希菌在一天内可以繁殖 72 代子孙，一个变为 2 个，2 个变为 4 个，成倍的繁殖，一个细菌在一天里可繁殖数万个细菌。

另外，夏季人们都喜欢冲凉、饮水，大量的水分会冲淡胃酸，失去杀菌的屏障，胃酸稀释了使之杀菌的功能降低，抗病的能力也随之消失。因此，这样多的原因造成了夏季易发生肠道传染病，使腹泻增多。

三、治疗手段

1. 治疗原则

通过抑制结肠蠕动或减轻结肠黏膜刺激，收敛和保护肠黏膜免受刺激，或调节肠道的菌群平衡，达到减少排便次数而止泻。止泻药其活性成分和制剂有：药用炭、鞣酸蛋白、盐酸小檗碱（黄连素）、口服补液盐、乳酸菌素、双歧三联活菌制剂、地衣芽孢杆菌活菌制剂、复方嗜酸乳杆菌片、复合乳酸菌胶囊、口服双歧杆菌活菌制剂、双歧杆菌四联活菌片等。

2. 化学药治疗

（1）感染性腹泻　对痢疾、大肠埃希菌感染的轻度急性腹泻应首选小檗碱（黄连素），口服成人一次 0.1～0.4g，儿童 1 岁以下一次 0.05g，1～3 岁一次 0.05～0.1g，4～6 岁一次 0.1～0.15g，7～9 岁一次 0.15～0.2g，10～12 岁一次 0.2～0.25g，12 岁以上一次 0.3g，一日 3 次。或口服药用炭或鞣酸蛋白，前者吸附肠道内气体、细菌和毒素；后者可减轻炎症，保护肠道黏膜。药用炭成人一次 1～3g，儿童一次 0.3～0.6g，一日 3 次，餐前服用；鞣酸蛋白一次 1～2g，一日 3 次；1 岁以下儿童一次 0.125～0.2g，2～7 岁一次 0.2～0.5g，一日 3 次，空腹服用。对严重的感染性腹泻：对细菌感染的急性腹泻应选服庆大霉素、左氧氟沙星、氧氟沙星、环丙沙星或口服头孢呋辛酯，3 个月至 12 岁儿童剂量为一日 20mg/kg，分 2 次服用；头孢泊肟酯 3 个月至 12 岁儿童剂量为一次 5mg/kg，一日 2 次；头孢呋肟酯（新菌灵）3 个月至 12 岁儿童剂量为一次 5mg/kg，一日 2 次。病毒性腹泻（轮状病毒所致的秋季腹泻）：此时应用抗生素基本无效，可选用抗病毒药口服或静脉滴注，如利巴韦林（病毒唑）、阿糖胞苷、金刚烷胺、阿昔洛韦等，及时补充液体和电解质，并提前口服轮状病毒疫苗。

（2）消化性腹泻　因胰腺功能不全引起的消化不良性腹泻，应服用胰酶；对摄食脂肪过多者可服用胰酶和碳酸氢钠；对摄食蛋白质而致消化不良者宜服胃蛋白酶；对同时伴腹胀者可选用乳酶生或二甲硅油。

（3）激惹性腹泻　因化学刺激引起的腹泻，可供选用的有蒙脱石（思密达），可覆盖消化道，与黏膜蛋白结合后增强黏液屏障，防止胃酸、病毒、细菌、毒素对消化道黏膜的侵害，口服成人一次 1 袋，一日 3 次；1 岁以下儿童一日 1 袋（3g），分 2 次给予，1～2 岁儿童一次 1 袋，一日 1～2 次，2 岁以上儿童一次 1 袋，一日 2～3 次。对激惹性腹泻，应注意腹部保暖，控制饮食（少食生冷、油腻、辛辣食物），同时口服乳酶生或微生态制剂。也可选服硝苯地平，一日 10～20mg，含服，一日 2 次，其可促进肠道吸收水分，抑制胃肠运动和收缩。

（4）肠道菌群失调性腹泻　可补充微生态制剂，正常人体肠道内有 400～600 种菌群共同生长，相互依赖和制约。许多有益的细菌

（益生菌）可制约致病菌的生长繁殖，减少肠内毒素的生成，维持肠道正常菌群的平衡；同时也促进人体对营养物质的吸收。例如双歧杆菌通过与肠黏膜上皮细胞作用而结合，与其他厌氧菌一起占据肠黏膜表面，形成一道生物屏障，阻止致病菌的侵入；复方嗜酸乳杆菌片（乳杆菌）含嗜酸乳杆菌，在肠内可抑制腐败菌的生长，防止肠内蛋白质的发酵，减少腹胀和止泻。双歧三联活菌胶囊（培菲康）含有双歧杆菌、乳酸杆菌和肠球菌。在肠内补充正常的生理细菌，维持肠道正常菌群的平衡，达到止泻的目的。

（5）对腹痛较重者或反复呕吐腹泻　腹痛剧烈时可服山莨菪碱片，一次 5mg，一日 3 次；或口服颠茄浸膏片，一次 8~16mg。

（6）由各种原因所致的急慢性腹泻　抗动力药可缓解急性腹泻症状，首选洛哌丁胺（易蒙停），其抑制肠蠕动，延长肠内容物的滞留时间，抑制大便失禁和便急，减少排便次数，增加大便的稠度。初始量成人一次 2~4mg，儿童 2mg，以后一次腹泻后 2mg，一日总量 16mg；用于慢性腹泻，初始一次 4mg，儿童 2mg，以后依据症状调节剂量，一日 2~12mg。或地芬诺酯，成人一次 2.5~5mg，一日 2~4 次；2~5 岁儿童一次 2mg，一日 3 次；5~8 岁儿童一次 2mg，一日 4 次；8~12 岁儿童一次 2mg，一日 5 次。

（7）抗生素相关性腹泻　治疗一般以万古霉素口服给药，一次 325~500mg，一日 4 次，连续 7~14 天。万古霉素在肠道不吸收，在局部形成高浓度，尤其适宜对耐甲硝唑或治疗失败病例的治疗。控制腹泻可口服地芬诺酯、微生态活菌制剂，但一般不宜与抗生素、抗菌药物、小檗碱（黄连素）、活性炭、鞣酸蛋白、铋剂、氢氧化铝同服，以免杀灭菌株或减弱药效，可间隔时间约 2 小时再用。对反复腹泻复发者，使用甲硝唑+万古霉素+布拉酵母菌，或万古霉素+考来烯胺，或万古霉素+利福平。优先控制感染，再用微生态制剂调节肠道菌群失调。

3. 中成药治疗

中医学认为腹泻可分为食滞胃肠型、脾肾亏损型、胃肠湿热型腹泻。

（1）食滞胃肠型　患者腹部胀痛、大便臭似败卵，腹泻后可稍减轻，不思饮食、嗳气、呕吐酸水。可选用加味保和丸、克泻胶囊、胃立康片、资生丸。

（2）脾肾亏损型　症见大便稀薄，夹带有不消化的食物，稍吃油腻食物就使大便次数增多，疲乏无力。可选服人参健脾丸、补中益气丸、固本益肠片。

（3）胃肠湿热型　多数患者在腹痛时就要泻，大便急迫、便色黄褐、味臭、肛门有烧灼感，同时伴随发热。可用葛根芩连片、香连片、温中止泻丸、黄连片。

四、健康管理

1. 注意饮食卫生，不吃不清洁食物，少食生冷、刺激性食物，冬季注意腹部保暖，对体弱者或婴幼儿加强护理，对轻型腹泻应及时治疗，以免拖延成为重型腹泻。

2. 避免交叉感染，感染性腹泻易引起流行，对新生儿、托幼机构及医院应注意消毒隔离，发现腹泻患儿和带菌者要隔离治疗，粪便应做消毒处理。

3. 合理应用抗生素，避免长期滥用广谱、强效或联合 β - 内酰胺酶抑制剂的抗生素，规避肠道菌群失调。

五、用药指导与药师提示

1. 由于胃肠液中钾离子浓度较高，腹泻常可致钾离子的过量丢失，低血钾可影响到心脏功能，故需特别注意补充钾盐（氯化钾、枸橼酸钾）或大量饮用鲜橘汁。

2. 对消化和吸收不良综合征，因胰腺功能不全引起的消化不良性腹泻患者，应用胰酶替代疗法。

3. 长期或剧烈腹泻时要大量饮水和补盐。当人体因腹泻或疾病、创伤、感染时，由于处于病态，体内的水、电解质和酸碱度容易失去平衡，若这种失衡超过了人体的代偿能力，将使水、盐的代谢发生紊乱，常见的为脱水症和钠、钾代谢的紊乱（低钠血症、低钾血症），严重者可危及生命。正常状态下的成年人，在适宜的气候下，每天的需水量为 30～50ml/kg 才能将尿量保持在生理范围内。因此，在针对腹泻病因治疗的同时，还应及时补充水和电解质，以纠正不平衡状态。口服补液盐，每袋加 500～1000ml 凉开水溶解，以 50ml/kg 于 4～6 小时内服完。

儿童可选服补液盐 3 号（1 袋含 5.125g），与 2 号相比，减少了钠和葡萄糖的含量，从而降低了渗透压，更适合婴幼儿预防脱水和轻、中度没有循环衰竭的脱水的液体补充，每袋溶水 250ml，对轻度脱水儿童一次 30～50ml，中度脱水儿童 50～100ml，预防脱水 10～40ml，于 4～6 小时内服完或每腹泻一次，补液一次。

4. 腹泻时由于大量排出水分，可使全身血容量下降，血液黏稠度增加和流动缓慢，使脑血液循环恶化，诱发脑动脉闭塞、脑血流量减少、脑梗死，也应给予关注。

5. 盐酸小檗碱（黄连素）不宜与鞣酸蛋白合用。鞣酸蛋白大量服用可能会引起便秘，也不宜与铁剂同服。

6. 微生态制剂主要用于肠道菌群失调引起的腹泻，或由寒冷和各种刺激所致的激惹性腹泻。但对由细菌或病毒引起的感染性腹泻早期不用，此时应用无效；在应用抗感染药和抗病毒药后期，可辅助给予，以帮助恢复菌群的平衡。微生态制剂多为活菌制剂中的活菌制剂（乳酸菌素、复方乳酸菌胶囊、嗜酸乳酸菌胶囊），不宜与抗生素、药用炭、小檗碱（黄连素）和鞣酸蛋白同时应用，以避免效价的降低。如需合用，至少也应间隔 2 小时。但死菌制剂和地衣芽孢杆菌、酪酸菌可与抗菌药物联合应用。

7. 蒙脱石（思密达）在治疗急性腹泻时首剂加倍，服用时间最好是空腹，用极少量水调和，服用后使之在胃肠道与黏膜糖蛋白形成一层药物蛋白膜，更好地发挥保护、收敛、屏障等作用。如与微生态制剂联合必须注意服用间隔时间，活菌制剂宜在服用蒙脱石前1小时服用。

8. 药用炭可影响儿童的营养吸收，3岁以下儿童如患长期的腹泻或腹胀禁用；另外也不宜与维生素、抗生素、生物碱、乳酶生及各种消化酶同时服用，因能吸附上述药物，影响它们的疗效。严重腹泻时应禁食。

9. 洛哌丁胺不能作为有发热、便血的细菌性痢疾的治疗药。对急性腹泻者在服用本品48小时后症状无改善，应及时停用。肝功能障碍者、妊娠期妇女慎用，哺乳期妇女尽量避免使用，2岁以下儿童不宜使用。

✈ 相关链接 ●

"秋季腹泻"是怎么回事

"秋季腹泻"又叫婴幼儿腹泻，是一种急性胃肠道功能紊乱，以腹泻、呕吐为主的综合征，伴随发热、咳嗽、感冒、恶心、腹痛，由多种病因所致。夏、秋季发病率最高（9～11月），尤其是夏末转入初秋，或添加碳水化合物（米粉、稀粥）的初期，其中急性腹泻多发生在2岁以下儿童，50%为1岁的幼儿。婴幼儿腹泻病因有：①激惹性刺激，如寒冷、水土不服、油腻食物刺激等所致。②病原微生物感染，如细菌、病毒、真菌、衣原体、寄生虫等，其中以前两者居多。细菌有大肠埃希菌、空肠弯曲杆菌、耶尔森菌、鼠伤寒杆菌、变形杆菌等；病毒有人类轮状病毒、诺沃克病毒、埃克病毒、柯萨奇病毒、腺病毒等。③肠消化功能紊乱，或饮食不当。

"秋季腹泻"的治疗包括：①饮食疗法：轻症者减少奶量代以米汤、糖盐水；重症患儿应禁食 8~24 小时，并静脉补液。②液体疗法：口服补液盐，2 号盐每袋加 500ml，3 号盐加 250ml 凉开水溶解后服，儿童一次 50~100ml，分次于 4~6 小时内服完。家庭自制以米汤 500ml+白糖 10g+食盐 1.75g+水 500ml，煮沸 2~3 分钟，一次 20~40ml/kg，4 小时内服完。③对症治疗：控制腹泻可服用鞣酸蛋白、蒙脱石（思密达）；腹痛剧烈时可口服山莨菪碱片。

腹　胀

一、腹胀的概述

腹胀的感觉十分简单，即腹部有膨胀感、疼痛、憋得慌、腹部变大，叩之呈鼓音有腹鸣，爱打嗝或排气，严重时使人感觉心慌意乱。造成腹胀的原因有多种：①进食不易消化的食物和饮用不洁的流食，导致消化和胃肠功能不良或食物的过度发酵；②部分人体内缺乏一种脂肪酶，在喝牛奶或奶制品后，不能消化奶中的糖而引起腹胀，或食用糖类（豆类、豆制品、谷物、菜花等）食物和饮用大量产气的饮料（如碳酸盐汽水）；③体内吸收功能障碍，如腹胀伴有体重减轻和排有恶臭的气体；当患有胃肠疾病时，如胃下垂、胃扩张、胃炎、胃溃疡、幽门梗阻、肠结核、痢疾、肠梗阻、便秘、胃肠神经官能症、肝胆与胰腺疾病如急慢性肝炎、肝硬化、慢性胆囊炎、胆石症及胰腺炎等，急性感染时，重症肺炎、伤寒、腹膜炎等易致患者出现腹胀。心血管疾病常见于心力衰竭、肠系膜动脉硬化症、肠系膜动脉梗塞等、心绞痛、心律失常亦可反射性地引起腹胀，也可使腹腔积液或积气引起腹胀；④高脂肪食物虽不会产生更多的气体，但可延缓胃肠的排空速度，也会诱发腹胀。

其中，也不排除由药品引起的腹胀，如抗肿瘤药（长春地辛、达沙替尼、卡铂、奈达铂、利妥昔单抗、曲妥珠单抗、贝伐单抗、帕尼单抗等用作化疗时）、抗抑郁药（米氮平、文拉法辛）、降糖药（格列本脲、格列齐特、格列喹酮、格列吡嗪、阿卡波糖、伏格列波糖、米格列醇、依帕司他、二甲双胍等），可引起腹胀，宜餐中服，或抗骨关节炎药硫酸氨基葡萄糖（萄力）。

二、临床表现

腹胀是主观上感觉腹部的一部分或全腹部胀满，通常伴有相关的症状，如呕吐、腹泻、嗳气等；也可以是一种客观上的检查所见，如发现腹部一部分或全腹部膨隆，原因见于胃肠道胀气、各种原因所致的腹水、腹腔肿瘤等。腹胀的轻重程度不同，有从很轻微到严重和不舒服的感觉。昼夜节律的变更是腹胀的共同特征。大多数患者，均有在日常的活动期间腹胀进行性地发展和在夜间休息后倾向减轻或消失的症状。伴随腹胀的疾病有便秘、腹泻、肠易激综合征、消化不良、进食障碍疾病和肥胖症、肠胃气胀、器质性疾病（包括某些恶性肿瘤）等。

人体腹腔内的气体可来自四方面。

（1）吞咽动作　胃肠内气体约70%来自吞咽。使人产生吞咽的原因也有4个：①口涎增多，势必常咽口水，一次可带入2ml的气体；②进食太快，囫囵吞咽及小口吞咽，都能增加气体的吞咽；③饮用流食比固体食物所咽的气体要多出2～3倍。卧位进食吞咽的气体较多，尤其是仰卧位；④饮用大量产气的饮料如汽水、牛奶、啤酒等。

（2）二氧化碳的释放　胰腺每天分泌1000～2000ml胰液，含有大量的碳酸氢根，当排入十二指肠与胃酸相遇时，则释放出大量的二氧化碳。

（3）食物发酵 小肠未完全消化的食物残渣进入结肠后，糖类食物被大肠埃希菌发酵，产生二氧化碳及氢；或被厌氧杆菌发酵产生氢及甲烷；未被消化的蛋白质进入结肠后被细菌分解，产生气体，包括硫化氢等，所以肛门排气常带臭味。

（4）结肠对气体的吸收减少 正常结肠内积气被肠蠕动向下推，经肛门排出，每天 400～1200ml。任何原因引起的肠蠕动迟缓、大便干燥、肠壁张力降低或肠梗阻，都可使排气障碍而发生腹胀。

三、治疗手段

1. 治疗原则

主要针对原发病治疗，并减少吞气食物、限制产气食物的摄入，如洋葱、芹菜、土豆、白薯、生蒜等，保持排便通畅。

2. 化学药治疗

首选二甲硅油片（皆乐），其可降低胃肠内气体微泡的张力，消除肠道中的泡沫，帮助排除气体，成人一次 50～75mg，一日 3 次，餐前或睡前服；或口服消胀片（每片含二甲硅油 25mg、氢氧化铝 40mg），一次 1～2 片，一日 3 次。此外，尚可选服乳酶生（表飞明），一次 0.5～0.9g，一日 3 次，可分解糖类，抑制肠内产气菌的生长；或活性炭，可吸附肠内的大量气体，成人一次 1～3g，儿童一次 0.3～0.6g，均一日 3 次。

如胃肠动力不佳，可选服促胃肠动力药多潘立酮（吗丁啉）、莫沙必利，可增加肠蠕动，促进排气，多用于术后肠麻痹引起的腹胀。多潘立酮一次 10mg，一日 3 次，餐前服用。莫沙必利一次 5mg，一日 3 次，餐前服用。

也可选择微生态制剂，如双歧杆菌（丽珠肠乐）、嗜酸乳杆菌（乳杆菌）、乳酸菌（聚克）、乳酸菌素（妈咪爱）、地衣芽孢杆菌制剂、双歧杆菌四联活菌片等，可改善肠道菌群状态而减轻腹胀。

3. 中成药治疗

中医学将腹胀归为"食滞"，分为气滞腹胀型和食滞腹胀型。

（1）气滞腹胀型　症见腹胀作痛、得矢气则胀减、脘腹胀满、连及胸胁，生气或发怒后腹胀更厉害，时而叹息，或以叹息为快。可选木香顺气丸、香砂养胃丸、沉香化气片、丁沉透膈丸、调气丸、加味四消丸、健脾丸、六味安消胶囊。

（2）食滞腹胀型　症状为脘腹胀满、嗳腐心酸、恶心厌食、饱满噫气、吞酸呕吐。可选用越鞠保和丸、宝和丸、复方制金柑冲剂、和胃平肝丸、洁白胶囊等。

四、健康管理

1. 对于严重腹胀者，采用肛管排气、胃肠减压、适当吸氧等，也可腹部热敷，按摩，脐部涂松节油。

2. 饮食宜多餐少食，定时定量，不论生活和工作忙碌，在饮食上所花费的时间都是不可以改变的，在生活中一定要注意定时定量的吃饭，不要出现暴饮暴食的情况，除了一日三餐外，可在上午以及下午各进行一次加餐，但是每餐吃的食物都不要过多，并注意食物的营养，少食用刺激性的食物。

3. 保持舒畅的心情。不论自己有多忙，每天保持微笑，有一个良好的心情，舒畅的心理是实现一个健康身体的前提条件。

五、用药指导与药师提示

1. 监护用药所致的锥体外系反应

促胃肠动力药的甲氧氯普胺、多潘立酮、莫沙必利等可阻断多巴胺受体，使胆碱受体相对亢进而致锥体外系反应。

（1）用药期间密切关注锥体外系反应，无论成人还是儿童，一日剂量不宜超过 0.5mg/kg，否则易引起锥体外系反应。大剂量或长期用药可能因阻断多巴胺受体，使胆碱能受体相对亢进而导致锥体外系反应（特别是年轻人），主要表现为帕金森综合征，出现肌震颤、头向后倾、斜颈、阵发性双眼向上注视、发音困难、共济失调等。老年人大量长期应用容易出现锥体外系症状。

（2）与可能引起锥体外系反应的药物，如吩噻嗪类抗精神病药（氯丙嗪、氟哌啶醇、奋乃静、氟奋乃静、五氟利多、三氟拉嗪、氯氮平）、三环类抗抑郁药（丙米嗪、阿米替林、多塞平、氯米帕明、去甲替林、地昔帕明）、抗震颤麻痹药（左旋多巴）、抗菌药物（红霉素、琥乙红霉素、克拉霉素、阿奇霉素）等合用，可使锥体外系反应的发生率与严重性均有所增加。

2. 促胃肠动力药可能引起高泌（催）乳素血症

除莫沙必利外，促胃肠动力药的多潘立酮、甲氧氯普胺、伊托必利可刺激垂体泌乳素的过度分泌，从而引起女性泌乳、卵巢功能紊乱、排卵减少、乳房肿胀、生殖器萎缩、阴毛减少、多食、肥胖，甚至闭经；男性可致乳房发育、性欲减退、阴茎勃起功能障碍，停药后即可恢复正常。维生素 B_6 可抑制催乳素分泌，减轻本品泌乳反应。

3. 二甲硅油可以在餐前和睡前服用

患者在使用二甲硅油片期间，不要和其他治疗腹胀的药物联合使用，二甲硅油具有强烈的疏水性，可改变胃肠道内的气泡张力，并使其破裂，从而使气泡转化为气体，经肠道到肛门排出体外，减轻或缓解腹胀症状，否则会影响其他药物的吸收。

· 相关链接 ·

何谓"微生态制剂"

正常人体是个带菌体，眼、口腔、阴道、呼吸道、皮肤与软组织、胃肠道均有菌群存在，其中，胃肠道内有400～500种菌群（细菌、真菌、支原体、螺旋体、病毒）寄生，大约100亿个，总重约1.2kg，占人体微生物总量的78.6%，其共同生长，相互依赖或制约，包括致病菌、条件致病菌、寄生菌、过路菌、益生菌。

菌群不但决定人的口味、疾病、生物屏障、维生素的合成，同时许多有益菌（益生菌）可制约致病菌株和过路菌株的繁殖，减少肠内毒素生成，维持肠道、阴道正常菌群的平衡，调节免疫功能；此外，也促进人体对营养物质的吸收。其作用繁多，药理作用可囊括为"调节、抑菌、保护、免疫、平衡、营养。"

临床常见的微生态菌株有：乳酸菌类的乳酸杆菌、双歧杆菌、粪肠球菌、粪链球菌、枯草杆菌；芽孢杆菌类的蜡状芽孢杆菌、地衣芽孢杆菌；非常驻菌类的双歧杆菌-嗜酸乳杆菌-粪肠球菌-蜡样芽孢杆菌四联活菌，丁酸梭菌、酪酸梭菌及双歧杆菌-嗜酸杆菌-肠球菌三联活菌，枯草杆菌-肠球菌二联活菌制剂等。在临床治疗谱上，微生态制剂也不断拓展，由腹泻、便秘、炎症性肠病、肠易激综合征、阴道疾病、幽门螺杆菌病等进展到老年性痴呆、孤僻症（儿童自闭症）、抑郁症、厌食症、糖尿病以及肿瘤化疗放疗。但目前尚缺乏临床大样本、双盲、对照的研究报告，以及基础药理学、药动学、量效学和毒理学研究，且不可随意滥用。

便 秘

一、便秘的概述

一日排便不多于 3 次或每周不少于 3 次,每次大便质量为 150~350g,皆在正常范围,过多则为腹泻,过少则为便秘。

便秘系指肠蠕动减少,大便过于干燥、量少、排便困难、费力,量化指标为排便次数一周少于 3 次,或比以前减少,一般成人 2 日或儿童 4 日以上不排大便者为便秘,长期经常便秘者称为习惯性便秘。但决定便秘的程度是大便的稠度而不是大便的次数。发生便秘的原因有:①不良的饮食习惯,由于进食量不足或食物过于精细,没有足够的食物纤维以致食物残渣太少;②饮水不足及肠蠕动过缓,导致从粪便中持续再吸收水分和电解质;③缺乏锻炼使体内的肠蠕动不够;④排入直肠粪便重量的压力达不到刺激神经末梢感受器兴奋的正常值(25~50g 粪便重量的压力为正常值),不能形成排便反射;⑤结肠低张力、肠运行不正常;⑥长期滥用泻药,服用麻醉性镇痛药、抗胆碱药、镇咳药、催眠药、抗酸药和胃黏膜保护剂(铁、铝、镁、铋剂)等;⑦生活不规律和不规则的排便习惯;⑧大量出汗、呕吐、出血、发热,使大便干结。

二、临床表现

便秘仅是一种症状,不一定是疾病,是由于粪便在肠内停留过久,水分太少,表现为大便干结,并感到排便费力、排出困难和排不干净。有些患者可同时出现下腹部膨胀感、腹痛、恶心、食欲减退、口臭、口苦、全身无力、头晕、头痛等感觉,有时在小腹左侧(即左下腹部乙状结肠部位)可摸到包块(即粪便)及发生痉挛的肠管。便秘根据其性质可分成 5 类。

（1）意识性便秘　大便的次数和性状根据一般标准认为正常，但患者感到便意未尽。

（2）功能性便秘　由于食物过于精细，缺乏残渣，形不成适量的粪便，或由于长期从事坐位工作，精神因素、生活规律改变或长途旅行等，未能及时排便，以及各种原因引起的饮水不足，造成粪便干结。

（3）痉挛性便秘　主要为激惹综合征，肠功能紊乱或结肠痉挛。便秘常伴有腹痛、胀气及肠鸣音增加或亢进，以左腹部显著，进食后症状加重，排便或排气后缓解，便秘可与腹泻交替。

（4）低张力性便秘　常见于老年人、产妇或由身体衰弱，肠麻痹，甲状腺功能减退、糖尿病并发神经病变引起肠肌肉张力降低及腹壁和膈肌无力。通常排出的是软便，但蹲便时间较长。

（5）药物性便秘　麻醉性镇痛药如吗啡能降低排便反射刺激的敏感性；抗胆碱药能减低肠道平滑肌的张力；抗酸药如铋剂、氢氧化铝等的收敛作用均可引起便秘；此外，含铁剂、铝剂、钙剂也可致便秘。滥用泻药，引起肠道的敏感性降低或产生对泻药的依赖性。

目前，便秘不仅仅属于消化系统症状，且与心脑血管疾病密切相关，严重的便秘影响到排便，也属于心绞痛、心肌梗死、脑卒中等不良事件的诱发因素，应积极治疗。

三、治疗手段

1. 治疗原则

服药刺激肠壁或润滑肠壁，以增加肠蠕动，促进排便反射，或增加肠内容积，软化粪便使粪便易于排出，缓解便秘。缓泻药是一类能促进排便反射或使排便顺利的药物。按作用机制可分为：容积性、刺激性、润滑性和膨胀性泻药。缓泻药的活性成分有：乳果糖、比沙可啶、甘油、硫酸镁、大黄、山梨醇；制剂有开塞露、车前番泻复合颗粒、聚乙二醇粉剂、羧甲基纤维素钠颗粒。

2. 化学药治疗

（1）慢性功能性便秘　可选服 65%乳果糖糖浆（15ml 含 10g 乳果糖），服后能显著降低粪块嵌塞的发生，1 岁以内婴儿起始量一次 2.5ml，1～5 岁儿童起始量一次 5ml，5～10 岁儿童一次 10ml，10～18 岁儿童一次 15ml，一日 2 次；或酚酞（果导）片，1～2.5 岁幼儿一次 15～20mg，2.5 岁以上儿童一次 30～60mg。欧车前亲水胶为容积性泻药，在肠道内可吸附液体，使粪便软化容易排出，6～12 岁儿童一次 3g，一日 1～3 次，用水 300ml 搅匀服用。

（2）急慢性或习惯性便秘　可选比沙可啶，通过与肠黏膜接触，刺激肠壁的感受神经末梢，引起肠反射性蠕动增强而导致排便，产生柔软而成形的粪便。6～10 岁儿童一次 5mg，10～18 岁儿童一次 10mg，一日 1 次，睡前整片吞服，服后 6～12 小时才生效。

（3）低张力性便秘　可使用甘油栓，能润滑并刺激肠壁，软化大便，使粪便易于排出，其作用温和。一次 1 枚塞入肛门，一日 1～2 次，多于给药后 30 分钟见效。或与山梨醇混合制成灌肠剂（开塞露），即有润滑作用，有可刺激直肠肠壁，反射性地引起排便，尤其适于儿童及年老体弱者。儿童一次 5～10ml，由肛门注入。

（4）急性便秘　硫酸镁为容积性泻药，口服不易吸收，停留在肠腔内，使肠内容积的渗透压升高，阻止对肠腔内水分的吸收，同时将组织中的水分吸引到肠腔中来，使肠内容积增大，对肠壁产生刺激，反射性地增加肠蠕动而导泻。其作用强烈，排出大量水样便。既可单独使用，又可与山梨醇或甘油配伍。儿童一次每周岁 1g，同时应大量饮水。

（5）痉挛性便秘　可选聚乙二醇 4000 粉，服后易溶于水而形成黏性的胶浆，能润滑肠壁，软化大便和调节稠度，使粪便易于排出。8 岁以上儿童一次 1 袋，每袋 10g 溶于水后服用，或一日 2 袋（20g）顿服。另可选羧甲基纤维素钠，易分散于水中形成黏性的胶状液体，润滑肠壁，并吸收大量水分膨胀后刺激肠壁，引起便意，导致排便。口服一次 1～2g，一日 3 次，以温开水冲服。

3. 微生态制剂治疗

微生态制剂具有双向调节作用，可使肠道功能恢复生理平衡，对痉挛性和功能性便秘者也适用，如双歧杆菌（丽珠肠乐）、嗜酸乳杆菌（乳杆菌）、乳酸菌（聚克）、乳酸菌素（妈咪爱）等，其成分为乳酸菌、双歧杆菌，在繁殖中会产生有机酸，使肠管水分的分泌增加，同时肠道的酸性降低，促使大便中水分含量增多而使粪便易于排出。

4. 中成药治疗

中医学将便秘分为热秘和虚秘。

（1）热秘型 特点是大便干结、形如羊屎、小便短赤、精神疲倦，或腹胀腹痛、口干口臭、舌红苔黄燥。治疗宜清热润肠，多服用五仁润肠丸，一次 1 丸（9g），一日 2 次；麻仁润肠丸，一次 1～2 丸，一日 2 次；或十五制清宁丸，一次 6～9g，一日 2 次；清火胶囊，一次 3 粒，一日 2 次。

（2）虚秘型 有气虚、血虚和肾虚之分，气虚者粪便并不干硬，但排便困难、便后乏力、舌淡苔薄白；血虚者粪便秘结、头晕目眩、心悸、舌色淡白，可试用五仁润肠丸；肾虚者大便秘结、小便清长、腰膝酸软、耳鸣心慌，可口服苁蓉通便口服液，一次 10ml，一日 1 次，睡前或清晨服用。对习惯性或产后便秘可选常通舒冲剂，一次 20g，一日 2 次。

四、健康管理

1. 由于便秘形成的原因很多，各种急慢性疾病均可引起，应找准病因进行针对性治疗，或增加运动量，尽量少用或不用缓泻药。

2. 改变不良饮食习惯，多食用蔬菜、水果（芒果、香蕉等），增加膳食纤维（麦麸、糙米、粗粮、酵母、豆类），多饮水或果汁，增加易产气食物量（洋葱、萝卜、蒜苗），促进肠蠕动加快，有利排便；适量增加高脂肪食物，植物油能直接润肠，且分解产物脂肪酸，有刺激肠蠕动作用。干果的种仁（核桃仁、松子仁、瓜子仁、杏仁、桃仁等），以润滑肠道、通便。

3. 养成良好的排便习惯，一日定时排便，形成条件反射，建立良好的排便规律。有便意时不要忽视，及时排便。排便的环境和姿势尽量方便，免得抑制便意、破坏排便习惯。建议患者每天至少喝6 杯 250ml 的水，进行中等强度的锻炼，并养成定时排便的习惯。睡醒及餐后结肠的动作电位活动增强，将粪便向结肠远端推进，故晨起及餐后是最易排便的时间。

五、用药指导与药师提示

1. 缓泻药的作用途径不一，其适应证也不同。对长期慢性便秘者，不宜长期大量使用刺激性泻药，因为药物可损伤肠壁神经丛细胞，造成进一步便秘。对结肠低张力所致的便秘，于睡前服用刺激性泻药，以达次日清晨排便，或用开塞露。对结肠痉挛所致的便秘，可用膨胀性或润滑性泻药，并增加食物中纤维（草莓、芹菜、菠菜、香蕉）的数量，以润肠通便。

2. 乳果糖服用禁忌。对糖尿病患者慎用；对有乳酸血症患者禁用。比沙可啶有较强刺激性，应避免吸入或与眼睛、皮肤黏膜接触，在服药时不得嚼碎，服药前后 2 小时不要喝牛奶、口服抗酸剂或刺激性药；另对妊娠期妇女慎用；对急腹症者禁用。

3. 对年老体弱多病的慢性便秘者，需长期规律应用泻药。最好不要间断，以维持正常排便，预防粪便嵌塞。对妊娠期妇女，在调整饮食和生活习惯后仍不能解除便秘时，可用中等剂量乳果糖。如有需要刺激肠道蠕动时，尚可使用刺激性泻药或促胃肠动力药。

4. 泻药应在医师指导下使用。儿童如大便延迟 3 天以上可能造成排干便时疼痛，并致肛裂、肛周痉挛，最终引起不敢排便的条件反射，因此，应在经验丰富的儿科医生指导下应用泻药，以建立规律的排便习惯，保持粪便成形，不干结，无排便不适感。发生粪便嵌塞的儿童，可服聚乙二醇以软化、清除粪便，直肠给药可能更有效。但儿童不宜应用缓泻药，因可造成缓泻药依赖性便秘。

5. 硫酸镁溶液（50%），如服用大量浓度过高的溶液，可能自组织中吸收大量水分而导致脱水。肠道出血患者、急腹症者禁用，肾功能不良者慎用。如服用的硫酸镁水溶液过浓，可自组织中吸取大量水分而导致脱水，因此宜清晨空腹服用，并大量饮水，以加速导泻作用和防止脱水。如果服用的硫酸镁水溶液过浓，而同时又未足量饮水，就会出现排便时间迟缓。

6. 聚乙二醇 4000 粉用量过大时，可能出现腹泻，停药后 24～48 小时后可缓解，可减少剂量继续治疗。有可能出现腹部疼痛（胃痛）。本品罕有过敏反应，如皮疹、荨麻疹和水肿，对聚乙二醇敏感的患者不宜使用本品，服后 24～48 小时显效。

7. 口服缓泻药仅是临时的措施，一旦便秘缓解，就应停用；缓泻药连续使用不宜超过 7 天。缓泻药对伴有阑尾炎、肠梗阻、不明原因的腹痛、腹胀者禁用；妊娠期妇女慎用。

8. 一般缓泻药可在睡前给药，外用药物甘油栓，每晚 1 枚，插入肛门内即可。使用时将容器顶端剪开成钝口，涂上少许油脂，徐徐插入肛门，再将药液挤入直肠内，引起排便，一般即时应用。

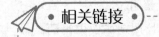
相关链接

特殊人群的便秘治疗要因人而异

（1）老年人　缺乏运动、因慢性疾病服用多种药物是老年人发生便秘的重要原因，应尽量停用导致便秘的药品，并注意改变生活方式。对粪便嵌塞者，应首先清除嵌塞的粪便。通便药可首选容积性泻药和渗透性泻药，对严重便秘患者，也可短期适量应用刺激性泻药。

（2）妊娠期妇女　增加膳食纤维、多饮水和适当运动是这类患者的主要治疗措施，容积性泻药、乳果糖、聚乙二醇安全性好，可选用。比沙可啶尚少见致畸的报道，但会引起肠痉挛。应避免使用蒽醌类泻药和蓖麻油。

（3）儿童　基础治疗包括家庭教育、合理饮食和排便习惯训练，对于粪便嵌塞者，可选用甘油制剂（开塞露）灌肠。容积性泻药、乳果糖、聚乙二醇（8 岁以上儿童）被证明有效，且耐受性良好。

（4）糖尿病患者　便秘是糖尿病患者常见的消化道症状，虽然控制血糖可能对糖尿病患者的便秘治疗有益，但糖尿病便秘仍少有特异性的治疗措施。可尝试使用容积性泻药、渗透性泻药和刺激性泻药。

（5）肿瘤终末期患者　终末期患者发生便秘与运动和进食减少、使用阿片类药物等有关。预防性使用泻药极为重要，推荐渗透性泻药或润滑性泻药。

呕　吐

一、呕吐的概述

呕吐为人体本能保护性反射，通过呕吐能使胃内容物从口中吐出。其诱因源自两大方面：首先是脏器功能失调，次为各种刺激。

其原因包括：①药品所致的不良反应，包括抗生素红霉素类、甲硝唑、氟喹诺酮类药，非甾体抗炎药阿司匹林、尼美舒利、萘普生、吡罗昔康、美洛昔康，抗真菌药制霉菌素，催吐药等；②肿瘤患者进行的化疗或放疗；③原发疾病，如晕动性或内耳眩晕性呕吐、颈性眩晕、椎–基底动脉供血不足、梅尼埃病、高血压、低血压、颅内压增高、颅内出血、脑膜炎、腹膜炎等；④胃肠疾病，如消化不良、胃溃疡、幽门梗阻、上消化道出血、肠梗阻；⑤各种刺激或精神紧张，如手术、海上旅行、乘车坐船、飞行、恐高症、高空作业、运动，也可诱发呕吐；⑥妊娠初期妇女，多数在妊早期6周前后出现，8～10周达到高峰，12周左右自行消失。

二、临床表现

1. 一般呕吐

（1）年龄　新生儿出生24小时呕吐，见于颅内出血；2周内儿童呕吐可考虑消化道闭塞或狭窄；6个月～1岁小儿呕吐，并阵发性哭闹，应考虑肠套叠；2岁以下小儿呕吐，应注意婴幼儿腹泻；青年人呕吐宜注意溃疡、幽门梗阻等；生殖期妇女频繁呕吐可能是妊娠反应。

（2）病史　食后呕吐或晨食夜吐，夜食晨吐，常见于幽门梗阻；长期高血压突然发生呕吐，应注意高血压脑病；长期食后即吐，吐后照常进食，营养障碍不明显又无器质性病变，见于胃神经官能症；有食物不洁史，注意食物中毒。

（3）呕吐形式　喷射性呕吐多见于颅内压增高，往往于头痛剧烈时出现，吐后症状不缓解，如脑炎、脑膜炎等，亦见于新生儿先天性幽门肥厚狭窄、肠套叠。

（4）呕吐物的性质及数量　吐血或咖啡色物，提示有上消化道出血；吐物为宿食（1～2日前摄食），表示胃内容物滞留见于幽门梗阻；呕吐物有粪臭见于肠梗阻、腹膜炎；大量呕吐见于急性胃肠炎、幽门梗阻、肠梗阻、霍乱等；小量呕吐见于神经性呕吐、食管性食物反流。

（5）伴随症状　①呕吐伴有恶心，见于腹膜炎、肠梗阻、胆石或肾石绞痛、一氧化碳中毒、神经系统感染等；②呕吐伴发热，多为脑膜炎、脑炎、脑脓肿、急性传染性肝炎、腹腔或盆腔内炎症等；③呕吐伴有腹泻，多为肠道感染，如细菌性食物中毒、急性胃肠炎、菌痢、霍乱等；④呕吐伴有腹痛，见于胃脱垂症、胃癌、幽门痉挛或梗阻、肠梗阻、腹腔炎、心肌梗死、糖尿病酮症酸中毒等；⑤呕吐伴有眩晕，见于内耳眩晕、急性迷路炎、晕动病等；⑥呕吐伴有意识障碍，见于颅内器质性疾病、尿毒症、肝性昏迷、糖尿病酮症酸中毒等。

2. 化疗药所致呕吐

化疗药所致的恶心与呕吐，按出现的不同时间可分为急性、迟发性和预期性呕吐。

（1）急性呕吐　是指应用化疗药后 24 小时内发生的，通常在用药后 5～6 小时达峰，可持续 18 小时，然后停止呕吐或转为慢性呕吐。该类型恶心与呕吐的程度通常最为严重，主要与药品不良反应有关。其机制主要与肠嗜铬细胞释放 5-HT 有关。如控制不当，则会增加迟发性恶心、呕吐发生的风险，并降低止吐药的疗效。

（2）迟发性呕吐　是指使用化疗药 24 小时后出现的，其中 40%～50%发生于化疗后 24～48 小时，由于此类型持续时间较长，对患者的治疗、营养状况及生活质量影响较大，其发生机制具体不明，可能与 P 物质介导、血-脑屏障破坏、胃肠动力破坏及肾上腺激素分泌等多因素有关。

（3）预期性呕吐　则不同于上述两型，其发生与化疗药无关，而是由精神心理因素主导，是指既往接受过化疗的患者在再次接受化疗前出现的恶心与呕吐症状，由于精神紧张所致的条件反射往往是此类呕吐的主要原因，因此，止吐药也往往未能起效。通过行为调节和系统脱敏使患者减轻心理负担是较好的治疗手段。

三、治疗手段

1. 治疗原则

呕吐多为对因治疗（对症用药），鉴于诱发因素较多，药物治疗必须针对性强，药物按作用部位分为中枢和外周镇吐药，作用靶位包括组胺受体、多巴胺受体、胆碱能 M 受体、5–羟色胺 3 受体（5–HT_3）、神经激肽–1（NK–1）受体等，用于止吐。活性成分有维生素 B_6，抗过敏异丙嗪、茶苯海明、地芬尼多；促胃动力药多潘立酮、甲氧氯普胺、莫沙必利等；5–HT_3 受体、阻断剂包括昂丹司琼、格拉司琼、雷莫司琼和托烷司琼；神经激肽–1 受体阻断剂有阿瑞吡坦。

2. 化学药治疗

（1）一般呕吐的治疗

妊娠期呕吐　可选服维生素 B_6，一次 10～20mg，一日 3 次，服用维生素 B_6 有两个目的：①妊娠和哺乳期妇女的需求量增加；②可缓解周围神经炎和呕吐症状。或选用异丙嗪，一次 12.5mg，每隔 4～6 小时服用 1 次。对严重呕吐者应禁食，静脉滴注 10%葡萄糖注射液、维生素 C 和氯化钾。

对晕车、晕动性或内耳眩晕性呕吐　可选用抗过敏药，如异丙嗪（非那根）、茶苯海明（乘晕宁）或东莨菪碱（使保定）贴剂，氢溴酸东莨菪碱主要降低迷路受体的应激性，并抑制前庭小脑通路的传导，起到防晕止吐作用。对因颠簸引起的晕车有效，口服或贴敷后 30 分钟起效。制成贴片经皮吸收可避免抗胆碱作用而引起的不良反应。用于预防乘船、乘车、乘机等发生的头晕、恶心、呕吐。成人一次 1 贴，儿童一次 3/4 贴，10 岁以下一次 1/2 贴。一般在旅行前 5～6 小时贴于耳后乳突皮肤上。

对椎–基底动脉供血不足、梅尼埃综合征、缺血性脑血管疾病、高血压、低血压、脑动脉硬化、颈性眩晕等所致的呕吐　选盐酸地芬尼多，其能改善椎–基底动脉供血，调节前庭神经系统功能，抑制呕吐中枢，对抗眩晕。一次 25～50mg，儿童一次 0.9mg/kg，一日 3 次，为预防运动病应在出发前 30 分钟服用。或服用抗组胺药倍他司汀（培他啶），一次 4～8mg，一日 2～4 次。

对胃动力低下或消化不良所致的呕吐　选用促进胃肠推进性蠕动药，如多潘立酮（吗丁啉）、莫沙必利。

对恐高症或海空作业时的呕吐　服用甲氧氯普胺（胃复安）一次 5～10mg，餐前 0.5 小时服用。

对胃动力低下或消化不良所致的呕吐　选用促胃肠动力药，如甲氧氯普胺、莫沙必利、依托必利。

（2）化疗药所致呕吐的治疗　对轻度恶心与呕吐反应可口服多潘立酮、甲氧氯普胺进行处理，如效果不佳，可合并应用地塞米松或劳拉西泮作为补充。对严重呕吐或处理效果不佳者，可给予 $5-HT_3$ 受体阻断剂，包括昂丹司琼、格拉司琼、雷莫司琼和托烷司琼；对化疗后急性或延迟性恶心与呕吐发作者，也可给予神经激肽–1 受体拮抗剂阿瑞吡坦，提高对恶心和呕吐的控制。为预防迟发症状，可口服地塞米松，可以单独使用，或与甲氧氯普胺、苯海拉明联合应用。

①重度致吐性化疗药所引起的恶心、呕吐的治疗，每天化疗前，联合应用 $5-HT_3$ 受体阻断剂、口服地塞米松 12mg 和阿瑞吡坦 125mg，化疗后从第 2 日到第 4 日，口服地塞米松一次 4mg，一日 2 次，以及第 2 日到第 3 日口服阿瑞吡坦 80mg。但对于联合的化疗方案如多柔比星+环磷酰胺化疗方案（AC）、环磷酰胺+多柔比星+长春新碱+泼尼松化疗方案（CHOP）、利妥昔单抗+环磷酰胺+多柔比星+长春新碱+泼尼松化疗方案（R–CHOP），则化疗后不再用地塞米松。另有两项 3 期临床实验表明联合应用 $5-HT_3$ 受体阻断剂和地塞米松时，后者化疗前单剂量 20mg，化疗后为一次 8mg，一日 2 次。

②中度致吐性化疗药所引起的恶心、呕吐的治疗，每天化疗前，联合应用 $5-HT_3$ 受体阻断剂和口服地塞米松 12mg，化疗后，从第 2 日到第 3 日口服地塞米松或应用 $5-HT_3$ 受体阻断剂。③低度致吐性化疗药所引起的恶心与呕吐的治疗，每日化疗前，应用 $5-HT_3$ 受体阻断剂或地塞米松口服，化疗后不需应用。④微弱致吐性化疗药所引起的恶心与呕吐可不需治疗，必须时每天于化疗前应用 $5-HT_3$ 受体阻断剂，化疗后不需应用。

3. 中成药治疗

呕吐在中医学上以胃失和降，气逆于上所致，分为若干证型。

（1）外邪犯胃型　症见呕吐吞酸、嗳气频作、胸胁胀满、烦闷不舒，每因情志不遂而呕吐吞酸更甚。宜用四逆散、藿香正气散、舒肝丸、左金丸、香砂养胃丸。

（2）脾胃虚弱型　症见饮食不慎或稍有劳倦即易呕吐、时作时止、胃纳不佳、脘腹痞闷、口淡不渴、面白少华、倦怠乏力。宜用香砂六君子丸、附子理中丸、人参健脾丸。

（3）痰饮内停型　呕吐物多为清水痰涎、胸脘满闷、不思饮食、头眩心悸、或呕而肠鸣。宜选橘半枳术丸、槟榔四消丸、小青龙颗粒、归灵丸、济生肾气丸。

（4）饮食停滞型　症见呕吐物酸腐、脘腹胀满拒按、嗳气厌食、得食更甚，吐后反快，大便或溏或结、气味臭秽、苔厚腻。宜用保和丸、枳实导滞丸。

（5）脾胃虚寒型　饮食稍有不慎，即易呕吐、时作时止、面色苍白、四肢不温、大便溏薄。宜选附子理中丸、附桂理中丸。

四、健康管理

1. 如眩晕严重、呕吐不止，并在发作时卧床，保持安静，对呕吐严重者需静注 25% 葡萄糖注射液。

2. 注意加强平衡功能的锻炼，乘坐车、船前不宜吃得过饱或空腹，停车时应尽量下来活动活动，最好坐在车、船的前部，并靠近窗口处，体位向前和向远方注视。

五、用药指导与药师提示

1. 多潘立酮对妊娠及哺乳期妇女、儿童因其安全性未确定，对妊娠初始 3 个月内者或准备妊娠妇女禁用；对过敏者禁用；患有胃肠道出血、机械性肠梗阻或穿孔的患者禁用；1 岁以下儿童应慎用；青光眼者慎用。同时服用抗胆碱能药（颠茄、阿托品、东莨菪碱、山莨菪碱）可能会减弱其药理作用。

2. 盐酸地芬尼多有轻度抗胆碱能作用，对青光眼、胃肠道及泌尿道梗阻、窦性心动过缓者慎用。

3. 抗组胺药治疗量引起的不良反应常见有镇静、嗜睡、头晕，如同服其他中枢神经抑制剂（镇静药、催眠药、抗抑郁药），可使嗜睡加重。因此，在服用后或到达目的地后宜稍事休息。服后不宜驾车、操作机械或高空作业。

4. 茶苯海明（乘晕宁）对脑缺血者慎用；氢溴酸东莨菪碱（解痉灵）对前列腺肥大及青光眼者禁用；同时注意在服药期间不得饮酒。对妊娠及哺乳期妇女、婴幼儿及老年人应慎用。

5. 如呕吐不止、血压升高或降低并严重脱水者请去医院诊治。并在发作时卧床，保持安静，对呕吐严重者需静注 25% 葡萄糖注射液。

6. 呕吐时由于带出大量的水、电解质，在应用止吐药时宜要注意调节水、电解质平衡，补充水分和电解质（食盐、钾盐），脱水严重者必要时输注 5% 葡萄糖或葡萄糖氯化钠注射液。

7. 阿瑞吡坦不能阻止已经发生的恶心和呕吐。阿瑞吡坦用于化疗所诱发的恶心和呕吐时，常与昂丹司琼（仅首日使用）及地塞米松合用。对于控制顺铂所诱发的呕吐，单用阿瑞吡坦不能达到最佳疗效，应与地塞米松（或地塞米松+5－HT_3 受体阻断剂）合用。

· 相关链接 ·

如何正确地使用透皮贴剂

贴剂是一种透过皮肤吸收，通过控释机制按病情需要剂量，快速、持久进入全身的贴片或贴剂。十分好用，生物利用度高、使用方便、无疼痛、可随时撤消或中断治疗、剂量准确、吸收面积固定、携带方便等。如芬太尼透皮贴剂（多瑞吉）、卡巴拉丁贴剂（依希隆）、雌二醇缓释贴剂（康美华）、吲哚美辛贴剂（万特力）、东莨菪碱（使保定）贴剂、丁丙诺啡透皮贴剂（若思本）。

①透皮贴剂用前将所要贴敷部位的皮肤清洗干净，并稍稍晾干；②从包装内取出贴片，揭去附着的薄膜，但不要触及含药部位；③贴于皮肤上，轻轻按压使之边缘与皮肤贴紧；④对皮肤有破损、溃烂、渗出、红肿处，阴囊、会阴、乳房部位不要贴敷；⑤不要贴在皮肤的褶皱处、四肢下端或紧身衣服底下；⑥一日更换1次或遵医嘱。

慢性浅表性胃炎

一、慢性浅表性胃炎的概述

慢性浅表性胃炎属于常见慢性胃炎中的一种，尤其部分青年人贪吃、急躁、生活和进食没有节律，因而罹患者较多。其病因迄今明确的有：①细菌、病毒感染及毒素刺激：幽门螺杆菌、链球菌、金黄色葡萄球菌感染或毒素可反复刺激胃黏膜而引起慢性浅表性胃炎；②吸烟：烟草中尼古丁可破坏胃黏膜屏障；③用药：阿司匹林、水杨酸钠、糖皮质激素、强心苷、吲哚美辛等，可引起慢性胃黏膜损害；④刺激性食物：长期饮用烈酒、浓茶、咖啡，胃黏膜可呈慢性浅表性炎症，过饥或过饱、进食无规律也均破坏胃黏膜保护屏障；⑤精神紧张：长期紧张、抑郁、焦虑、烦躁、体能透支，促使自主神经紊乱，胃黏膜血管舒张功能紊乱，易致胃黏膜血流减少，胃壁损伤。

二、临床表现

患者可有不同程度的消化不良，症状有：①进食后上腹疼痛，疼痛多数无规律，一般为弥漫性上腹部灼痛、隐痛、胀痛等，常因进食冷食、硬食、辛辣或其他刺激性食物而加重，少数与寒冷气候变化有关，但与饮食无关；②腹胀：上腹饱胀感、腹胀、打嗝；③嗳气反酸：胃内气体增多；④反复出血：为慢性浅表性胃炎基础上并发的一种胃黏膜急性炎症改变。其他尚有食欲减退、恶心、呕吐、乏力、便秘或腹泻等。

三、治疗手段

1. 治疗原则

慢性浅表性胃炎的发病多和生活、饮食节律、精神状态密切相关，俗话说"三分治，七分养"，对胃炎者更是如此。在药物治疗前须消除病因、戒除烟酒、规避辛辣刺激性食品、缓解精神压力、纠正不良饮食习惯，多数可自愈。

2. 化学药治疗

（1）保护胃黏膜　胃黏膜保护剂可防治胃黏膜损伤，增加胃黏膜细胞前列腺素的合成和胃黏膜血流量，促进组织修复和溃疡愈合。硫糖铝一次 1g，一日 3～4 次，餐前 1 小时及睡前服用，疗程 4～6周。铋剂（铝酸铋、枸橼酸铋钾、胶体果胶铋）能与溃疡基底膜坏死组织上的蛋白质或氨基酸结合，形成蛋白质－铋复合物，覆盖于溃疡表面起到黏膜保护作用，兼具杀灭幽门螺杆菌。其中枸橼酸铋钾一次 0.3g，一日 4 次，前 3 次于三餐前 0.5 小时、第 4 次于晚餐后 2 小时服用，或一日 2 次，早晚各服 0.6g，疗程 4 周。胶体果胶铋一次 120～150mg（以铋计），一日 4 次，分别于三餐前 1 小时及临睡时服用，疗程 4 周。替普瑞酮成人剂量一次 50mg，一日 3 次，餐后 30 分钟服用。

（2）根治幽门螺杆菌感染　胃镜检查、尿素呼气检查发现幽门螺杆菌呈阳性，应对幽门螺杆菌实施根治。一般常用四联疗法：质子泵抑制剂（奥美拉唑、泮托拉唑、雷贝拉唑或兰索拉唑）+枸橼酸铋钾+两种抗菌药物（阿莫西林、克拉霉素、甲硝唑、替硝唑、左氧氟沙星），连续 8～12 周。

（3）缓解胃平滑肌痉挛和镇痛　为减少胃酸分泌和缓解腹痛，可选阿托品、普鲁本辛、颠茄片或山莨菪碱（654－2）、东莨菪碱口服。阿托品一次 0.3～0.6mg，一日 3 次。普鲁本辛一次 10～20mg，一日 3 次。颠茄成人一次 10mg，必要时间隔 4 小时可重复给予 1 次，复方颠茄片一次 1 片。山莨菪碱一次 5～10mg，一日 3 次。东莨菪碱一次 10～20mg，一日 3～5 次，应整片（粒）吞服。但注意上述抗胆碱药仅限用 1 天，疼痛一止即可停药。对伴有胃酸过多、胃食道反流症状者可服抗酸药（次硝酸铋、氢氧化镁、铝酸镁、氧化镁、氢氧化铝或碳酸氢钠）及其复方制剂。

（4）促进胃肠动力　部分患者有上腹饱胀感、打嗝、腹胀或有酸反流现象，可选促胃肠动力药，可用甲氧氯普胺、多潘立酮。前者一次 5～10mg，一日 10～30mg，餐前 30 分钟服用；后者成人一次 10mg，一日 3～4 次，餐前 15～30 分钟服用。

（5）其他　伴随消化不良可服助消化药，如胰酶、酵母、乳酶生、复方多酶片。腹肿严重者可选二甲硅油片。防止胆汁反流可服铝碳酸镁、消胆胺以吸附胆汁；有呕血便血者，可选抑酸剂西咪替丁口服。

3. 中成药治疗

浅表性胃炎在中医学上属于胃脘痛，包括若干证型，宜辨证选择。

（1）脾胃虚寒型 胃脘部隐隐作痛、喜温喜按、得热痛减、饥而痛增、进食后痛减、泛吐清水、纳差脘痞、大便溏薄、神疲乏力等。可选用香砂养胃丸、五香暖胃颗粒、参苓白术散、胃复春片、温胃舒胶囊、附子理中丸、香砂六君丸、丁桂温胃散、豆蔻理中丸、虚寒胃痛颗粒等。

（2）胃阴亏虚型 胃痛隐作、灼热不适、嘈杂似饥、饥不饮食、大便干燥、口干舌燥、干呕呃逆、手足心热。可选阴虚胃痛颗粒、养胃舒胶囊、养阴清微颗粒等。

（3）寒邪犯胃型 胃脘冷痛暴作、呕吐清水痰涎、畏寒喜暖、得热痛减、口不渴喜热饮。宜选附子理中丸、桂附理中丸、良附丸、虚寒胃痛颗粒、安中片、十香止痛丸等。

（4）瘀阻胃络型 胃脘疼痛有定处、痛如针刺或刀割、按之更甚，或见吐血便血。可选元胡止痛片、摩罗丹、丹桂香颗粒、荜铃胃痛颗粒、复方田七胃痛胶囊等。

（5）肝胃气滞型 胃脘痞胀疼痛、嗳气频作、遇烦恼复发或加重、胸闷食少。可选逍遥丸、越鞠丸、越鞠保和丸、胃苏颗粒、舒肝健胃丸、调胃舒肝丸、复方陈香胃片等。

（6）胃热炽盛型 症见胃疼急迫、痞满胀痛、灼痛不止、嘈杂吞酸、心烦口苦、口气臭秽。可选三九胃泰胶囊、左金丸、六味木香散、正胃片、复方拳参片、溃平宁颗粒等。

（7）脾胃虚寒型 胃痛隐隐、绵绵不休、冷痛不适、喜温喜按、空腹痛甚、得食则缓、劳累或食冷或受凉后疼痛发作或加重、泛吐清水。可选温胃舒颗粒、正胃胶囊、雪山胃宝胶囊、虚寒胃痛胶囊等。

四、健康管理

1. 饮食和起居要有规律，定时定量，切忌暴饮暴食，三餐食量较少可于餐间定时加餐，注意食物搭配，干稀搭配。

2. 调节情绪，缓解精神压力，克服长期精神紧张、情绪低落、抑郁、忧愁、悲哀、焦虑、烦躁等不良情绪。

3. 注意腹部保暖，避免大量进食冷饮、冰棍、海鲜；进食宜细嚼慢咽，不宜暴饮暴食，服用有刺激性药品宜置于餐后 30 分钟或餐中服用，减少对胃肠黏膜的刺激。

五、用药指导与药师提示

1. 应提高质子泵抑制剂的稳定性

质子泵抑制剂（PPI）的稳定性受到酸度、光、金属离子、温度等多因素的影响，在酸性溶液中极快分解化学结构发生变化而出现聚合、变色，分解产物为砜化合物、硫醚化合物。为此，常须制成肠溶片或胶囊，至小肠内溶解再吸收，以规避酸性的破坏作用，在应用中须注意：①服用时应以整片（粒）吞服，不得咀嚼和压碎；②至少在餐前 1 小时服用；③PPI 若与抗酸药（碳酸氢钠、氢氧化铝、氢氧化镁、次碳酸铋、铝碳酸镁）联合应用，可降低其生物利用度，缘于抗酸药增加了胃内酸度，妨碍 PPI 的溶解，如需合用，应至少间隔 30 分钟。

2. 长期服用质子泵抑制剂可影响维生素 B_{12} 和铁的吸收

维生素 B_{12} 和其他营养元素的吸收障碍可能源于胃黏膜萎缩和胃酸缺乏，从而使维生素 B_{12} 的消耗增加。PPI 会阻碍结合蛋白中维生素 B_{12} 和铁剂的吸收，宜于适量补充。

3. 长期或高剂量使用 PPI 可引起患者尤其是老年患者髋骨、腕骨、脊骨骨折

PPI 连续使用 3 个月以上可致低镁血症。在停止使用 PPI 后，血镁水平恢复正常的中位时间为 1 周。再次使用 PPI 并再次出现低镁血症的中位时间为 2 周。对严重肾功能不全者、妊娠及哺乳期妇女、婴幼儿禁用 PPI。

4. 鉴于铋剂的不溶性和局部作用

服药期间患者口中可能带有氨味，并可使舌、大便变黑及短暂牙齿变色，停药后能自行消失。硫糖铝服后吸收较少，故不良反应较少，可能出现腹胀、腹泻等胃肠道反应。

5. 胃黏膜保护剂服用时间

胃黏膜保护剂需在酸性条件下，与胃黏膜表面的黏蛋白络合形成保护膜，与抑酸剂联合应用时宜间隔 1 小时。另宜避免与抑酸剂、酸性药或含鞣酸的药物同服。硫糖铝须空腹或餐前 0.5～1 小时服用，不宜与牛奶、抗酸剂同服，连续用药不宜超过 8 周。果胶铋应在餐前 0.5～1 小时服用或睡前服用，服用后粪便色泽可能变黑，此为正常现象，停药后 1～2 天内粪便色泽可转为正常。

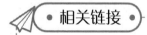 相关链接

长期服用抗血小板药氯吡格雷的患者
如何联合服用质子泵抑制剂

抗血小板药氯吡格雷为前药（非真正起药理作用的药品），在体内须经脂酶（85%）和肝酶（15%）双重代谢。但两步代谢均需借助一种肝药酶 CYP2C19 的帮忙，代谢后 2%～15% 的活性成分与血小板 P2Y12 受体结合，发挥抗血小板作用，即使受到极小干扰，均会影响疗效和导致心血管不良事件（无效）。鉴于抗血小板药具有损伤胃肠黏膜的不良反应，临床治疗中，有些患者又需 PPI 用来保护胃肠黏膜（树立胃保护屏障），为此，执业药师须协助患者权衡联合用药的利弊：①质子泵抑制剂也经 CYP2C19 代谢，与氯吡格雷具有竞争性，影响其代谢；②CYP2C19 具多态性（25 个），常见 CYP2C19*2 等位基因。上述两个原因均影响氯吡格雷的代谢或不被代谢，降低疗效，增加心血管不良事件和脑卒中的风险。研究显示（15 353 例），氯吡格雷与 PPI 长期合用

可增加心脏突发事件及死亡率（增加 50%），其风险排序是奥美拉唑＞兰索拉唑＞埃索美拉唑＞泮托拉唑＞雷贝拉唑（几不经过 CYP2C19 代谢）。

应对措施有：①应用氯吡格雷时慎用 PPI，必要时改用影响较小的雷贝拉唑、雷尼替丁及胃黏膜保护剂米索前列醇、硫糖铝；或用不经 CYP 代谢的抗血小板药替格雷洛、阿司匹林。②鉴于氯吡格雷的血浆半衰期为 8 小时，奥美拉唑、兰索拉唑、泮托拉唑和埃索美拉唑的半衰期分别为 0.8～11 小时、4～1.7 小时、1.4～2.6 小时和 3.5 小时，为避免两类药的血浆达峰时间同步，宜间隔 2～4 个血浆半衰期；晨起服用氯吡格雷，睡前服用 PPI。

消化性溃疡

一、消化性溃疡的概述

消化性溃疡亦称胃、十二指肠溃疡，属于酸相关性疾病，生活中极为常见，两者的发病率分别为 25% 和 70%，由两者并存的复合性溃疡大约 5%，均与胃酸的分泌密切相关。消化性溃疡包括胃溃疡和十二指肠溃疡，是指胃肠道黏膜在消化道内胃酸和胃蛋白酶等的腐蚀作用下发生的溃疡，其深度达到或穿透黏膜肌层。溃疡的病程多有慢性且反复发作的特点，发病常在秋冬及冬春季之交，发病率约占人口总数的 10%，发生在胃肠道接触胃酸和胃蛋白酶的部位，其发病机制较为复杂，迄今仍未阐明。

既往的学说认为消化性溃疡是由胃酸和胃蛋白酶对胃、十二指肠的腐蚀作用与胃肠黏膜防御系统之间的不平衡所造成的。但目前更多的研究结论认为更重要的是胃窦部幽门螺杆菌（Hp）感染为导致消化性溃疡的病因,大约 90%的十二指肠溃疡和 80%的胃溃疡均由 Hp 感染所致。同时,胃炎所导致的 H^+反向弥散、幽门括约肌功能不全所造成的十二指肠胃反流、十二指肠内容物的胆盐和溶血卵磷脂均可损伤胃黏膜,诱发胃溃疡。

促成消化性溃疡的外部因素包括遗传、环境、神经精神、病毒感染、饮食、药物及化学品刺激。目前,又有应激性溃疡,包括由烧伤、感染、脓毒症、休克、颅内高压所致。

按溃疡所发生的部位,分为胃溃疡和十二指肠溃疡,主要区别见表 3 – 1。

表 3-1 胃和十二指肠溃疡的主要区别

项目	胃溃疡	十二指肠溃疡
发生部位	胃	十二指肠球部
发病概率	高	较低,相当于胃溃疡的 1/3
疼痛发生时间	餐后 0.5~1 小时	餐后 2~3 小时
压痛点	中上腹部中线偏左	中上腹部中线偏右
胃酸分泌	降低或正常	升高或正常
选择用药	增强防御因子药(胃黏膜保护药)、促胃肠排空药	减弱攻击因子药(抗酸药、根治幽门螺杆菌药)、抑酸药

二、临床表现

(1)上腹疼痛呈反复周期性发作,是特征之一,尤以十二指肠溃疡更为突出。中上腹疼痛发作可持续几天、几周或更长,继以较长时间的缓解。全年都可发作,但以春、秋季发作者多见。

(2)疼痛与进食具有明显的相关性和节律性,凌晨 3 点至早餐的一段时间,胃酸分泌最低,此时很少发生疼痛。十二指肠溃疡的疼痛多在两餐间发生(餐后 2~3 小时),持续不减直至下餐进食或服用抗酸药后缓解。一部分十二指肠溃疡者,由于夜间胃酸较高,尤其在睡前曾进餐者，可发生半夜疼痛。胃溃疡疼痛的发生较不规则，常在餐后 0.5～1 小时内发生，1～2 小时后渐解，直至下餐进食后再复出现。

（3）十二指肠溃疡的疼痛多出现于中上腹部，或在脐上方，或在脐上方偏右处；胃溃疡疼痛的位置也多在中上腹，但稍偏高处，或在剑突下和剑突下偏左处。其直径范围为数厘米。

（4）疼痛多呈钝痛、灼痛或饥饿样痛，一般较轻而能耐受，持续性剧痛提示溃疡穿透或穿孔中上腹疼痛外，尚可有唾液分泌增多、烧心、反胃、嗳气、恶心、呕吐等其他胃肠道症状。食欲多保持正常，偶见食后疼痛发作而惧食，以致体重减轻。

消化性溃疡常会带来若干并发症，如出血和大出血（反复性），包括呕血、解血样或柏油样黑便（便血或黑便），或因失血所致的虚弱、直立性低血压、晕厥、口渴和出汗。穿孔常表现为急腹症，幽门螺杆菌与胃体和胃窦部的肠型腺癌有关，而与胃贲门部的肿瘤大多无关，幽门螺杆菌感染者发生胃癌的可能性为非感染者的 3～6 倍。

三、治疗手段

1. 治疗原则

消除病因，控制溃疡症状，促进溃疡愈合，针对幽门螺杆菌遴选适宜的联合（三联、四联）药物治疗方案，根除幽门螺杆菌，预防并发症。对顽固、药物治疗无效的患者可行手术治疗。

2. 化学药治疗

（1）抗酸与抑酸　所谓抗酸药多为弱碱性药，服后可中和或吸附胃酸，减少或解除胃酸对胃及十二指肠黏膜的刺激，减轻疼痛，利于溃疡面的愈合。包括碳酸氢钠、碳酸钙、氢氧化铝、三硅酸镁、碳酸镁、铝碳酸镁、氧化镁及复方制剂。而抑制胃酸分泌药则分别作用于不同的胃酸分泌受体（组胺 H_2、胃泌素、胆碱能受体）和质子泵，经一系列过程，在 H^+-K^+-ATP 酶（胃酸泵）的作用下，胃壁细胞分泌的 H^+ 形成胃酸。

①组胺 H_2 受体阻断剂中，西咪替丁具有明显缓解溃疡疼痛和促进溃疡愈合的功效，一次 200～300mg，一日 4 次或睡前 800mg 顿服。雷尼替丁口服吸收迅速，抑制胃酸分泌作用比西咪替丁强，但副作用小，一次 150mg，一日 2 次。法莫替丁抑制胃酸分泌作用比西咪替丁强 20 倍，比雷尼替丁强 7.5 倍，不良反应较西咪替丁小，无抗雄激素的副作用，用于活动性胃及十二指肠溃疡，一次 20～40mg，睡前服用，连续 4～6 周为 1 个疗程，待溃疡愈合后，使用维持量，剂量减半。尼扎替丁能显著抑制夜间胃酸分泌达 12 小时，对由组胺、胃泌素、食物等刺激引起的胃酸分泌的抑制作用比西咪替丁强 8.9 倍，抗溃疡作用比西咪替丁强 3～4 倍，而与雷尼替丁相似，尼扎替丁无抗雄性激素作用，一次 300mg，一日 1～2 次。

②胃泌素受体阻断剂：丙谷胺可抑制胃酸和胃蛋白酶的分泌，对胃黏膜具有保护作用，一次 400mg，一日 3～4 次，但目前应用较少。

③胆碱受体抑制剂：哌仑西平有高度的选择性，抑制胃酸，分泌强，一次 50～75mg，一日 2 次，于早、晚餐前 1.5 小时服用。

④质子泵抑制剂：可降低胃酸分泌，抑制胃酸形成的最后步骤。抑酸完全、作用强、时间久，对消化性溃疡的疗效较高，疗程也较短，对溃疡愈合的时间比组胺 H_2 受体阻断剂快，胃、十二指肠溃疡短期用药即可取得较好疗效，并可与抗菌药物、铋剂联合应用于幽门螺杆菌（Hp）感染的根除治疗。药物有奥美拉唑、兰索拉唑、泮托拉唑、雷贝拉唑、埃索美拉唑。剂量分别是一次 20mg、30mg、40mg、10～20mg，埃索美拉唑为一次 20～40mg，一日 1 次，单剂量晨起顿服。

（2）解除平滑肌痉挛和镇痛　阿托品一次 0.5mg 皮下注射，必要时 4～6 小时给予一次；或口服溴丙胺太林一次 15～30mg，一日

3 次；或曲美布汀一次 100mg，一日 3 次。

（3）胃黏膜保护剂　传统的抗酸剂如硫糖铝等，除中和胃酸外，尚具有黏膜保护作用。较新的黏膜保护剂如前列腺素类似物（米索前列醇、贝前列素等）、替普瑞酮、瑞巴派特等，均具有增强黏膜抗损伤能力和加速溃疡愈合的作用，米索前列醇一次 0.6mg，一日 3 次；贝前列素一次 40μg，一日 3 次；替普瑞酮一次 50mg，一日 2 次，于餐前 0.5 小时服用；瑞巴派特口服一次 0.1g，一日 3 次；铋剂（铝酸铋、碱式碳酸铋、枸橼酸铋钾、胶体果胶铋）能与溃疡基底膜坏死组织上的蛋白质或氨基酸结合，形成蛋白质－铋复合物，覆盖于溃疡表面起到黏膜保护作用；吉法酯可保护胃黏膜，促进溃疡修复愈合，并增加前列腺素的分泌。

目前治疗上已不满足单一抗酸药治疗消化性溃疡，通常是多种抗酸剂和黏膜保护剂组成复方药物，以互相取长补短，同时与胃酸分泌抑制剂、H_2 受体阻断剂、质子泵抑制剂合用，治疗效果更好。

（4）Hp 感染根治　当前推荐的治疗方案可分为两类，即以质子泵抑制剂、铋剂加用抗生素的三联疗法和以抑酸药为主联合抗生素，疗程 2 周。前者可达 85% 左右的 Hp 根除率，但不良反应也较高，多达 20% 左右，症状控制亦较慢；后者多采用奥美拉唑、雷尼替丁、法莫替丁，联合应用氨苄西林、阿莫西林、利福布汀、克拉霉素、甲硝唑和左氧氟沙星等抗菌药物，使 Hp 的根除率可提高至 80%～90%。近年来，国内外推出的质子泵抑制剂、铋剂、甲硝唑加抗生素的四联疗法，对耐甲硝唑的 Hp 的消化道溃疡更有效，根除率可提高至 90% 以上。

Hp 感染的治疗首先需确定根除治疗的适应证，实施根除治疗时，应选择根除率高的治疗方案，以免引起全国范围 Hp 及其他细菌对抗生素的普遍耐药性。Hp 根除推荐的治疗方案有一、二线方案。

①一线方案：PPI/RBC（标准剂量）+阿莫西林（1g）+克拉霉

素（0.5g），一日2次，连续7天。

PPI/RBC（标准剂量）+甲硝唑（0.4g）+克拉霉素（0.5g），一日2次，连续7天。

PPI/RBC（标准剂量）+阿莫西林（1g）+呋喃唑酮（0.1g）/甲硝唑（0.4g），一日2次，连续7天。

铋剂（标准剂量）+呋喃唑酮（0.1g）+克拉霉素（0.5g），一日2次，连续7天。

铋剂（标准剂量）+甲硝唑（0.4g）+四环素（0.75～1g），一日2次，连续14天。

铋剂（标准剂量）+甲硝唑（0.4g）+阿莫西林（0.5g），一日2次，连续14天。

也可H_2受体阻断剂替代PPI（西咪替丁400mg、雷尼替丁150mg、法莫替丁20mg），但根除率可能会有所降低。

②二线方案：PPI（标准剂量）+铋剂（标准剂量）+甲硝唑（0.4g，一日3次）+四环素（0.75～1g），一日2次，连续7～14天。

PPI（标准剂量）+铋剂（标准剂量）+呋喃唑酮（0.1g）+四环素（0.75～1g），一日2次，连续7～14天。

注：代号PPI为质子泵抑制剂，目前有埃索美拉唑（E）20mg、雷贝拉唑（R）10mg、兰索拉唑（L）30mg、奥美拉唑（O）20mg、枸橼酸铋雷尼替丁（RBC）350mg。

3. 中成药治疗

中医学将胃酸过多和胃溃疡视为"胃脘痛"，分为各种证型。

（1）脾胃虚寒型 症见有胃凉隐痛、空腹病重、喜温乐按、稍食疼痛减轻、食欲减退、怕冷、吐清水、大便稀者可口服香砂养胃丸、良附丸、黄芪建中丸、温胃舒胶囊、柴芍六君丸、丁蔻理中丸、虚寒胃痛冲剂、复方香砂颗粒、香砂和胃丸。

（2）饮食停滞型 由伤食停滞的胃痛、胃部饱满、嗳腐酸气、大便不畅者可选用大山楂丸、加味保和丸。

（3）肝胃不和型 肝气横逆、肝胃不和，症见胃脘胀闷、攻撑作痛、脘痛连胁、胸闷喜叹息、嗳气反酸，可选十香止痛丸、舒肝理气丸、柴胡舒肝丸、胃得安胶囊、逍遥丸、舒肝和胃胶囊、开胸顺气丸、逍遥丸、丹栀逍遥丸、舒胸片、沉香化滞丸、木香顺气丸、元胡止痛片、三九胃泰颗粒、肝胃气滞片等。

（4）肝气犯胃型 对胃部胀痛、疼痛流窜到后背、气怒疼痛加重、经常嗳气、大便不畅者，可尝试服用加味左金丸、左金丸、龙胆泻肝丸、养胃舒胶囊、木香分气丸、气滞胃痛冲剂、胃苏冲剂、胃得安片等。

（5）寒邪客胃型 有胃凉暴痛、恶寒喜暖、得热痛减、遇寒痛增、喜饮热食等表现，可选丁桂温胃散、越鞠保和丸、神曲茶、沉香舒郁丸、开胸理气丸、安胃颗粒、香药胃安胶囊。

四、健康管理

1. 注意休息，对患者要减少精神应激、放松心情和缓解压力，消除有害环境因素，饮食宜有节律（定时、进食不宜太快），避免过饱过饥。

2. 保持良好的生活方式，对有消化性溃疡者应避免吸烟；焦虑和紧张可使活动性消化性溃疡加快复发，消除忧伤的情绪可减轻疼痛的程度和频率。此外，应避免服用对胃、十二指肠黏膜有刺激性的药物，如吲哚美辛、阿司匹林、保泰松等非甾体抗炎药，糖皮质激素、抗肿瘤药。

3. 建立良好的生活规律，避免熬夜；保持心情舒畅，减少无谓的烦恼，睡前 2～3 小时不要进食，避免太紧的衣服；进餐应定时定量，细嚼慢咽。在溃疡活动期，以进食流质或半流质，易于消化，富有营养的食物。症状得到控制后，就应恢复平常一日三餐的规律饮食，同时应避免餐间吃零食。

五、用药指导与药师提示

1. 保持抑酸剂的最佳酸环境

抑酸剂的抗溃疡效果与抑酸环境的持续时间密切相关，一般抗酸药的抗酸持续时间仅为 2 小时，组胺 H_2 受体阻断剂为 6 小时、PPI为 18 小时。所以，延长抗酸达标的持续时间十分重要，而单纯控制pH$\geq$3.0～4.0 并非能提高溃疡愈合率，使 pH 达标的控制时间则为关键。如抑酸剂连续服用 4 天，每天使 pH$\geq$3.0 维持 16～18 小时能加速十二指肠溃疡的愈合；如 pH$\geq$4.0 维持 17～18 小时，预期愈合率达到 100%。如胃液 pH$\geq$3.0 的时间小于每日的 25%，则溃疡愈合效果不佳。再如反流性食管炎连续服用 8 周使每天 pH$\geq$3.0 维持 18～20 小时的疗效最明显，十二指肠溃疡连续服用 4 周使每天 pH$\geq$3.0维持 18～20 小时的疗效最明显。

2. 抗消化性溃疡药的最佳服用时间

人体胃酸分泌有两个高峰，一是在餐后，二是在凌晨 2 时左右，经动态测定发现胃酸分泌在上午 5—11 时最少，下午 14 时到次日凌晨 2 时最高。

（1）复方氢氧化铝等抗酸药应于餐后 1 小时服用，以利于中和餐后的高胃酸。晚上临睡前加服 1 次，效果更好。

（2）西咪替丁、雷尼替丁、奥美拉唑等抑酸药，应在每日下午或临睡前 1 次服药疗效最佳。西咪替丁空腹服用吸收快，抑制胃酸分泌作用出现早，与食物中和胃酸相重合；改用全日量睡前顿服（胃酸分泌昼少夜多）；奥美拉唑等有"夜间酸突破"现象，睡前顿服或添加雷尼替丁 150mg 可以克服。

（3）胃黏膜保护剂需在酸性条件下，与胃黏膜表面的黏蛋白络合形成保护膜，与抑酸药联合应用时宜间隔 1 小时。另宜避免与抑酸药、酸性药或含鞣酸的药物同服。

（4）硫糖铝须空腹或餐前 0.5～1 小时服用，不宜与牛奶、抗酸药同服，连续用药不宜超过 8 周。

（5）果胶铋应在餐前 0.5～1 小时服用或睡前服用，以达最佳疗效，服用后粪便色泽可能变黑，此为正常现象，停药后 1～2 天内粪便色泽可转为正常。

（6）PPI 若与抗生素联合用于根治幽门螺杆菌，应于早晨餐前服用。

3. 质子泵抑制剂须监护其安全性

（1）PPI 对妊娠及哺乳期妇女、儿童禁用；对有药物过敏史者及高龄者慎用。另外，PPI 可能掩盖胃癌症状，对疑有恶性肿瘤伴发胃溃疡者，必须排除恶性病变后再用。

（2）对溃疡治愈后需继续应用非甾体抗炎药治疗者，PPI 不能减量，以防无症状性溃疡的发生或加重。

（3）PPI 应在餐前立即服用。PPI 很少发生耐药现象，但停药后引起的基础胃酸和最大胃酸分泌反弹持续时间则较长，可达 2 个月。

（4）肝肾功能不全者慎用；严重肝功能损害的应减少剂量并定期测定肝酶谱的变化，并限定日剂量，也不推荐用于长期维持治疗。如须长期治疗者，出现任何警示症状（如明显的体重减少、复发性呕吐、吞咽困难、呕血或黑便）时，应及时排除恶性病症（癌症）的可能。

4. 应用组胺 H_2 受体阻断剂应监护的问题

（1）对妊娠及哺乳期妇女忌用；对急性胰腺炎者慎用；对药物有过敏史、肝肾功能不全者和儿童慎用；严重心脏及呼吸系统疾患、系统性红斑狼疮、器质性脑病者慎用。

（2）餐后口服比餐前效果为佳，此是因为餐后胃排空延迟，有更多的缓冲作用；另鉴于相同的原因，不宜与促胃肠动力药联合应用。

（3）肾功能不全者需酌情减量，而肝功能不全者一般无须减量。

H$_2$ 受体阻断剂停药后引起的夜间基础胃酸反跳持续时间一般很短，往往在停药 9 天后即可消失。

（4）老年人大剂量应用，有时可出现精神紊乱、语言含糊、幻觉、甚至昏迷，对高龄患者应予慎用。用药期间应定期检查肝、肾功能和血象。

（5）吸烟可延迟溃疡愈合，增加复发率，并减低西咪替丁和其他抗溃疡药的效果。

5. 对驾车司机须规避服用抑酸剂

在抑酸药中，组胺 H$_2$ 受体阻断剂雷尼替丁、西咪替丁、法莫替丁能引起幻觉、定向力障碍。PPI 的奥美拉唑、兰索拉唑、泮托拉唑服后偶见有疲乏、嗜睡、视物模糊、意识模糊的反应。因此，对驾车司机、高空作业、精密仪器操作者慎用，或提示在服用后休息 6 小时后再从事工作。

6. 规避幽门螺杆菌的耐药性

在选择根治 Hp 药物治疗方案中，注意避免耐药菌株的产生，防范措施有：①联合治疗，避免使用单一抗生素或抗菌药物，提倡在治疗前作药敏试验，选择对 Hp 高敏感的抗菌药物。采用质子泵抑制剂+铋剂+两种抗生素的四联疗法，不仅减少耐药菌株的产生，且可增加抗菌药物的活性和胃内的浓度，提高对 Hp 根治的效果。②对根除治疗失败者，再次治疗前先做药物敏感试验，避免选用 Hp 对其有耐药性的抗菌药物。③坚持适宜疗程，在细菌耐药泛滥的地区可实施 10～14 天的疗程。④在联合治疗中，及时补充益生菌等微生态制剂，可有效减少患者腹泻的概率，但注意与抗生素和铋剂服用时间宜间隔至少 2 小时。⑤鉴于口腔是 Hp 另一传播途径，同时实施口腔清洁。⑥按时服药，戒烟限酒，控制血糖，保持精神舒畅。

> **• 相关链接 •**
>
> ### 如何防范由糖皮质激素类药所致的溃疡和出血
>
> 糖皮质激素导致溃疡的机制包括：①改变胃黏膜厚度与成分，减弱胃黏膜的自身屏障保护作用；②刺激胃酸和胃蛋白酶分泌，促使胃黏膜易受胃酸的侵蚀；③抑制磷脂酶A的活性，使花生四烯酸转化为前列腺素合成减少，减弱胃屏障和保护作用；④抑制胃黏膜细胞的更新，致使消化道发生急性溃疡和导致潜在性的慢性溃疡明显恶化。
>
> 应用质子泵抑制剂（PPI）预防溃疡的策略有：①对使用糖皮质激素患者，尽可能采用短程、适量应用，对给药剂量大于0.5mg/（kg·d）泼尼松或相当于250mg/d以上氢化可的松者应给予PPI预防；②对长期服用激素维持剂量（2.5～15mg/d）患者可视胃黏膜损伤（出血）情况，必要时给予PPI。

胃食管反流

一、胃食管反流的概述

胃食管反流（GERD）俗称酸反流，系指胃内容物反流至食管，引起不适症状或并发症的一种疾病，是由多种因素造成的消化道动力障碍性疾病，在全球的发病率达20%，我国发病率为5%～10%。

GERD是由多种因素造成的消化动力障碍性疾病，是抗反流防御机制和反流物攻击之间失平衡的结果。

1. 抗反流防御机制

（1）抗反流防御屏障　下食管括约肌压力下降，引起其下降的因素有餐后一过性下食管括约肌松弛，食物（过饱、高脂饮食、巧克力）、用药（服用钙通道阻滞剂等）；食管裂孔疝是指部分胃经膈食管裂孔进入胸腔。

（2）食管的清除能力　食管自上而下的推进型蠕动能力下降，对食管内反流物的清除能力下降与增龄相关。

（3）食管黏膜屏障　由黏液层、复层鳞状上皮、上皮细胞间紧密连接和黏膜下血流组成。吸烟、酗酒、用药（双膦酸盐）可削弱黏膜屏障功能，神经精神功能障碍者内脏敏感性增高，是 GERD 发生的重要因素。

2. 反流物攻击作用

反流物对食管的损害与反流物的量、与黏膜作用的时间长短有关。胃酸和胃蛋白酶是主要因素，胃酸与胆汁混合性反流常引起更为严重的反流性食管炎，胃排空减慢可以加重反流。

二、临床表现

胃食管反流常易被人误诊，有的人去心脏内科，有的人去五官科甚至呼吸科，缘于临床症状是腹痛、胸痛、上腹部隐痛、常由酸反流至呼吸道、咽喉、耳鼻，腐蚀和刺激产生疼痛或炎症，因此，我们需认真鉴别。

常见的酸反流症状为烧心和反流，烧心系指胸骨后烧灼感，反流系指胃内容物向咽部或口腔方向流动的感觉。其他少见或不典型的症状包括上腹痛、胸痛、嗳气、腹胀、上腹不适、咽部异物感、吞咽痛、吞咽困难等。消化不良症状在胃食管反流患者中发生的比例为 21%～63%，而腹痛约为 35.5%。另需注意胸痛患者在进行反流评估前需先排除心脏的因素，胃食管反流患者发生胸痛的比例为25%～37.6%，且可不伴随典型的反流和烧心症状。此外，可伴随食管外症状，包括咳嗽、咽痛、咽炎、鼻窦炎、复发性中耳炎、哮喘及牙蚀症等，即食管外综合征。

胃食管反流可分为非糜烂性反流、糜烂性食管炎和 Barrett 食管三种类型。胃食管反流的风险体现在食管内、外，由于胃内容物反流而引起不适症状和并发症，胃内容物中含有胃酸、胆汁、消化酶，对食管黏膜产生损伤、出血；食管外症状可引起反流性咳嗽综合征、反流性喉炎综合征、反流性哮喘综合征、反流性牙蚀综合征、咽炎、鼻炎、鼻窦炎、特发性肺纤维化、复发性中耳炎等，严重者可诱发恶性肿瘤，是咽喉部鳞状细胞癌的独立风险因素。

三、治疗手段

1. 治疗原则

有效缓解症状、治愈食管炎、提高生命质量和预防并发症。改进生活方式（减重、戒除烟酒、低脂肪饮食、避免睡前进食等），控制胃酸和回复正常胃动力，按治疗阶梯用药，首选质子泵抑制剂（单剂量无效时可用双倍剂量），疗程至少 8 周。

2. 化学药治疗

GERD 的治疗包括：①改变生活方式是疾病的基础治疗，但仅对部分患者有效；②抑酸治疗；③抑酸药治疗效果不佳时，考虑联合应用促胃肠动力药或胃黏膜保护剂，尤其是对于伴有胃排空延迟者。

（1）抑酸与促进胃肠动力 H_2 受体阻断剂仅适用于轻、中度胃食管反流治疗，其中西咪替丁、雷尼替丁、法莫替丁等治疗反流性 GERD 的食管炎愈合率为 50%～60%，烧心症状缓解率为 50%。临床试验提示 H_2 受体阻断剂缓解轻、中度胃食管反流症状疗效优于安慰剂，但症状缓解时间短，且 4～6 周后大部分患者出现药物耐受，长期疗效不佳。

质子泵抑制剂（PPI）抑酸能力强，其中奥美拉唑、兰索拉唑、泮托拉唑、雷贝拉唑和埃索美拉唑可供选用，具有更强的抑酸作用。胃食管反流治疗中最优胃酸抑制需要在 24 小时中使胃内 pH>4 的时间达到 16 小时，而 PPI 标准剂量，一日 1 次服用多数难以达到治疗胃食管反流的最优胃酸抑制效果。单剂量 PPI 治疗无效可换用双倍剂量；如一种 PPI 治疗无效，可选用其他 PPI 进行治疗。在疗程方面，PPI 治疗胃食管反流使用疗程至少 8 周。合并食管裂孔疝的胃食管反流患者以及严重糜烂性食管炎剂量应加倍。

（2）抗酸剂　抗酸剂服后在胃内可直接中和胃酸，升高胃内容物 pH 值，削弱胃蛋白酶的活性，从而减少胃酸和胃蛋白酶对胃黏膜的侵蚀，并能形成保护膜，覆盖于胃黏膜表面，但抗酸剂不能直接抑制胃酸分泌，通常用于对症治疗，仅能有效缓解溃疡性消化不良和胃食管反流患者的反酸、胃痛等不适症状。由于抗酸剂仅中和已经分泌的胃酸，而不能抑制胃酸分泌，有些药物甚至可能造成反跳性的胃酸分泌增加，其疗效不及抑酸剂，所以并非为治疗消化性溃疡的首选药，其特点有：①直接中和胃酸，迅速缓解反酸、胃灼伤、胃痛等症状；②作用时间短，每日服用次数多。药品有碳酸钙、氢氧化镁、氢氧化铝、铝碳酸镁。

（3）促胃肠动力药　促胃肠动力药可通过增加胃肠推进性运动，增强胃肠道收缩，促进和刺激胃肠排空，降低细菌滞留时间，减少溃疡创面感染的机会，同时减轻食物对胃窦部 G 细胞和壁细胞的刺激，抑制胃酸的分泌，改善功能性消化不良等症状。常用促胃肠动力药有甲氧氯普胺、多潘立酮、莫沙必利、伊托必利等。其中，甲氧氯普胺可使食管内容物廓清能力增强，食管反流减少。多潘立酮可以增强食管蠕动和食管下端括约肌的张力，防止胃食管酸反流。甲氧氯普胺口服一次 5～10mg，一日 10～30mg；多潘立酮口服一次 10mg，一日 3 次；伊托必利一次 50mg，一日 3 次；莫沙必利一次 5mg，一日 3 次，均于餐前 15～30 分钟服用。

（4）胃黏膜保护剂　胃黏膜保护剂可增加胃黏膜血流量，增加胃黏膜细胞黏液、碳酸氢盐的分泌，增加胃黏膜细胞前列腺素的合成，增加胃黏膜和黏液中糖蛋白和磷脂的含量，从而增加黏液层的疏水性。

胃黏膜保护剂进入胃肠道后可迅速与黏膜结合，尤其是与受损黏膜部位结合后形成薄膜，覆盖在黏膜表面，使之不再受到各种有害物质（消化液、药物等）的侵袭，起隔离作用。胃黏膜保护剂还可促使消化道黏膜细胞分泌黏液等保护性物质，有促进黏膜修复的作用，如硫糖铝。胃黏膜保护剂适用于治疗所有与消化道黏膜损伤有关的疾病，有的胃黏膜保护剂还同时兼有抗酸作用，如碱式碳酸铋；有的还具有杀灭幽门螺杆菌的作用，如枸橼酸铋钾、胶体果胶铋等。硫糖铝口服一次 1000mg，一日 3～4 次；枸橼酸铋钾一次 150～200mg，一日 4 次或一次 300mg，一日 2 次；胶体果胶铋一次 120～150mg，一日 4 次。

与枸橼酸铋钾相比，胶体果胶铋的胶体特性更好，特性黏数为胶体碱式枸橼酸铋钾的 7.4 倍。此外，胶体果胶铋对受损黏膜具有高度选择性，胶体碱式枸橼酸铋钾在受损组织（胃、十二指肠）中的铋浓度为正常组织中的 3.1 倍，而胶体果胶铋在受损组织（胃、十二指肠）中的铋浓度为正常组织中的 4.34 倍。

替普瑞酮口服后吸收较好，广泛分布于各组织中，尤其在消化道浓度较高，胃溃疡部位浓度最高，发挥对胃黏膜的全面保护作用，口服一次 50mg，一日 3 次。

3. 中成药治疗

中医学治疗胃食管反流，以抑肝扶脾、清火降逆、和胃化湿为原则。

（1）肝胃不和型 症见反酸嗳气、两胁胀痛或窜痛、胃脘满胀、纳差舌红等。可选舒肝和胃丸、胃苏冲剂、蒲元和胃胶囊、柴胡舒肝散等。

（2）胃阴不足型 多见呕吐反复、口燥咽干、胸胁疼痛、似饥而不欲食，舌红少津，辨证选择养胃舒、养胃颗粒、养胃舒颗粒、三九胃泰等。

（3）寒热错杂型 胃脘隐痛或冷痛、脘腹痞胀、胃脘灼热、口苦口淡、肠鸣便溏等。可服乌梅丸、半夏泻心丸等。

（4）脾胃虚寒型 常见泛吐酸水、胃脘隐痛、胀闷不舒、喜暖喜按、大便稀溏。可服用香砂六君子、香砂养胃丸、暖胃舒乐颗粒、温胃舒颗粒、理中丸、丁蔻理中丸、白蔻调中丸等。

（5）脾虚气滞型 反酸嗳气、上脘隐痛嘈杂、食后胀闷、朝食暮吐、纳差乏力。可服香砂六君子丸、木香顺气丸、归脾丸、开胸顺气丸等。

（6）气虚血瘀型 反酸日久、胸后疼痛难忍、吞咽困难、面色不华、倦怠乏力等。可服木香顺气丸、开胸顺气丸等。

（7）肝胃瘀热型 反酸嘈杂、两胁胀闷、心烦易怒、口干口苦、大便秘结等。宜选左金丸等。

（8）脾胃湿热型 可见胃脘嘈杂隐痛、口苦黏腻、胸骨后灼热灼痛、恶心纳差、大便不稠、嗳腐吞酸等。可选香砂枳术丸、保和丸、人参健脾丸、参苓白术丸、参苓白术颗粒等。

四、健康管理

1. 控制体重。体重过重是胃食管反流的危险因素，减轻体重可减少患者反流症状。避免饱餐和餐中饮水、避免睡前 3 小时内进食，做到每餐八分饱，可在两餐之间加餐（如上午 10 时和下午 3 时）。

2. 宜餐后散步，不要立即平卧，对夜间反流严重者可头侧床脚加高 10～20cm，减轻夜间酸反流。

3. 避免引起负压增高，如穿紧身衣、慢性便秘、咳嗽、举重。减少摄入可以降低食管下段括约肌压力的食物（如巧克力、薄荷、咖啡、洋葱、大蒜等），但这些改变对多数患者并不足以缓解症状。

4. 避免应用可能加重反流症状的药品，患者应规避钙通道阻滞剂、α受体激动剂、β受体激动剂、茶碱类、硝酸盐、镇静剂、雌激素。停用多西环素、氯化钾、铁剂、奎尼丁、阿仑膦酸盐等可能引起食管损害的药物。阿仑膦酸盐广泛用于骨质疏松症，正确服用方法是空腹用 200～250ml 白开水送服，并保持立/坐位 30 分钟。

五、用药指导与药师提示

1. 要充分考虑长期抑酸治疗的不良反应

反流性食管炎患者以抑酸治疗为主，且强度和时间须超过消化性溃疡治疗，促胃肠动力剂不能起到治疗作用。食管外表现如夜间哮喘可诊断性夜间抑酸治疗，观察疗效；慢性咽炎则需要至少抑酸治疗 3～6 个月方能见效，要充分考虑长期抑酸治疗的不良反应。

2. 警惕促胃肠动力药所致的锥体外系反应

促胃肠动力药的甲氧氯普胺、多潘立酮、西沙必利等可阻断多巴胺受体，使胆碱受体相对亢进而致锥体外系反应。①用药期间密切关注锥体外系反应，无论成人还是儿童，一日剂量不宜超过 0.5mg/kg，否则易引起锥体外系反应。大剂量或长期用药可能因阻断多巴胺受体，使胆碱能受体相对亢进而导致锥体外系反应（特别是年轻人），主要表现为帕金森综合征，出现肌震颤、头向后倾、斜颈、阵发性双眼向上注视、发音困难、共济失调等。老年人大量长期应用易出现锥体外系症状。②与可能引起锥体外系反应的药物不宜联合，如吩噻嗪类抗精神病药（氯丙嗪、氟哌啶醇、奋乃静、氟奋乃静、五氟利多、三氟拉嗪、氯氮平）、三环类抗抑郁药（丙米嗪、阿米替林、多塞平、氯米帕明、去甲替林、地昔帕明）、抗震颤麻痹药（左旋多巴）、抗菌药物（红霉素、琥乙红霉素、克拉霉素、阿奇霉素）等合用，可使锥体外系反应的发生率与严重性均有所增加。

3. 监护高泌（催）乳素血症

除莫沙必利外，促胃肠动力药的多潘立酮、甲氧氯普胺、伊托必利可刺激垂体泌乳素的过度分泌，从而引起女性泌乳、卵巢功能紊乱、排卵减少、乳房肿胀、生殖器萎缩、阴毛减少、多食、肥胖，甚至闭经；男性可致乳房发育、性欲减退、阴茎勃起功能障碍，停药后即可恢复正常。维生素 B$_6$ 可抑制催乳素分泌，减轻本品泌乳反应。

4. 关注质子泵抑制剂发生骨折和低镁血症的风险

①长期和较高剂量使用 PPI 可使骨折风险升高，老年患者风险更高。骨折风险可能与剂量、用药时间相关。应用 PPI 时应考虑低剂量、短疗程的治疗方式。②使用 PPI 3 个月以上会有低镁血症的风险。低镁血症严重时表现为疲劳、手足搐搦、谵妄、惊厥、头晕及室性心律失常。因此，对需长期治疗患者，尤其是同时合并使用地高辛或其他可致低镁血症药品时，药师应考虑在质子泵抑制剂治疗前进行血镁检查并在治疗过程中定期检查。

5. 尽可能增强抗酸剂的作用和规避禁忌

①抗酸剂仅可直接中和已分泌的胃酸，不能抑酸，有些抗酸剂甚至造成反跳性胃酸分泌增加，具有不良反应，所以尽量使用其复方制剂，以增强其抗酸作用，减少不良反应；②抗酸剂在胃内容物将近排空或完全排空后才能充分发挥抗酸作用，最佳服用时间是胃不适症状出现或将要出现时，如两餐之间和睡眠前；③为快速起效，增加药物在胃黏膜的附着，液体和胶体的抗酸剂比片剂效果好，片剂抗酸剂适宜嚼碎服用；④应增加日服药次数，一日 4 次或更多，最多可间隔 1 小时给予 1 次。

此外，也要注意规避抗酸剂的禁忌证：①肾衰竭者长期使用氢氧化铝制剂，可引起骨软化、痴呆及贫血。尤其是接受血液透析者，可产生透析性痴呆，表现为肌肉疼痛抽搐、烦躁不安、味觉异常、呼吸变慢、极度疲乏无力等症状。②阑尾炎等急腹症患者服用氢氧化铝制剂可使病情加重，增加阑尾穿孔的风险。

6. 胃黏膜保护剂应选择适宜的服用时间

①胃黏膜保护剂需在酸性条件下，与胃黏膜表面的黏蛋白络合

形成保护膜，与抑酸剂联合应用时宜间隔 1 小时。另宜避免与抑酸剂、酸性药或含鞣酸的药物同服。②硫糖铝须空腹或餐前 0.5～1 小时服用，不宜与牛奶、抗酸剂同服，连续用药不宜超过 8 周。③果胶铋应在餐前 0.5～1 小时服用或睡前服用，以达最佳疗效，服用后粪便色泽可能变黑，此为正常现象，停药后 1～2 天内粪便色泽可转为正常。

7. 注意铋剂的应用安全性

铋剂（铝酸铋、碱式碳酸铋、枸橼酸铋钾、胶体果胶铋）能与溃疡基底膜坏死组织上的蛋白质或氨基酸结合，覆盖于溃疡表面起到黏膜保护作用。①服用铋剂期间，舌苔、齿变大便可能呈暂时的无光泽的灰黑色，如患者无其他不适，即属于正常。②铋剂剂量过大时（血铋浓度大于 $0.1\mu g/ml$），有发生神经毒性的危险，可致铋性脑病现象。故为防止铋中毒，两种铋剂不宜联用。③硫糖铝及铋剂连续用药不宜超过 2 个月。铋剂停用 2 个月后可再进行下一个疗程。④由于其铋剂的不溶性和局部作用的特点，服药期间口中可能带有氨味，停药后能自行消失。妊娠期妇女禁用铋剂。

相关链接

如何应对"质子泵抑制剂酸突破"现象

所谓"质子泵抑制剂酸突破"现象，系指应用 PPI（奥美拉唑、埃索美拉唑和雷贝拉唑）标准剂量后在夜间（晚 22 点至凌晨 6 点）出现的胃内 pH≤4.0 超过 60 分钟的现象，表现为夜间胸痛、腹痛、胃灼热等。

"酸突破"现象的原因有：①质子泵分为被激活的"活性泵"和未被激活的"静息泵"，活性泵位于分泌小管腔内的胃壁细胞膜上，具有分泌胃酸功能；静息泵置于胃壁细胞浆内，无胃酸分泌功能，处于储备状态，但两者可相互循环和转化。当胃壁细胞处于活性状态时（进食），大部分静息泵被激活而发挥泌酸作用。质子泵抑制剂的作用仅对活性泵有作用，而对处于细胞内的静息泵几无作用。而新的质子泵再生是一个连续过程，夜间为质子泵大量更新的阶段，激活的质子泵数量远较白天少，同时，质子泵抑制剂的血浆半衰期短，未被结合的质子泵在质子泵抑制剂血浆浓度下降时被激活。②饮食刺激：夜间睡眠期，缺少进食刺激，质子泵被激活的数量明显减少，使质子泵抑制剂的抑酸作用显著降低。③自主神经的兴奋：夜间迷走神经兴奋性高，胃酸分泌增多。④胃酸分泌有两个高峰，一是餐后，二是在凌晨 2 点左右。

　　为应对酸突破现象：①把日剂量分成 2 次服用，于餐前 15～60 分钟或早、晚餐前服用；②睡前顿服或添加雷尼替丁 150mg，以延长抑酸的持续时间；③尽量选择雷贝拉唑，初次用药 23 小时后可抑制基础胃酸量和由食物刺激产生的胃酸量，抑制率分别为 69% 和 82%，且时间可长达 48 小时。

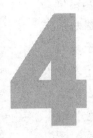

第四章
循环系统疾病

高血压

一、高血压的概述

高血压是以体循环动脉压持续升高、周围小动脉阻力增高同时伴有不同程度的心排血量和血容量增加为主要表现的心血管综合征。

高血压诊断标准：高血压经非同日（一般间隔 1～2 周）3 次测量，收缩压≥140mmHg（18.6kPa）和（或）舒张压≥90mmHg（12.0kPa）者。高血压分为原发、继发性两类。发病原因不明的称之为原发性高血压，又称高血压病，占总高血压患者的 90%以上。约有 10%的高血压患者，其血压的升高是因为本身有明确而独立的病因及疾病所致的一种临床表现，称之为继发性高血压。

二、临床表现

绝大多数原发性高血压属于缓进型，多见于中老年人。特点是起病隐匿，进展缓慢，病程常长达数年至数十年，因此，初期较少出现症状，约半数患者因体检或因其他疾病测量血压后，偶然发现血压升高。少数人一旦知道患有高血压后，反而会产生各种神经官能症样症状，如头晕、头胀、失眠、健忘、耳鸣、乏力、多梦、激动等。30%～50%高血压患者因头痛、头晕、心悸，有严重并发症（痛风、糖尿病、心功能不全、血脂异常、脑卒中等）和靶器官功能性损害或器质性损害，出现相应的临床表现。

三、治疗手段

1. 治疗原则

控制血压达标，最大限度地延缓动脉粥样硬化进程，减少高血压对靶器官损害，降低心、脑血管发病和死亡的总体危险。降压目标，一般高血压患者应将血压应降至<140/90mmHg，年轻人或糖尿病及肾病者降至<130/80mmHg；65岁及以上老年人收缩压降至<150/90mmHg，如能耐受，还可进一步降低；伴随肾病、糖尿病，或病情稳定的冠心病或脑血管病的高血压者治疗更宜个体化，可将血压降至130/80mmHg以下。

2. 化学药治疗

选药宜依据患者的血压类型、发病机制、合并症、禁忌证、各类抗高血压药的作用优势以及《中国高血压防治指南（2018年版）》的推荐级别综合考虑。目前，国内外推荐的一线抗高血压药有利尿剂、钙通道阻滞剂（CCB）、血管紧张素转换酶抑制剂（ACEI）、血管紧张素Ⅱ受体阻断剂（ARB）和β受体阻断剂。

（1）单纯收缩期高血压者　可选CCB和利尿剂、或CCB+利尿剂，严重时可用CCB+ACEI+利尿剂。钙通道阻滞剂有氨氯地平、左氨氯地平片一次5mg，最大10mg，一日1次，其他尚有硝苯地平、拉西地平、非洛地平、乐卡地平、尼卡地平。

（2）单纯舒张期高血压者　可选ARB+ACEI、或CCB+ACEI+利尿剂（吲达帕胺、呋塞米），若心率过快，可联合β受体阻断剂（阿替洛尔、美托洛尔等）或维拉帕米。ACEI 有卡托普利、依那普利、贝那普利、赖诺普利、雷米普利、培哚普利、福辛普利等。其可增加肾血流量，增加肾小球滤过率，利于尿钠的排泄，使体液总量减少，有助于左心室功能的改善，并可改善肾脏的血流动力学，进一步改善肾脏的盐分泌，减缓慢性肾病和肾损伤的发展。

血管紧张素受体 Ⅱ 阻断剂的优势有：①厄米沙坦、替米沙坦、坎地沙坦酯、缬沙坦等则在降压中，具伴随剂量的增加而降压效果增强的特点，同时具有较高的平滑指数（SI，评价降压疗效均衡性的指标），降压平稳（避免血压忽高忽低的峰谷现象）；②可降低高血压患者心血管事件的风险，降低糖尿病或肾病患者蛋白尿及微量蛋白尿，尤其适合应用伴随糖尿病、肾病、蛋白尿/微量白蛋白尿、代谢综合征者；③ACEI+ARB 联合，对靶器官保护作用较好；④有更好的顺应性；⑤在白色和黄色人种中疗效优于黑色人种者。

（3）伴随心率快、自主神经紧张者　部分中青年人，自主神经紧张、精神也紧张，心率≥100 次/分钟，心悸、胸闷者，可选 β 受体阻断剂的美托洛尔、比索洛尔、艾司洛尔拮抗交感神经系统的过度激活，有效减轻胸痛，控制血压。适宜对无并发症的年轻高血压者。

（4）伴随浮肿、脉压差大的高血压者　抗高血压药联合噻嗪类利尿剂（氢氯噻嗪、氯噻酮、苄噻嗪、氢氟噻嗪和环戊噻嗪）或吲达帕胺。利尿剂是惟一能够充分控制心力衰竭者液体潴留的药品，适用于曾有或现有液体潴留的心力衰竭者，对肾功能正常轻度水肿者可选噻嗪类，中、重度水肿者可选吲达帕胺或呋塞米。

（5）高血压合并血脂异常者　高血压者合并血脂异常的数量众多，同为冠心病的危险因素，应将低密度脂蛋白胆固醇（LDL－C）水平降至更低。对血压、血脂同时调整则获益更大。

（6）高血压伴痛风者　应用排出尿酸药的同时，选择氯沙坦（50mg/d）、替米沙坦（40mg/d）兼具降压、降酸作用，适用于高血压且尿酸增高痛风不明显者，或顽固性血尿酸增高痛风者。

（7）高血压伴脑卒中者　首选 CCB 预防脑卒中：①预防由嗜盐而引起的脑卒中强度最大；②可改善降压效应峰/谷比值，提高平滑指数，降压作用趋于平稳，持续时间长；③可缓解冠状动脉痉挛。此外，亦可选用 ACEI，可预防和减少脑卒中复发，降低卒中的复发和死亡率。控制血尿酸，高血尿酸水平是急性心肌梗死、脑卒中和所有心血管事件的独立危险因素。

对单药治疗效果不佳者或顽固性高血压者，应提倡二三种不同作用机制的抗高血压药联合治疗。其原则：①选择不同作用机制（互补）的有效药，可以耐受；②药动学特征相互匹配、性价比好、依从性好（尽量减少一日内用药次数）。

3. 中成药治疗

中医学将高血压归纳在"眩晕""头痛"范畴，症状和选药有所区别。

（1）肝火上炎型　症状有眩晕头痛、耳鸣口苦、面红目赤、烦躁易怒、舌红、苔黄燥、脉弦，用药上可清肝泻火。可选清脑降压片、牛黄降压丸、清肝降压胶囊。

（2）阴虚阳亢型　常有眩晕头痛、腰酸耳鸣、手足心热、舌红、苔黄、脉弦细数，治疗上宜滋阴降火。可选罗布麻降压片、山楂降压片，用于肝阳上亢眩晕的可选脑立清丸。

（3）阴阳两虚型　眩晕头痛、耳鸣、心悸气短、畏寒肢冷、夜间尿多、舌淡、苔白、脉沉细弦，治疗宜滋阴壮阳。可选桂附地黄丸、绞股蓝总苷片。

（4）痰浊内蕴型　头胀如蒙、眩晕重痛、胸膈满闷、恶心呕吐、痰涎、心烦失眠、舌淡、苔腻。治疗上可选择疏风通络丸、螺旋藻片。

四、健康管理

高血压又是一种"生活方式病"，认真改变不良生活方式，限盐、限酒、控制体重（减肥），有利于预防和控制高血压。

1. 非药物治疗包括提倡健康生活方式，达到减少高血压及其他心血管病的发病危险，包括：①控制体重；②采用合理均衡的膳食，减少钠盐、脂肪摄入、注意补充钾（肾功能正常者）和钙剂等；③增强体育活动；④减轻精神压力，保持心理平衡；⑤戒烟限酒。

2. 按时服药。降压的获益是通过长期控制血压所达到的，尤其是高危和极高危者，在确立有效治疗方案并在血压控制后仍继续治疗，不要随意停药或频繁改变方案。在血压平稳控制1～2年后，可根据需要（季节、气温、情绪、年龄、合并症），适当调整剂量或服用次数，以避免血压对血管壁的冲击和损伤。如换药或调整剂量，应在医师、药师的指导下，更换药品、调整剂量、服用方法。

五、用药指导与药师提示

1. 处置由血管紧张素转换酶抑制剂引起的干咳

ACEI 可引起非特异性气道超反应性、呼吸困难、支气管痉挛、持续性干咳、水肿。其咳嗽多发生于夜间，或于夜间或平卧时加重，尤其是妇女或非吸烟者。

干咳和水肿是服用 ACEI 由缓激肽增加、P 物质水平增高和刺激迷走 C 纤维有关。阿司匹林或铁剂能减少 ACEI 引起的咳嗽的发生。对有干咳者给予硫酸亚铁一次 0.3g，一日 3 次，或阿司匹林一次 0.25g，一日 3 次，或以色甘酸钠气雾吸入，严重者以 ARB 的氯沙坦、缬沙坦替代治疗。

2. 谨防部分抗血压药所引起的体位性低血压

体位性低血压亦称直立性低血压（虚脱），指当从卧位站起时血压显著降低，同时伴有眩晕或晕倒症状的低血压反应，收缩压降低超过 20mmHg，或舒张压降低超过 10mmHg。老年患者（特别是收缩性低血压者）、糖尿病者、血容量不足及血管压力感受器敏感性降低以及中枢神经的调节功能障碍等及使用血管扩张剂（甲基多巴、硝普钠）、单胺氧化酶抑制剂（帕吉林）、交感神经递质耗竭剂（利血平）、血管紧张素转换酶抑制剂（福辛普利、赖诺普利、雷米普利、阿拉普利、西拉普利、咪达普利）以及利尿剂，可诱发体位性低血压。

为避免体位性低血压，应告诫患者：①初始服用剂量宜小（减半），渐增剂量。②起床时宜缓慢（端坐床边 1～2 分钟），避免突然站立。或在站立前先做些准备动作（轻微的四肢活动），有助于促进静脉血向心脏回流，升高血压，做好体位转换的过度动作（卧位－坐位，坐位－站立位）。③服药后稍事休息。④避免过度饥饿。

3. 克服由钙通道阻滞剂所致的水肿

钙通道阻滞剂（CCB）所致的不良反应与其药理作用有关：①CCB 主要扩张小动脉，对小静脉和毛细血管扩张作用较小，导致体液在静脉床淤积；②CCB 可致下肢体液漏出、水肿和心率加快。表现有踝关节水肿、头痛、心悸、眩晕、麻木、耳鸣、面部潮红、发热等。其水肿的特点为晨轻午重，多见于踝关节、下肢、足部或小腿，少见于面部和其他部位。

水肿严重可采用下列措施：①加用利尿剂（氢氯噻嗪、呋塞米）；②联合应用 ACEI，ACEI 主要扩张小静脉，并增加静脉床容量，与CCB 作用协同，并减轻体液淤积，缓解下肢水肿；③合并具有降压、消除水肿功能的中成药，如牛黄降压丸、复方羚角降压片等。

4. 双肾动脉狭窄者不能应用 ACEI 或 ARB

血管紧张素转换酶抑制剂（ACEI）和血管紧张素 II 受体阻滞剂（ARB）可以解除缺血肾脏出球小动脉的收缩作用，使肾小球内囊压力下降，但导致肾功能恶化或肾衰竭。因此，对于无症状性动脉粥样硬化性肾动脉狭窄者服用 ACEI 或 ARB 则可发生危险，且危害将日益加重。双侧动脉狭窄者禁忌服用 ACEI，单侧肾动脉狭窄者可以慎服 ACEI 或 ARB，但需从小剂量开始，并检测肾功能。

5. 对高血压伴同型半胱氨酸血症宜及早干预

对伴有血同型半胱氨酸（Hcy）＞15μmol/L（正常值 5～15μmol/L）的高血压者（H 型高血压），需同时控制血压和血同型半胱氨酸水平。可考虑应用叶酸一日 0.8～2mg 和维生素 B_6 一日 30mg、维生素 B_{12} 一日 500μg。

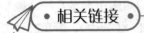

妊娠期妇女应如何选择抗高血压药

妊娠期高血压病（简称妊高症）是妊娠与血压升高并存的一组疾病，发生率为 5%～12%。包括妊娠 20 周后发生的妊娠期高血压、子痫前期、子痫（抽搐），以及慢性高血压并发子痫前期和慢性高血压合并妊娠。其以高血压、蛋白尿为临床特征，伴有全身多器官损害。尤其是二胎的准妈妈们，年纪偏大，血管韧性和柔软性稍差，加之妊娠，因此，妊娠期妇女必须：一是控制血压平稳，延长孕周；二是吃药安全（没有致畸性）；三是母子平安。因此，选药必须经过专业医师、药师评估：①妊娠期高血压治疗原则为镇静、解痉、降压、利尿，适时终止妊娠。②血压≥160/110mmHg 或舒张压≥110mmHg，或慢性高血压妊娠前已用抗高血压药者，需降压治疗。③重度子痫前期需给予解痉、降压治疗等。孕周大于 34 周，根据母亲及胎儿情况，严密监护母亲及胎儿状况，必要时终止妊娠；孕周达 34 周或积极治疗 24～48 小时后无明显好转，可考虑终止妊娠。④子痫发作需要及时控制抽搐、防治并发症，及时终止妊娠。

遴选抗血压药，需要药师们的权衡：①为防止准妈妈们的血液浓缩、有效循环血量减少和出现高凝血倾向，妊娠期一般不使用利尿剂来降压；②鉴于具有致畸性，禁止使用血管紧张素转换酶抑制剂（ACEI）和血管紧张素Ⅱ受体阻断剂（ARB），即药品名称词尾带有普利沙坦的药品；③不推荐使用阿替洛尔、普萘洛尔和哌唑嗪；④钙通道阻滞剂（CCB）中的氨氯地平、非洛地平、乐卡地平等药品说明书，提示不能用于备孕期和孕期；⑤甲基多巴是妊娠高血压症的首选药，拉贝洛尔兼具两种受体的阻断作用，或选硝苯地平普释或缓释片（妊娠早期尽量不用）、肼屈嗪。如口服药后血压控制仍不理想，可使用静脉给药拉贝洛尔、尼卡地平、酚妥拉明及肼屈嗪。

低血压

一、低血压的概述

低血压是高血压对立面的疾病，在日常生活中也不少见，低血压是指体循环动脉压力低于正常的状态。低血压的诊断一般认为成年人上肢动脉血压低于 12/8kPa（90/60mmHg）即为低血压。根据病因可分为生理性和病理性低血压，根据起病形式可分为急性、慢性低血压。生理性低血压系指部分健康人群中，其血压测量值已达到低血压标准，但无任何自觉症状，经长期随访，除血压偏低外，人体各系统器官无缺血和缺氧等异常，也不影响寿命，也无须治疗。

病理性低血压可分为 3 类。

（1）原发性低血压　指无明显原因的低血压状态，如生理性低血压（体质性低血压），多见于体质瘦弱的老人、女性。

（2）继发性低血压　指人体某一器官或系统的疾病所引起的血压降低。这种低血压可在短期内迅速发生，如大出血、急性心肌梗死、严重创伤、感染、过敏等原因所致血压急剧降低。大多数情况下，低血压为缓慢发生，可渐加重，如继发于严重的肺结核、恶性肿瘤、营养不良、恶病质等的低血压。

（3）药物性低血压（体位性低血压）　应用抗高血压药、抗肿瘤药、抗抑郁药、抗精神病药、血管平滑肌扩张剂、利尿剂后由于阻滞交感神经功能，使血管无法立即收缩，直立时（从卧位改成立位）血液伴随重力作用而淤积在腹腔内脏及下肢血管，使血液不易到达大脑，引起暂时性脑部缺血而易跌倒（导致骨折、损伤）、眩晕或晕厥，十分危险，对老年人尤应注意。

二、临床表现

急性低血压是指患者血压由正常或较高的水平突然而明显下降，临床上常因脑、心、肾等重要脏器缺血出现头晕、眼黑、肢软、冷汗、心悸、少尿、疲乏、四肢无力、腹胀、便秘、阴茎勃起障碍、月经不调等症状，严重者表现为晕厥或休克。

（1）体质性低血压　一般认为与遗传和体质瘦弱有关，多见于20～50岁的妇女和老年人，轻者可无任何症状，重者出现精神疲惫、头晕、头痛，甚至昏厥。夏季气温较高时更为明显。

（2）体位性低血压　部分患者的低血压发生与体位变化（尤其直立位）有关，称为体位性低血压。体位性低血压定义为：在改变体位为直立位的 3 分钟内，收缩压下降＞20mmHg 或舒张压下降＞10mmHg，同时伴有低灌注的症状，包括头昏、头晕、视力模糊、乏力、恶心、认识功能障碍、心悸、颈背部疼痛。老年单纯收缩期高血压伴有糖尿病、低血容量，应用利尿剂、血管平滑肌扩张剂或抗精神病药者容易发生体位性低血压。

三、治疗手段

1. 治疗原则

高血压、低血压对心脑血管为双向风险（U 型风险），高血压在直观上表现血压升高，但实际而深层损害却落在靶器官上，涉及心、脑、肝、肾、眼等，导致重病、致残、致死。低血压导致低灌注、组织缺血、心肌缺血、昏迷或血栓形成。适量增加食盐摄入、补充水分，调整血压，避免低灌注（尤其是夜间）。

2. 化学药治疗

对低血压的治疗可选服麻黄碱，其可使皮肤、黏膜和内脏的血管收缩，用药后使血压升高，脉压差加大，一次 15～30mg，一日 2 次；或选哌甲酯（利他林），一次 10mg，一日 2 次，于早餐或午餐前服。另外盐酸米多君（米维）可治疗各种原因的低血压，尤其是血循环失调所引起的直立性低血压，初始一次 2.5mg，一日 2～3 次，可渐增至一次 10mg，一日 3 次维持。对严重低血压者可静脉滴注右旋糖酐注射液。

3. 中成药治疗

低血压在中医学中属气血亏虚、气虚则清阳不展、血虚则脑失所养，按分型施治。

（1）气虚型 症见头晕眼花、身倦疲劳、气短乏力、食后腹胀、四肢无力、舌质嫩。可选补中益气丸、补气升提片、六君子丸、黄芪建中丸等。

（2）阳虚型 经常头晕、喜热怕冷、手足不温、口淡不渴、心悸气短、舌质淡、苔薄腻。可选参茸丸、济生肾气丸、右归丸等。

（3）气阴两虚型 心悸心慌、头晕头昏、气短疲劳、自汗便干、舌质嫩红。可选黄芪生脉饮、金匮肾气丸、参茸丸、济生肾气丸、参芪力得康片、益心复脉冲剂等。

（4）心脾阳虚型 常见头晕目眩（直立性眩晕）、失眠头痛、口淡不渴、舌质淡、苔薄白。宜选生脉饮、六味地黄丸、古归丸、黄芪生脉饮，甘草单味药水煎服是有效的治疗低血压的草药。

（5）心肾阴阳俱虚型 头晕目眩（直立性眩晕）、耳鸣健忘、口干咽燥、畏寒怕冷、舌红少或细数。可选肾气丸、济生肾气丸、生脉饮、天王补心丹、益心复脉冲剂。

四、健康管理

1. 对体质虚弱者要加强营养；对患有肺结核等消耗性疾病者要加紧治疗；因药物引起者可停用或调整用药剂量。如高血压患者服降压药后血压下降过快而感到不适时，应在医生指导下调整给药方法和剂量；对体位性低血压患者，由卧位站立时注意不要过猛，或以手扶物，以防因低血压引起摔跤等。

2. 适当加强锻炼，生活要有规律，防止过度疲劳，因为极度疲劳会使血压降得更低。要保持良好的精神状态，适当加强锻炼，提高身体素质，改善神经、血管的调节功能，加速血液循环，减少直立性低血压的发作，老年人锻炼应根据环境条件和自己的身体情况选择运动项目，如太极拳、散步、健身操等。

3. 调整饮食，每餐不宜吃得过饱，因为太饱会使回流心脏的血液相对减少；低血压的老人每日清晨可饮些淡盐开水，或吃稍咸（多盐）的饮食以增加饮水量，较多的水分进入血液可增加机体血容量，从而可升高血压；适量饮茶、咖啡，其中的咖啡因能兴奋呼吸中枢及心血管系统。

4. 为避免发生体位性低血压，告诫患者在起床时宜缓慢，避免突然站立、站立后行走不宜过久，同时在服药后注意休息，尤其是初始用药阶段。初始服用抗高血压药、血管平滑肌扩张剂、利尿剂时宜减半量，同时多饮水，增加体液量。

5. 尽量穿紧身的衣裤和袜子，促进血液回流。

五、用药指导与药师提示

1. 谨防部分抗血压药所引起的体位性低血压

体位性低血压亦称直立性虚脱，是指当从卧位站起时血压显著降低，同时可伴有眩晕或晕倒症状的低血压反应，收缩压降低超过20mmHg，或舒张压降低超过10mmHg。老年患者（特别是收缩性低血压者）、糖尿病患者、血容量不足以及血管压力感受器敏感性降低以及中枢神经的调节功能障碍者等即使使用扩张血管药都会增加发生体位性低血压的危险。

（1）α受体阻断剂 哌唑嗪、布那唑嗪、多沙唑嗪、妥拉唑林、乌拉地尔、萘哌地尔、酚妥拉明（注射）可出现首剂现象，尤其在服后 0.5～2 小时最易发生。β 受体阻断剂中的阿替洛尔、拉贝洛尔、卡维地洛也可引起体位性低血压。

（2）单胺氧化酶抑制剂 帕吉林。

（3）交感神经递质耗竭剂 利血平可使神经末梢囊泡内神经递质逐渐减少或耗竭，引起体位性低血压。

（4）血管扩张剂 甲基多巴、硝普钠。

（5）血管紧张素转换酶抑制剂 福辛普利、赖诺普利、雷米普利、阿拉普利、西拉普利、咪达普利，偶见体位性低血压、步履蹒跚、眩晕等。

（6）利尿剂 由于利尿、血容量减少，直接松弛血管平滑肌而减弱血管收缩作用，诱发体位性低血压。

为避免发生体位性低血压（直立性低血压），应告诫患者：①初始剂量宜小（服用半量），渐增剂量。②起床时宜缓慢（宜端坐床边 1～2 分钟），避免突然站立、站立后行走不宜过久。或在站立前先做些准备动作（轻微的四肢活动），有助于促进静脉血向心脏回流，升高血压，做好体位转换的过渡动作（卧位到坐位，坐位到站立位）。③服药后注意休息。④避免过度饥饿。麻黄碱和伪麻黄碱可降低抗高血压药的疗效。

2. 复方制剂注意事项

盐酸麻黄碱、伪麻黄碱、萘甲唑啉、羟甲唑啉、抗感冒药的复方制剂（丽珠感乐、联邦伤风素、新康泰克、银得菲等含伪麻黄碱），可促使鼻黏膜血管收缩，缓解鼻塞，易发生心动过速、血压升高。应注意：①对高血压患者慎用；②控制小剂量；③服用后休息 60 分钟。

3. 严格控制升高血压药的剂量

过量服用米多君，可出现不良反应如高血压、竖毛反应、冷感、心动过缓和尿潴留。解救时除促进毒物排泄外，可使用抗肾上腺素药（酚妥拉明），缓慢型心律失常可用阿托品治疗。米多君初始剂量一次 2.5mg（1 片），一日 2～3 次。根据患者耐受力，可将上述剂量每隔 3~4 天增加 1 次。应在白天，患者需要起立进行日常活动时服药，建议服药间隔 3~4 小时，第一剂应在晨起前后服用，第二剂应在午间服用，第三剂应在下午服用，为防止发生卧位高血压，不应在晚餐后或就寝前 4 小时内服用米多君片。

4. 哌醋甲酯服用后可能有不良反应

常见不良反应为食欲减退，故需选用可口食物，并加用健胃药可减轻此症状。经以上处理食欲减退仍十分严重者，应考虑减量。其他不良反应尚有口干、头晕、头痛、失眠、困倦嗜睡、运动障碍、恶心、神经质、皮疹、心律失常、心悸等。部分不良反应仅在服药初期出现，坚持服药可自动消失，但不宜睡前服药，以免影响睡眠。

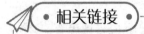

降压是否"越低越好"

应用抗高血压药治疗，由于药品作用过于强大、血压降幅过大或血压下降的速度过快，使人体难以忍受，使原有的心、脑、肝、肾血管的供血不足进一步加重，严重者可引起休克，造成心、脑、肾血管的"降压灌注不良综合征"。常见于脑出血、脑梗死者，在脑循环自动调节功能损害时，血压急剧下降，可影响脑组织灌流，加重脑缺血和脑水肿，使病情加重，甚至死亡。夜间人体血压处于低谷（在日间峰值基线降低大于 20%）和血液对组织灌注不足（舒张压低），易出现脑供血不全而诱发缺血性脑卒中。

对老年人将舒张压降至 70mmHg 以下可能不利（脑梗死风险）。建议老年人收缩压目标为 150mmHg。如能耐受还可进一步降低。国外一项针对大于 85 岁老年高血压者 4 年随访研究：收缩压 <120mmHg 者，死亡率增高 81.4%。提示降压并非"越低越好"。由血压致死的风险呈双相曲线（过高和过低），不能太随意。

心绞痛

一、心绞痛的概述

心绞痛十分常见，俗称"心口痛"，亦称缺血性心脏病，属于冠状动脉心脏病（冠心病）的一种类型，由于冠状动脉粥样硬化，致使血管管腔狭窄、闭塞、痉挛或一过性阻塞，导致心肌急剧的、短暂的缺血、缺氧或坏死所出现的临床症状（前胸部压榨性疼痛、憋闷）。其可分为慢性稳定型心绞痛及不稳定型心绞痛两类，其中，不稳定型心绞痛与急性心肌梗死合称为急性冠脉综合征。在我国属于常见病，尤其是 40 岁以上中老年人，男性发病早于女性。其可分为急性、慢性心绞痛；依据发病原因、动脉斑块类型、症状表现分为稳定型心绞痛及不稳定型心绞痛。

二、临床表现

1. 慢性稳定型心绞痛

也称劳力型心绞痛，由于冠状动脉粥样硬化导致使管腔狭窄，管腔直径减少大于 50%～75%以上时，体力或精神应激可诱发心肌缺血，引起心绞痛。每天发作 1 次，也可发作数次，发作时一般疼痛持续数分钟至十余分钟，多为 3～5 分钟，极少超过 30 分钟，休息或服用硝酸甘油后缓解。心绞痛发作常由体力劳动或情绪激动所诱发，其诱因、频度、性质、程度、缓解方式等在数周内无显著变化，一般停止原诱因的活动后即可缓解。

2. 不稳定型心绞痛

主要由冠状动脉粥样硬化形成不稳定型斑块纤维帽破裂或斑块内出血、表面血小板聚集，血栓形成或诱发冠状动脉痉挛，导致心肌缺血。其心绞痛发作不一定与劳累相关，可在休息时或睡眠中发作。心绞痛程度重、持续时间较长，可达数十分钟，硝酸酯类药缓解作用较弱，重者可出现明显心电图缺血性 ST–T 段变化。

典型心绞痛发作是突然发生的位于胸骨体上段或中段之后的压榨性、闷胀性或窒息性疼痛（并非心绞痛），也可发生在上腹至咽部之间的任何水平处，但极少在咽部以上。对于疼痛或不适感分布的范围，波及大部分心前区，可放射至左肩、左上肢前内侧、腿部、颈部（感觉到脖子像被人勒住了）、咽头，达无名指和小指，患者同时伴有恐惧感、紧张、脸红、出汗、心率加快等症状。但需格外注意的是，部分老年人、老年性痴呆者、糖尿病者、周围神经病变者的疼痛感觉并不突出，或是慢慢地渐重，也属于心绞痛发作。对照临床表现，稳定型心绞痛有如下特点。

（1）稳定型心绞痛是由于劳累、剧烈运动等增加心肌的耗氧量所诱发的，在休息后可缓解。

（2）不稳定型心绞痛多在休息时或夜间发生，心电图检查会发现 ST 段抬高，这是由冠脉痉挛所致。

（3）不稳定型心绞痛常伴有情绪的波动。

（4）稳定型心绞痛发作多为 3～5 分钟，极少超过 30 分钟，不稳定型心绞痛且伴有心电图 ST 段抬高的为重度心肌缺血性改变。

三、治疗手段

1. 治疗原则

稳定型心绞痛可迅速扩张冠状动脉，降低阻力，增加冠状动脉循环的血流量，缓解疼痛。不稳定型心绞痛即刻缓解缺血和预防严重的不良后果（死亡、再梗死），包括抗栓、抗缺血和依据危险度进行有效治疗。常用的抗心绞痛药包括硝酸酯及亚硝酸酯类、β 受体阻断剂、钙通道阻滞剂及中成药。

2. 化学药治疗

（1）心绞痛急性发作　硝酸甘油是治疗心绞痛急性发作的首选

药，一次 0.3～0.6mg，舌下含服，疼痛约在 2 分钟内消失。长期控制可口服硝酸异山梨酯（消心痛），一次 20mg，一日 3 次。也可配合速效救心丸、丹参滴丸等联合治疗。

（2）稳定型心绞痛　包括改善预后的药品（阿司匹林、β 受体阻断剂、血管紧张素转换酶抑制剂和他汀类药）和缓解心肌缺血药。β 受体阻断剂对稳定型心绞痛患者可减少发作、增加运动耐量，无禁忌证者应作首选。常用药品有美托洛尔、比索洛尔、阿替洛尔、阿罗洛尔等。心绞痛急性发作时给予硝酸甘油（一次 0.3～0.6mg）或硝酸异山梨酯（一次 5mg）舌下含化。缓解期可选用缓释或长效硝酸酯类制剂，如单硝酸异山梨酯、硝酸甘油皮肤贴片。β 受体阻断剂常与硝酸酯类合用，以增强疗效。心绞痛控制不满意时可加用钙通道阻滞剂，后者还具有解除冠状动脉痉挛的作用，对变异型心绞痛应首选，常用药品为二氢吡啶类钙通道阻滞剂和非二氢吡啶类钙通道阻滞剂如维拉帕米、地尔硫䓬等。

（3）不稳定型心绞痛　急性发作时除给予休息、吸氧、硝酸甘油或硝酸异山梨酯舌下含服外，常采用静脉滴注，以硝酸甘油 10μg/min 开始，每 3～5 分钟可增加 5～10μg/min，直至症状缓解，并可维持静滴，但持续时间一般不应超过 48 小时，以免出现对硝酸酯的耐药。对无低血压或禁忌证者，应及早开始应用 β 受体阻断剂。对症状缓解不理想者可加用钙通道阻滞剂（CCB）。在心绞痛发作时伴有 ST 段抬高的患者，钙通道阻滞剂应为首选，应避免单独使用 β 受体阻断剂。抗凝药及抗血小板药治疗极为重要，首选抗凝药为低分子肝素或肝素，抗血小板药阿司匹林与氯吡格雷联合应用。并尽早开始他汀类药治疗。

对于药物治疗效果不佳，心绞痛发作时伴有严重心律失常、心功能不全、动脉粥样硬化伴斑块较大、血流动力学障碍等患者，应及早采用介入治疗（支架）或外科手术治疗（心脏搭桥）。

3. 中成药治疗

中医学认为心绞痛属于心痹，由正气亏损、肺腑损伤所致，分型如下。

（1）心血瘀阻型　症见心悸、心前区刺痛或闷痛并常牵引至臂内侧，尤以左臂为多见；病轻者痛势不剧、时作时止，重者并有面唇、指甲青紫，四肢逆冷。可选复方丹参丸、复方丹参滴剂、丹参舒心胶囊、冠心丹参滴丸、复方丹参片、速效救心丸、双丹胶囊、复方川芎胶囊、心达康胶囊、活心丹、七叶神安胶囊、冠心安口服液等。

（2）寒凝心脉型　以猝然心痛如绞、身冷遇天寒或迎寒风则心痛易作或加剧，甚则手足不温，冷汗短气、心悸心痛彻背、背痛彻心等症。可选冠心苏和丸、苏合香丸、心痛康胶囊、川芎茶调散、脉平片、速效心痛滴丸等。

（3）痰浊内阻型　常见闷痛如窒、疼痛放肩、疲乏气短、肢体沉重、胸闷刺痛或沉痛。可选浊内阻型温胆片、血府逐瘀丸、苍灵丹等。

（4）心气虚弱型　系指胸痛隐隐、时轻时重、时作时休、胸闷不舒、心悸气短、自汗倦怠、活动后加重、面色晄白。宜选麝香宝和丸、麝香保心丸、枳实消痞丸、参桂胶囊、参芍片、愈心痛胶囊、复方地龙胶囊、正心泰颗粒等。

（5）心肾阴虚型　症见胸闷且痛、心悸盗汗、心烦不寐、腰酸膝软、耳鸣头晕、舌红或有紫斑等。可选用乌灵胶囊、血府逐瘀丸、冠心通脉胶囊、左归丸等。

（6）心肾阳虚型　症见畏冷肢凉、心悸怔忪、小便不利、腰膝酸冷等。可服建参片、心宝丸、鹿茸胶、颐和春胶囊、桂灵丸、鹿茸精等。

四、健康管理

1. 调整生活方式，避免心绞痛的各种诱因，如过饱饮食、过劳、熬夜、疲劳、情绪激动、发怒、抑郁、焦虑、刺激、寒冷、吸烟、排便用力、心动过速等，及时治疗便秘。

2. 对合并有高血压、糖尿病、心功能不全者调整用药，建议服用血管紧张素转换酶抑制剂（ACEI）或血管紧张素Ⅱ受体阻断剂（ARB），他汀类药可延缓动脉粥样硬化斑块进展，稳定斑块和抗炎等调节脂肪以外的多效应，建议对冠心病患者，无论血脂水平如何，均应长期给予他汀类药。对不稳定型心绞痛者可能需要抗血小板和抗凝治疗。

五、用药指导与药师提示

1. 确保硝酸酯的各种剂型的疗效

硝酸甘油的各种剂型怕光和空气，应密封，避光，且最好在低温和干燥环境下保存。硝酸甘油除常用的片剂供舌下含服外，尚有气雾剂舌下喷雾，注射液静脉滴注，软膏剂定量涂擦皮肤，透皮贴剂贴敷于皮肤（选择手臂腹面或胸腹部位）。短效、舌下给药起效迅速，作用时间短，用于心绞痛发作时缓解症状；而长效、口服等其他给药方式更多是为预防心绞痛发作。①使用硝酸甘油敷贴剂时，将敷贴剂膜侧敷贴于皮肤，避开皮肤破损、毛发、瘢痕或易受刺激部位，使药物以恒速进入皮肤，作用持续 24 小时，切勿修剪敷贴剂。外用与皮肤接触后可有轻微瘙痒和热灼感，皮肤轻微变红，一般在停药后数小时可自然消失。②含服时尽量采取坐位，用药后由卧位或坐位突然站立时须谨慎，以防止发生体位性低血压。舌下含服如无麻刺烧灼感或头胀感，表明药品已经失效；如舌下黏膜干燥可使部分患者舌下含服无效，建议对黏膜明显干燥者可用水或盐水湿润后再行含服。③使用喷雾剂前不宜摇动，使用时屏住呼吸，最好喷雾于舌下，每次间隔 30 秒。④不应突然停止用药，以避免反跳现象。⑤采用偏离心脏给药方法，硝酸酯类药舌下含服或喷雾、贴敷持续应用须有一个为时 12

小时以上的间歇期，每日使用 12 小时硝酸甘油透皮贴剂后及时撤除。

2. 提倡有益的联合用药

抗心绞痛的联合应用：β 受体阻断剂联合长效硝酸酯类药是首选，既可增强疗效，又可拮抗各自的不利作用和不良反应。

硝酸酯类和钙通道阻滞剂联合用药有利于提高防治心绞痛的疗效，因为硝酸酯类药主要扩张静脉，以减轻心脏前负荷为主，钙通道阻滞剂主要扩张动脉，以减轻心脏后负荷为主，两药相加，使心肌总耗氧量降低，有利于心氧供需平衡的恢复。但必须注意血压监测。心绞痛控制不满意时可加用钙通道阻滞剂，后者具有解除冠状动脉痉挛的作用，对变异型心绞痛应作首选。或当 β 受体阻断剂治疗无效时可以联合长效硝酸酯类药增加作用。硝酸酯类药可以改善运动耐量，缓解症状。

此外，β 受体阻断剂与长效二氢吡啶类钙通道阻滞剂联用也是常用组合，可以提高疗效。钙通道阻滞剂（CCB）可以轻度增加交感神经兴奋性，引起心动过速，增加心肌氧耗，与 β 受体阻断剂合用可以有效预防反射性心动过速的发生。

3. 克服由钙通道阻滞剂所致的水肿

CCB 主要扩张小动脉，利尿，但可刺激肾素释放和交感神经兴奋，所致的主要不良反应有踝关节水肿、头痛、心悸、眩晕、麻木、耳鸣、颜面潮红、发热等。水肿的特点为晨轻午重，多见于踝关节、下肢、足部或小腿，少见于面部和其他部位，其源于 CCB 主要扩张小动脉，对小静脉和毛细血管作用较小，导致体液在静脉淤积，如水肿严重，可应用利尿剂（氢氯噻嗪、呋塞米）以减轻症状，但不能根治；或联合应用血管紧张素转换酶抑制剂（ACEI），ACEI 主要扩张小静脉，并增加静脉床容量，与 CCB 作用协同，并减轻体液淤积，缓解下肢水肿。

• 相关链接 •

为何优先选择长效或缓释制剂平稳地
控制血压和心绞痛

平稳地控制血压是抗高血压治疗中的一个重要目标，尤其对老年人收缩压和舒张压均较高者或脉压差较大者，应选用长效或缓释制剂的抗高血压药，尤其是 CCB 或 ARB。血压的波动性表示一定时间内血压波动的程度。在 24 小时血压水平基本相同的患者中，波动高者，其靶器官损害较为严重，这就像海浪冲击岸边基石一样，波浪越高，摧毁力越大，对血管来说，血压波动越大，对血管壁的损伤越大（致血管壁黏膜损伤、血管夹层）。①采用长效制剂，起效缓慢，血浆药物浓度（峰、谷）波动小，血压控制相对平稳，且不改变血压变化的昼夜规律；可避免短效制剂所致的反射性交感神经兴奋，不良反应的发生率明显降低。②长效制剂作用时间长，用药次数少，患者易于接受；长期用药的安全性好，改善患者生活质量，降低或不影响全因死亡率，这是所有长效钙通道阻滞剂的突出优点。③作为抗高血压药，降压谷/峰比值≥0.5，趋于 1 的条件符合平稳地控制血压的要求。④优先应用长效制剂，选用一日 1 次服用并具有 24 小时平稳降压作用的长效制剂，可有效控制全天血压与血压晨峰；更有效地预防猝死、脑卒中和心肌梗死、心绞痛等心血管事件。中、短效制剂，每日需服 2～3 次，易发生漏服或错服，导致血压波动较大，易使心、脑血管病风险增加。

心肌梗死

一、心肌梗死的概述

急性心肌梗死简称心梗，属于急性冠状动脉综合征，常见于 45 岁以上的中老年人。绝大部分由急性缺血引起，人体血脂异常（高 LDL-C 水平、低 HDL-C）可致动脉粥样硬化，形成不稳定型脂质斑块，而斑块栓帽破裂、糜烂可导致出血，促使血管内皮下胶原组织暴露，血小板异常聚集形成血栓凝块，致动脉管腔完全、持续的闭塞（腔梗），而发生急性冠脉综合征（不稳定型心绞痛、次全堵塞血管腔表现为非 ST 段抬高心肌梗死、完全堵塞血管腔表现为 ST 段抬高心肌梗死）。少部分人（近年多见于中、青年人）由于应激（过劳、熬夜、心脏负荷大、愤怒、激动、悲哀、紧张、寒冷、便秘时排便用力、腹泻、暴饮暴食、感染、休克、手术、摔倒）、高血压、糖尿病、过度饮酒、缺乏运动、吸烟等，可诱发冠状动脉痉挛、心肌缺氧或斑块破裂、心肌冠状动脉血流灌注缺失，导致心肌梗死或心脏猝死。

二、临床表现

急性心肌梗死的症状与稳定型心绞痛十分相似，表现为心区绞痛（前胸后背、胸骨部、心前区），持续时间长，大于 5 分钟（有时可达 0.5～1 小时）、疲乏、心前区不适、压榨感、无明显原因的气喘、呼吸困难、烦躁、双耳突聋、发热、恶心、呕吐、头痛、上腹痛（脐周）、大汗淋漓、窒息、牙痛、肩胛痛、足底痛、左腿酸痛。

心肌梗死与心绞痛的区别在于：①疼痛严重程度和持续时间长，可达数十分钟，发作时伴出汗、恶心、呕吐、心悸或呼吸困难；而心绞痛一般多为 3～5 分钟，极少超过 30 分钟。②有剧痛，但非压榨性疼痛；而心绞痛者前胸部压榨性疼痛、憋闷。③常伴随发热，或伴心律失常或心功能不全。④含服硝酸甘油不能完全缓解或无效；而心绞痛者休息或服用硝酸甘油后可以缓解。⑤常见休克，并有发热；而心绞痛者少见，也不发热。

三、治疗手段

1. 治疗原则

把握住心梗抢救的两个黄金 120，即迅速拨打急救电话 120、抓紧心梗救治 120 分钟（接受再灌注）。迅速缓解缺血，减少心肌坏死面积，降低死亡率和梗死的再发。对缺血心肌实施再灌注治疗（溶栓、介入治疗），以挽救濒死的心肌，缩小梗死面积。同时，有效控制各种并发症，如心律失常、心功能不全。

2. 化学药治疗

（1）及早溶栓，开通心肌梗死的动脉 早期、快速和完全地开通与心肌梗死相关动脉（冠状动脉的升、降支），迅速缓解缺血，减少心肌坏死面积，预防严重的不良后果，降低死亡率和梗死的再发率。对 ST 段抬高型心梗者早期进行再灌注（溶栓、搭桥及介入支架术），恢复心肌血流和再灌注；对非 ST 段抬高型心梗者早期进行抗心肌缺血、抗凝和抗血小板治疗。冠状动脉急性梗死至心肌透壁性坏死有一段时间窗，大约 6 小时，对无溶栓禁忌证者，立即或尽快（30 分钟内）实施溶栓，溶解冠状动脉内或血栓部位的血栓，可显著降低死亡率或致残率。可选择纤溶酶原激活剂尿激酶、链激酶，或新型选择性纤溶酶原激活剂阿替普酶、奈替普酶或来替普酶。

（2）抗心肌缺血 服用具有心脏 β_1 受体选择性阻滞剂美托洛尔、比索洛尔、艾司洛尔；对足量 β 受体阻断剂与硝酸酯类药仍不能控制缺血症状者，可应用长效的钙通道阻滞剂氨氯地平片、非洛地平、拉西地平、卡维地洛，可有效减轻胸痛。

（3）消除紧张情绪和镇痛 可服用小剂量的镇静剂（地西泮、

苯巴比妥)、吸氧。剧烈胸痛可使患者交感神经过度兴奋，发生心动过速、血压升高和心肌收缩功能增强，增加心肌耗氧量，并诱发快速型室性心律失常，应给予吗啡 3mg 静脉注射，或肌内注射哌替啶 50mg，罂粟碱 30mg。

（4）对抗血小板　尽早服用阿司匹林：①首次发作者立即嚼服非肠溶性阿司匹林 300mg，1～7 天后改为一日 75～100mg，长期维持，或氯吡格雷一日 75mg；②介入治疗者应尽快给予每日 150～300mg，1～7 天后改为 75～150mg，长期服用二级预防；③对冠状动脉支架置入术前 1 天起口服 150～300mg，1～6 个月（置入裸支架 1 个月，药物支架 1～6 个月）后每日 75～150mg。

对阿司匹林不耐受或禁忌者改为氯吡格雷 75mg/d。

3. 中成药治疗

中医学认为心肌梗死由于脉络不通所致的"真心痛"，选择具有活血化瘀，理气止痛，以降低心肌耗氧量，扩张冠状动脉，解除冠脉痉挛，增加心肌缺血区的血氧供应的中成药。

（1）寒凝心脉型　猝然心痛如绞、感寒宜甚、胸膛彻背、形寒肢冷、手足不温、心悸气短、冷汗自出等。选服苏合香丸、冠心苏合丸、麝香保心丸、乌头赤石脂丸、川芎茶调散、复方丹参滴丸、速效心痛滴丸、地奥心血康。

（2）痰浊闭塞型　可见胸部憋闷严重、痛则引肩、头晕腹胀、恶心呆纳、心肌气短、舌质淡胖等。选服瓜蒌薤白汤、通心络胶囊、复方稳心颗粒、参松养心胶囊。

（3）瘀血阻滞型　心胸疼痛较剧（尤其暴怒后），如锥刺如绞，痛有定处，伴有胸闷憋气，日久不愈，可因情志不畅而致心胸剧痛，舌质暗红。宜选血府逐瘀丸、五灵止痛散、活血通脉片、血脉通胶囊、血府逐瘀胶囊、通心络胶囊、麝香保心丸、芪参胶囊、补益强心片。

（4）阴血亏虚型　心胸烦闷疼痛、头晕口干、五心烦热、尿赤便干等。可选六味地黄丸、阿胶浆或颗粒、贞芪扶正颗粒。

（5）阳气虚损型 心胸隐痛、胸闷气短、动则喘息、心悸心慌、倦怠乏力，或懒言、面色苍白自汗等。可选黄芪扶补心气、芪苈强心胶囊、参附强心片。

四、健康管理

1. 建议心肌梗死患者恢复后，宜进行康复治疗，逐步作适宜的锻炼，控制体重、血压、血糖、血脂异常等心血管风险，约经过 4 个月的体力活动锻炼后，酌情恢复部分工作，但避免过度精神紧张或过重的体力劳动。

2. 合理饮食（低盐、低脂、进食富含维生素的果蔬），一次进食不宜过饱，戒烟限酒，保持平衡的心理状态与大便通畅。

3. 心肌梗死后必须做好二级预防，预防心肌梗死再发。坚持服用抗血小板药（如阿司匹林、氯吡格雷等）、β 受体阻滞剂，他汀类调脂药及血管紧张素转换酶抑制剂（ACEI）或血管紧张素 II 受体阻断剂（ARB）。控制高血压、糖尿病、血脂异常等危险因素，定期复查血压、血脂、血糖等指标。

五、用药指导与药师提示

1. 服药时监测出血

应用溶栓酶十分常见表浅部位的出血或内脏出血，为预防出血尤其是严重出血。①要严格选择适应证和禁忌证，事先建立好静脉通路，开始输注溶栓药后禁止肌内注射给药。严重出血时立即停药，必要时输注新鲜血或红细胞、纤维蛋白原等。也可试用氨基己酸等抗纤溶药注射止血。②下列患者应权衡利弊后慎用，如妊娠及哺乳期妇女，分娩 10 天内产妇，进行过组织活检、静脉穿刺、大手术的患者，严重胃肠道出血患者，极有可能出现左心血栓者（如二尖瓣狭窄伴心房纤颤）患者，亚急性感染性心内膜炎患者，继发于肝肾疾病而有出血倾向或凝血障碍者，脑血管病患者，糖尿病性出血性视网膜病者。③老年人使用溶栓药后颅内出血的危险性增加，在用药前应权衡利弊后再决定是否应用。④溶栓的疗效均需后继的肝素抗凝加以维持。⑤应用前，应对患者进行血细胞比容、血小板计数、凝血酶时间（TT）、凝血酶原时间（PT）、激活的部分凝血活酶时间（APTT）及优球蛋白溶解时间（ELT）的测定。⑥用药期间应密切观察患者反应，如脉率、体温、呼吸频率和血压、出血倾向等，至少每4小时记录1次。⑦溶栓成功后可发生再灌注性心律失常，溶栓过程中必须严密监测。⑧开始输注后应尽量减少不必要的穿刺，并避免肌内注射。静脉给药时，要求穿刺一次成功，以避免局部出血或血肿。

2. 规避硝酸酯类药的禁忌和基因差异

在心肌下壁梗死、右室梗死的或有明显低血压（收缩压≤90mmHg）者，不适合使用。鉴于基因的差异，硝酸甘油个体间疗效有所差异，甚至无效。缘于硝酸甘油在分解为一氧化氮（NO）时需要乙醛脱氢酶（ALDH2）的帮助，是代谢为 NO 关键酶，NO 在体内的分解或清除快慢由 ALDH2 决定，且 ALDH2 具多态性（野生型、突变型），携带 ALDH2*1/*1 基因型（野生型）者具有酶的正常活性；携带乙醛脱氢酶 2*1/*2 者（突变杂合型）、或 ALDH2*2/*2（突变纯合型）者则部分或全部失去酶活性，药效减弱甚至无效。因此，对心绞痛者携带 ALDH2*2 等位基因者（服用前做基因监测）应改用其他抗心绞痛药，避免含服硝酸甘油。

3. 联合用药须谨慎

对心功能不全者，应用 β 受体阻断剂后，联合钙通道阻滞剂应特别谨慎，维拉帕米和 β 受体阻断剂均有负性传导作用，不宜联合应用。

4. 尽早恢复心肌的血液灌注

急性心肌梗死后到达医院后，应在 30 分钟开始溶栓或 90 分钟内实施介入治疗，以挽救濒死的心肌，防止梗死扩大或缩小心肌缺血范围，保护和维持心脏功能。阿替普酶选择性地激活血栓部位的纤溶酶原，故不产生应用链激酶时常见的出血并发症。静脉给药治疗急性心肌梗死时，可使阻塞的冠状动脉再通。瑞替普酶与其他纤溶酶原激活药相比，溶栓作用迅速、完全和持久。静脉给药30分钟起效，30~90分钟达峰值。除溶解纤维蛋白外，还可使凝血因子Ⅰ、Ⅴ和Ⅷ降解，并降低心肌梗死的死亡率。

5. 长期服用抗血小板药或抗凝血药的注意事项

长期服用抗血小板药或抗凝血药，应注意大便的颜色（柏油便）、牙龈、鼻腔、口腔、胃肠、皮肤、阴道或尿道的出血，女性应注意月经量的增加，必要时到医院监测出血、凝血指标和凝血国际标准化指标（INR），目标值控制在1.8~2.5。

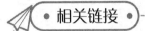 相关链接

抗血小板为何以阿司匹林首当其冲

阿司匹林作为防治心脑血管事件的基石，地位已被多项循证医学结果和各国临床诊疗指南所确立。其可使任何心脑血管事件发生率下降1/4、致死性心肌梗死率下降1/3、心脑血管病死亡率下降1/6、心绞痛发作下降1/20。目前已有6个总计98 000例心血管高危因素者中的作用进行评价。结果阿司匹林能使血管事件的总发生率下降15%；心肌梗死和冠心病死亡危险性总体降低23%。

但对抗血小板的动脉血栓风险的防治首选阿司匹林的理由充分：①作为环氧酶抑制剂，阿司匹林可阻止血小板合成前列腺素及血栓烷素（TXA_2）的释放，同时使血小板膜蛋白乙酰化，抑制血小板膜上的环氧酶，抑制血小板被激活和聚集的首要和关键的第一步。②低剂量达到阈值。低剂量的阿司匹林抑制血小板

的作用非可逆，在血小板聚集率测定及血栓烷素 A_2（TXA_2）的作用和疗效与剂量的递增无相关性。③阿司匹林尚可抗炎、抗血管内膜过氧化的中间病变、改善血管壁内皮细胞功能和抑制血管平滑肌细胞的增殖。心脑血管不良事件的一级预防改善预后的机制主要是通过抑制血小板聚集介导的慢性炎症反应，而非通过抑制血栓形成所达成的，一级预防获益的关键与其干预动脉粥样硬化进程的机制密切相关。④阿司匹林在抑制环氧酶-2（COX-2）合成前列腺素的同时，并能激活 COX-2 的另一功能而合成脂氧素（LXA_4）。LXA_4 是强有力的炎症反应刹车信号和细胞增殖抑制因子，起到双向的抗炎、抗氧化、抗血小板作用。⑤价格相对便宜。⑥剂型多样，服用方便。

血脂异常

一、血脂异常的概述

血脂异常既往称为高脂血症，是指血脂代谢发生紊乱、脂肪代谢或转运异常、血浆中一种或几种脂质水平，包括血总胆固醇（TC）、甘油三酯（TG）、低密度脂蛋白胆固醇（LDL-C）、中密度脂蛋白胆固醇（IDL-C）水平过高，或血浆高密度脂蛋白胆固醇（HDL-C）水平过低，人体血浆中 TC、TG、LDL-C 和各种脂蛋白胆固醇（HDL-C 除外）含量高于同年龄正常值者。

二、临床表现

（1）血生化检查，可发现一种或多种脂蛋白指标异常，其中低密度脂蛋白胆固醇水平＞3.2mmol/L。

（2）脂质在真皮内沉积所引起的黄色瘤。患者可出现扁平黄色瘤、掌皱纹黄色瘤、肌腱黄色瘤及结节性黄色瘤，脂质在血管内皮沉积所引起的动脉粥样硬化，产生冠心病和周围血管病等。

（3）由于血脂异常时黄色瘤的发生率并不十分高，动脉粥样硬化的发生和发展则需要相当长的时间（三四十年），所以多数血脂异常者并无任何症状。

血脂异常分为原发性、继发性两类，前者与先天性和遗传性有关，是由于单基因缺陷或多基因缺陷（遗传缺陷），使参与脂蛋白转运和代谢的受体、酶或载脂蛋白异常所致，或由于环境因素（饮食、营养、用药）而致；后者多继发与代谢性紊乱疾病（糖尿病、高血压、甲状腺功能减退、肥胖、肝肾疾病、肾上腺皮质功能亢进）或与其他因素（年龄、性别、季节、饮酒、吸烟、饮食、体力活动、精神紧张、情绪）有关。心绞痛是指心肌氧的消耗与氧供应之间暂时不平衡所引起的发作性胸痛综合征。在欧美国家的发病和死亡率均居首位，在我国也属常见，尤其是 40 岁以上中、老年人。

三、治疗手段

1. 治疗原则

纠正血脂异常的目标在于降低异常的血脂水平，延缓动脉粥样硬化的进程，降低心脑血管疾病（心绞痛、心肌梗死、脑卒中）的患病和死亡率。根据《中国成人血脂异常防治指南（2017 年版）》，对血脂异常患者开始调脂治疗的 TC 和 LDL－C、TG、HDL－C 值及其目标值见表 4－1。

表 4－1　各类脂类血浆水平的临床意义

单位：mmol/L

脂类名称	理论水平	临界水平	需药物治疗水平	治疗低限目标
TC	＜5.17	5.20～5.69	＞5.72	＜5.72
LDL－C	＜3.61	3.15～3.64	＞3.64	＜3.64

续表

脂类名称	理论水平	临界水平	需药物治疗水平	治疗低限目标
TG	0.45～1.81（男） 0.40～1.53（女）	1.70～2.26	＞2.26	＜2.26
HDL－C	＞1.04	＜1.04	＜1.04	

注：TC、LDL－C、HDL－C 换算系数 1mmol/L=0.0259mg/dl；TG 换算系数 1mmol/L= 0.0113mg/dl 或 TC、LDL－C、HDL－C 换算系数 1mmol/L=38.7mg/dl；TG 换算系数 1mmol/L= 88.6mg/dl。

2. 化学药治疗

（1）按调节血脂作用强度选择用药　美国《ACC/AHA 胆固醇治疗指南（2013 年版）》将不同种类、不同剂量的他汀类药的降胆固醇作用按照强效（LDL－C 水平降低≥50%）、中效（LDL－C 水平降低 30%～50%）、弱效（LDL－C 水平降低＜30%）、他汀分为三组。据此来推荐他汀的种类和剂量（表 4－2），作用最强大的为匹伐他汀，强效他汀组仅有大剂量阿托伐他汀和瑞舒伐他汀。该指南建议，应根据患者所属类别选择适宜强度的他汀治疗；若患者不能耐受较高强度的他汀治疗，可以降低治疗强度。

表 4－2　美国 2013 年 ACC/AHA 降脂治疗指南的
高、中、低效他汀类药治疗方案

强效治疗 （使 LDL－C 水平降低≥50%）	中效治疗 （使 LDL－C 水平降低 30%～50%）	低效治疗 （使 LDL－C 水平降低＜30%）
阿托伐他汀：40～80mg 瑞舒伐他汀：20mg 或 40mg*	阿托伐他汀：10～20mg 瑞舒伐他汀：5～10mg 辛伐他汀：20～40mg 普伐他汀：40mg 或 80mg* 洛伐他汀：40mg 氟伐他汀缓释片：80mg 氟伐他汀：40mg，一日 2 次 匹伐他汀：2～4mg	辛伐他汀：10mg 普伐他汀：10～20mg 洛伐他汀：20mg 氟伐他汀：20～40mg 匹伐他汀：1mg

注：*. 瑞舒伐他汀 40mg 和普伐他汀 80mg 未获得原国家食品药品监督管理总局批准，鉴于中国人服用瑞舒伐他汀的血浆浓度为欧美人群的 2.31 倍，服用的剂量应减半。

迄今为止，尚无一种药品对所有脂质紊乱均有效（即全效药），对脂质和脂蛋白的调节均有一定侧重。调节血脂药的选用见表4-3。

表4-3　调节血脂药的选用参考

高脂血症类型	首选	次选	可考虑的用药
高 TC 血症	他汀类、他汀类+依折麦布	胆酸螯合剂	烟酸或贝丁酸类（贝特类）
高 TG 血症	贝丁酸类（贝特）	烟酸类	多烯不饱和脂肪酸类（鱼油）
混合型血脂异常			
以高 TC 为主	他汀类	烟酸类	贝丁酸类
以高 TG 为主	贝丁酸类（贝特类）	烟酸类	
高 TG 和高 TC	胆酸螯合剂+贝丁酸类	他汀类	贝丁酸类+血脂康
低 HDL-C 血症	烟酸、贝特类、阿昔莫司	他汀类	多烯不饱和脂肪酸类
阻止脂质浸润沉积	吡卡酯、泛硫乙胺	普罗布考	

（2）提倡联合用药　对显著的高脂血症和家族性杂合型高胆固醇血症者，应用单一调节血脂药的疗效并不理想，"单药剂量加倍，不如两药搭配"。另血脂异常多为混合性血脂增高，单一药物治疗难以奏效。对混合性高脂血症可选他汀类+非诺贝特，或贝丁酸类+血脂康；高胆固醇血症可选他汀类+依折麦布；低 HDL-C 血症可选他汀类+烟酸；严重高甘油三酯血症可联合应用非诺贝特+ω-3 多烯不饱和脂肪酸；严重混合高脂血症可联合应用胆酸螯合剂+烟酸。

联合作用机制截然不同的调节血脂药（胆固醇吸收抑制剂），相对于与他汀类药联合治疗是一个良好的、有益的补充。①依折麦布与他汀类药作用机制协同，从人体胆固醇合成与代谢三条主要路径（饮食摄入、肝脏合成、肠道转运和吸收）的双相途径切入，包括胆固醇的肝脏合成和肠道（小肠刷状缘膜小囊泡上膜蛋白）吸收等双途径阻断路径，规避反馈性平衡调节机制，两类药作用相辅相成、优势互补、相得益彰，是他汀类药不耐受者以及单药治疗不能达标者的良好选择。②他汀类药治疗基础上加用依折麦布可使 LDL−C 进一步降低 18%～25.8%。

（3）针对稳定或逆转动脉粥样硬化用药　他汀类药通过增加动脉粥样硬化的不稳定型斑块中的胶原成分和细胞间质胶原酶水平，而稳定或缩小动脉粥样硬化脂质斑块体积，减少脑卒中、心血管不良事件的发生、降低死亡率。①首选阿托伐他汀、瑞舒伐他汀（均有充实的循证医学证据）；②初始服用较高的剂量；③坚持长程治疗（至少 3～5 年），同期监测安全(肌毒性)。仅有把血脂尤其是 LDL−C 降至 70mg/L 以下（<1.80mmol/L）才能逆转斑块；④监测指标不仅限于血脂谱，且需每年检测动脉粥样硬化斑块的增长厚度。

3. 中成药治疗

血脂异常属于中医学上的痰浊、血瘀、眩晕等范畴，分为若干类型，可选择具有降脂通络、健脾消食功能的中成药，如血脂康胶囊、绞股蓝总苷片、丹田降脂丸、降脂灵颗粒、地奥脂必泰胶囊、决明降脂片等。

（1）痰浊阻遏型　症见形体肥胖、身重乏力、头晕目眩、胸闷脘痞、纳呆腹胀、恶心欲呕、咳嗽有痰、舌苔厚腻等。宜选六君子丸、调脂康口服液、调脂片、降脂灵颗粒、降脂轻身胶囊、血脉康颗粒、松龄血脂康等。

（2）气滞血瘀型　症见手脚麻痹、胸闷心痛、抑郁紧张、舌质暗红或有瘀点瘀斑。可选麝香保心丸、复方丹参滴丸、柴夏调脂颗粒、银丹心脑通软胶囊、乐脉颗粒、复方丹参片、利脑心胶囊、血府逐瘀胶囊、降脂通络软胶囊、丹栀逍遥丸、血脂康胶囊、绞股蓝总苷片。

（3）脾肾阳虚型　症见疲倦乏力、精神萎靡、腰酸腿软、头晕眼花、耳鸣、食欲减退、尿少浮肿、大便溏薄等。可用济生肾气丸、附子理中丸。

（4）肝肾阴虚型 体形偏瘦、头晕耳鸣、健忘多梦、遗精盗汗、目涩口干、五心烦热等。可选枸杞菊地黄丸、七宝美髯丹。

四、健康管理

1. 提倡健康的生活方式，增加有规律的体力劳动和运动，控制体重，戒烟、限盐、限酒、禁烈性酒。

2. 减轻体重。坚持有规律的体力劳动和运动，增加肝脏内脂肪的分解和消耗。

3. 控制血糖。血糖控制良好可使异常血脂谱改善并趋向正常，减少脂蛋白糖基化，糖化血红蛋白（HbA1c）每下降 1%，约可降低 TC 8%、TG 2.2%。

五、用药指导与药师提示

1. 定期监测调节血脂药所致的肝、肌毒性

调节血脂药具有肝毒性和肌毒性，长期服用者中有 2% 可发生肝损伤，且呈剂量依赖性，表现为无症状性、一过性肝脏丙氨酸氨基转移酶（ALT）和天门冬氨酸氨基转移酶（AST）升高，有 0.01% 可发生横纹肌溶解症和急性肾衰竭。因此，服用者应定期检查肝功能（AST、ALT）和肌酸激酶（CK），长期服药者应当 3～6 个月监测 1 次，调整药物剂量者应当 1～2 个月监测 1 次。如表现有弥散性肌痛（胸背、腰肩、腿足、乳房呈对称性疼痛）、肌软弱（肢体无力）或痉挛、赤褐色尿、CK 升高至大于正常值 10 倍（25～200U/L×10）以上、肌红蛋白（Mb）升高 3 倍（70ng/ml×3）、转氨酶（AST 及 ALT）大于正常值 3 倍（40U/L×3）以上，就须停药。

肌肉症状按轻重程度分为 3 级：①肌痛：表现为肌肉疼痛或无力、抽搐，通常是对称性、弥漫性及近端，一般累及大的肌肉群包括大小腿（四肢）、臀部、乳房、胸背、腰肩部肌肉，不伴 CK 升高；②肌炎：弥散性肌肉疼痛、疲乏、抽搐、无力、伴 CK 升高（CK≥

正常值上限的 4～9 倍）；③横纹肌溶解症：肌肉症状，伴 CK 显著升高（CK≥正常值上限的 10 倍），血肌酐升高，常有褐色尿（茶色尿）和肌红蛋白尿。

2. 联合用药时宜慎重

联合用药可增加不良反应或肌毒性，规避风险的措施有：①他汀类药的肌毒性呈剂量依赖性，因此，以中等剂量的他汀类和贝丁酸类药联合应用，肌病的发生率较低，同时不宜在同一时间服用。②鉴于两类药的血浆半衰期在 12～18 小时内，可于晨起服用贝丁酸类药而睡前服用他汀类药；或隔日分别交替服用。③对有横纹肌炎继发肾衰竭危险因素者（严重急性感染、大手术、创伤、严重的代谢内分泌和电解质紊乱、癫痫、高龄、肾功能异常、皮肌炎），应予停用。由于烟酸可增加他汀类药的生物利用度，可能增加肌病的危险，同样需监测 ALT、AST 和 CK。同时应加强血糖监测。④维生素 E 将会提高辅酶 Q_{10} 的分解速度，加速辅酶 Q_{10} 的耗竭，可加重他汀类药所诱发的肌毒性，必须慎用。

3. 应用他汀类药的注意事项

他汀类药通过增加动脉粥样硬化的不稳定型斑块中的胶原成分和细胞间质胶原酶水平，而稳定或缩小动脉粥样硬化脂质斑块体积，减少脑卒中、心血管不良事件的发生、降低死亡率。应用他汀类药逆转动脉粥样硬化性斑块时宜注意：①首选阿托伐他汀、瑞舒伐他汀或辛伐他汀。②初始服用大、中剂量。③坚持长期治疗（至少 3～6 年），同期监测安全（肌毒性）。亦有临床报道，只有把血脂尤其是 LDL－C 降至 70mg/dl 以下（＜1.80mmol/L）才能逆转斑块。④监测指标不仅限于血脂谱，且需每年检测动脉粥样硬化斑块的增长厚度。

4. 针对不同人群择优用药

在他汀类药的 7 个品种中既有共同性（共性），如均具羟基戊二酸结构、竞争性抑制胆固醇合成等类效应（共同的药理作用和治疗效果），但又有异质性（特性），如有不同的取代基、降脂效价、代谢酶、疗效、肌毒性和基因组学。宜结合患者、肝肾功能和对他汀类药的耐受性，分别选择：①普伐他汀不经肝脏代谢，由肝、肾双通道排泄，对肝功能不全者适用。②氟伐他汀、阿托伐他汀主要经粪便排泄，比例分别约是95%和98%，对肾功能不全者适用。③从诱发血糖升高上说，普伐他汀几无血糖异常。瑞舒伐他汀、阿托伐他汀、辛伐他汀呈剂量效应。④普伐他汀、氟伐他汀、匹伐他汀（不经肝药酶 CYP3A4 代谢），药物相互作用少。⑤氟伐他汀、普伐他汀毒性最低，氟伐他汀相互作用最低，适于老年人服用。

5. 提倡睡前服药

大多数他汀类药血浆半衰期较长（阿托伐他汀、瑞舒伐他汀、匹伐他汀），提倡晚餐后或睡前服药，有助于提高疗效，缘于：①肝脏合成脂肪峰期多在凌晨 12 点至 3 点；②使药物血浆峰浓度与达峰时间（2～3 小时）与脂肪合成峰时同步；③他汀类药效应体现出相应的昼夜节律，夜间服用效果好；④药品不良反应较小。其中，阿托伐他汀、瑞舒伐他汀也可安排每日相对固定的时间服用。

6. 规避烟酸的不良反应

烟酸具有强烈的扩张血管作用，初始服用或剂量增加后可致恶心、呕吐、腹泻、发热、瘙痒、皮肤干燥、面部潮红等反应；大剂量可引起血糖升高、血尿酸水平增加、肝功能异常。为缓解由前列腺素介导的这一效应，可应用小剂量的缓释制剂，或服药前 30 分钟联合应用阿司匹林 300mg 可以减轻，或一日服用 1 次布洛芬 200mg。

● **相关链接** ●

常吃素食就好吗

血脂利弊双依，且血脂来源于三条路径（肝脏自身合成胆固醇和甘油三酯、小肠重吸收、食物摄入），且三条路径互为反馈，相互平衡，若专门阻击一条脂肪路径，它会由其他路径努力寻求平衡。所以应当权衡（利弊权衡、饮食平衡）。对高脂血症患者，必然要吃调节血脂药，控制饮食，少食油腻，肥甘厚味。但有些人不沾烟酒、荤腥油腻，甚至连鸡蛋黄也常常抛弃。其实太可惜，蛋黄中含有丰富的卵磷脂，其一可增强动脉的柔软性，其二可以携带胆固醇排出血管外。因此，素食主义者、肥胖者、纤瘦者也都常有血脂异常、动脉粥样硬化，甚至心脑血管风险，北京大学的胡大一教授曾诊治过一位法华寺的方丈，常年素斋，但他患有动脉粥样硬化、脂肪肝，最后脑卒中出血发作死亡。"过犹不及"正是这个意思。

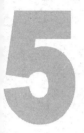

第五章
营养、内分泌与代谢系统疾病

糖尿病

一、糖尿病的概述

糖尿病中医学中叫做消渴症，是以慢性高血糖为特征的一组异质性代谢性疾病，为慢性或终身疾病。一般空腹全血血糖为 $3.9 \sim 6.1$ mmol/L（$70 \sim 110$ mg/dl），血浆血糖为 $3.9 \sim 6.9$ mmol/L（$70 \sim 125$ mg/dl）。如 2 次重复测定空腹全血血糖 $\geqslant 6.7$ mmol/L（120mg/dl）、血浆血糖 $\geqslant 7.8$ mmol/L（140mg/dl），则可诊断为糖尿病。

糖尿病由于胰岛素分泌缺陷（胰岛素分泌不足）或胰岛素作用缺陷（胰岛素抵抗）所引起，以慢性高血糖伴碳水化合物、脂肪和蛋白质的代谢障碍为特征。糖尿病可分为 4 型：①1 型糖尿病（胰岛素依赖型）；②2 型糖尿病（非胰岛素依赖型）；③其他特殊型糖尿病，包括某些基因变异引起胰岛细胞功能遗传性缺陷、胰岛素作用遗传缺陷、外分泌胰腺的病变、内分泌的病变如一些激素（生长激素、肾上腺皮质激素、胰高血糖素、肾上腺素）可拮抗胰岛素的作用、营养不良造成人体的蛋白质摄入不足等各种继发性糖尿病；④妊娠期糖尿病。

二、临床表现

1. 糖尿病血生化检查

可发现餐前血糖、餐后 2 小时血糖、糖化血红蛋白升高。

2. 典型的"三多一少"症状

（1）多饮、多尿　糖尿病者血糖升高时、尿糖也随之升高、尿量增多。每昼夜排尿可达 20 次以上，尿量可达 2000～3000ml 以上。由于大量排尿而致水分丢失，患者感觉口干、口渴，饮水量随之增加。此外，尿液性状也会发生变化，如泡沫多、尿渍呈白色、发黏、衣服上尿渍干后会发硬。

（2）多食　常表现为善饥多食，且进食后也难有满足感。

（3）消瘦与体重减轻　糖尿病在未得到控制时，多出现食欲亢进、多食，但由于胰岛素相对或绝对不足，严重影响糖、脂肪、蛋白质代谢；同时因多尿出现失水，可引起快速消瘦，体重下降。早期轻症的 2 型糖尿病者，不仅没有消瘦，还可能表现为肥胖，直到胰岛功能逐渐减退，"三多"症状出现，才会出现体重减轻，而此时患者血糖已呈中、重度升高。

3. 靶器官损伤

包括微血管和大血管病变：前者包括视网膜病变、肾病、神经病变；后者有冠心病、高血压、周围血管病变、糖尿病足、脑血管疾病（脑卒中）、糖尿病性心肌病、糖尿病肾病。

4. 糖尿病急性并发症

糖尿病酮症酸中毒、高渗性非酮体高血糖症、低血糖症（血糖≤3.8mmol/L）、糖尿病非酮症高渗昏迷。

此外，1 型糖尿病常见有血甘油三酯增高。2 型糖尿病者一般均有高胰岛素血症存在，并普遍存在胰岛素抵抗，可引起游离脂肪酸的代谢障碍，并存在极低密度脂蛋白代谢紊乱。患者多有高甘油三酯血症，低密度脂蛋白水平常在正常范围或升高，高密度脂蛋白水平一般较正常人低。

三、治疗手段

1. 治疗原则

减轻症状并将长期并发症的风险降到最低，可用糖化血红蛋白（HbA1c）水平控制在 6.5%～7%作为 2～3 个月内血糖控制的指标。通过控制饮食、减轻体重、加强运动、对抗应激、血糖监测、健康教育、口服降糖药或应用胰岛素控制血糖。

2. 化学药治疗

（1）按照糖尿病分型选药 1 型糖尿病患者需终身依赖胰岛素来维持生命，或与 α-葡萄糖苷酶抑制剂阿卡波糖、双胍类降糖药联合使用，并使用胰岛素控制血糖而减少糖尿病并发症发生的风险。2 型糖尿病患者虽不需胰岛素来维持生命，但由于口服降糖药的失效或存在口服降糖药的禁忌证时，仍需使用胰岛素控制高血糖，以消除糖尿病的高血糖症状和减少糖尿病并发症发生的危险。

2 型糖尿病患者的药物治疗可采用 4 级阶梯方案，二甲双胍是 2 型糖尿病患者（尤其是肥胖者）首选药，如无禁忌证，应一直保留在药物治疗方案中。如单独使用二甲双胍血糖仍未达标，可加用促胰岛素分泌剂（如磺酰脲类促胰岛素分泌药，格列本脲、格列美脲、格列齐特、格列吡嗪、格列喹酮、格列齐特，一次 30mg，于早餐时服用，若血糖控制不佳，可渐增至一日 60～120mg），对餐后血糖控制不佳者可加用 α-葡萄糖苷酶抑制剂阿卡波糖、伏格列波糖（二线治疗）。如两种口服药联合治疗血糖仍不达标，则可加用基础胰岛素或一日 1～2 次预混胰岛素治疗，或采用 3 种口服药联合治疗

（三线治疗）。如采用上述方法血糖仍未达标，则应采用基础胰岛素+餐时胰岛素或一日 3 次预混胰岛素类似物治疗（四线治疗）。

糖尿病合并妊娠及妊娠期糖尿病、糖尿病合并酮症酸中毒者、高渗性昏迷、乳酸性酸中毒、各种应激情况、严重慢性并发症、消耗性疾病应静脉注射胰岛素。

目前，各国指南推荐钠-葡萄糖共转运蛋白-2 抑制剂（SGLT-2），其超越传统降糖药，可减少肾脏对葡萄糖的重吸收，增加尿糖分泌和排出，排糖更强效更持久，并保护心、肾。2019 年各大指南（美国、英国、欧盟）推荐为 2 型糖尿病者的一、二级预防选择，其部分源于降糖，部分得益于其他作用（降压、减轻体重、降低甘油三酯、降低心脏负荷、降低血尿酸、减少尿蛋白）。包括达格列净、恩格列净等，一日 1 次（晨服），提示宜多喝水。

（2）同期降低血脂　依据流行病学调查显示，在糖尿病患者中，60%以上的人合并有血脂异常。合并血脂异常者出现的血脂异常具有"一高、一低、两平"的特点，即其 TG 水平升高，HDL-C 水平降低，TC 和 LDL-C 水平正常（或轻度升高）。因此，应选用具有降低 TG 水平和 HDL-C 水平的调节血脂药治疗，依据血脂谱，与阿昔莫司、贝特类、他汀类等强效调脂药联合应用。

（3）稳定或逆转动脉粥样硬化斑块　糖尿病者长期高血糖状态可诱发动脉内皮细胞损伤，破坏了动脉内膜的完整性，使得内膜粗糙或不平滑，易发生动脉粥样硬化或低密度脂蛋白胆固醇挂壁而沉着。因此，糖尿病的不良终点事件多系脑卒中、心绞痛或心肌梗死等，为控制血糖，并对抗大血管并发症、保护心肾、减重等方向努力。2019 年各大指南（美国、英国、欧盟）推荐 2 型糖尿病者一/二级预防需选择钠-葡萄糖共转运体-2 抑制剂的达格列净、恩格列净，一日 1 次，晨服。其获益部分源于降糖（减少肾脏对葡萄糖的重吸收，增加尿糖分泌和排出），部分得益于其他作用（降压、降低 TG、降低心脏负荷、降低血尿酸、减少尿蛋白）。

（4）针对糖尿病合并症选药

①痛风：选择具有排除尿酸作用的降糖药二甲双胍、维格列汀、阿格列汀等。对有痛风家族史、经饮食控制血尿酸水平仍≥714μmol/L（12mg/dl）或 24 小时尿尿酸≥1100mg 者需积极排酸（早、中期）或抑酸治疗（晚期）。

②肾病：降糖药首选格列喹酮（糖适平），其不影响肾功能，发生低血糖反应的概率小，由肾脏排泄率不及 5%，适用于糖尿病合并轻、中度肾功能不全者，一次 30mg，三餐前各服 1 次，也可一次 15mg，一日 3 次。对严重肾功能不全者应采用胰岛素治疗，宜选用短效胰岛素，以减少低血糖反应的发生。

③高血压：应给予血管紧张素 II 受体阻断剂（ARB）或血管紧张素转换酶抑制剂（ACEI）治疗。对伴随水肿尤其是下肢水肿者，可选利尿剂氢氯噻嗪一次 12.5～25mg，一日 1～2 次；或吲达帕胺初始剂量一次 1.25mg，一日 1 次，晨起服用，如 4 周后疗效欠佳可增至一日 2.5mg。

④肥胖：减轻体重对改善患者代谢异常具有十分重要的意义。因此，在选药时也应选择不增加体重的药物，如二甲双胍、糖苷酶抑制剂（阿卡波糖）及二肽基肽酶－4 抑制剂（西格列汀、阿格列汀、沙格列汀、维格列汀、利格列汀、度格列汀，或一周给药 1 次的奥格列汀、曲格列汀）；或有助于减轻体重的药物，如短效胰高糖素样多肽－1 受体激动制剂（艾塞那肽）。肥胖的糖尿病者接受多种口服降糖药治疗 3 个月后，糖化血红蛋白水平仍＞6.5%，应考虑尽早加用基础胰岛素。

⑤妊娠：餐前、夜间血糖及空腹血糖宜控制在 3.3～5.6mmol/L（60～99mg/dl），餐后峰值血糖 5.6～7.1mmol/L（100～129mg/dl），HbA1c＜6.0%。无论妊娠期糖尿病或糖尿病合并妊娠，经过饮食和运动管理，妊娠期血糖达不到上述标准时，应及时加用胰岛素或口服降糖药进一步控制血糖。

3. 中成药治疗

糖尿病按中医归纳为消渴，可依症状、分型、合并症辨证地应用具有调节血糖、健脾消食、补气养阴功能的中成药。

1型糖尿病可选玉泉丸、僵蚕散、麦味地黄丸、六味地黄丸、晶珠糖尿康颗粒。糖尿病视网膜病变及糖尿病白内障者可选石斛夜光丸、六味地黄丸。

2型糖尿病按辨证分型选择。

（1）燥热炽盛型　多见于疾病初起，症见多食善饥、胃脘嘈杂、口渴多饮，甚则渴饮无度、咽干舌燥、形体消瘦、小便频数色黄。可选玉泉丸、十味玉泉胶囊、消渴丸、千金黄连丸、消糖灵胶囊、天麦消渴片、金芪降糖片、糖脉康颗粒等。

（2）气阴两虚型　是糖尿病的基本证型，"三多"症状明显、倦怠乏力、心慌气短、头晕耳鸣、失眠多梦、心悸健忘、自汗盗汗、五心烦热、骨蒸潮热、形体消瘦、唇红咽干、尿黄便干。可选消渴丸、甘露消渴胶囊、渴乐宁胶囊、消渴丸参芪降糖胶囊（颗粒剂、片剂）、人知降糖胶囊、糖脉康颗粒、渴络欣胶囊、降糖宁胶囊、天麦消渴片、珍芪降糖胶囊、地骨降糖胶囊、消渴平片、津力达颗粒等。

（3）阴虚火旺型　多见于病久迁延不愈、咽干口燥、口苦口渴、牙龈肿痛、牙宣口臭、口舌生疮、消谷善饥、脘痛如灼、五心烦热、骨蒸潮热、心烦失眠、尿频量多。宜选知柏地黄丸、津力达颗粒、十味玉泉丸、金芪降糖片、金糖宁颗粒等。

（4）阴阳两虚型　见于疾病后期，"三多"症状迁延日久、形寒肢冷、面色㿠白或黧黑、浮肿、毛发干枯、头晕乏力、耳鸣耳聋、腰酸腿软、夜尿频数、大便稀溏、多伴并发症。可选金匮肾气丸、桂附地黄丸、明目地黄丸、麦味地黄丸、金锁固精丸、五子衍宗丸、生精片、补肾强身片、参茸补肾片、补肾益脑丸、金水宝胶囊等。

（5）脾肾阳虚型　见于50岁以上中老年者，"三多"症状不明显，畏寒怕冷、腹部怕凉、神疲乏力、气短自汗、腰膝酸软无力、耳鸣耳聋、滑精阳痿、小便频多或清长或失禁。宜选十八味诃子利尿胶囊、糖尿乐胶囊、参术调脾颗粒、糖乐胶囊等。

（6）瘀血内阻型　见于糖尿病经治疗三消不减,形体日渐消瘦,出现合并心脑血管及神经病变者、胸闷胸痛、上下肢痛、肢体麻木、半身不遂、面有瘀斑、月经血块多色紫。宜选济生肾气丸、五子衍宗丸、糖肾 1 号胶囊、心脉通片、血府逐瘀胶囊、糖脂消颗粒、糖脉康颗粒、丹芎通脉颗粒等。

四、健康管理

1. 适度的减轻体重,在超重和肥胖伴有胰岛素抵抗患者中,适度减轻体重能有效减轻胰岛素抵抗。指导患者采取严格饮食、运动、规律的体力活动（每周 150 分钟）、密切的血糖监测（包括低血糖反应）。

2. 戒烟,并对糖尿病患者限制酒类摄入量（成年女性每天≤1杯,约 50ml；成年男性每天≤2 杯,约 100ml）。

3. 定期监测体重、血压、血脂、眼底、肝肾功能、尿蛋白、足背动脉搏动、心电图,尽早查出并发症。预防足、泌尿道和呼吸道感染等。

4. 对有足病危险因素的糖尿病患者,应对其患者本人及其家属给予下列教育：①每天检查一次双足,尤其是足趾间,有时需有经验的他人来帮助检查。②每天至少洗一次脚,用干布擦干,尤其是擦干足趾间。③洗脚的水温要合适,低于 37℃；不宜用热水袋、电热器等物品直接保暖足部,也要避免赤足行走。④避免自行修剪胼胝（脚垫）或用化学制剂来处理胼胝或趾甲。⑤穿鞋前先检查鞋内有否异物或异常；不穿过紧的或毛边的袜子和鞋,鞋内应透气性良好,鞋底较厚硬而鞋内较柔软,能够使足底压力分布更均匀合理。⑥足部皮肤干燥可用油膏类护肤品,每天更换袜子；不穿高过膝盖的袜子,水平地剪趾甲,或由专业人员修除胼胝或过度角化的组织。

五、用药指导与药师提示

1. 合理掌握胰岛素注射方法与就餐时间

①注射胰岛素后 15～30 分钟就餐较为适宜,但不同情况下注射胰岛素的时间可调整。注射时血糖高,选择腹部注射且注射稍深一些,适当延长注射和进餐的间隔;注射后不能按时就餐,选择上臂或臀部,注射浅一些;注射时血糖正常,可选择任何部位,正常进餐。②腹部注射吸收最快,其次为前臂外侧,再次为股外侧、臀、双上臂外侧,最好每次注射时变换注射部位。两次注射点要间隔 2cm,以确保胰岛素稳定吸收,同时防止发生皮下脂肪营养不良。③使用诺和笔注射完毕后,针头应在皮下停留 5 秒,以确保胰岛素完全注入。④胰岛素是一种蛋白制剂,须保存于冷暗处(2～8℃),避免日光直接照射,须放在冰箱冷藏室中,如过冷(冷冻)、过热、日光直射和振动,都会影响胰岛素的效价;如发生冻结、沉淀、凝块或色泽变黄就不能再用,但胰岛素笔芯打开后(安装到笔上)就应在室温存放,存放时间可达 4 周。

2. 降糖治疗中需监测和防范低血糖反应

低血糖是指糖尿病患者在治疗过程中发生的血糖过低现象,对接受药物治疗的糖尿病者,只要血糖水平≤3.8mmol/L 就属低血糖,表现为交感神经兴奋(心悸、焦虑、出汗、饥饿感等)和中枢神经症状(神志改变、认知障碍、抽搐和昏迷)。但是老年患者发生低血糖时常可表现为行为异常或其他非典型症状。夜间低血糖常难以发现而得不到及时处理。有些患者屡发低血糖后,可表现为无先兆症状的低血糖昏迷。

低血糖的防治对策:①应用胰岛素或胰岛素促分泌剂,应从小剂量开始,渐增剂量,谨慎地调整剂量。②未按时进食,或进食过少的患者应定时定量进餐,如果进餐量减少应相应减少降糖药剂量,有可能误餐时应提前做好准备。③避免联合或重复用药(部分中成药中含有降糖药），运动量不宜过多增加，运动前应增加额外的碳水化合物摄入。乙醇能直接导致低血糖，应避免酗酒和空腹饮酒。④糖尿病患者应常规备用碳水化合物类食品，以便及时食用。⑤糖尿病患者血糖≤3.8mmol/L，即需补充葡萄糖或含糖食物，如服葡萄糖水和糖块、巧克力、甜点。严重的低血糖和由阿卡波糖所致低血糖者，需根据意识和血糖情况补充葡萄糖水（单糖）或静脉滴注葡萄糖注射液。

3. 注射胰岛素的糖尿病患者建议不驾车

注射胰岛素后在驾驶过程中有可能发生低血糖反应的风险，应当告诫患者在发生低血糖情况下的处置：①立即停止驾驶，离开驾驶座并拔出车辆钥匙；②已经有认知障碍的或反复发生低血糖反应的人不得再次驾驶；③立即摄入糖类（糖水、巧克力、水果糖）或饼干、面包等食物；④寻求代驾或由其他具驾驶证的人员驾驶。

4. 服用降糖药的最佳时间

就餐和食物对口服降糖药的吸收、生物利用度和药效都有不同程度的影响。因此，降糖药应注意在不同的时间服用。

（1）餐前 0.5 小时　适于餐前服用的药物有甲苯磺丁脲、格列本脲、格列吡嗪、格列喹酮、仁和格列齐特缓释片（早餐）、卡格列净。瑞格列奈、那格列奈起效快，在空腹或进食时服用吸收良好，餐后给药（尤其是脂肪餐）可影响其吸收，使血浆达峰时间和半衰期延迟，因而提倡餐前给药。

（2）餐中　适于餐中口服的药物有二甲双胍（随餐服用）、阿卡波糖、伏格列波糖、格列美脲。阿卡波糖、伏格列波糖应在就餐时随第1~2口饭吞服，可减少对胃肠道的刺激，减少不良反应；同时增强中国人进食碳水化合物后，由双糖、多糖转化为单糖（果糖、葡萄糖）的效果，控制餐后血糖。格列美脲在早餐或第一次就餐时服用。

（3）餐后 0.5~1 小时　食物对药物的吸收和代谢影响不大的药物可在饭后口服。如罗格列酮、吡格列酮。对有胃肠道不适者二甲双胍可在餐后服用。

（4）餐前、餐后均可　包括西格列汀、阿格列汀、沙格列汀、维格列汀、利格列汀，一日仅服 1 次，餐前或餐后均可。达格列净和恩格列净餐前、餐后均可，坎格列净需在第 1 次正餐前服用。长效制剂（利拉鲁肽）于任意时间服用。

（5）一周 1 次　奥格列汀 25mg；曲格列汀一次 50～100mg，周一或周二定期餐前 30 分钟服用；塞马鲁肽一次 0.5～1mg，皮下注射，一周 1 次；艾塞那肽微球制剂，一次 2mg，皮下注射，一周 1 次。

（6）睡前　二甲双胍缓释片。此外，还要充分考虑到患者服药的依从性，对于经常出差，进餐不规律的患者，选择一日服用 1 次的药物（如格列美脲）则更为方便、合适，依从性更好。

5. 长期服用降糖和抗血小板药也应补充维生素

对长期服用阿司匹林者宜每日补充维生素 C 100～300mg，且两种药品不应同时服用，宜间隔 2 小时。长期服用二甲双胍所致的维生素 B_{12} 水平下降可能加重糖尿病患者的神经病变，加重糖尿病患者的认知障碍。与单用二甲双胍相比，二甲双胍联合服用复合维生素 B 片（维生素 B_1 250mg、维生素 B_6 250mg，维生素 B_{12} 1mg），一次 1 片，一日 2 次或联合叶酸一次 174μg，一日 2 次，可降低血浆同型半胱氨酸水平，补充高剂量维生素 B_{12}，同时能够显著降低心脑血管不良事件的发生率。

 • 相关链接 •

糖尿病与冠心病是等危症吗

"雪上加霜"，糖尿病与心脑血管疾病的关系密切，长期的血糖控制不佳，会导致 80%糖尿病患者合并心脑血管风险，即每 5 个 2 型糖尿病患者中，就有 4 个合并心脑血管疾病的高风险。糖尿病患者中出现动脉粥样硬化等大血管病变的危险性远远高于非糖尿病者，风险比约为3∶1，且病变发生较早和进程极快，其中80%死于心脑血管疾病（急性心肌梗死、心绞痛、脑卒中、心功能衰竭、心脏猝死、间歇性跛行等）。

从糖尿病发展为冠心病有多远？

①长期高血糖状态可诱发动脉内皮细胞损伤（破坏动脉内膜的完整性），使得内膜粗糙或不平滑，易发生动脉粥样硬化或低密度脂蛋白胆固醇在动脉内膜挂壁而沉着；②2型糖尿病患者多伴有胰岛素抵抗或糖耐量异常，促使血脂异常，促发动脉粥样硬化；③动脉壁内膜中层增厚；④糖尿病患者的血液黏滞度增大，血流阻力大；⑤糖尿病患者的动脉内膜厚度增加；⑥糖尿病患者同时伴有血脂异常（可加重胰岛素抵抗和胰岛β细胞功能缺陷）。

痛 风

一、痛风的概述

痛风是由嘌呤（源于蛋白质所含的核苷酸分解、富含嘌呤食物的摄入）代谢紊乱或尿酸排泄减少所引起的一种晶体性关节炎，临床表现为高尿酸血症和尿酸盐结晶沉积（痛风石）所致的特征性急慢性关节炎。血尿酸水平≥416μmol/L（7.0mg/dl）为高尿酸血症。

痛风致病的高危因素：①酗酒、过度进食高嘌呤饮食；②有家族遗传史及肥胖者；③共患高血压、高血脂、动脉粥样硬化、冠心病、糖尿病、肥胖症；④应用噻嗪类利尿剂、胰岛素、青霉素、环孢素、顺铂、长春新碱、阿司匹林等药品；⑤创伤与手术；⑥嘌呤核苷酸合成及分解过程中的酶活性缺陷者。高尿酸血症和痛风与急性心肌梗死、高血压、糖尿病、脑卒中、尿酸盐肾病（痛风肾）密切相关。为高血压直接因素，为肾动脉硬化结石、尿酸性肾病、糖尿病的发病与恶化因素，为代谢综合征之一。

痛风分为原发性痛风（常有家族遗传史，是一种先天性代谢缺陷）和继发性痛风（无家族史，多继发于肿瘤、白血病等所致核酸大量分解及肾功能减退而造成的尿酸排泄减少；或体内尿酸蓄积过多，以女性多见）。

二、临床表现

血尿酸水平长期高于饱和浓度，并无任何症状（红、肿、热、痛）和痛风结石，则称为"高尿酸血症"。其中，5%～12%的高尿酸血症者最终发展为痛风。

痛风者的表现为尿酸结晶而引起的痛风性关节炎和关节畸形，局部出现红、肿、热、痛症状。尿酸钠盐从超饱和细胞外液沉积于组织或器官（发生在体温相对较低的部位，中枢神经系统除外），任何组织都有尿酸盐存在（痛风石）。结石大小不一，非对应性，小如芝麻，大如鸡蛋，边缘不整齐，易于破溃不愈合。结石呈非对称性，以第一跖趾关节、外耳、脚跟、手指、踝、足跟、腕肘等处多见，一般没有征兆，并使活动和关节功能受到限制，长期的尿酸结晶对骨质的凿蚀，可致骨关节出现"洞穿"一样的缺损，使关节残废。

痛风按症状分为急性关节炎期、发作间歇期、慢性关节炎期、肾结石和肾病。

三、治疗手段

1. 治疗原则

①对单纯无症状的高尿酸血症者，不推荐用药来预防痛风性关节炎、肾病和心血管事件的发生，推荐健康的生活方式；②控制血尿酸水平关系到痛风患者的预后，是痛风患者治疗"基石"。对有痛

风家族史、经饮食控制血尿酸水平仍大于 714μmol/L 或每日尿尿酸水平≥1100mg（6.545mmol/L）者需进行积极排酸或抑酸治疗（依据肾功能或疾病的早、中、晚期）。应选择非布司他作为抑酸治疗的一线药，其次可考虑使用促尿酸排泄药（如苯溴马隆、丙磺舒）。

2. 化学药治疗

（1）依据痛风的不同分期选择用药

①痛风急性发作期：发病急促，疼痛剧烈，以控制关节炎症（红肿热痛），抑制粒细胞浸润为目的，尽早使用抗炎和抑制粒细胞浸润药，首选秋水仙碱，首剂 0.5～1mg 顿服，以后每隔 2 小时给予 0.5mg，至疼痛缓解为止或第 1 天一次 1mg，一日 3 次，第 2～3 天一次 1mg，一日 2 次，第 4 天及以后一次 1mg，一日 1 次，于睡前服用；或出现胃肠道反应不能耐受时，减量为一次 0.5mg，一日 1～3 次。多数患者在 24～48 小时急性症状缓解，总量不超过 5mg。

对疼痛剧烈者首选依托考昔（一次 60mg）、对乙酰氨基酚（一次 600mg）、吲哚美辛（一次 25～50mg）、尼美舒利（一次 50～100mg），次选布洛芬、萘普生。糖皮质激素能使症状迅速缓解，但停药后易复发，仅在上述药无效时才使用，可服用泼尼松、泼尼松龙，症状缓解后逐渐减量停药。

②发作间歇期：发生于急性期之后，可反复发作，对未治疗或治疗不彻底者，可表现为多关节受累，仅表现为血尿酸浓度增高，无明显疼痛、炎症。此期治疗应有效控制血尿酸浓度、排除尿酸，预防尿酸盐沉积，保护肾脏，减少和预防急性痛风发作次数。需使用排除尿酸药或抑制尿酸生成的药物，使血尿酸水平维持在正常范围，预防急性期的发作及防止痛风石的形成。常用促进尿酸排泄药苯溴马隆、丙磺舒。或抑制尿酸生成药非布司他（一日 40mg）、托匹司他（第 1 周一次 20mg，一日 2 次；第 2 周一次 40mg，一日 2 次）、别嘌醇（成人初始量一次 50mg，一日 1～2 次，每周可递增 50～100mg，至一日 200～300mg，分 2～3 次服）。

③慢性痛风和痛风性肾病：需在使用非甾体抗炎药和（或）秋水仙碱的同时，尽早加用抑制尿酸药。首选非布司他、托匹司他、别嘌醇。对慢性痛风性关节炎或关节炎反复发作而控制不佳者，可在应用抑酸药的同时，加用小剂量秋水仙碱，一日 0.5mg，或加用吲哚美辛一次 25mg，一日 2 次，如无不良反应，可长期应用。

（2）针对并发症可联合用药

①高尿酸血症伴高血压者：在应用促进尿酸排泄药同时，选择"一箭双雕"的药品，氯沙坦（50mg/d）、替米沙坦（40mg/d）兼具降压和降低血尿酸作用，安全性良好。适用于高血压且尿酸增高不明显的痛风者，或联合治疗顽固性血尿酸增高的痛风者。

②高尿酸血症伴高脂血症者：选择非诺贝特（200mg/d）或联合阿托伐他汀（40mg/d），适合伴高甘油三酯的痛风者；后者适合伴高胆固醇痛风者或混合型高脂血症者，可通过肾脏旁路增加嘌呤和尿酸的清除；降低血尿酸水平。

3. 中成药治疗

中医学上将痛风归结为痹证、历节范畴，分为 5 种证型，宜辨证用药。

（1）湿热蕴结型　表现为局部发作部位出现红肿热痛，伴口干口苦、饮水较多、大便干结、小便较缓、舌质红苔黄腻。可选正清风痛宁、三妙丸、四妙丸、附马开痹片、双蚁祛湿通络胶囊、痛风舒片、痛风定片、痛风清消颗粒、当归拈痛丸、复方伸筋胶囊、如意珍宝丸、三黄肿痛膏（外敷）联合新癀片、痛风舒宁片、冰七散（外敷）。

（2）寒湿痹阻型　表现为关节肿胀、屈伸不利、皮下结节有痛风石、关节喜温、肢体关节重着、麻木不仁、小便清长。宜选痛风消颗粒、寒湿痹颗粒、回春玉龙膏（外敷）。

（3）脾肝肾阳虚型　表现为关节肿痛、肢体面部水肿、气短乏力、腰膝酸软、畏寒肢冷、腹胀便溏、纳呆呕恶等。可选右归丸、肾气丸、金匮肾气丸、桂苓丸、人参健脾丸、知柏地黄丸、益肾蠲痹丸、舒筋活血丸等。

（4）痰瘀痹阻型　多见关节胀痛、反复发作、时轻时重、局部硬结有痛风石、关节畸形、皮肤暗红、体虚乏力等。可选十五味乳鹏胶囊、痛舒片、护肾痛风泰颗粒、青鹏软膏（外敷）。

（5）寒热错杂型　可见关节疼痛、恶寒怕冷、关节灼热、舌质淡白等。可服用乌梅丸、痛风定片等。

四、健康管理

1. 通过饮食控制，减少嘌呤的摄入，限制在每日 100～150mg 以下，禁食动物内脏、干贝、鱼子等食品，限制饮食或减轻体重均可改善病情。

2. 增加有氧运动（跑步、散步、舞蹈、体操等）次数，每周最少 5 次，每次时间最少 40 分钟，使运动时的适宜心率=170–年龄（次/分钟）。

3. 碱化尿液（碳酸氢钠 3g/d、枸橼酸钠 3g/d），维持尿液酸碱度（pH）≥6.5，并多饮水（温开水），每日补水量≥2500ml，防止发生肾结石。

4. 禁酒。乙醇可致体内乳酸和酮体聚集，抑制尿酸排泄，乙醇还能促进尿酸合成增加，血尿酸升高，诱发急性痛风性关节炎。每日饮 1000ml 以上啤酒，患病风险增加 2.51 倍，白酒风险增加 1.17 倍，但葡萄酒没有明显的相关性。

5. 冬季和严寒季节宜注意关节部位的保暖。对有炎症的关节可行红外线、透热疗法、矿泉浴、泥沙疗法、推拿按摩。

五、用药指导与药师提示

1. 痛风急性期应禁用别嘌醇、丙磺舒、苯溴马隆

在痛风急性期禁用抑制尿酸生成药和排酸药，别嘌醇不仅无抗炎、镇痛作用，且会使组织中的尿酸结晶减少和血尿酸下降过快，

促使关节内痛风石表面溶解，形成不溶性结晶而加重炎症反应，引起痛风性关节炎急性发作。为避免上述情况，则尽早服用秋水仙碱，别嘌醇通常在痛风发作平稳后 2 周开始应用，但对在缓解期已应用的患者在急性发作时可以继续应用。苯溴马隆对痛风急性发作者不宜服用，以防发生转移性痛风。为避免在治疗初期诱发痛风急性发作，在初期宜同时应用秋水仙碱或非甾体抗炎药，直到高尿酸血症被纠正至少 1 个月后。

2. 痛风急性期镇痛不能选服阿司匹林

痛风急性期不能应用阿司匹林，主要缘于：①可抑制肾小管的分泌转运而致尿酸在肾脏潴留；②阿司匹林、贝诺酯等虽可缓解轻、中度关节痛，但可使血浆糖皮质激素浓度受到抑制、血浆胰岛素增高和血尿酸排泄减少，使尿酸在体内潴留，引起血尿酸水平升高，大剂量（一日 600～2400mg）则可干扰尿酸的排泄，应避免使用。

3. 必须依据肾功能（肾肌酐清除率、肾小球滤过率）来选择排酸药或抑酸药

鉴于 2/3 的尿酸由肾脏排泄，所以完整的肾小球和良好的肾小管功能状态是保证尿酸排泄的重要条件。肾功能不全时，尿酸排泄减少，血尿酸升高。

（1）痛风早、中期以选择排酸药为主，中、晚期以选抑酸药为主。

（2）依据肾功能和每日尿尿酸排泄量选药，每日尿尿酸≤700mg，应选排酸药；对有中、重度肾功能不全（肾肌酐清除率 Ccr≤30ml/min）、每日尿尿酸量水平≥800mg、或有痛风石者应选抑酸药。

（3）对肾功能正常或轻度不全者（Ccr 0～70ml/min）宜选苯溴马隆；每日尿尿酸≤600mg，且无肾或泌尿道结石者宜选丙磺舒；每日尿尿酸≥1000mg，有泌尿系结石史或排尿酸药无效时可选择抑酸药别嘌醇。

（4）中度肾功能不全者（Ccr 30～60ml/min）可使别嘌呤在体内蓄积，排泄受阻，促使不良反应增多，应依据肌酐清除率调整剂量；对严重肾功能不全者（Ccr≤30ml/min）忌用。

（5）对中度肾功能不全（Ccr＜30～60ml/min）、每日尿尿酸量≥800mg、或有痛风石者选用非布司他（经肾脏排泄 50%），对有重度肾功能不全（Ccr≤30ml/min）、每日尿尿酸量≥800mg、或有痛风石者应选用抑制尿酸合成药托匹司他（不经肾脏排泄，100%经肝脏代谢和胆汁排泄）。

（6）排除尿酸药（丙磺舒、磺吡酮、苯溴马隆）能阻止肾小管对尿酸盐的重吸收，增加尿酸排出，适用于肾功能良好者，如 Ccr≤80ml/min，疗效降低，Ccr≤30ml/min 时无效。已有尿酸结石形成，或每日尿尿酸≥5.4mmol（900mg），不宜使用。

4. 关注抗痛风药的毒性

①秋水仙碱须经肝脏解毒，当肝功能不全时使其解毒能力下降，易使毒性加重；对肝肾功能有潜在损伤者易致蓄积中毒，应酌减剂量。②别嘌醇可引起过敏性肝坏死，肝肉芽肿形成伴随胆管炎、胆管周围炎，常见于用药后 3～4 周，应注意监测肝功能和酌减剂量。③泼尼松需在肝脏转化为泼尼松龙，发挥抗炎作用，肝肾功能不全者、肾结石者不宜服用，可选用泼尼松龙。

5. 规避用药禁忌

①秋水仙碱对严重肾功能不全者、妊娠期妇女禁用；年老、体弱者、骨髓造血功能不全者，严重肾、心功能不全者、胃肠疾病者慎用。②别嘌醇对过敏者、妊娠及哺乳期妇女、严重肝肾功能不全者、明显血细胞低下者禁用。对老年人、有骨髓移植者、特发性血红蛋白沉积症病史者慎用。③丙磺舒与磺胺药有交叉过敏反应，对磺胺药过敏者、2 岁以下儿童、妊娠及哺乳期妇女、

严重肾功能不全者（肌酐清除率≤30ml/min）、肾尿酸性结石者禁用。

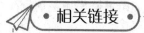

痛风急性期治疗药的"三剑客"

痛风急性期起病突然，急似刮风、快而重。发作的单关节出现红肿热痛和功能障碍，常在夜间发作，疼痛在 6 小时达峰。此期尿酸钠微结晶可趋化白细胞，吞噬后释放炎性因子（如白细胞介素 IL-1 等）和水解酶，导致细胞坏死，释放出更多的炎性因子，引起关节软骨溶解和软组织损伤。此期应控制炎症、减少软组织坏死、镇痛，常常应用三类药，即抗炎和抑制粒细胞浸润药秋水仙碱+非甾体抗炎药+糖皮质激素（三剑客）。秋水仙碱首剂 0.5～1mg 顿服，以后每隔 2 小时给予 0.5mg，至疼痛缓解为止，或 2～3mg/d。对疼痛剧烈者及早（24 小时内）首选依托考昔，备选对乙酰氨基酚、吲哚美辛、双氯芬酸、依托度酸、尼美舒利。糖皮质激素（泼尼松 30mg/d、泼尼松龙 30～60mg/d）能使症状迅速缓解，但停药后易复发，仅在上述药品无效、不能耐受、无禁忌证下使用（或关节腔内注射），一般连续 3 天。

甲状腺功能亢进症

一、甲状腺功能亢进症的概述

甲状腺功能亢进症简称甲亢，是一种自身免疫性疾病，女性青年在体内雌激素水平较高，一旦受到强烈的精神刺激或者严重感染，易感者在此时雌激素就会使 T 淋巴细胞失去平衡，T 淋巴细胞便不能制约 B 淋巴细胞，B 淋巴细胞在血凝素的激活作用下，就会产生一种促使甲状腺增生的"刺激性抗体"，这种抗体可与甲状腺亚细胞成分结合，兴奋甲状腺滤泡上皮，分泌过多的甲状腺激素，从而引起甲亢。

血循环中甲状腺激素过多而引起的以神经、循环、消化等系统兴奋性增高和代谢亢进为主要表现的一组临床综合征称为甲状腺毒症；由于甲状腺腺体本身功能亢进，甲状腺激素合成（T_3、T_4）和分泌增加或因血浆促甲状腺激素（TSH）水平增高所致的甲状腺毒症称为甲亢。

甲状腺疾病有一定的遗传倾向，女性、有家族史、受到精神创伤和感染者发病率较高。虽甲亢的诱发原因与自身免疫、遗传因素有关，但发病与否却和环境因素有密切相关。包括：①感染如感冒、扁桃腺炎、肺炎等；②外伤、创伤等；③精神刺激如精神紧张、忧虑等；④过度疲劳；⑤妊娠早期可能诱发或加重甲亢；⑥碘摄入过多，过多食用海带等海产品或由用药如胺碘酮等所诱发。

甲亢按病因不同可有多种类型，其中最常见的是弥漫性甲状腺肿伴甲亢，约占全部甲亢的 90%，男女均可发病，但以中青年女性最多见，20 岁左右居多，男女比例为 1：6～1：4。

甲亢按病因分为毒性弥漫性甲状腺肿 Graves 病（突眼性甲状腺肿或巴色杜病）和自主功能性甲状腺瘤；临床上分为原发性和继发性两大类。原发性甲亢最为常见，是一种自体免疫性疾病；继发性甲亢较少见，由结节性甲状腺肿转变而来。少数老年患者高代谢症状不典型，而仅表现为乏力、心悸、厌食、抑郁、嗜睡、体重明显减少，则称为"淡漠型甲亢"。部分甲亢患者可以只表现三碘甲状腺原氨酸（T_3）和游离三碘甲状腺原氨酸（FT_3）升高，甲状腺素（T_4）和游离甲状腺素（FT_4）正常，但 TSH 下降，可称其为"T_3 甲亢"，多见于老年甲亢患者或毒性功能自主热结节患者。

二、临床表现

甲状腺类似蝴蝶，位于颈部甲状软骨下方（分为左、右），具有重要生理功能（人体新陈代谢、生长发育、合成蛋白质、调节钙平衡、帮助骨吸收）。合成释放过多的甲状腺激素，造成人体代谢亢进和交感神经兴奋，引起心悸、出汗、失眠、进食和便次增多和体重减少，多数患者还常常同时有突眼、眼睑水肿、视力减退、情绪激动、焦虑、心悸、怕热、出汗等症状。严重者可危及下列五方面。

（1）甲状腺素可致心肌耗氧量增加，心脏收缩力增强，心率持续快速，最后可致心动过速（120 次/分钟）、心律失常（早搏）、心绞痛、心肌梗死、心房颤动、心功能衰竭。

（2）甲亢因代谢快，能量消耗快，可能引起肌肉萎缩，造成肌无力，尤其是近端肢体肌肉（如大腿、上臂）。

（3）甲亢可增加骨代谢，引起骨质疏松症。儿童造成"X"型腿（膝盖无法承受重量会相撞）。

（4）皮肤粗糙、潮热、出汗、低热、汗毛增粗、没有弹性，特别是足部皮肤。部分严重者下肢胫骨黏液性水肿，类似"象皮腿"。

（5）眼睑水肿、眼球突出、眼皮盖不紧，可能引起角膜受伤，视力受损或减退。或者因为眼球肌肉肿大压迫视神经，造成视力减退。球结膜充血或水肿。

三、治疗手段

1. 治疗原则

按药物治疗阶段用药，药物治疗适于患甲亢的妊娠期妇女、儿童、甲状腺轻度肿大的患者，治疗一般需要 1～2 年，以控制甲亢症状和并发症（患急性传染病感染致残或死亡、心脏扩大、心律失常、心房颤动和心力衰竭）。坚持疗程，控制复发。

能暂时或长期消除甲状腺功能亢进症状的药物称为抗甲亢药，主要治疗药如丙硫氧嘧啶、甲巯咪唑、卡比马唑和碘[131]。其他治疗药物尚有碳酸锂，其可抑制甲状腺激素分泌，主要用于对于抗甲状腺药和碘剂均过敏的患者，临时控制甲状腺毒症。

2. 化学药治疗

（1）按甲亢的治疗阶段用药 对甲亢初治患者、新生儿、儿童和 20 岁以下的患者，首选抗甲状腺药治疗，分为 3 个阶段。

①初治阶段：丙硫氧嘧啶成人初始剂量为 300～600mg/d，分 3 次服或一日 1 次；对严重的甲状腺功能亢进、重度甲状腺肿大可加大剂量，如为初患病者则初始剂量可为 600～900mg/d。儿童 6～10 岁起始剂量为一日 50～150mg 或 4mg/kg，10 岁以上一日 150～300mg。甲巯咪唑初始剂量一日 15～60mg，分为 1～3 次服用，1～2 个月后甲状腺功能恢复正常，儿童初始剂量为 400μg/kg，维持量减半。卡比马唑一日 30mg，最大一日 60mg。服药 3 个月如症状仍明显，应检查有无干扰因素，如不规则服药，服用碘剂、精神或感染等应激等。

②减药阶段：当症状显著减轻，体重增加，心率下降至 80～90 次/分钟，T_3 或 T_4 接近正常时，可根据病情每 2～3 周递减药量 1 次。一般在减药过程中，应定期随访临床表现，包括基础心率、体重、白细胞及 T_4 和必要时测促甲状腺激素（TSH）。递减剂量不宜过快，尽量保持甲状腺功能正常和稳定性，逐步过渡至维持阶段，一般需 2～3 个月。

③维持阶段：甲状腺功能在 1～3 个月内恢复正常后，改为维持量，丙硫氧嘧啶一日 25～80mg，儿童 25～75mg；甲巯咪唑和卡比马唑一日 5～15mg，为期 1～1.5 年，在不稳定而不愿采用其他方案者，维持阶段可延至 2～3 年或更长。在整个疗程中，务求避免间断服药，如有感染或精神因素等应激，宜随时酌增药量，待稳定后再

进行递减。

（2）联合用药

①控制心率：β受体阻断剂可改善患者交感神经的兴奋症状（心悸、心动过速、兴奋、不安宁等），一般作为控制阶段的辅助用药与硫酸脲类药联合应用，尤其是在开始治疗药物未发挥作用时，对改善患者的临床症状效果显著。

②控制甲减：甲状腺制剂一般从减药阶段开始加用，目的是为了稳定患者的下丘脑－垂体－甲状腺轴的功能，抑制促甲状腺激素（TSH）的分泌，避免患者甲状腺肿大和突眼症状的加重，可选甲状腺片或左甲状腺素（优甲乐）。

3. 中成药治疗

中医学认为甲亢属于瘿气，与七情内伤、禀赋不足相关，采用对症用药。

（1）肝郁痰结型　表现于疾病早期，颈前结块漫肿、质软不痛或颈胀、胸胁满闷、喜叹息或恶心便溏、舌苔白腻。可选丹栀逍遥散、逍遥丸、柴胡舒肝丸、舒肝解郁胶囊。

（2）阴虚阳亢型　十分多见，表现头晕眼花、心悸手抖、烦热多汗、口干多饮、纳亢消瘦、失眠多梦、瘿肿眼突等。可选天王补心丹、补肾丸、六味地黄丸、知柏地黄丸、补肾乐胶囊、生精胶囊、大补元煎丸、建参片等。

（3）肝火犯胃型　较为常见，症见瘿肿眼突、目光炯炯、消谷善饥、口干欲饮、大便溏泄、性情急躁易怒、怕热多汗、面红心悸等。可服龙胆泻肝丸、栀子清肝丸、舒肝和胃丸、参苓白术散、养胃舒胶囊、木香顺气丸、三九胃泰颗粒等。

（4）气阴两虚型　见于甲亢晚期，症见心慌气短、怔忡少眠、头晕腰酸、口干多汗、神疲便溏、伴颈部瘿肿不消。可选生脉饮、逍遥丸、甲亢灵片、知柏地黄丸、养阴生津片等。

四、健康管理

1. 控制碘的摄入。WHO 推荐 12 岁以下儿童每日碘摄入量为 50～120μg，12 岁以上儿童为 150μg，妊娠及哺乳期妇女 200μg，正常健康人 50～1000μg 为安全范围。碘摄入不足可以引起地方性甲状腺肿等病，碘摄入过量可引起甲亢、甲状腺肿和甲状腺炎等病。碘是合成甲状腺激素的主要原料，体内碘过量不仅可使合成的甲状腺激素增多，且可损害甲状腺细胞，诱发或加重甲亢。

2. 推荐健康生活方式。甲亢患者基础代谢率高，热能消耗量大，应给予患者充足的碳水化合物和脂肪，碳水化合物和脂肪可使蛋白质发挥其特有的生理功能。并给予充足的维生素，维生素利于调节生理功能，改善机体代谢，尤其是 B 族维生素和维生素 C，同时应给予充足的钙剂和铁剂。

3. 适当控制纤维素的食物。甲亢患者常有腹泻现象，如过多供给富含纤维素的食品会加重腹泻。

4. 按时作息，睡眠充足，劳逸结合。多食新鲜水果、蔬菜、蛋类、瘦肉、肝脏类等。患者应戒烟戒酒，禁用浓茶、咖啡等兴奋性饮料。

五、用药指导与药师提示

1. 妊娠期妇女选药方法

妊娠期妇女伴随甲亢者宜采用最小剂量的抗甲亢药，以维持甲状腺功能在正常上限，甲巯咪唑、丙硫氧嘧啶等可透过胎盘屏障并引起胎儿甲状腺肿大和甲状腺功能减退，在分娩时易造成难产、窒息；由于甲巯咪唑有使新生儿皮肤缺损的报道，妊娠期妇女伴随甲亢者宜首选丙硫氧嘧啶。甲巯咪唑、卡比马唑和丙硫氧嘧啶均可由乳汁中分泌，引起婴儿甲状腺功能减退，因此用药期间不宜哺乳。若必须用药时则选丙硫氧嘧啶，因其在乳汁中分泌量相对较小。但应注意，妊娠及哺乳期妇女、婴幼儿禁用碘剂。

2. 抗甲状腺药可能诱发白细胞减少症

抗甲状腺药丙硫氧嘧啶、甲巯咪唑和卡比马唑均可引起白细胞减少症，一般发生在用药初始的几个月，如及时停药，多在 1～2 周内恢复，故用药期间须定期监测血象。另粒细胞缺乏症发病有两种方式：一种是突然发生，一般不能预防；另一种是逐渐发生，一般先有白细胞计数减少，如继续用药，可转变成粒细胞缺乏症。对后一种发病可通过在用药期间定期监测白细胞来预防。在用药期间，应每周检查 1 次白细胞，如白细胞计数 $\leqslant 3 \times 10^9/L$ 时，一般需停药观察，如白细胞计数在（3～4）$\times 10^9/L$，应每隔 1～3 天检查 1 次，并服用促白细胞药利血生、鲨肝醇，必要时合用糖皮质激素治疗。粒细胞缺乏症一旦发生，应即停用抗甲状腺药，并送医院进行抢救。因患者抵抗力弱，应在无菌隔离的病房抢救，给予大量的糖皮质激素和抗生素治疗。治愈后患者不能再用抗甲状腺药治疗甲亢。对外周血白细胞计数偏低者、对硫脲类药过敏者慎用。如出现粒细胞缺乏或肝炎的症状和体征，应停止用药。老年患者发生血液不良反应的危险性增加。若中性粒细胞计数 $\leqslant 1.5 \times 10^9/L$ 应即停药。

3. 应关注抗甲亢药物的安全性

①在应用抗甲状腺药治疗前，应做血常规和肝功能检查，如中性粒细胞绝对计数低于 $0.5 \times 10^9/L$ 或肝脏转氨酶升高超过正常上限的 5 倍，不应给予抗甲状腺药治疗；②应告知患者用药的不良反应，并嘱患者在出现瘙痒性皮疹、黄疸、尿色加深、关节痛、腹痛、呕心、疲乏、发热、咽炎时就诊，在提示粒细胞缺乏及肝损害时及时停药；③如患者在使用一种抗甲状腺药时出现粒细胞缺乏或其他严重不良反应，应绝对禁止使用另一种药，因为甲巯咪唑和丙硫氧嘧啶存在交叉过敏；④丙硫氧嘧啶可使 1/3 的患者出现一过性转氨酶升高，约 4%的患者肝脏转氨酶升至正常上限的 3 倍，这一比例超

过甲巯咪唑；⑤丙硫氧嘧啶可引起暴发性肝坏死，如发生需要肝移植。

4. 用药期间应严格避免摄入的高碘食物和药物

为防止甲亢控制不良，避免病情加重，并致药效降低和用药剂量增加。患者应避免服用含碘的药品，如胺碘酮、聚维酮碘、西地碘等，并禁食富含碘食物如海带、紫菜、带鱼、墨鱼、海虾、海参、碘盐等。

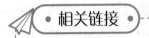

为何甲亢偏爱于女青年

甲亢在男、女两性中均可发病，但以中青年女性最为多见，20岁左右居多，男女比例为1：（4～6）。女性青年在体内的雌激素水平较高，一旦受到强烈的精神刺激、长期精神紧张或严重感染，易感者在此时雌激素就会使T淋巴细胞失去平衡，T淋巴细胞便不能制约B淋巴细胞，B淋巴细胞在血凝素的激活作用下，就会产生一种促使甲状腺增生的"刺激性抗体"，这种抗体可与甲状腺亚细胞成分结合，兴奋甲状腺滤泡上皮，分泌过多的甲状腺激素（T_3、T_4），从而引起甲亢。

甲状腺功能减退症

一、甲状腺功能减退症的概述

甲状腺功能减退症简称甲减，可以认为是甲亢的对立病，是由于甲状腺激素合成及分泌减少，或其生理效应不足所致的人体代谢降低的一种疾病。按其病因分为原发性甲减、继发性甲减及周围性甲减三类，其中，以原发者多见，继发者少见，见于甲状腺手术切除、甲状腺炎后期、抗甲状腺药治疗过量、碘摄入过多及甲状腺结核、肿瘤等。以中青年女性为多，男女之比 1∶5。

甲减的病因较为复杂，包括：①甲状腺炎症：自身免疫性甲状腺炎、桥本甲状腺炎、萎缩性甲状腺炎；②手术或放疗；③服用抗甲状腺功能亢进药过量，或应用干扰素、碳酸锂、胺碘酮、抗肿瘤药酪氨酸激酶抑制剂等；④长期缺碘、摄碘过少或过量；⑤消耗性甲减，胃肠间质性肿瘤或巨大血管肿瘤等增殖所引起的 3 型脱碘酶（D_3）过多，导致甲状腺素灭活或丢失；⑥基因突变所致的先天性甲减，先天性甲状腺缺失。

甲状腺体虽很小（15～30g）但功能挺多，由腺体内囊状小泡分泌的甲状腺激素包括甲状腺素（四碘甲状腺原氨酸，T_4）和碘甲腺氨酸（三碘甲状腺原氨酸，T_3）。T_3 是主要的生理活性物质，能促进人体生长，提高糖类与氨基酸向细胞内转运，促进蛋白质合成和钙吸收，增强生物氧化，提高代谢率。但 T_4 要转变为 T_3 才能发挥作用。

二、临床表现

甲减表现为基础代谢降低、交感神经兴奋性下降。可表现在六方面。

（1）全身　畏寒、疲乏、面色苍白、眼睑和颊部虚肿、表情淡漠、全身皮肤干燥、增厚、粗糙多脱屑、非凹陷性水肿、毛发脱落、手脚掌呈萎黄色，体重增加，少数患者指甲厚而脆裂。

（2）神经和精神　记忆力减退、智力低下、嗜睡、反应迟钝、多虑、头晕、头痛、耳鸣、耳聋、眼球震颤、共济失调，腱反射迟钝，跟腱反射松弛期时间延长，重者可出现痴呆、木僵、甚至昏睡。

（3）心血管　心动过缓、心输出量减少、血压低、心音低钝、心脏扩大，可并发冠心病，但一般不发生心绞痛与心力衰竭，有时可伴心包积液和胸腔积液，重症者可发生黏液性水肿性心肌病。

（4）消化　厌食、腹胀、便秘，重者可出现麻痹性肠梗阻，胆囊收缩减弱而胀大，半数患者有胃酸缺乏，导致贫血。

（5）运动　肌肉软弱无力、疼痛、强直，可伴有关节病变如慢性关节炎。

（6）内分泌　女性月经过多、久病闭经、不孕；男性阳痿、性欲减退。少数人出现泌乳，继发性垂体增大。

病情严重时，由于受寒冷、感染、手术、麻醉或镇静剂应用不当等应激可诱发黏液性水肿昏迷或称"甲减危象"。表现为低体温（＞35℃）、呼吸减慢、心动过缓、血压下降、四肢肌力松弛、反射减弱或消失，甚至发生昏迷、休克、心肾功能衰竭。若检查血清 T_4、T_3、FT_4、FT_3 低于正常值。

三、治疗手段

1. 治疗原则

补充甲状腺激素替代治疗，早期轻型病例以口服甲状腺片或左甲状腺素为主。检测甲状腺功能，维持促甲状腺激素（TSH）在正常值范围，减轻症状，剂量适宜，避免出现甲状腺亢进症。

2. 化学药治疗

甲状腺激素药（甲状腺片、左甲状腺素钠、碘塞罗宁）主要用于治疗甲减、单纯性甲状腺肿及甲状腺癌术后的辅助治疗。碘塞罗宁为人工合成的三碘甲状腺原氨酸钠，作用与甲状腺素相似，而功效为甲状腺素的 $3\sim5$ 倍。口服吸收率约 90%，起效快，排泄亦快，作用维持的时间较短。甲状腺片因其 T_4 含量不稳定和 T_3 含量过高，目前已很少使用。

（1）左甲状腺素（优甲乐）　一般开始剂量一日 25~50μg，每

2 周增加 25μg，直到完全替代剂量，一般为 100～150μg，成人维持量为一日 75～125μg。高龄患者、心功能不全者及严重黏液性水肿患者开始剂量应减为一日 12.5～25μg，以后每 2～4 周递增 25μg，不必要求达到完全替代剂量，一般每日 75～100μg 即可。婴儿及儿童甲状腺功能减退症，每日完全替代剂量为：6 个月以内 6～8μg/kg；6～12 个月 6μg/kg；1～5 岁 5μg/kg；6～12 岁 4μg/kg。开始时应用完全替代量的 1/3～1/2，以后每 2 周逐渐增量。常用量开始时一日 10～20mg，逐渐加量，维持量一般为一日 40～80mg。

（2）碘塞罗宁　成人开始时一日 10～20μg，分 2～3 次服用，每 1～2 周递增 15～20μg，直至甲状腺功能恢复正常，维持量一日 25～50μg。儿童体重在 7kg 以下者开始时一日 2.5μg，7kg 以上一日 5μg。以后每隔 1 周，用量增加，维持量为一日 15～20μg，分 2～3 次口服。

3. 综合治疗

中、晚期重型病例除口服甲状腺片或左甲状腺素外，需对症治疗如给氧、输液、控制感染、控制心力衰竭等。

部分甲减患者应从病因上积极治疗，若是因为用药所致的甲减，减量或停用后，甲减可以自行消失；若是下丘脑或垂体有大肿瘤，行肿瘤切除后，甲减有可能得到不同程度的改善；若是亚急性甲状腺炎引起的甲减，亚急性甲状腺炎治愈后，甲减也会消失；若是长期缺碘引起的甲减，需补充碘的摄入。

4. 中成药治疗

中医学把甲减归结于虚劳，分为 4 型，应辨证选药。

（1）气血两虚型　症见面色苍白、气短懒言、头晕心悸、神疲乏力。宜补气养血，可选当归补血口服液、阿胶口服液、十全大补丸、八珍丸、人参养荣丸、乌鸡白凤丸等。

（2）脾肾阳虚型　乏力畏寒、四肢怕冷、嗜睡呆板、腹泻和食欲减退。应补脾肾阳，可选补中益气丸、桂附地黄丸、人参归脾丸、人参健脾丸、参苓白术散。

（3）心肾阳虚型 多见胸闷胸痛、心悸心慌、形寒肢冷、虚胖体重。宜补心肾阳，中成药有金匮肾气丸、生脉饮、济生肾气丸。

（4）肾阴阳两虚型 多见疲乏怕热、表情淡漠、头晕耳鸣、口干舌燥。宜补肾阴肾阳，可选左归丸、右归丸。

四、健康管理

1. 坚持运动是治疗甲减的重要组成部分。经常锻炼、散步、游泳、跑步、体操和瑜伽有助于消耗热量，防止体重增加，还可提高新陈代谢速度，且为一种良好的情绪调节剂。

2. 每日大量的饮用白开水有助于控制体温，并保持皮肤水分，消除了疲劳和嗜睡。甲状腺功能减退患者需要喝 8～10 杯白开水以加速新陈代谢，导致快速减肥。

3. 避免吸烟或饮酒。烟酒可抑制甲状腺功能并作为抑郁药，烟草可对甲状腺激素有阻断作用。

4. 甲状腺功能减退者中约有半数伴有血脂异常、体重超标，宜控制体重，减少脂肪的摄入，保持精神和情绪的稳定，避免忧虑、烦躁、抑郁、过度兴奋，常听音乐、歌曲、跳舞、读书。

五、用药指导与药师提示

1. 服用甲状腺激素需注意调整和监护剂量

左甲状腺素成人初始剂量一日 25～50μg，一日 1 次，随后每隔 2 周以 25μg 调整至适宜剂量，以保证稳定、正常的新陈代谢，可能需要一日 100～300μg 或较大剂量。若增加新陈代谢的功能产生过速（导致腹泻、神经过敏、脉搏加快、失眠、震颤及在有潜伏性的心肌局部缺血情况时会心绞痛），应将剂量减低或停止 1～2 天，然后再从较低剂量开始。

2. 对伴有心脑血管疾病者应慎用左甲状腺素（优甲乐）

①对有冠心病或其他心血管病存在时，应用 25μg 为首剂量较合适，每隔 4 周后再每日增加 25μg；②心血管疾病包括心绞痛、动脉粥样硬化、冠心病、高血压、心肌梗死等要慎用左甲状腺素；③左甲状腺素钠治疗初期应注意患者心功能，有心绞痛病史的患者应该从小剂量开始；④对体重较轻者、仅有一个大的结节性甲状腺肿大者，采用低剂量亦可。

3. 患者的食谱对用药效果有影响

①左甲状腺激素的吸收易受饮食中的钙、铁等金属离子的影响，应在晨起空腹服用全天的左甲状腺素钠；②补充适宜的碘盐可能增加甲状腺激素的功效。

4. 服用甲状腺激素有可能诱发甲状腺功能亢进症

鉴于甲状腺减退和亢进症主要取决于甲状腺激素（T_3、T_4）的合成与分泌、输出，两种疾病有相互转换的关系，甲状腺激素替代和剂量过度，有可能诱发甲亢。

患有垂体功能不全减退或因其他情况而易引起肾上腺功能不全的患者会对甲状腺素疗法反应不理想，因此，用前先用肾上腺皮质激素治疗。对心肌功能不全或有心动图证明有心肌梗死形成的症状，需监护用药。妊娠期妇女在甲状腺替代治疗期间，必须严密监护，以避免造成过低或过高的甲状腺功能，以免对胎儿造成不良影响。

5. 甲状腺激素需要终身服用

甲减为慢病甚至终身性疾病，对成人甲状腺功能减退症，左甲状腺素是主要的替代治疗药，一般需终身替代。治疗目标为临床甲减症状和体征消失，使 TSH、T_4、FT_4 值维持在正常范围内。剂量取决于患者病情、年龄、体重和个体差异等。

妇女绝经期综合征

一、妇女绝经期综合征的概述

妇女绝经期综合征又称妇女更年期综合征（围绝经期发生的一种综合征），系指因雌激素水平波动或下降所致的以自主神经系统功能紊乱合并神经心理症状为主的综合征。主要缘于妇女体内内分泌环境的改变而表现出的一系列自主神经功能紊乱，涉及精神、情绪、皮肤和心血管。其症状多种多样、程度轻重不一，且发生率高、症状重而明显。其根本原因是由于生理性、病理性或手术而引起的卵巢功能衰竭，卵巢功能一旦衰竭或被切除和破坏，卵巢分泌的雌激素就会显著减少。

二、临床表现

妇女绝经期综合征多发生于 45～55 岁, 90%的妇女可出现轻、中、重不等的症状，有人在绝经过渡期症状已开始出现，持续到绝经后 2～3 年，少数人可持续到绝经后 5～10 年症状才有所减轻或消失。

（1）可发生阵发性头、面部烘热感，重者自觉如火烧和难以言状的痛苦，可见颜面、颈胸皮肤潮红、湿润、双手温热，或伴头晕、眼前发黑等。有的人可频繁发作。在天气炎热、情绪激动、精神兴奋时可促使发作或使症状加重。

（2）常有胸闷、压迫感、心慌、心前区痛等。有人可突然血压升高、头痛、心动过速或过缓，出现手足痛、发麻、发凉，天冷或遇冷水加重。

（3）易激动、急躁、易怒、悲观失望、情绪低落、厌世，甚至哭笑无常，类似精神病的表现。同时记忆力减退、精力不集中、头晕、耳鸣、焦虑、恐惧、失眠等。

（4）骨质疏松多见于脊椎骨，因而出现腰酸背痛，重则躯体变矮，驼背。

（5）皮肤干燥、瘙痒、弹性消失、变薄，出现皱纹、松弛，过早脱发，声调低沉。

由于卵巢功能衰退，有些妇女出现性欲减低和生殖器官萎缩，有人在更年期初始阶段表现为月经紊乱、性欲亢进、肥胖、尿糖和血糖增高。

三、治疗手段

1. 治疗原则

预防入手，进行更年期生理的宣传教育，使患者保持乐观情绪，减少不必要的顾虑，必要时补充雌激素。

2. 化学药治疗

（1）己烯雌酚，一日 0.25～0.5mg，连服 21 天后停药 1 周，周期性服药，一般用 3 个周期，自月经开始第 5 天开始服药。晚餐后服用，一般用药 22 天，停用 7 天，停用的最后 5 天可用黄体酮，以造成人工周期性激素的分泌模型。人工周期的激素疗法，适用于月经尚未完全停止的更年期妇女。

（2）炔雌醇，一日 0.02～0.05mg，连服 21 天，间隔 7 天后再用，一般于月经周期后期服用孕激素 10～14 天。

（3）尼尔雌醇，口服一次 5mg，一月 1 次。症状改善后维持量为每次 1～2mg，每月 2 次，3 个月为 1 个疗程。

（4）替勃龙，应整片吞服不可咀嚼，最好能固定在每天同一时间服用。一次 2.5～5mg，一日 1 次，1 个疗程至少 3 个月。

对伴随严重失眠、焦虑者可选择镇静药、催眠药，地西泮、艾司唑仑、佐匹克隆或服用谷维素，一次 10～20mg，一日 2～3 次，连续用 3 个月。

3. 中成药治疗

妇女绝经期综合征由肾气衰退、精血不足、阴阳失调所致，依据症状可选择。

（1）阴虚火旺型 症见月经紊乱、经期提前、绝经潮热、多汗、面部潮红、心烦心悸、失眠多梦、口干舌燥。可选六位地黄丸、知柏地黄丸、人参归脾丸、坤泰胶囊、更年宁、坤宝丸、更年安片（胶囊）、舒更胶囊、更年宁心胶囊、百年更年安颗粒等。

（2）肝气郁结型 多见月经紊乱、经期不定或经量不定、胸胁胀满、情绪不稳、头晕乏力、失眠多梦、精神抑郁等。可选逍遥丸、舒肝丸、舒肝顺气丸。

（3）气血两虚型 月经紊乱或绝经、出血量多、心悸气短、头晕乏力、失眠多梦、食欲减退等。可选归脾丸、八珍丸、龙凤宝胶囊、佳蓉片等。

（4）痰湿瘀阻型 绝经或白带量多、肢体困重、喜卧少动、头重头痛、胸闷腹胀、无欲少语等。可服丹参丸、二陈丸。

四、健康管理

1. 掌握必要的卫生保健科学知识，消除对更年期综合征的恐惧与疑虑，以乐观和积极的态度对待更年期。

2. 对更年期妇女的家人，尤其是她们的丈夫也要了解妇女更年期可能出现的症状，在一旦出现某些神经功能失调症状时，应给予关怀、安慰、鼓励和同情。

3. 更年期妇女最好半年至1年进行1次体格检查，包括妇科、内分泌检查。

五、用药指导与药师提示

1. 严格掌握适应证

适用雌激素替代疗法的妇女仅是少数，剂量应个体化，初始剂量应从小剂量开始，视症状和出现的不良反应适当调节到有效的最低剂量。炔雌醇所致的不良反应有恶心、呕吐、头痛、乳房胀痛、腹胀等；偶见阴道不规则流血、闭经、尿频、尿痛、头痛、血压升高、皮疹、乳腺小肿块等。对已知或怀疑患有乳腺癌（晚期转移性乳腺癌例外）、雌激素依赖肿瘤及急性血栓性静脉炎或血栓栓塞者禁用。妊娠及哺乳期妇女禁用。长期或大量使用雌激素者，当停药或减量时须逐步减量。

2. 尼尔雌醇所致的不良反应

有恶心、呕吐、头晕等；轻度胃肠道反应及突破性出血；乳房肿痛、高血压等；偶有肝功能损害等。对雌激素依赖性疾病（如乳腺癌、子宫内膜癌、宫颈癌、较大子宫肌瘤等）病史者、血栓病、高血压病患者禁用，妊娠及哺乳期妇女禁用。本品的雌激素活性虽较低，但仍有使子宫内膜增生的危险，故应每 2 个月给予孕激素 10 天以抑制雌激素的内膜增生作用。

3. 服用替勃龙偶有不良反应

偶见体重减轻、恶心、头痛、眩晕、四肢疼痛、水肿、面部毛发增多、皮肤过敏、阴道出血、肝功能改变等不适。对绝经期前的妇女或绝经不满 1 年的妇女不宜服用；已确诊或怀疑的激素依赖性肿瘤、血栓性静脉炎、血栓栓塞形成等心血管疾病或脑血管疾病、原因不明阴道出血者禁用；妊娠及哺乳期妇女、严重肝病者禁用。如不规则阴道出血发生在用药 1 个月后或用药期间，应找医生检查。如已用其他激素替代疗法而要改服本品时，有可能引起阴道出血，宜先用孕激素治疗，待出血停止后再开始服用，以免因子宫内膜已增厚而引起出血。少数患者在服药期间可出现阴道出血，如超剂量引起阴道出血的比例更高，当服用高于推荐剂量时，应定期加服孕激素。如出现静脉栓塞症候、肝功能异常、胆道阻塞性黄疸则应立即停药。

4. 提倡尽量采用联合用药

雌激素与钙剂、维生素 D、孕激素、雄激素联合用药对绝经期综合征的防治效果优于单一用药。如与维生素 D 和钙剂并用，可减少尼尔雌醇的用量而疗效相同，且可促进钙吸收，增强骨密度；雌激素与雄激素合用，对乳房肿胀、疼痛、性欲减退和抑郁者效果好，减少子宫内膜癌的发生率，可加服甲睾素一日 5mg。雌激素与孕激素联合应用对乳房肿胀、疼痛、性欲减退和抑郁症状疗效较好。小剂量雌激素+孕激素联合用药，阴道出血率低，能较持久地持续用药，具有预防骨质疏松症与心血管疾病的保护作用。

维生素缺乏症

一、维生素缺乏症的概述

维生素是 19 世纪末被人类发现的六大营养素（糖类、脂类、蛋白质、维生素、无机盐和水）之一，是一类能维持人体正常代谢和健康所必需的小分子有机化合物，依据其溶解性能而分为脂溶性、水溶性维生素。顾名思义，脂溶性维生素易溶于脂肪，不溶于水，其吸收过程比较复杂，且与脂肪的吸收相伴平行，故任何可使脂肪吸收不良的情况（如胆汁酸缺乏、胰腺功能不全、梗阻性黄疸、乳糜腹泻、局限性肠炎）皆可使一种或所有脂溶性维生素缺乏。脂溶性维生素主要贮存于肝脏，而由粪便排出。由于其代谢极慢，超过剂量，即可在人体内蓄积起来而产生毒性，缺乏时表现较慢。常用的脂溶性维生素有维生素 A、维生素 D、维生素 E、维生素 K 和 $\beta-$ 胡萝卜素。

水溶性维生素易溶于水，大多是辅酶的组成部分，通过辅酶而发挥作用，以维持人体的正常代谢和生理功能。人体对水溶性维生素的储量不大，当组织贮存饱和后，多余的维生素可迅速自尿液中排出，缺乏时临床表现极快。常用水溶性维生素有维生素 B_1、维生

素 B_2、维生素 B_4、维生素 B_5、维生素 B_6、维生素 B_{12}、维生素 B_{15}、维生素 H、维生素 C、维生素 U、烟酸、烟酰胺、叶酸或泛酸等。

在为成人和孩子补充维生素前，请先分析以下几个问题。

（1）您和孩子真的需要补充维生素吗？您或孩子如有以下情况，那么，您该补充维生素了。①长期膳食不规律，不能保证固定的一日三餐。而人体所必需的维生素大部分都是源于饮食。②经常感冒或生病的儿童，导致的原因很可能是他身体缺乏某种维生素。如身体的正常新陈代谢受到影响，抵抗细菌入侵的蛋白质供应不上来，细菌、病毒就更易入侵。③有偏食的习惯，不喜欢吃蔬菜、水果。④喜欢吃油炸膨化食物如薯片、爆米花、炸鸡翅、方便面。其中有些维生素（B 族维生素、维生素 C）极易受到破坏，烹调过度、反复加热、存放日久等，都使食物中的维生素大量流失，使儿童无法摄取足够的维生素。⑤接受日晒不足的儿童，需预防佝偻病、软骨病的发生。皮肤能在阳光紫外线的作用下合成维生素 D。但对健康、饮食正常、均衡的孩子和成人则无需每天补充维生素。

（2）维生素有毒或不良反应。维生素属于药品或保健品，既有治疗作用也有预防作用，剂量分为预防、治疗两个级别剂量，过多也会出现中毒或不良反应。

（3）长期、大量应用头孢菌素类、青霉烯、碳青霉烯类或氧头烯等抗菌药物（B 族维生素、维生素 K 缺乏）、缓泻药、降糖药二甲双胍（维生素 B_{12} 缺乏）、质子泵抑制剂（维生素 B_{12} 缺乏）、抗结核药（维生素 B_6 缺乏）、抗血小板药阿司匹林（维生素 C 缺乏）、避孕药（维生素 B_2、维生素 B_6、维生素 C 缺乏）会导致各种维生素的缺乏。

维生素缺乏症就是由于维生素不足或缺乏引起的各种症状或疾病。常见原因有：膳食中供给不足、人体吸收利用能力降低、生理需要量增加（妊娠、哺乳期妇女、生长发育期儿童、疾病、烧伤或创伤、手术、寒冷、炎热、用药）、排出增加、呕吐、腹泻，如缺乏严重，可导致维生素缺乏症。

二、临床表现（限于篇幅，本节仅表述维生素 A、B、C、D、E 缺乏症）

1. 维生素 A 缺乏症

缺乏时生长发育受阻，可患夜盲症和干眼病。轻度维生素 A 缺乏症状易被忽略，最早出现的是皮肤损害，由于上皮细胞、皮脂腺及汗腺发生角化增殖，出现发炎、软化和皮肤干燥、毛囊角化过度、皮肤发干、感染或溃疡，可见累及毛囊和皮脂腺的丘疹，尤以四肢最为明显。同时指甲凹陷、失眠、记忆力减退。维生素 A 严重不足时的变化是夜盲症，由于顺视黄醛得不到足够补充，出现夜盲症，表现在黄昏和光线低暗中视物不清；另眼干、溃疡、流泪、怕光、角膜与结膜干燥症为特征的为角膜软化症。维生素 A 缺乏还并发尿结石；生殖系统异常包括精子生成障碍、睾丸变性、流产和胎儿畸形。

2. B 族维生素缺乏症

维生素 B_1 缺乏时影响体内的能量代谢，按程度依次出现神经、心血管、消化系统反应。首当其冲的是神经系统反应（干性脚气病），包括易疲劳、烦躁、神经炎、神经痛、肢端感觉障碍（局部感觉过敏或麻木）、肌肉和四肢无力、肢体痛和感觉异常；其次为心血管系统反应（湿性脚气病），由于血乳酸和丙酮酸增多，使小动脉扩张，舒张压下降，心肌代谢失调，出现呼吸困难、心悸、气促、胸闷、心脏肥大、肺充血、心动过速、心电图不正常及高输出量型心力衰竭，并伴有广泛的水肿；消化系统出现食欲减退、厌食、便秘、体重下降。

维生素 B_2 缺乏时的表现以皮肤与黏膜的损害较为突出，缺乏时一种黄素酶（许多氧化酶的催化剂和辅酶）的活性减弱，使生物氧化过程受到影响，正常的代谢发生障碍，引起皮肤、黏膜和眼的病变，病变多发生于口、眼和外生殖器，即出现典型的维生素 B_2 缺乏症。首先出现的是咽喉炎和口角炎，稍后为舌炎、鼻炎、唇炎（红色剥脱唇）、结膜炎、面部脂溢性皮炎、躯干和四肢皮炎。

维生素 B_6 缺乏症主要表现在皮肤和神经系统，在眼、鼻和口角呈现脂溢样损害，伴有舌炎、口腔炎、痤疮或湿疹。神经系统方面表现为周围神经炎，伴有滑液肿胀和触痛，特别是腕滑液肿胀（腕管病）是由于维生素 B_6 缺乏所致。

3. 维生素 C 缺乏症

表现为基质的形成缺陷、软骨钙化不足、骨骼和牙齿发育异常、毛细血管脆弱、皮肤出现瘀斑、坏血病、肌肉和关节内出血、正常细胞和大细胞性贫血，如不及时治疗，可致低血压、惊厥、昏迷乃至死亡。维生素 C 还具有中和毒素，促进抗体生成，增强机体的解毒功能及对传染病的抵抗力。

4. 维生素 D 缺乏症

导致佝偻病的病因主要是饮食中长期缺钙、磷或维生素 D，或乳母缺乏钙，饮食结构不合理或儿童吸收不良，活动及运动少或接受阳光照射不足。

5. 维生素 E 缺乏症

维生素 E 缺乏的表现是多方面的，其中以生殖（不易受精或引起习惯性流产）、肌肉（肌肉营养不良）、心血管和造血系统（红细胞脆化和动脉粥样硬化、溶血、贫血）的表现最为明显。

三、治疗手段

1. 治疗原则

轻度维生素缺乏症一般通过食补即可，应选择富含维生素的食物；对于中度维生素缺乏症可能在食补基础上加用相应剂量的维生素；重度维生素缺乏症，甚至可能需肌肉注射或静脉输注。维生素缺乏症的治疗必须个体化，补充时要考虑到个体对维生素消化、吸收及利用，同时要注意避免补充过量。

2. 预防剂量

预防性和治疗性应用维生素是截然不同的概念，预防是对体内缺乏的维生素进行补充，剂量宜小，一旦体内不再缺乏或有正常均衡的饮食，即可停止。而治疗则用于各种疾病。维生素每日补充推荐剂量见表5-1。

表5-1 维生素每日补充推荐剂量表

维生素	6岁以下儿童最小剂量	超过6岁儿童最小剂量	所有年龄的最大剂量
维生素A	1000U	1600U	5000U
维生素 B_1	0.4mg	1mg	45mg
维生素 B_2	0.6mg	1mg	7.5mg
烟酸和烟酰胺	4mg	6mg	45mg
泛酸	3mg	5mg	15mg
叶酸	0.05mg	0.05mg	0.4mg
维生素 B_6	0.6mg	1mg	3mg
生物素	—	—	500μg
维生素 B_{12}	2μg	2μg	14μg
维生素C	30mg	45mg	100mg
维生素D	200U	200U	400U
维生素E	3mg	7mg	12mg
维生素 K_1	5μg	20μg	80μg

注：本表数据主要根据中国营养学会2000年推荐剂量制定。

3. 治疗剂量

（1）维生素A（视黄醇） 用于严重维生素A缺乏，如角膜软化、干眼病、夜盲症、皮肤角质粗糙等。成人一日10万U，3天后改为一日5万U，给药2周后一日1万～2万U，再用2个月；用于轻度维生素缺乏的治疗，一日3万～5万U，分2～3次服用后，症状改善后减量。用于干眼病，成人一日2.5万～5万U，服用1～2周。儿童用于治疗一日5000U。肌内注射：用于维生素A缺乏，一日 2.5 万～5 万 U，连续给药至症状及体征好转。对有恶心、呕吐、吸收不良综合征、眼损害较严重或于手术前后时，大于 1 岁儿童一日 0.5 万～1 万 U，连续 10 天，大于 8 岁以上儿童剂量同成人。

（2）B 族维生素 ①维生素 B_1（硫胺）用于维生素 B_1 缺乏所致的脚气病或威克尔脑病的治疗，亦可用于维生素 B_1 缺乏引起的周围神经炎、消化不良等的辅助治疗；用于遗传性酶缺陷病，如亚急性坏死性脑脊髓病、支链氨基酸病，也用于全胃肠道外营养及营养不良的补充。成人一次 10～20mg，一日 3 次；儿童一日 10～50mg，连续 2 周，以后一日 5～10mg，连续 1 个月。②维生素 B_2（核黄素）用于治疗防治维生素 B_2 缺乏症，如口角炎、唇干裂、舌炎、阴囊炎、角膜血管化、口腔溃疡、结膜炎、脂溢性皮炎等。成人一次 5～10mg，一日 3 次；12 岁及 12 岁以下儿童，一日 3～10mg，分 2～3 次服；12 岁及 12 岁以上儿童，一次 5～10mg，一日 3 次。③维生素 B_6（吡多醇）用于维生素 B_6 缺乏症，防治药物（青霉胺、异烟肼、环丝氨酸）中毒或引起的维生素缺乏、脂溢性皮炎、口唇干裂，也可用于妊娠及防治和化疗抗肿瘤所致的呕吐，新生儿遗传性维生素 B_6 依赖综合征、遗传性铁粒幼细胞贫血。成人一日 10～20mg，连续 3 周，以后一日 2～3mg，持续数周。儿童一日 2.5～10mg，连续 3 周，以后一日 2～5mg，持续数周。用于维生素 B_6 依赖综合征，成人初始一日 30mg，维持量每日 50mg，1 岁以下婴儿一日 2.5～10mg，1 岁以上儿童剂量同成人。用于预防药物引起的维生素缺乏，成人一日 30～50mg（使用青霉胺），成人一日 100～300mg（使用异烟肼、环丝氨酸），分 2～3 次服用。用于治疗药物引起的维生素缺乏，成人一日 50～200mg，连续 3 周，以后一日 25～100mg，分 2～3 次服用。用于遗传性铁粒幼细胞贫血，成人一日 200～600mg，连续 1～2 个月，以后一日 30～50mg，分 2～3 次服用，必须终身服用。

（3）维生素 C（抗坏血酸） 一般治疗维生素 C 缺乏症，用于防治坏血病、创伤愈合期、急慢性传染病、紫癜及过敏性疾病的辅助治疗；特发性高铁血红蛋白血症的治疗；慢性铁中毒的治疗；克山病患者发生心源性休克时，可用大剂量本品治疗；某些病对维生素 C 需要量增加，如接受慢性血液透析的患者，发热、创伤、感染、手术后的患者，应严格控制饮食，避免营养不良。成人一次 0.1～0.2g，一日 2～3 次；儿童一日 100～300mg，分 2～3 次服用。

（4）维生素 D（骨化醇、胆骨化醇）　用于预防维生素 D 缺乏，对母乳喂养者应每日补充 400～800U，早产或低出生体重婴儿每日补充 800～1000U，3 个月以后减至一日 400U，成人每日 1000～2000U，以后减至每日 400U；用于治疗维生素 D 缺乏性佝偻病症，一日服用 2000～4000U（50～100μg），1 个月后改为一日 400U；对口服困难或慢性腹泻患儿，可采用肌内注射，轻症者一次 10 万～15 万 U（2.5～3.75mg），中、重症者一次 20 万～30 万 U（5～7.5mg），1～3 个月痊愈后继续口服预防剂量每日 400U；成人每日 1 万～6 万 U（0.25～1.5mg）。用于治疗甲状旁腺功能不全引起的低钙血症，1 岁以上儿童，一日 5 万～20 万 U（1.25～5mg），同时补充钙剂；成人一日 5 万～15 万 U（1.25～2.5mg）。用于治疗骨软化症，儿童一日 1000U（0.025mg），成人每日 1000～4000U（0.025～0.1mg）。

（5）维生素 E（生育酚）　用于维生素 E 缺乏，用于吸收不良母亲所生的新生儿、早产儿、低出生体重儿、进行性肌营养不良，以及心脑血管疾病、习惯性流产及不孕症的辅助治疗。治疗量随缺乏程度而异。常用口服量：成人一次 10～100mg，一日 2～3 次；儿童一日 1mg/kg，早产儿一日 15～20mg。

4. 复方制剂

很多情况下，需要人体同时补充多种维生素及微量元素，因而，含微量元素和多种维生素的制剂不断上市。针对不同性别、不同年龄、不同生理特点的各种人群,设计了不同的剂型,可用于抗衰老、预防、孕妇营养、幼儿发育、增强中年人体质以及促使伤口愈合等多种目的。常用的品种有复方多种维生素片、复合维生素 B、施尔康、善存、善存银、金施尔康、安尔康、小施尔康、金维他、健老泰等。预防性维生素缺乏,可服用其一,按照性别、年龄或需求选择。

四、健康管理

1. 平时一定要多吃新鲜的瓜果蔬菜,保持健康的身体。仅有服用维生素 A 时需忌酒。维生素 A 的主要功能是将视黄醇转化为视黄醛,而乙醇在代谢过程中会抑制视黄醛的生成,严重影响视循环和男性精子的生成功能。

2. 建立健康合理的饮食习惯,进食富含各种维生素的食物。

3. 积极参加体育锻炼,多晒太阳。

五、用药指导与药师提示

1. 服用维生素必须划清预防或治疗概念的分水岭

预防性和治疗性应用维生素是两种截然不同的概念,其剂量和疗程也不尽相同。预防是对体内缺乏的补充,而治疗则用于疾病。人体每日对维生素的需要量甚微,但若缺乏则可引起"维生素缺乏症"。均衡的膳食是维生素和矿物质的最好来源,已有充分平衡膳食的健康者,另行补充维生素并无受惠之处。但应用低热量(<1200cal/d)膳食者,往往不能摄入适量维生素,可能需另外补充。现有提纯及合成制品中,有单项成分的,也有以不同成分组合的复方制剂。用于预防的产品,应与用于治疗目的的制剂区分开来。

2. 应合理掌握维生素剂量

维生素与其他的药品一样,同样遵循"量变到质变"和"具有双重性"的规律。剂量过大，在体内不宜吸收，甚至有害，出现典型不良反应/事件。在患有长期的慢性疾病时，如肺炎、心肌炎、腹泻时，适量地补充维生素 C 和 B 族维生素，将会提高儿童的免疫功能，预防维生素缺乏。

不宜将维生素作为"补药"，以防中毒，对儿童应用的维生素 D、维生素 A 和鱼肝油的剂量要严格掌握，以防出现不良反应。

3. 一定要注意保护维生素的稳定性

维生素 C 是一种极其娇气的元素，性质非常不稳定，一不注意就会发生氧化而被破坏掉。维生素 C 在人体内不能自我合成，必须靠进食供给，所以日常食用、烹饪时一定要谨慎。维生素 C 怕遇水、热、光、氧和烟等物质，所以浸水、加热烹调处理或太阳直照，都会大幅度破坏维生素 C，且每抽一根烟也会消耗体内 25mg 的维生素 C，并且吃上 100mg 的油炸食物也会消耗维生素 C 25mg。高纤维类食物可增加肠蠕动，并加快肠内容物通过速度，而降低维生素 B_2 的吸收率；高脂肪膳食会提高维生素 B_2 的需要量，从而加重维生素 B_2 的缺乏。因此，服用维生素 B_2 时应忌食高脂肪食物和高纤维类食物。蛤蜊和鱼类中含有一种能破坏维生素 B_1 的硫胺类物质，因此服用维生素 B_1 时应禁忌鱼类和蛤蜊。食物中的硼元素与人体内的消化液相遇后，若再与维生素 B_6 结合，形成络合物，会影响维生素 B_6 的吸收和利用。因此，服用维生素 B_6 时应忌食含硼食物（黄瓜、胡萝卜、茄子等）。

4. 联合用药时对维生素的吸收和代谢有影响

（1）糖皮质激素和促皮质素可对抗维生素 B_1 的药理作用，阻碍丙酮酸氧化；过量的叶酸或烟酸阻碍维生素 B_1 对磷吸收的促进作用，且维生素 B_1 可抑制叶酸的吸收。

（2）长期或大量应用β–内酰胺类（青霉素类、头孢菌素类、头霉素类、碳青霉烯类、氧头孢烯）、氨基糖苷类、四环素类、大环内酯类、磺胺类等抗菌药物可致 B 族维生素、维生素 K 合成减少而缺乏。其中维生素 K 缺乏表现为低凝血酶原血症、出血倾向等；B 族维生素缺乏表现为舌炎、口腔炎、食欲减退、神经炎等。抗菌药物杀灭或抑制肠道内产生 B 族维生素和维生素 K 的菌群的生长，破坏菌群平衡，长期或大剂量应用时，可致 B 族维生素和维生素 K 缺乏，应及时补充。

（3）抗结核病药异烟肼、乙硫异烟胺、丙硫异烟胺、环丝氨酸、吡嗪酰胺、氨硫脲、对氨水杨酸钠等为吡多醇抑制剂，长期应用可致体内维生素 B_2 和维生素 B_6 大量排泄而致维生素 B_6 缺乏。及时补充维生素 B_6 不仅弥补丢失，且可防治抗结核药所致中枢神经系统不良反应（周围神经炎、视神经炎、四肢感觉异常、中毒性精神病、中毒性脑病、昏迷、抽搐）的发生，一日 10～20mg，分 2 次服用。

（4）抗凝血药双香豆素类（华法林、新抗凝）、苯茚二酮类（双苯茚酮）均为维生素 K 拮抗剂，在体内与维生素 K 竞争，干扰肝脏合成维生素 K 依赖的凝血因子 Ⅱ、Ⅶ、Ⅸ 及 Ⅹ，对抗凝血过程。华法林过量易致出血，当国际标准化指标（INR）＞4 时出血危险性增加，INR＞5 时危险性急剧增加。如出现抗凝过度、INR 超标，高危出血倾向，应减量或停服，给予维生素 K_1 口服 1～2.5mg。紧急纠正应缓慢静脉注射维生素 K_1 5～10mg（＞30 分钟）。

（5）贫血的儿童服用维生素 C 过量，促进铁向二价铁转化，提高硫酸亚铁吸收量。

（6）服用有肝酶诱导作用的抗癫痫药（苯妥英钠、卡马西平、苯巴比妥）可导致维生素 K 的缺乏，妊娠期妇女在妊娠期最后 1 个月应口服补充维生素 K，以免引起新生儿出血。另长期服用苯巴比妥和苯妥英钠，可诱发肝酶的活性，加速对维生素 D 的代谢，导致维生素 D 在体内（肝、肾）转化为活性物质（骨化二醇、骨化三醇）浓度下降。因此在联合用药时，一定要注意药物的相互作用。抗癫痫药苯巴比妥、苯妥英钠、扑米酮在体内能影响叶酸的吸收或增加其在体内的转化和损失；抗高血压药及调节血脂药肼苯哒嗪可与磷酸吡多醛形成腙的复合物，从尿中排出增多，使维生素 B_6 的含量减少或活性下降；硝普钠静脉滴注后，能引起维生素 B_{12} 和钴胺的血浆总浓度下降；消胆胺通过干扰维生素 B_{12} 复合物内因子的形成，可引起维生素 B_{12} 吸收不良，同时可使肠内结合胆盐减少，还可影响维生素 A、D 和 K 的吸收。

（7）口服避孕药可能引起维生素 B_2、维生素 B_6、维生素 C、叶酸等缺乏。口服降糖药苯乙双胍或二甲双胍，可竞争性抑制维生素 B_{12} 的吸收，使其血清浓度降低。

（8）液状石蜡等矿物油可破坏肠黏膜对依赖于维生素 D 的钙转运，因而导致维生素 D 缺乏。同时它又是脂溶性维生素的溶剂，可将维生素 A、K 溶于其中而排出体外。

5. 服用维生素需遴选适宜时间

维生素 B_2 的特定吸收部位在小肠上部，若空腹服用则胃排空快，大量的维生素 B_2 在短时间集中于十二指肠，降低其生物利用度；而餐后服用可延缓胃排空，使其在小肠内较充分地吸收。

6. 维生素可有不良反应

（1）维生素 B_1 大剂量肌内或静脉注射时，可能发生过敏性反应或休克，表现有头痛、吞咽困难、瘙痒、面部水肿、喘鸣、红斑、支气管哮喘、荨麻疹、接触性皮炎或休克。

（2）维生素 B_2 大量服用后尿呈黄色；偶见有过敏性反应；罕见引起类甲状腺功能亢进症。

（3）长期大量服用维生素 B_6 可引起严重神经感觉异常，进行性步态不稳至足麻木、手不灵活。长期大量应用可致严重周围神经炎，出现感觉异常、进行性步态不稳、手足麻木。妊娠期妇女接受大量维生素 B_6 后、可致新生儿产生维生素 B_6 依赖综合征。

（4）维生素 C 服后偶见腹泻、皮肤红亮、头痛、尿频、恶心、呕吐、胃部不适、胃痉挛、尿频等反应。长期大量（2000mg/d以上）应用可引起泌尿系统尿酸盐、半胱氨酸盐或草酸盐结石；静脉滴注速度过快可引起头晕、晕厥。

（5）长期、大量服用维生素A可引起慢性中毒，可出现疲乏、软弱、全身不适、发热、颅内压增高、夜尿增多、毛发干枯或脱落、皮肤干燥或瘙痒、体重减轻、四肢疼痛、贫血、眼球突出、剧烈头痛等现象。急性中毒可见异常激动、嗜睡、复视、颅内压增高等症状。

（6）长期、大量服用维生素D可会引起低热、烦躁、哭闹、惊厥、厌食、体重下降、肝脏肿大、肾脏损害、骨硬化等症。

（7）大量服用维生素E（400～800mg/d）可引起视物模糊、乳腺肿大、类流感样综合征、胃痉挛、疲乏、软弱。长期超量服用（＞800mg/d），对维生素缺乏者可引起出血倾向，改变内分泌代谢（甲状腺、垂体和肾上腺），改变免疫功能，影响性功能，并有出现血栓危险，其中较严重有血栓性静脉炎或肺栓塞，或两者同时发生，这是由于大剂量维生素E可引起血小板聚集和形成，血压升高，停药后血压可恢复正常。

● 相关链接 ●

切莫忽略了隐蔽的杀手——同型半胱氨酸

近期国内外医学家通过大量研究发现：体内有一种同型半胱氨酸的物质，是一种含硫的氨基酸（为蛋氨酸和半胱氨酸代谢过程中的重要中间产物），其并不参与蛋白质的合成,但却为高血压、血管壁黏膜损伤、动脉粥样硬化等心脑血管病变（心肌梗死、心绞痛、脑卒中）、老年性痴呆（阿尔茨海默病）、抑郁、畸胎儿的一个独立危险因子，尤其与高血压、妊娠期高血压的发生密切相关。因此，降低人血同型半胱氨酸（Hcy）水平非常重要。研究同时发现，补充叶酸和维生素 B_{12} 能使 Hcy 血症下降超过 20%，进而使脑卒中风险显著下降 25%。因此，对伴有 Hcy 升高的老年高血压者（H 型高血压者），需同时控制血压和血 Hcy 水平，在口服抗高血压药同时，适量补充叶酸与维生素 B_6 和维生素 B_{12}，一般人群应以饮食调节为主，对高半胱氨酸血症者，可考虑每日服用叶酸 0.8～2mg 和维生素 B_6 30mg、维生素 B_{12} 500μg。

叶酸是从菠菜叶中提纯的，富含叶酸的绿色蔬菜包括莴苣、菠菜、西红柿、胡萝卜、龙须菜、花椰菜、油菜、小白菜、扁豆、豆荚、蘑菇等；新鲜水果柑橘、草莓、樱桃、香蕉、柠檬、桃李、白杏、杨梅、海棠、酸枣、山楂、石榴、葡萄、猕猴桃、草莓、鸭梨、胡桃等含量也不少；动物的肝脏、禽肉及蛋类（猪肝、鸡肉、牛羊肉等）；坚果中的黄豆、核桃、腰果、栗子、杏仁、松子等；五谷杂粮中的大麦、米糠、小麦胚芽、糙米中也有一些叶酸。

此外，叶酸对女性更是个宝，巨幼细胞贫血（恶性贫血）者的治疗，妇女在妊娠前、后或哺乳期间增加叶酸的摄入可减少神经管缺陷的发生率、复发性早孕的流产率。对接受抗癫痫药治疗的妇女，为降低其胎儿神经管缺陷的风险，建议在妊娠前和孕期应补充足量的叶酸 5mg/d。

佝偻病

一、佝偻病的概述

佝偻病是在婴幼儿、儿童中较为常见的一种慢性营养缺乏症，以骨骼病变为特征的全身、慢性、营养性疾病，鉴于病因主要是缺乏维生素 D，因此，也称维生素 D 缺乏症。发病以 6 个月至 2 岁儿童最多。主要为体内缺乏维生素 D，以致钙和磷元素的代谢失常，引起骨发育障碍及全身性生理功能紊乱，使骨骺软骨细胞的正常变性出现异常，毛细血管对软骨的侵入及软骨与骨样组织的正常钙化发生障碍，同时骨样组织的形成继续进行，骺干连接处原来的钙化预备区渐被较宽的佝偻性中间区所代替，中间区缺乏钙质而变软，受压时向四周凸出，出现畸形。

导致佝偻病的病因主要是饮食中长期缺钙、磷或维生素 D，或乳母缺钙，饮食结构不合理或儿童吸收不良，活动及运动少或接受阳光照射不足。

二、临床表现

（1）婴幼儿在早期常会出现睡眠不安、夜间惊醒、好哭烦躁；病情发展后可见全身肌肉松弛、手足抽搐、肝脾肿大、腹部突出、多汗、贫血、发育迟缓等。

（2）头部颅骨软化，多见于 6 个月以内的婴儿，在顶骨或枕骨中心用手指按压，有乒乓球样弹性感，方颅，前囟门特大、闭合延迟可延至 2 岁以上。

（3）正常婴幼儿在 6～8 个月出牙，而患儿出牙较晚，10 个月以上才生出乳牙，且牙质不坚硬。

（4）如检查婴幼儿的肋骨与肋软骨交界处可膨大，称为"肋骨串珠"；胸骨前凸，胸腔前后径增大，称为"鸡胸"。

（5）正常婴幼儿脊柱平直，而佝偻病幼儿多向后凸，偶为侧弯；手腕部尺、桡骨骺端膨出，呈钝圆形隆起，称佝偻病性手镯。

（6）检查小腿可向内弯，形成"X"型腿、"O"型腿或军刀腿等"罗圈腿"。

三、治疗手段

1. 治疗原则

控制活动期，防止骨骼畸形，应根据需要补充钙剂和维生素 D。

2. 化学药治疗

补充维生素 D 口服一日 2500～5000U，1～2 个月后症状消失后改为预防剂量，一日 200～400U，对不能口服或重症患儿可采用肌内注射。

常用维生素 D 制剂有 6 种。

（1）维生素 AD 滴剂（优卡丹维生素 AD 滴剂）　每 1g 含维生素 A 9000U、维生素 D 3000U。1 岁以下儿童一次 5 滴，1 岁以上一次 7～8 滴，一日 1～3 次。或维生素 AD 软囊滴剂（贝特令），每粒含维生素 A 1500U、维生素 D 500U，开口后将内容物滴服或滴入牛奶、米糊和米粥中，一日 1 粒。

（2）维生素 D 胶丸　每粒含维生素 D 1000U（0.025mg），一日 1 粒。

（3）英康利乳剂　每支 15ml 含维生素 D 215mg。预防用一次 15mg，间隔 3 个月再服一次，1 年总量不得超过 30mg；治疗用一次 15mg，间隔 1 个月再服一次，1 年总量不得超过 60mg（4 支）。

（4）维生素 AD 胶丸　每粒含维生素 A 3000U，维生素 D 300U，一次 1 丸，一日 3 次。

（5）维生素 D_2 或维生素 D_3 注射剂　轻症者一次 10 万～15 万 U 肌内注射，中、重症者一次 20 万～30 万 U 肌内注射，1 个月后重复 1 次，两次总量不宜超过 90 万 U。

（6）维生素 D_3 胶囊剂　每粒 400U，口服用于预防或补充维生素 D 缺乏，一次 400～800U，一日 1 次，3 个月后一日 400U。

多种维生素和微量元素复方制剂如小儿维生素咀嚼片或小儿善存片。小儿维生素咀嚼片，每片含维生素 A 5000U、维生素 B_1 1.5mg、

维生素 B_2 1.7mg、维生素 B_6 2mg、维生素 B_{12} 6mg、维生素 C 60mg、维生素 D 400U、维生素 E 30U、叶酸 0.4mg、烟酰胺 20mg。用量 3～12 岁生长期儿童一日 1 片，咀嚼后咽下。小儿善存片主要成分为维生素 A、维生素 C、维生素 D、叶酸、维生素 B_1、烟酰胺、维生素 B_2、泛酸、维生素 B_6、钙、维生素 B_{12}、磷。用法口服，一日 1 片。

3. 中成药治疗

可依据症状选择具有健脾和胃、补肾壮骨功能的龙牡壮骨颗粒、人参启脾丸、益脾镇惊散、儿宝颗粒、补天大造丸等。

四、健康管理

1. 佝偻病在婴儿期较为常见，佝偻病发病缓慢，不容易引起重视。佝偻病使儿童抵抗力降低，易合并肺炎及腹泻等疾病，影响儿童生长发育。因此，必须积极防治。佝偻病的预防关键是抓早，抓小。

2. 妊娠和哺乳期妇女，需钙量增多，则维生素 D 的需要量亦增多，应适量补充。早产儿、婴幼儿，尤其在我国北方地区的小儿一旦发现摄入维生素 D 不足时也应适量补充。

3. 坚持每日户外活动、晒太阳。重度佝偻病患儿免疫力低下，适时添加衣物，防止受寒。加强皮肤护理，防止感染。房间透气性好，阳光照射充足。遴选适宜的服用时间。

五、用药指导与药师提示

1. 维生素 D 应合理补充

维生素 D 虽为人体所需，对婴幼儿或儿童、妊娠及哺乳期妇女，由于生长速度快，需求量大，仅需补充维生素 D 的适宜剂量，不要认为维生素是"补药"，维生素 D 和其他药一样，剂量过大，在体内不吸收，甚至中毒或出现有害反应。以自然进补为首选，补充维生素 D 要多吃富含维生素 D 的食品，如维生素 D_2 一般存在于植物油、酵母中；维生素 D₃ 多富含在蛋黄、猪肝、羊肝、虾皮、大豆、干酪、酸奶、果仁、鱼子酱中，是儿童摄取的优质来源。

阳光可参与人体制造维生素 D，在北方日照不足的地区，宜鼓励儿童到户外活动，尝试着每日到室外坐几分钟，婴儿要每日晒晒太阳，在阳光下不要用衣物完全包裹住身体。运动有助于保持骨骼强壮，也益于钙剂和维生素 D 的吸收。

2. 补充维生素 D 宜同时补钙

口服或注射维生素 D 需同时补钙，尤其采用大剂量维生素 D 注射时，宜同时补钙。可选 10%氯化钙溶液，一次 5～10ml，一日 3 次，连续 2 天，在注射前 3～4 天服用。若口服维生素 D，也可补充碳酸钙、葡萄糖酸钙、乳酸钙、氨基酸螯合钙（乐力）、苏氨酸钙等（巨能钙）、儿童钙尔奇 D 片、迪巧咀嚼片剂等，一日 400～800mg。并及时添加富含维生素 D 的食品（猪肝、蛋黄、牛奶等）。同时佝偻病初期阶段勿使患儿久坐久站，以预防骨骼畸形。阳光照射可以帮助维生素 D 在肝脏中羟化，变成活性维生素 D（25-羟基维生素 D）。

3. 过多服用维生素 D 有害无益

有些家长滥用维生素和盲目进补各种"补药"，其实是在"拔苗助长"。儿童在生长发育中需要多种维生素来促进器官和组织的发育，但每日需要量也应有一定的限度。如维生素 D，婴儿期一日需要 400～600IU，儿童一日需要 500～1000IU（0.0125～0.025mg）。但上市的浓鱼肝油剂每 1ml 含维生素 A 50 000IU 和维生素 D 5000IU，造成剂量不易掌握，如过量使用鱼肝油就会致维生素 D 中毒。据有关报道，儿童一日服用浓鱼肝油 1～2ml，连续 6 个月，可出现四肢疼痛、肢体深部发硬、皮肤瘙痒、食欲减退，以及心、肝、肾出现异常钙化。如一次服量过大还可引起急性颅内压升高症，出现头痛、恶心、呕吐、腹泻、多汗、烦躁等。对佝偻病患儿，应用维生素 D 治疗，要避免过量使用。大剂量疗法即连续注射 30 万～60 万 IU 维生素 D，往往对佝偻病患儿并无好处，甚至造成维生素 D 中毒的可能，可引起高钙血症，除头痛、厌食、嗜睡等症状外，有时还造成肾的永久性损害。

4. 维生素 AD 滴剂慢性中毒可能的表现

长期过量服用，可产生慢性中毒。早期表现为骨关节疼痛、肿胀、皮肤瘙痒、口唇干裂、发热、头痛、呕吐、便秘、腹泻、恶心等。应用期间不应与注射用钙制剂或氧化镁、硫酸镁等药物合用，以免引起高镁、高钙血症。对慢性肾功能衰竭、高钙血症、高磷血症伴肾性佝偻病患者禁用。

5. 维生素 D_2 可致不良反应

如便秘、腹泻、持续性头痛、食欲减退、口内有金属味、恶心、呕吐、口渴、疲乏、无力、骨痛、尿液浑浊、惊厥、高血压、眼对光刺激敏感度增加、心律失常，偶见精神异常、皮肤瘙痒、肌痛、严重腹痛、夜间多尿、体重下降。对高钙血症、维生素 D 增多症、高磷血症伴肾性佝偻病者禁用。

6. 维生素 D_3 可能有不良反应

不良反应可有便秘、腹泻、持续性头痛、食欲减退、口内有金属味、恶心、呕吐、口渴、疲乏、无力；少见骨痛、尿浑浊、惊厥、高血压、眼对光刺激敏感度增加、心律失常，偶有精神异常、皮肤瘙痒、肌痛、严重腹痛（有时误诊为胰腺炎）、夜间多尿、体重下降。高钙血症、维生素 D 增多症、高磷血症伴肾性佝偻病患者禁用；动脉粥样硬化、心功能不全、高胆固醇血症、高磷血症、对维生素 D 高度敏感及肾功能不全者慎用。婴儿对维生素 D_3 敏感性个体间差异大，用量应慎重。高钙血症的妊娠期妇女可伴有对维生素 D_3 敏感，应注意剂量调整。

7. 小儿维生素咀嚼片偶见胃部不适

对慢性肾功能衰竭、高钙血症、高磷血症伴肾性佝偻病患者禁用。小儿善存片偶见胃部不适。

儿童补钙需要降钙素帮助吗

降钙素与甲状旁腺素作用部位相同，但功能却恰恰相反。降钙素能抑制或减少破骨细胞，促进成骨细胞的生成，促使骨组织释放的钙盐减少，沉积的钙盐增加，因而有明显降低血钙的作用。正由于此，它才被命名为降钙素。

降钙素降低的是血钙，同时增加的是骨骼中钙盐的沉积，使骨骼更加坚固。中老年人群的吸收功能有所减退，雌激素、雄激素和甲状腺C细胞所分泌的降钙素少，钙吸收不足，骨骼中的钙质用得多、补充得少，发生骨质疏松症很常见。而降钙素能减少钙从骨骼中丢失的量，同时促使血钙转移到骨骼里。虽说降钙素本身不含钙，却是一种可治疗骨质疏松症，补充骨骼中钙质的药物，主要用于绝经后骨质疏松症以及老年性骨质疏松症。18岁以下孩子们的甲状腺C细胞分泌适宜的降钙素，足以满足补钙的需求，因此，不需要额外补充。

第六章
血液系统疾病

缺铁性贫血

一、缺铁性贫血的概述

贫血是人体外周血红细胞容量、血红素减少，低于正常范围下限的一种现象，包括两种（良性、恶性）类型，即缺铁性贫血和巨幼细胞贫血。缺铁性贫血有别于巨幼细胞贫血，其由于缺铁或铁摄入不足，使血红蛋白合成减少，但红细胞计数不低。凡在单位容积的血液中，红细胞计数、血红蛋白量或红细胞比积低于正常值者称为贫血。缺铁性贫血为常见的一种类型，实际上是人体内的铁需求与供给失衡，导致体内贮存铁耗尽，多见于老年、青壮年女性及儿童，在发展中国家、经济不发达地区及婴幼儿、育龄妇女发病率明显增高。铁剂可参与人体内血红蛋白（血色素）的组成。

造成铁摄入过少的原因有：①慢性失血性疾病如钩虫病、痔疮、溃疡、多次妊娠、月经过多等；②长期营养缺乏或铁摄入不足；③需铁量增加，如妇女妊娠或哺乳期、儿童生长发育期等；④铁元素吸收不良，如萎缩性胃炎、胃功能紊乱、胃大部切除术后、胃酸缺乏、慢性腹泻等；⑤叶酸和维生素 B_{12} 摄入不足；⑥服用影响铁吸收和利用的药品、偏食（进食新鲜果蔬过少）与长期应用非铁制品的烹饪用具。

二、临床表现

缺铁性贫血者临床表现为面色（口唇）苍白、倦怠无力、头晕、心悸、食欲减退、虚弱、低热以及指甲反甲（深凹）等症状。主要症状表现如下。

（1）由于供氧不足，体内的血液更多地流向重要脏器，而暂时影响不大的脏器，如皮肤、黏膜等的血管则开始收缩，常会出现皮肤、眼睑内黏膜等变白，尤其在口唇、指甲和耳垂等更为明显，有口腔炎、舌炎、舌乳头萎缩、口角皲裂、毛发干枯、脱落、皮肤干燥、皱缩、指甲缺乏光泽，甚至凹下呈勺状（反甲）、脆薄易裂。

（2）贫血不仅是呼吸、心率改变，尚伴随乏力、疲劳、头晕、头痛、眼花、耳鸣、气短、纳差、面色苍白、食欲减退及嗜睡等。

（3）贫血者可能经常出现头晕、眼花、耳鸣等。此外，缺铁还会影响到蛋白质的合成和能量的利用，损伤人体的免疫功能。

（4）贫血妇女月经量增多、消化道溃疡、肿瘤或痔疮可致黑便、血便、腹部不适，肠道寄生虫感染可致腹痛、大便性状改变，肿瘤性疾病的消瘦、血红蛋白尿等。

（5）若检测血红蛋白：男性＜120～160g/L，女性＜110～150g/L；红细胞计数：男性＜（4.09～5.74）×10^{12}/L，女性＜（3.68～5.74）×10^{12}/L；平均红细胞体积（MCV）偏低。

（6）精神行为也有异常，如烦躁、易怒、注意力不集中、异食癖、体力耐力下降、易于感染、儿童生长发育迟缓、智力低下等症状。

三、治疗手段

1. 治疗原则

根治原发病，婴幼儿、青少年和妊娠期妇女营养不足引起的贫血，应改善饮食。月经多引起的贫血应调理月经。寄生虫感染应驱虫治疗。恶性肿瘤应手术或放、化疗。上消化道溃疡，应抑酸治疗等。缺铁性贫血的发病机制主要是由于体内贮存铁减少而不足以补偿功能状态，故应补充贮存铁，改善贫血症状。

2. 化学药治疗

（1）及时补充铁剂　含铁剂的品种有硫酸亚铁、乳酸亚铁、葡萄糖酸亚铁、富马酸亚铁、琥珀酸亚铁、右旋糖酐铁及蛋白琥珀酸亚铁等，见表6-1。

表6-1　含铁的药物和制剂

药品名称	含铁量	剂量	品牌和剂型
硫酸亚铁	20%	预防量一日300mg；治疗量一次300mg，儿童一次50～100mg，一日3次	硫酸亚铁片、施乐菲控释片、铁维隆片
乳酸亚铁	19%	一次10～20ml，一日3次	朴雪口服液
葡萄糖酸亚铁	12%	成人一次0.4～0.6g，儿童一次0.1g，一日3次	维喜铁口服液、康维口服液、葡萄糖酸亚铁胶囊
富马酸亚铁	32.9%	成人一次0.2～0.4g，儿童0.05～0.2g，一日3次，连续2～3周	富马铁片
右旋糖酐铁	27%～30%	成人一次25mg，一日3次	葡聚亚铁片
琥珀酸亚铁	35.5%	预防量一日100mg，妊娠期妇女一日200mg，儿童一日30～60mg；治疗量一日200～400mg，儿童100～200mg	速力菲片
蛋白琥珀酸亚铁	5%	成人一日10～30ml，儿童1.5ml/kg分2次餐前服用	菲尔普利克斯口服液

口服铁剂的有效表现先是外周血网织红细胞增多，高峰在开始服药后 5～10 天，2 周后血红蛋白浓度上升，一般 2 个月左右恢复正常。铁剂治疗应在血红蛋白恢复正常后持续 2～3 个月，待检测铁蛋白正常后停药。若口服铁剂不能耐受或胃肠道正常解剖部位发生改变而影响铁的吸收，可用铁剂注射剂肌内注射。

（2）补充叶酸　对部分合并有神经症状、严重营养不良和妊娠期妇女可选服叶酸，一次 2～10mg，一日 2～3 次，同时辅助以维生素 B_{12} 注射。对用药所引起的贫血，可应用亚叶酸钙静脉滴注，一次 1mg，一日 1 次。

3. 中成药治疗

中医学把贫血列入"虚证"，分为脾气虚弱型、气血两亏型、虫积肠腑型。

（1）脾气虚弱型　症见面色萎黄、神疲乏力、气短懒言、食欲减退、大便溏薄、舌淡胖嫩。治疗上宜健脾益气，选用丹参生血汤（丹参 15g、鸡内金 10g、土大黄 30g，水煎后服，一日 1 剂，连续 15 天），或服用人参养荣丸、参茯胶囊、人参归脾丸或十全大补丸。

（2）气血两亏型　可见面色苍白、心慌气短、神疲倦怠、下肢浮肿、爪甲淡白。治疗时可补气养血，中成药适用于缺铁性贫血的女性，有阿胶补血口服液、阿胶块（冲剂、颗粒剂）、阿胶益寿口服液、参茸阿胶、阿胶三宝膏、阿胶益寿晶、龟鹿二仙胶、松鹿乌龙养血胶囊、八珍丸、八珍益母丸、河车大造丸、当归补血丸。

（3）虫积肠腑型　症见面色不华、气短乏力、时有腹痛绕脐，或大便有虫。宜先驱虫，而后健脾，服用人参归脾丸、人参健脾丸或十全大补丸。

四、健康管理

1. 积极治疗原发疾病和补充铁剂，尽量选用铁制品烹饪菜肴。

2. 注重饮食的改善，贫血患者会因为饮食习惯的差异可出现复发，因此，养护十分关键，注意营养均衡和丰富，尤其是进食富含铁剂、叶酸、维生素等食品。

3. 规避各种药物所引起的贫血，某些药物具有抑制骨髓造血功能的作用，如大部分抗肿瘤药，抗菌药物氯霉素，抗癫痫药扑米酮，降糖药格列吡嗪、格列齐特、格列美脲、罗格列酮、吡格列酮可引起溶血性贫血或贫血；非甾体抗炎药萘丁美酮、对乙酰氨基酚、洛索洛芬、阿司匹林等，可致贫血；利尿剂氨苯蝶啶也可诱发巨幼细胞贫血。

五、用药指导与药师提示

1. 补铁时首选口服

对口服反应大，出现厌食、胃出血，或有胃肠疾病、吸收不良，或急需迅速纠正贫血症状时，可考虑应用注射用右旋糖酐铁，深部肌内注射，一次 50～100mg（以铁计），一日 1～3 次。

2. 口服尽量选用二价铁（亚铁）

口服铁剂宜选用二价铁，二价铁的溶解度大，易于被人体吸收，三价铁剂在体内的吸收仅相当于二价铁的 1/3，且刺激性较大，三价铁剂只有转化为二价铁剂后才能被吸收：①对胃酸缺乏者，宜与 10% 稀盐酸溶液并用，有利于铁剂的解离；②维生素 C 作为还原剂可促进铁转变为二价铁，或与铁形成络合物，从而促进吸收，口服铁剂应同时并用维生素 C。

3. 铁剂补充勿过量，注意铁负荷现象

初始应用小剂量，数日后再增加剂量。习惯性主张铁在餐后服用较好，餐后服用铁固然可减少不良反应，但食物中有植物酸、磷

酸或草酸盐，使铁的吸收减少。因此，应在餐前或两餐间服用，最佳时间是空腹。

铁剂在胃肠道的吸收有黏膜自限现象，即铁的吸收与体内贮存量有关，正常人的吸收率为 10%，贫血者为 30%。误服或一次摄入量过大或使用铁制品来煎煮酸性食物，会腐蚀胃黏膜和使血循环中游离铁过量，出现细胞缺氧、酸中毒、休克和心功能不全，应及时清洗胃肠和对症治疗，临床用去铁胺治疗。

铁剂用药过量发生的急性中毒多见于儿童，由于坏死性胃炎、肠炎，患者可能出现严重呕吐、腹泻及腹痛，以致血压降低、代谢性酸中毒，甚至昏迷。24～48 小时后，严重中毒可进一步发展至休克及血容量不足、肝损害及心力衰竭。患者可有全身抽搐。中毒后期症状包括皮肤湿冷、发绀、嗜睡、极度疲乏及虚弱、心动过速。患者出现急性中毒征象时，应即使用去铁胺救治。

4. 注意补充铁剂时间

（1）妊娠期妇女补充铁剂以在妊娠中、后期最为适当，此时铁摄入量减少而需要量增加。

（2）通常口服铁剂后 4～5 天，血液中网织红细胞数即可上升，7～12 天达峰。

（3）补充铁剂在血红蛋白恢复正常后，仍需继续服用 3～6 个月，以补充缺失的贮存铁量。如有条件进行铁蛋白测定，可在血清铁蛋白上升到 30～50μg/L 后停药。

（4）注射型铁剂适用于以下情况：①铁剂服后胃肠道反应严重而不能耐受者；②口服铁剂而不能奏效者，如脂肪泻、萎缩性胃炎等有胃肠道铁吸收障碍者，以及胃大部切除术后；③需要迅速纠正缺铁，如妊娠后期严重贫血者；④严重消化道疾患，口服铁剂可能加重原发疾病患者，如溃疡性结肠炎或局限性肠炎；⑤不易控制的慢性出血，失铁量超过肠道所能吸收的铁量。

（5）用药期间需定期做下列检查，以观察治疗效果：①血红蛋白测定；②网织红细胞计数；③血清铁蛋白及血清铁测定。

5. 铁剂可致不良反应

铁剂有收敛性，常见恶心、呕吐、胃部或腹痛、腹泻、便秘、食欲减退、口腔异味、发热、嗜睡、黄疸等不良反应，可能是服用过多的症状，多与剂量及品种有关；铁剂可减少肠蠕动，引起便秘，并排黑便；偶见消化不良；口服糖浆铁剂后易使牙齿变黑，服用铁剂缓释剂型可明显减轻胃肠道反应。肌内注射铁剂反应较多，右旋糖酐铁注射后，除注射部位局部疼痛或色素沉着、皮肤瘙痒外，罕见过敏性休克，其中全身反应轻者有面部潮红、头痛、头晕；重者有肌肉及关节酸痛、眩晕、寒战及发热；更严重者有呼吸困难、气促、胸前压迫感、心动过速、低血压、心脏停搏、大量出汗以至过敏性休克，幼儿常可致死亡。补铁后大便颜色可能变黑或发生便秘，口服含铁溶液或糖浆剂易使牙齿变黑（一种牙齿表面的氧化反应），故宜以吸管吸服，牙齿黑色几天内可以褪去。

铁剂也有禁忌证：①对铁剂过敏者；②严重肝肾功能不全，尤其是伴有未经治疗的尿路感染者；③铁负荷过高（体内铁量过高）、血色病或含铁血黄素沉着症患者；④非缺铁性贫血（如地中海贫血）者。

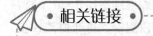

认识铁元素，也学会补充铁

铁是人体不可缺少的元素，是构成血红蛋白、肌红蛋白及多种酶的重要成分。一般情况下，人体不会缺铁，每天需求量在10～30mg，一般常使用铁锅做菜的家人不致于缺乏，只有育龄妇女、生长发育时期儿童、胃及十二指肠疾病患者，铁的需要量增加而铁供应不足，才会出现铁缺乏或缺铁性贫血。①铁剂选择上，以口服制剂为首选，以吸收较高的亚铁制剂为首选，最好同时服用维生素 C，一次 50～200mg，一日 3 次。②口服铁剂有轻度胃肠道反应，宜在餐后或餐时服用，以减轻胃部刺激。但进食影响铁剂的吸收，吸收量较空腹时减少 1/3～1/2。③铁剂不应与浓茶同服，浓茶含有的鞣酸，可与铁形成沉淀，使铁剂的吸收减少。④注射右旋糖酐铁期间，不宜同时口服铁剂，以免发生毒性反应。⑤过多的铁，贮存于肝、肾、心脏和其他脏器，铁负荷过重，可有危害，尤其是 5 岁以下的孩子。

巨幼细胞贫血

一、巨幼细胞贫血的概述

恶性贫血又叫作巨幼细胞贫血，由于缺乏叶酸和维生素 B_{12} 等造血内因子，使幼稚红细胞在发育中的脱氧核糖核酸（DNA）合成出现障碍，细胞的分裂受阻，形成畸形的巨幼红细胞，并伴有神经症状（神经炎、神经萎缩）。

恶性贫血在我国比较少见，发病机制不清晰，可能与人种和遗传基因有关，病因常由妊娠、哺乳、胃黏膜萎缩、胃吸收不良、营养不良、甲状腺功能亢进或口服叶酸拮抗药（具有拮抗二氢叶酸合成酶，使四氢叶酸合成发生障碍的药，如乙氨嘧啶、甲氨蝶呤）所致。其中，叶酸缺乏的病因有：①饮食不平衡或食谱窄。②摄入不足，叶酸每天的需要量为 200～400μg。体内叶酸的贮存量仅够 4 个月之需，食物中缺少新鲜蔬菜、过度烹煮或腌制均可使叶酸丢失。③需要量增加，妊娠期妇女每天叶酸的需要量为400～600μg。生长发育的儿童及青少年以及慢性反复溶血、白血病、肿瘤、甲状腺功能亢进及长期慢性肾功能衰竭用血液透析治疗的患者,叶酸的需要量都会增加。④药物的影响,如甲氨蝶呤、氨苯蝶啶、乙胺嘧啶能抑制二氢叶酸还原酶的作用,影响四氢叶酸的生成。苯妥英钠、苯巴比妥对叶酸的影响机制不明,可能是增加叶酸的分解或抑制 DNA 合成。约 67% 口服柳氮磺胺吡啶者叶酸在肠内的吸收受抑制。⑤先天性缺乏 5,10-甲酰基四氢叶酸还原酶的患者。

二、临床表现

巨幼细胞贫血者临床表现:①起病隐匿,表现有乏力、头晕、活动后气短、心悸、面色苍白,严重贫血者可有轻度黄疸,可同时有白细胞计数和血小板少,患者偶有感染及出血倾向;②食欲减退、腹胀、腹泻及舌炎等,以舌炎最为突出,舌质红、舌乳头萎缩、表面光滑,俗称"牛肉舌",伴疼痛;③常伴有神经系统表现,表现为乏力、手足对称性麻木、感觉障碍、下肢步态不稳、行走困难。儿童及老年人常表现脑神经受损的精神异常、无欲、抑郁、嗜睡或精神错乱。部分患者的神经系统症状可发生于贫血之前。若检测血象,血象往往呈现全血细胞减少,中性粒细胞及血小板计数均可减少。

三、治疗手段

1. 治疗原则

补充叶酸和维生素 B_{12},改善贫血症状。恶性贫血或胃全部切除者需终身采用维持治疗。维生素 B_{12} 缺乏伴有神经症状者对治疗的反应不一,有时需大剂量、长时间(半年以上)的治疗。对于单纯维生素 B_{12} 缺乏的患者,不宜单用叶酸治疗,否则会加重维生素 B_{12} 的缺乏,特别是要警惕会有神经系统症状的发生或加重。

2. 化学药治疗

对由营养不良、婴儿期、妊娠期的恶性贫血患者，可选用叶酸治疗，成人一次 5～10mg，儿童一次 5mg，一日 3 次，同时辅以维生素 B_{12} 肌内注射，一次 0.5～1.5mg；或口服腺苷钴胺（辅酶维生素 B_{12}），一次 0.5～1.5mg，一日 3 次。对药物引发的贫血，合并应用亚叶酸钙静脉滴注治疗，一次 1mg，一日 1 次。

叶酸服后主要以还原型药物在空肠近端被吸收，5～20 分钟即可出现于血中，1 小时达血浆药物浓度峰值。在肝脏中以 N_5-甲基四氢叶酸的形式贮存于肝脏中，90%经肾脏排泄，少量经胆汁、乳汁排泄。尤其适用于营养不良或婴儿期、妊娠期叶酸需要量增加所致的巨幼细胞贫血。对于恶性贫血，虽然可以纠正异常血象，但不能改善神经损害症状，故应以维生素 B_{12} 为主，叶酸为辅。

3. 中成药治疗

中医学根据营养性巨幼细胞贫血的常见证候及其表现特点，分为心脾两虚、气血两虚、脾肾两虚三型，分别进行治疗。

（1）心脾两虚型 症见面色苍白、疲乏无力、食少纳呆、腹胀便溏、心悸怔忡、少眠多梦、口干舌痛、舌质红而干。可用人参归脾丸、归脾丸、左归丸、十全大补丸、紫河车胶囊。

（2）气血两虚型 症状有疲倦乏力、苍白、头晕耳鸣、眼花心悸、肌肤甲错、头发稀疏枯槁、月经失调、经量过少。可选八珍丸、龟鹿二仙胶、阿胶、驴胶补血颗粒、乌鸡白凤丸、参苓白术散、八珍益母丸、人参养荣丸、人参归脾丸、十全大补丸。

（3）脾肾两虚型 症见头晕耳鸣、心悸气促、腰酸腿软、畏寒肢冷、腹胀便溏、尿频夜尿、或下肢麻木不仁。可选桂附地黄丸、左归丸、至宝丹、固本统血颗粒、复方地龙胶囊、血复生片、血康口服液等。

四、健康管理

1. 保证饮食和营养均衡，不挑食，膳食来源主要为动物性食品，其中动物内脏、肉类、蛋类是维生素 B_{12} 的丰富来源，肉类，如牛肉、肝脏、家禽和鱼。新鲜果蔬为叶酸的重要源泉。

2. 注意劳逸结合，不熬夜，加强体育锻炼等。

五、用药指导与药师提示

1. 在服用叶酸时宜同步补充维生素 B_{12}

叶酸服后可很快纠正巨幼细胞贫血的异常现象，改善贫血，但不能阻止因维生素 B_{12} 缺乏所致的神经损害，如脊髓变性；且若仍大剂量服用叶酸，由于造血旺盛而消耗维生素 B_{12}，可进一步降低血清中维生素 B_{12} 含量，反使神经损害发展。提示我们注意宜并服维生素 B_{12}，以改善神经症状。

①服用叶酸可见过敏反应，偶见长期大量服叶酸可出现厌食、恶心、腹胀等症状。大量服用叶酸时，可出现黄色尿。②维生素 C 与叶酸同服，可抑制叶酸在胃肠中吸收。叶酸与苯妥英钠同服，可降低后者的抗癫痫作用。此外，由于营养不良所致的巨幼细胞贫血，可同时伴随缺铁，尤其在应用叶酸治疗时造血功能恢复后更易出现，因此，在疗程接近后期宜补充铁剂。

2. 在服用叶酸、维生素 B_{12} 治疗巨幼细胞贫血后宜补钾

在服用叶酸、维生素 B_{12} 治疗巨幼细胞贫血后，特别是严重病例在血红蛋白恢复正常时，可出现血清钾降低或突然降低，所以此期间应注意补充钾盐，口服氯化钾、枸橼酸钾、天门冬氨酸钾镁、谷氨酸钾，或多饮食橙汁。其中氯化钾口服吸收好，一次 $0.5\sim1g$，一日 $3\sim4$ 次，餐后服用或稀释于果汁中服用，对氯化钾不宜者，可改用枸橼酸钾；门冬酸钾镁纠正细胞内缺钾较其他钾盐快，且同时补镁，一举两得。

3. 服用维生素、叶酸应权衡利弊

妊娠期妇女应避免使用维生素 B_{12}，美国食品药品管理局（FDA）对维生素 B_{12} 的妊娠安全性分级为 C 级。叶酸小剂量下（日剂量小于 0.8mg），妊娠期妇女使用是安全的，也是必要的，可以有效地预防胎儿神经管畸形。美国 FDA 对叶酸小剂量的妊娠安全性分级为 A 级。维生素 B_{12}、叶酸不宜与维生素同时服用，维生素 C 可能抑制叶酸在胃肠道的吸收，并破坏维生素 B_{12}，导致叶酸和维生素 B_{12} 的活性降低，应间隔 6 小时。

4. 应用维生素 B_{12} 宜注意相关问题

（1）对巨幼细胞贫血即恶性贫血者（内因子缺乏）口服给药无效，须采用肌内注射给药，并终身使用，但不能静脉注射。

（2）治疗巨幼细胞贫血，在起始 48 小时内，应监测血钾水平，以防止发生低钾血症的风险。

（3）痛风患者如使用本品，由于核酸降解的速度增加，血尿酸水平升高，可诱导痛风发作，用药期间宜监测血尿酸等指标。心脏病患者注射维生素 B_{12} 有可能增加血容量，导致肺水肿或充血性心力衰竭。

（4）维生素 B_{12} 有一定的刺激性，可致炎症、硬结、疼痛，宜避免长期注射同一部位，对有剧痛、局部血液逆流者应更换注射部位。

（5）维生素 B_{12} 缺乏可同时伴有叶酸缺乏，如以维生素 B_{12} 治疗，血象虽能改善，但可掩盖叶酸缺乏的临床表现，对该类患者宜同时补充叶酸，才能取得较好疗效。

（6）用于神经疼痛等，连续用药 1 个月如无效，则不宜再连续应用。

（7）部分患者治疗后期由于血红蛋白合成加速，常致体内铁消耗过多，引起缺铁。故在治疗巨幼细胞贫血过程中，如血红蛋白上升至一定水平后停滞，则应及时补充铁剂。

（8）为保证质量稳定，在药品开封后立即使用，不宜光线照射（密封于遮光袋中）。

● 相关链接 ●

氰钴胺、甲钴胺、腺苷钴胺、羟钴胺，您真能分得清楚吗

维生素 B_{12} 统称钴胺类，其中，包含氰钴胺、甲钴胺、腺苷钴胺、羟钴胺等四种，所不同的是在结构中与钴相连的 X 位分别由氰基、甲基、脱氧腺苷、羟基所取代。由于氰钴胺的性质稳定，所以在维生素 B_{12} 提纯工艺中，人为地加入了氰化钠，使天然的维生素 B_{12} 与氰基结合，成为性质更为稳定的化合物——氰钴胺。

实际上，维生素 B_{12} 是一个前药，维生素 B_{12} 口服或注射吸收后，一部分在肝脏贮存，另一部分则进入细胞后转化为甲钴胺、腺苷钴胺、羟钴胺。因此，后三种（甲钴胺、腺苷钴胺、羟钴胺）口服或注射后无须转化，直接发挥作用。

羟钴胺是维生素 B_{12} 的一种天然形式，用于治疗维生素缺乏症，也用于治疗氰化物中毒，由于其可亲和氰根离子，体内所中毒的氰离子遇到羟钴胺后，可迅速地取代羟钴胺分子中的羟基，形成无毒的产物氰钴胺（即维生素 B_{12}），通过尿液清除。羟钴胺也曾用作一氧化氮（NO）清除剂。氰钴胺、甲钴胺、腺苷钴胺可用于由维生素 B_{12} 缺乏所引起的巨幼细胞贫血、疗效相似。

维生素 B_{12}、腺苷钴胺、羟钴胺可供肌内注射，甲钴胺可以肌内或静脉注射。维生素 B_{12} 一次 100～500μg，一日 1 次。腺苷钴胺一次 1～1.5mg，一日 1 次。羟钴胺第 1 周一次 0.25～0.5mg，

隔日 1 次，第 2 周后一次 0.25mg，一周 1 次，用至红细胞计数恢复正常，维持量一次 0.25mg，每 3～4 周 1 次，用于治疗神经炎、神经痛及解救氰化物中毒需加大剂量。甲钴胺一次 500μg，一周 3 次，对巨幼细胞贫血患者，治疗 2 个月后改用维持量，即每 1～3 个月注射 500μg。仅有甲钴胺（弥可保）可以口服，一次 500μg，一日 3 次。

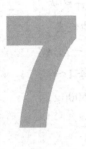

第七章

骨骼疾病

骨关节炎

一、骨关节炎的概述

膝关节由股骨、胫骨和髌骨（软骨）三块骨骼组成，其他尚有关节面、软骨、关节滑液、关节腔、滑膜、关节囊等。膝关节病变实际上是关节软骨伴随年龄老化（退化）或损伤，因此，骨关节炎临床常称之为"膝关节退行性病变"或"退行性骨关节炎"。意思是软骨退化，只要保护好或修复软骨，就可拥有年轻的关节。

骨关节炎又称骨关节病、肥大性关节炎或老年性关节炎、退行性关节炎，是人到中年后发生的退行性和增生性的慢性关节病。

骨关节炎病因迄今不明，可能是力学、生物学、生物化学及酶反馈环等复杂系统互相作用的结果。当其中一种或多种出现异常时，病变即随之发生。很多机制都能诱发细胞与组织的异常，其中包括先天性关节畸形、遗传缺陷（全身性骨关节炎）、感染、代谢性、内分泌和神经性疾患，改变透明软骨正常结构与功能的疾病（类风湿性关节炎、痛风、软骨钙质沉着），对透明软骨及其周围组织的急慢性损伤（骨折），关节长期过劳（如某些职业如铸造、冶炼、建材、采煤、运输、驾车、关节磨损、运动过量等）。

二、临床表现

骨关节炎的表现着重于五方面。

（1）活动多时疼痛加重，休息减轻，再活动时仍可疼痛，甚至更重。上、下楼梯尤为困难，只能用好腿或症状轻的一条腿一蹬一蹬上下楼梯，而不能像正常人两腿交替上下楼梯，往往是下楼梯比上楼梯更困难。冬季加重，关节扭伤、冬季受凉、过劳常可诱发或加重关节疼痛。严重者腿不能活动，且影响睡眠。

（2）关节有渗出液，源于滑膜增生和关节内积液，初期常因扭伤、着凉而发作，以后将变为持续性肿胀。关节活动时有摩擦感或听着弹响，长久之后股四头肌萎缩（小腿肌肉变细）。

（3）在行走中膝关节突然发软，欲跪倒或摔倒，伴有剧痛。"胶着"现象：即关节在某一位置较长时间静止不动之后，再活动时非常疼痛，屈伸不能，必须缓慢地逐渐活动一会后，"胶着"现象才会消失，膝关节才能屈伸运动。如坐公共汽车，往往需要提前一站，患者就得站起来活动关节，才能下得了汽车。

（4）绞锁是指在行走等运动过程中，膝关节突然被锁在某一位置上不能运动，像有东西将关节"卡住"一样，常需要试探着将关节摇摆屈伸，往往在感到"咯噔"响后，关节才恢复原先的活动。关节软骨剥脱形成的游离体及破裂的半月板是引起关节绞锁的常见原因。

（5）有关节功能障碍。由于软骨破坏、骨赘形成、滑膜增生，导致膝关节不能完全伸直，屈曲也不完全，不能下蹲和持重，甚至连坐便都十分困难。关节出现畸形，随着病程进展，膝关节变粗变大，出现畸形如"O"型腿等。

三、治疗手段

1. 治疗原则

保护关节缓解疼痛和消除炎症（红肿热痛），及时修复软骨组织，保暖和理疗，恢复膝关节功能。

2. 化学药治疗

（1）镇痛抗炎　主要选择非甾体抗炎药，通过抑制炎症细胞的花生四烯酸代谢物——环氧酶（COX），减少炎症介质，从而抑制前列腺素和血栓素的合成。在炎症部位抑制的血管扩张作用促使局部组织充血肿胀，抑制受损组织痛觉阈的敏感度，缓解炎症部位肿痛和炎症症状。

非甾体抗炎药（可选其一）：可选布洛芬，一次 200～400mg，一日 3 次；或氨糖美锌，一次 200mg，一日 3 次；尼美舒利（怡美力），一次 100mg，一日 2 次，连续 4～6 周；双氯芬酸肠溶片，成人一次 25～50mg，一日 3 次，用于急性疼痛首次 50mg，以后 25～50mg，6～8 小时给予 1 次；酮咯酸，一次 10mg，严重疼痛时一次 20～40mg，一日 1～4 次；萘普生初始服用一次 500～750mg，分 2 次于早、晚服用。

或选择对环氧酶-2 选择性强大的抗炎药，或抗炎镇痛作用时间长的长效药吡罗昔康、美洛昔康、塞来昔布。口服吸收好，血浆蛋白结合率高，在肝脏代谢完全，大部分经肾脏排泄，少部分经胆汁排泄，少量以原形药物排出体外，可保护胃黏膜不受损伤及维持胃正常功能。美洛昔康一日 7.5mg，一次性服用，一日最大剂量为 15mg。吡罗昔康一次 20mg，一日 1 次。塞来昔布一日 200mg，一次性服用，如有必要，可增加剂量，最大剂量为一次 200mg，一日 2 次，儿童不推荐使用。

（2）修复软骨

①透明质酸钠（玻璃酸钠、阿尔治、海尔根）：为关节腔滑液和

软骨基质的成分，对关节起到润滑作用，减少组织间的摩擦，关节腔内注入后可明显改善滑液组织的炎症反应，增强关节液的黏稠性和润滑功能，保护关节软骨，促进关节软骨的愈合与再生，缓解疼痛，增加关节的活动度。常于关节内注射，一次 25mg，一周 1 次，连续 5 周，注意连续注射不宜超过 5 次。

②硫酸氨基葡萄糖（维骨力、维古力、培古力、葡力）：为构成关节软骨基质中聚氨基葡萄糖（GS）和蛋白多糖的最重要的单糖，正常人可通过葡萄糖的氨基化来合成 GS，但在骨关节炎者的软骨细胞内 GS 合成受阻或不足，导致软骨基质软化并失去弹性，软骨表面腔隙增多使骨骼磨损及破坏。氨基葡萄糖可阻断骨关节炎的发病机制，促使软骨细胞合成具有正常结构的蛋白多糖，并抑制损伤组织和软骨的酶（胶原酶、磷脂酶 A_2）的产生，减少软骨细胞的损坏，改善关节活动，缓解关节疼痛，延缓骨关节炎症病程。口服一次 250～500mg，一日 3 次，就餐服用最佳，连续 4～12 周，每年可重复 2～3 次，重复治疗应间隔 1～2 个月。硫酸盐本身也是合成软骨基质的必需成分之一，能够缓解疼痛症状，改善关节功能，长期服用（2 年以上）还能够迟滞关节结构的破坏。硫酸氨基葡萄糖起效较慢，但药物安全性佳，适合作为基础治疗用药长期服用。目前，硫酸氨基葡萄糖的制剂有胶囊（250mg）、片剂（314mg 相当于硫酸氨基葡萄糖 250mg）等；盐酸氨基葡萄糖胶囊（维萃美、普力得）的制剂有胶囊（240mg、750mg）。

（3）硫酸软骨素（康得灵） 可改善关节炎的疼痛、炎症现象，并提供关节的垫衬作用，减缓行动时对关节骨骼的冲击和摩擦，也促进氨基葡萄糖渗入关节的过程，硫酸软骨素每天口服 1200mg，分别于早、晚餐后服用，餐后食物中的脂肪可促进软骨素的吸收，也减轻由用药所致的不良反应（恶心、呕吐、腹胀），且可避免与胃酸的直接接触所造成的流失和破坏。

3. 理疗

保暖（热敷或理疗、远红外线照射、水疗、超短波、电刺激）等均可增强局部血液循环、缓解肌肉紧张、减轻疼痛等症状。牵引疗法对颈椎病神经根型患者效果较好，可以松弛肌肉，缓解疼痛，并能防止神经根相邻的组织形成粘连。骨科疾病适宜保暖，温度可激活酶的活性，促进软骨的修复。当选用保守治疗无效且病情较重，严重影响患者生活时，可考虑手术治疗或膝关节置换。

4. 中成药治疗

关节炎在中医学上属于"痹证"范畴，多属风寒湿痹。可因风寒湿邪侧重的不同选用不同的方药，风邪胜者为行痹，祛风通络，散寒除湿，方药可选宣痹达经汤。寒邪胜者为痛痹，治以温经散寒，祛风除湿，方药可选乌头汤。湿邪胜者为着痹，治以除湿通络，祛风散寒，方药可选薏苡仁汤加减。中成药可选正清风宁胶囊、通络开痹片、壮骨丸、金天格胶囊、龙骨胶囊、通滞苏润江胶囊、养血软坚胶囊、活血止痛胶囊、骨康胶囊、痹祺胶囊、壮腰健肾片等。

四、健康管理

1. 急性疼痛严重时休息，使受累关节减少压力和剪力，使滑膜炎症消失。大多用于关节骨性关节炎症状剧烈和退变加重的情况。在个别关节的急性发作过程中，最好把患病关节放在床上休息，以便关节囊和韧带松弛，从而减少关节面的压迫。

2. 锻炼股四头肌。大腿股四头肌内侧头在膝关节最后 30 度伸直和锁定膝关节、保持膝关节稳定性方面起着重要的作用，它的强壮和发达有利于稳定膝关节，减少膝关节内不正常的撞击，减少骨性关节炎发病率，保持膝关节的正常，因此，经常锻炼股四头肌（平直地躺在床上，利用双脚作伸展运动），有利于关节的修复。

3. 避免不科学的持续性的蹲位和剧烈屈伸活动，如骑车，爬山，上下楼梯，长时间下蹲、站立、跪坐，远途跋涉等较剧烈的对关节有损伤的运动，尤其在关节肿胀时；改变足底着地（以足尖着地）的姿势，转换骨组织的角度，减少关节磨损。

4. 配合理疗、按摩、热敷、中药热腾、功能锻炼之后湿热疗法，避免强力恢复已丧失的关节运动。对痛性结节使用普通热水或腊疗法。

5. 控制体重或减肥，减轻关节承重，减轻关节的损害。

6. 尽量减少关节的负重和磨损，如膝、踝关节的退行性关节炎患者平日要尽量减少负重，可选择游泳、骑车、做操等关节负重较轻的运动，也可利用把手、手杖、护膝、步行器、楔形鞋垫或其他辅助设施来辅助关节运动。

五、用药指导与药师提示

1. 权衡使用氨基葡萄糖硫酸盐或盐酸盐

氨基葡萄糖有两种盐（胺与酸形成盐）：盐酸盐（相对分子质量215.6）或硫酸盐（相对分子质量277.25），具有相同的药理作用和药动学特征，吸收率约 90%，血浆达峰时间近 8 小时，消除半衰期 80 小时。但两者的纯度不一，相对于硫酸盐来说，盐酸盐纯度更大，鉴于硫酸盐为保持稳定性，须加入 20% 左右的盐酸盐或氟化钾，意味着硫酸盐的纯度最高仅为 80%，而盐酸盐的高稳定性无需添加任何稳定物，因此，盐酸氨基葡萄糖的纯度相对较高。而服用后，无论盐酸盐或硫酸盐都须解离，以氨基葡萄糖的原形吸收，胃液的胃酸中仅为盐酸，硫酸盐也须与盐酸反应形成盐酸氨基葡萄糖，两种盐的吸收差异不大。至于临床疗效，结论为时尚早。2001 年国内外进行多项研究，服用硫酸氨基葡萄糖，一日 1500mg，连续 3 年，结果患者的疼痛减轻，关节间隙变窄的概率降低，轻、中度膝骨关节炎疼痛（压痛、休息痛、运动痛、晨僵）缓解，并延长行走时间。

2. 昔布类非甾体抗炎药具有类磺胺反应

昔布类药有类磺胺药结构，易致药热、药疹、瘀斑、猩红热样疹、荨麻疹或巨疱型皮炎，或产生剥脱性皮炎而致死者，对磺胺药有过敏史者宜慎用。国外已有 19 例类磺胺反应的报道，其中塞来昔布较罗非昔布约多 2 倍，应用前必须询问药物过敏史。同时长期应用者应定期检查肝肾功能，肝肾功能不全者应慎用或禁用；本类药物中阿司匹林、吲哚美辛等易透过胎盘屏障、进入乳汁的药物，诱发胎儿和婴幼儿毒性反应，妊娠及哺乳期妇女禁用；特异性体质者可引起皮疹、哮喘等过敏反应，以哮喘最多见，因此，哮喘患者慎用。

3. 非甾体抗炎药的禁忌证

消化道出血患者禁用阿司匹林；活动性消化性溃疡，严重血液系统异常，严重肝肾功能异常，严重心功能异常患者禁用洛索洛芬；活动性溃疡、溃疡性结肠炎及其他上消化道疾病或病史者禁用吲哚美辛；活动性消化性溃疡出血者禁用双氯芬酸、萘丁美酮；胃溃疡、十二指肠溃疡、慢性胃病或有这类疼痛病史者禁用吡罗昔康；有活动性消化性溃疡及中度或严重肝损伤及严重肾功能不全者禁用尼美舒利；重度肝损伤患者禁用塞来昔布。

4. 注射透明质酸钠的注意事项

透明质酸钠（玻璃酸钠）为关节滑液的主要成分，是软骨基质的成分之一，在关节腔内起到润滑作用，可覆盖和保护关节软骨，改善关节挛缩，抑制软骨变性变化表面，改善病理性关节液，增加润滑功能。注射时应注意：①退行性膝关节病，当关节有较严重的炎症时，注入本品有时会加重局部炎症反应，故以消除炎症后再用本品为宜；②注入时可能引起局部疼痛，故给药后应使局部处于安静状态；③药液漏于关节腔外会引起疼痛，须准确注入关节腔内，操作时注意无菌。

• 相关链接 •

年龄就意味着软骨的磨损吗

软骨半透明而富有弹性，薄薄地敷着在骨骼上，是骨与骨之间的"润滑剂"，在人体中起到承重负荷，缓冲压力、减少关节间骨骼摩擦等重要的作用，尤其是膝、肋、腰椎等关节。髌骨（膝盖骨）和股骨髁组成髌股关节，正常的髌骨与股骨髁两部分对合比较正常，各部位关节面受力比较均匀。而软骨损伤可致髌骨软化症。

人在15岁以前膝关节处于发育阶段，疼痛多发在膝关节附近，小孩的所谓"生长痛"多见。15～30岁膝关节处于"完美状态"，不知疲倦地用。但能缓冲冲击髌骨软骨仅是3～5mm厚，由于无神经分布，不知痛或疼痛1～2天自然"好了"，所以在15～50岁很长一段时间无"预警信号"。30～40岁有轻度磨损，为脆弱期，可出现短期的膝关节酸痛，不引人注意。40～50岁经常在走远路后，膝关节就出现酸痛，应该开始保养关节了。50岁以上膝关节疼痛常发而明显，软骨快全层磨损，关节炎开始发生（它是髌骨软骨的"使用寿命"接近终点的信号）。人的膝关节软骨退变，在30岁以后就开始了。45岁以下人群骨关节炎患病率仅为2%，而65岁以上人群患病率高达68%，可见自然磨损进展慢，不正常磨损才致病，所以对膝关节的保健应及早进行。

软骨是可能再生的，但软骨组织内无滋养血管、血运、关节液缺乏营养、细胞繁殖力差且缺乏迁徙力，因此，修复功能差且时间很长，同时需要糖胺多糖、明胶、透明质酸、胶原、钙剂、软骨素和优质蛋白。

颈椎病

一、颈椎病的概述

颈椎病也称颈椎综合征，是颈椎骨关节炎、增生性颈椎炎、颈神经根综合征、颈椎间盘脱出症的总称，是一种以脊椎退行性病理改变为基础的疾患。常见于 30 岁以上的中、老年人，主要由于颈椎长期劳损、骨质增生，或椎间盘脱出、韧带增厚，致使颈椎脊髓、神经根或椎动脉受压，出现一系列功能障碍的临床综合征。颈椎病多发生在中、老年人，脑力劳动者（长期伏案的编辑、文秘、设计、绘图、会计、刺绣、电脑、缝纫等工作人员）明显多于体力劳动者，由于工作、学习的节奏加快，其发病年龄也有所提前，许多中、青年人也有不同程度的病症，但90%者通过药物或健康治疗得以痊愈。

根据其发病和表现的不同分为 6 种类型：神经根型、脊髓型、交感型、椎动脉型、颈型或混合型。其中，以神经根型颈椎病的发病率最高，占 60%～70%，主要为椎间孔变窄导致颈神经受压，常见于第 4～7 颈椎，高发年龄 50～70 岁。脊髓型颈椎病最为危险，为颈椎病导致脊髓受压、炎症、水肿，高发年龄 40～60 岁。交感型颈椎病为刺激颈椎周围神经末梢，高发年龄 30～45 岁。椎动脉型颈椎病由于骨刺压迫椎动脉和血管变异导致供血不足，高发年龄 30～40 岁。颈型颈椎病也称局部型颈椎病，是指具有头、肩、颈、臂的疼痛及相应的压痛点，没有椎间隙狭窄等明显的退行性改变，但可有颈椎生理曲线的改变，椎体间不稳定及轻度骨质增生等变化，高发年龄 40～50 岁。

二、临床表现

颈椎病的症状较为复杂，主要有颈背疼痛、僵硬、上肢或四肢无力麻木、手指发麻、下肢乏力、行走困难、头晕、恶心、呕吐，甚至视物模糊、眩晕、手麻、心前区疼痛、心动过速、吞咽困难、短暂性脑缺血等。早期可出现基本症状。

（1）轻度表现　颈、项、背部发僵或发硬，酸痛、颈椎屈伸、转动活动时可出现症状加重，上肢痛或麻木、皮肤感觉迟钝、上肢肌肉力量减弱。

（2）中度表现　四肢无力、双下肢发软、肌肉僵硬、行走困难，甚至下肢瘫痪，大小便失禁和功能障碍。

（3）重度表现　心慌、胸闷、胃胀、腹泻、肢体少汗、四肢发冷、烦躁、面部潮热、耳鸣、视力减退、眼睛肿胀、心动过速或过缓、双上肢及头面部血管痉挛或扩张。

三、治疗手段

1. 治疗原则

有严重神经根或脊髓压迫者，药物不能缓解时，必要时可手术治疗。

2. 化学药治疗

（1）缓解疼痛症状　非甾体抗炎药主要通过抑制炎症细胞的花生四烯酸代谢物——环氧酶，减少炎症介质，抑制前列腺素和血栓素的合成，起到镇痛、抗炎、抗风湿等作用，缓解颈椎病的痛苦。常用的非甾体抗炎药有双氯芬酸、布洛芬、洛索洛芬、氨糖美辛、萘普生、吡罗昔康、美洛昔康、塞来昔布、尼美舒利等（但对乙酰氨基酚除外）。上述抗炎药依据疼痛程度、禁忌证仅可选其一种。布洛芬一次 200～400mg，一日 3 次；或氨糖美锌一次 200mg，一日 3 次；尼美舒利（怡美力）一次 100mg，一日 2 次，连续 4～6 周；美洛昔康一日 7.5mg，一次性服用，一日最大剂量为 15mg；吡罗昔康一次 20mg，一日 1 次；塞来昔布一日 200mg，一次性服用，如有必要，可增加剂量，最大剂量为一次 200mg，一日 2 次。

（2）缓解神经疼痛　应用维生素（如维生素 B_1、维生素 B_{12}）或甲钴胺，维生素 B_{12} 可营养神经消除水肿，缓解颈椎、腰椎压迫神经所致的神经水肿、神经炎症、麻木和疼痛等症状。甲钴胺口服，一次 500μg，一日 3 次；肌内注射，一次 500μg，一周 3 次。

（3）修复软骨组织　修复可用氨基葡萄糖和软骨素口服。氨基葡萄糖能抑制腰椎间盘髓核细胞产生炎性因子，抑制可损伤关节软骨的胶原酶，并促进椎间盘软骨基质成分糖胺聚糖合成，显著减轻椎间盘退行性疾病导致的下腰痛，改善脊柱功能，逆转椎间盘退行性改变。软骨素具有止痛，促进软骨再生、修复骨关节等功效。硫酸氨基葡萄糖一次 250～500mg，一日 3 次，就餐服用，连续 4～12 周，每年可重复 2～3 次，重复治疗应间隔 1～2 个月，但时间宜长，一般以 6 个月为佳。硫酸软骨素一次 600～1200mg，一日 2～3 次。

3. 中成药治疗

可选具有舒筋活络、活血化瘀、散瘀止痛功能的中成药，包括颈康胶囊，可用于肾虚血瘀所致的颈椎病，症见颈、项胀痛麻木、活动不利，一次 4 粒，一日 2 次。其他尚有颈复康冲剂、活络灵丹、藤黄健骨胶囊，以舒筋活络，散瘀止痛，口服一次 5g，一日 2 次；或饮服木瓜酒、史国公药酒，以祛风除湿，活血通络，口服一次 15～30ml，一日 2～3 次。颈痛灵药酒可滋补肝、肾，活络止痛，口服一次 10～15ml，一日 2 次。外用可试用骨刺消痛液、正骨水等涂敷。

四、健康管理

1. 按摩是治疗颈椎病的首选，牵引治疗或理疗可起到多种作用，急性期可行离子透入、超声波、紫外线或间动电流等；疼痛减轻后用超声波、碘离子透入，感应电或其他热疗。牵引的效果不确定，有弱化颈椎生理曲度，目前不予推荐。

2. 温热敷（热毛巾和热水袋）治疗可改善血循环，缓解肌肉痉挛，消除肿胀，以减轻症状，但对急性期患者疼痛症状较重时不宜。

3. 骨骼疾病"喜暖怕寒"，注意保暖，冬季外出时给颈、腰、膝关节、足部多穿些衣物或布袋、腰带，预防受寒而加重症状。

五、用药指导与药师提示

1. 合理使用非甾体抗炎药

①剂量均应个体化；只有在一种药足量使用 1～2 周后无效才更换为另一种药。②避免两种或两种以上非甾体抗炎类药同时服用，因其疗效不叠加，而不良反应增多。不过应当注意的是，在服用塞来昔布时不能停服因防治心血管病所需服用的小剂量阿司匹林，但两者同服会增加胃肠道不良反应。③服药期间严格禁酒，乙醇可致出血和出血时间延长，服药期间应戒酒；且不宜空腹服用（宜餐后或餐中）。④如口服胃肠不能耐受时，可选用另外途径给药，如外涂或塞肛，一般选择栓剂塞肛；胃部不能耐受时，亦可选用肠溶剂型。

2. 规避非甾体抗炎药的禁忌证

①塞来昔布具有类磺胺药结构，易致药热、药疹、瘀斑、猩红热样疹、荨麻疹或巨疱型皮炎，或产生剥脱性皮炎而致死者，对磺胺药有过敏史者宜慎用。有心肌梗死病史或脑卒中病史者、重度肝损者禁用。②消化道出血患者禁用阿司匹林；活动性消化性溃疡、严重血药系统异常、严重肝肾功能异常、严重心功能异常患者禁用洛索洛芬；活动性溃疡、溃疡性结肠炎及其他上消化道疾病或病史者禁用吲哚美辛；活动性消化性溃疡出血者禁用双氯芬酸、萘丁美酮；胃溃疡、十二指肠溃疡、慢性胃病或有这类疼痛病史者禁用吡罗昔康；有活动性消化性溃疡及中度或严重肝损伤及严重肾功能不全者禁用尼美舒利。③肛门炎者禁止直肠给予双氯芬酸。

3. 合理应用维生素 B_{12}

维生素 B_{12} 统称钴胺类，包含氰钴胺、甲钴胺、腺苷钴胺、羟钴胺等四类。其中，甲钴胺、腺苷钴胺、羟钴胺口服或注射后无需转化，直接发挥作用。①用于治疗神经炎、神经痛及颈椎病、腰椎病等疼痛需加大剂量；②维生素 B_{12} 有一定的刺激性，可致炎症、硬结、疼痛，宜避免长期注射同一部位，对有剧痛、局部血液逆流者应更换注射部位；③用于神经疼痛等，连续用药 1 个月如无效，则不宜再连续应用。

4. 合理应用氨基葡萄糖

硫酸氨基葡萄糖为一种氨基单糖，是构成关节软骨基质中聚氨基葡萄糖和蛋白多糖的最重要的单糖，俗称为关节的"润滑油"。可促使软骨细胞合成具有正常结构的蛋白多糖，预防软骨细胞的损坏，改善关节活动，缓解关节疼痛。①就餐时或餐后服用，可以减少胃肠不适（尤其是胃溃疡患者），连续 4～12 周，时间长了效果更好，每年可重复 2～3 次，重复治疗应间隔 1～2 个月；②偶见有恶心、呕吐、头痛、便秘、皮疹、瘙痒、血压升高、过敏等反应，发生率约 10%，但在就餐时服用可减缓上述不良反应；③对过敏者禁用；④患有急性感染性关节病暂时禁用；⑤症状在连续 2 个疗程后未见改善，应及时停药。总体治疗 1 年以上疗效更加稳定。

> ✈ **• 相关链接 •**
>
> ### 如何保护好软骨
>
> ①保持良好的体姿，躺下时膝盖的负重几乎是 0；站立和走路时负重是上半身体重的 1～2 倍；上下坡或上下阶梯的时候，是 3～4 倍；跑步时，则是 4 倍；打球时，膝盖的负重大约是 6 倍；下蹲和跪地时，膝盖的负重约是 8 倍。②减肥为保持适宜的体重，以减轻膝关节承重。③避免不科学的持续性的蹲位和剧烈的运动，如骑车、爬山、爬楼梯等膝关节屈曲位负重用力的锻炼。④锻炼股四头肌，大腿股四头肌内侧头在膝关节最后 30 度伸直和

锁定膝关节、保持膝关节稳定性方面起着重要作用，它的强壮有利于稳定膝关节，减少膝关节内不正常的撞击，减少骨性关节炎发病率，保持膝关节的正常，因此，经常锻炼股四头肌（平直地躺在床上，利用双脚做伸展运动），有利于关节的修复。⑤保暖（热敷或理疗），骨科疾病适宜保暖，温度可激活酶的活性，促进软骨的修复。⑥改变足底着地（以足尖着地）的姿势，转换骨组织的角度，减少关节磨损。⑦多食优质蛋白质。⑧服用硫酸软骨素、氨基葡萄糖（氨糖软骨素）、胶原蛋白或关节腔内注射透明质酸。

氨基葡萄糖有助于修复受损的软骨，刺激新软骨的生成，舒缓关节疼痛、炎症、僵硬及肿胀等症状，氨基葡萄糖可制造蛋白多糖来润滑关节，防止骨关节间摩擦和疼痛，但需同时补钙、硫酸软骨素、胶原和透明质酸。

氨基葡萄糖口服一次 250～500mg，一日 3 次，就餐服用，连续 8～12 周，每年可重复 2～3 次，重复治疗应间隔 1～2 个月。①对过敏者禁用；②患有急性感染性关节病者暂时禁用；③就餐时服用可减少短暂的胃肠不适（恶心、呕吐、腹胀、腹痛、反酸或皮肤瘙痒等），所以要伴随着饭吃；④软骨修复的过程缓慢，氨基葡萄糖须连续服用 3 个月以上才有效果，一般需要 2 年；⑤症状在连续 2 个疗程后未见改善，应及时停药。

肩关节周围炎

一、肩关节周围炎的概述

肩关节周围炎俗称凝肩，又简称肩周炎，或肩凝症（冻结肩）

或漏肩风，因多见于 50 多岁的中年人，故又称"五十肩"。女性多于男性（3∶1），左侧多于右侧，涉及关节囊、肌肉、肌腱等，也有少数病例双侧同时罹患。以秋、冬季多发，夏季缓解，以劳动负荷强的人为多，如司机、搬运工人、建筑工人、修理工、警察、编辑、野外作业者。

肩关节为上肢最大灵活的关节，由肩胛骨的关节盂和肱骨头构成，炎症主要发生在盂、肱关节周围组织病变，包括关节囊、滑液囊、韧带以及肩部内外两层肌肉。由于上述组织病变，而引起肩关节周围疼痛、活动受限等。其病因复杂，大致可分为：①年龄增大，软组织退化，承受力减弱；②局部原因为关节周围结缔组织、肌筋膜的退行性病变；③因颈椎椎间盘的变性或不稳定所致；④因肺结核、胃肠或颜面疾患而引起的关联痛，涉及肩关节周围组织发生病变；⑤高血压及代谢性疾患，引起肩关节周围的肌肉充血和异常肌肉紧张；⑥肩关节周围的肌肉长期和连续的紧张，使局部处于充血状态，以及过劳、寒冷、精神刺激和外伤所致。

二、临床表现

肩关节可有广泛压痛，并向颈部及肘部放射，遇冷加重，热敷见轻，可出现不同程度的三角肌的萎缩。肩周炎发病缓慢，逐渐出现肩关节痛与关节活动受限。表现为一种特殊的过程，即病情发展到一定程度后即不再发展，继而疼痛逐渐减轻以至消失，关节活动也逐渐恢复。整个病程较长，可长达数月或数年之久。但也有少数患者不经治疗则不能自愈。

（1）肩部怕冷，有广泛性酸痛或刀割样剧痛，日轻而夜重，并向颈部和上臂放射，病程长达数周、数月或数年不等。

（2）患者肩关节外展、外旋、背伸、上举等活动均受限制，甚至不能梳头、穿衣、扎裤腰带，严重者肩关节活动可完全消失，形成冻结肩。

（3）于急性期稍一碰触即剧痛难忍，出现固定的压痛点，患病肩出现活动障碍，外展或上抬困难。

（4）慢性期在肩周围有广泛的压痛，有明显的压痛点，胳膊上抬或外展受限，睡觉时不敢侧压，受寒后症状加重。

三、治疗手段

1. 治疗原则

镇痛、热敷、坚持活动和运动，预防骨骼肌或肌腱硬结、滑膜萎缩，疾病后期以肩关节运动功能受障碍、受损为主，以康复治疗为主，可采用针灸、推拿和功能锻炼。

2. 化学药治疗

（1）镇痛 肩周炎几无特效药品，疼痛难忍时可服非甾体抗炎药，如双氯芬酸、布洛芬、洛索洛芬、氨糖美辛、萘普生、吡罗昔康、美洛昔康、塞来昔布、尼美舒利等（具体服法可参见退行性膝关节炎、颈椎病一节）。

（2）保暖 可选择吲哚美辛贴剂（万特力）、氟比洛芬巴布膏（得百安）、氟比洛芬巴布膏等涂敷或贴敷，再做热敷。

（3）促进软骨修复 可用氨基葡萄糖和软骨素口服（具体参见颈椎病一节）。

3. 康复治疗

坚持每天早、晚做肩关节的内旋、外旋、外展、环转上臂动作，反复锻炼，注意动作要缓慢持久，同时嘱咐患者常做肩关节上举、后伸、外展等自主运动，可有助于恢复。或忍受疼痛做单杠上、下伸拉动作。

自我按摩可每日进行 1 次，坚持 1～2 个月，会有较好的效果。当肩痛减轻但关节仍然僵硬时，可采用手术治疗，并配合手法松解，恢复肩关节的活动范围。拔罐治疗常选用的穴位有肩井、肩髃、肩前、肩贞、天宗等穴位。一次选 2 个穴位，交替使用或刮痧治疗。

4. 中成药治疗

选择具有活血化瘀、舒筋活络、消肿散结功能的中成药，如养血荣筋丸、活血止痛散、木瓜丸、小活络丹、大活络丹、舒筋活络丸、五加皮酒、国公酒、茴香橘核丸、祖师麻片等。局部热敷或中药（透骨草 25g，川芎、川乌、草乌、地龙、红花、防风、土鳖虫各 15g，蜂房 2 个，以水煮开）熏洗。

也可选择热敷或中药热腾、中药贴剂、膏药、理疗、远红外线照射、水疗、超短波、电刺激等均可增强局部血液循环、缓解肌肉紧张、减轻疼痛等症状。还可选择云南白药膏、寒痛乐贴剂、伤湿止痛膏、701 跌打镇痛膏或正红花油、风湿油等涂敷或贴敷，再做热敷。

四、健康管理

1. 颈椎病有治疗保健操如"米"字操，长期坚持"米"字操是能治疗症状轻的颈椎病并且有着很好的预防作用。其他适合颈椎病的运动项目还有篮球、乒乓球、羽毛球、游泳、放风筝、踢球、骑自行车等。

2. 肩关节功能锻炼。作为肩周炎常用的治疗手段，除了阻止滑膜挛缩，在肩周炎后期阶段还可帮助患者恢复肩关节正常活动度。传统功能锻炼方法包括被动牵拉练习、悬垂钟摆运动。许多研究结果均表明肩周炎患者进行功能锻炼有利于肩关节功能恢复并减轻疼痛，但是这些康复动作常伴随疼痛产生，而疼痛可能降低患者的依从性，从而影响肩周炎治疗进程。

3. 注意劳逸结合，每次劳动的量宜要适度，不要给肩部太大的压力。无论是伏案写字，或者是对着电脑操作，还是低头做手工，都要保持正确的姿势。

4. 注意肩关节周围的保暖，多穿衣服，不宜受寒、潮湿、吹冷风或吹空调。

五、用药指导与药师提示

1. 硫酸软骨素服用方法

硫酸软骨素每天口服 1200mg，分别于早、晚餐后服用，餐后食物中的脂肪可促进软骨素的吸收，也减轻由用药所致的不良反应（恶心、呕吐、腹胀），且可避免与胃酸的直接接触所造成的流失和破坏。

软骨素可有效改善关节炎的疼痛、炎症现象。当被诊断有退行性关节炎或关节负荷过大所引发的关节炎时，须持续服用软骨素至少 6 个月以上，直到引发关节负担的条件解除为止，如果属于年过 50 岁的退行性关节炎者，则需要持续不断地补充关节液营养素如软骨素及氨基葡萄糖。食用之后甚至出现恶心、呕吐、胸闷、牙龈出血，软骨素在身体内会缓慢地流失，是需要定期地做补充，但不能长久性地食用，否则会使身体产生依赖性，若突然暂停食用软骨素时就会致体内的软骨素流失严重，对关节损伤严重。但在用药期间，饮食宜节制、清淡。

2. 软骨素与氨基葡萄糖联合应用有益

伴随年龄的老化，体内的软骨素逐渐减少，被活性较低的角质素所取代，从而加重骨退行性病变的进程。从这一点上来说，额外补充一些软骨素是有益的。硫酸软骨素是蛋白多糖的组成部分，负责把水分吸收进入软骨，赋予软骨的弹性，促使软骨更具柔软性和坚韧性，否则软骨会变干变脆，加重退化。软骨素与氨基葡萄糖联合应用是一对组合拳，多糖+单糖，目的均是使软骨修复或软骨的新生，减少机械的摩擦或碰撞，恢复软骨的功能，两者具有协同作用，氨基葡萄糖刺激软骨基质的合成，软骨素则抑制软骨基质的降解，两药联合则可增加软骨基质含量，逆转软骨破坏和增强软骨修复，缩减骨关节的间隙，缓解骨关节炎的进程和疼痛。一项研究分别服用氨基葡萄糖一日 1500mg、硫酸软骨素一日 1200mg、或氨基葡萄糖+硫酸软骨素、吡罗昔康一日 20mg 以及安慰剂，连续 24 周。结果对中度至重度膝关节炎者，氨基葡萄糖组对减轻肿胀或疼痛效果最好，减轻关节疼痛的效果与吡罗昔康组近似，但氨基葡萄糖+硫酸软骨素组，对重症的膝关节炎的修复和缓解疼痛更为显著。

目前，临床对氨基葡萄糖+硫酸软骨素疗效尚具争论：①静脉注射硫酸软骨素确有疗效，但口服大分子的黏多糖能否吸收？②软骨素分解后，能否在关节软骨处重新聚合？③目前，缺乏临床大样本、多中心、双盲、对照的研究结论；④补充软骨素与氨基葡萄糖，能否重建软骨或减轻关节疼痛，尚待研究。但作为营养剂的补充，我们建议，适量地补充氨基葡萄糖+硫酸软骨素利大于弊。

3. 应正确使用巴布膏

巴布膏是一种外用贴膏剂，系药材提取物或化学药与适宜的亲水性基质混合后，被涂布在背衬材料上制成的贴膏剂。由背衬（常用无纺布、弹力布、水刺布）、膏体、防黏膜（膏体表面的隔离膜）组成。其载药量大，保湿性强，与皮肤的相容性好，可透气，耐老化，色泽光洁，可以反复揭贴，随时终止给药，剂量准确，血药浓度平衡无峰谷现象，可减不良反应，尤其是污染性小（不像传统的膏药黑、黏、脏、味，易过敏），因此，深受患者欢迎。目前有吲哚美辛（必艾得）、氟比洛芬巴布膏（得百安），用于治疗骨退行性膝关节炎、肩周炎、肌腱及腱鞘炎、腱鞘周围炎、肱骨外上髁炎（网球肘）、肌肉痛、外伤所致肿胀、疼痛。但巴布膏使用时注意：①15岁以下儿童禁用。②眼周和黏膜组织、皮疹和皮肤破损部位禁用，过敏者禁用。③禁止连续使用2周以上时间。④妊娠及哺乳期妇女、过敏体质者使用前请向医师咨询。⑤使用后若出现皮疹、红斑、瘙痒、灼热、刺痛等症状；或连续使用5～6天后，症状没有改善者，请立即终止使用。⑥有出汗或患部被打湿时，请擦拭干净后使用。过敏体质者慎用支气管哮喘的患者（支气管哮喘患者中包括阿司匹林哮喘患者，患者可诱发其哮喘发作）。⑦如巴布膏性状改变时禁用。⑧把巴布膏放在儿童不能接触的地方。⑨巴布膏剂应置于密封、阴凉处贮存。

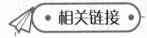

别把钙补到血管内膜上，宜同期应用降钙素

补钙主要是增加血液中的钙，并非直接进入骨骼中，而血钙只有进入骨骼中才能发挥作用。降钙素主要作用是抑制骨钙丢失于血液中，同时将血液中的钙沉降在骨骼中，从而增加骨钙量。鉴于老年人体内有甲状腺 C 细胞分泌的降钙素极少，同时中老年骨质疏松者一般的血钙水平正常甚至偏高，但骨骼中缺钙。长期的血钙偏高会使钙在血管壁上沉积而易诱发血管硬化（钙化）、高血压、骨质增生、心脏病和高钙血症，危害极大，因此在补钙同时，宜同步补充降钙素，能减少钙从骨骼中丢失的数量，促使血钙转移到骨骼里，有效地防治骨质疏松症，同时避免血钙过高而发生上述危险。

腰椎间盘突出症

一、腰椎间盘突出症的概述

腰椎间盘由软骨板、纤维环和髓核所构成，软骨板上、下各有一个，富有弹性，与上下的椎体相连，纤维环位于腰椎间盘的周缘处，由纤维软骨组成，髓核位于软骨板和纤维环构成的腔内，是由软骨板和胶原蛋白构成的弹性冻胶样物质。因此，可以说腰椎间盘就是由不同密度的软骨所构成的组织。但是，腰椎间盘之所以会突出、膨出，缘由就是腰椎软骨的营养不足，人的年龄逐渐增大，首先是纤维环的老化，弹性降低，力量减弱，如果弯腰、转身、提拿重物，纤维环承受不了髓核向外的挤压力，向外膨出，如果这种情况进一步发展，纤维环出现个别的断裂或裂伤，髓核就会从裂缝薄弱环节挤压出来，则形成腰椎间盘突出；如果纤维环裂痕继续不断地扩大，髓核就从裂口中跑出来，则就形成"腰椎间盘突出症"。

腰椎间盘突出症亦可称髓核突出（脱出）或腰椎间盘纤维环破裂症，是常见的腰部疾患之一，尤其在中、老年女性中极为多见，尤以腰4～5、腰5～腰骶发病率最高，约占患者总数的95%。

顾名思义，腰椎间盘突出症也属于老年退行性病变或增龄性疾病之一，随着岁数增加，主要是腰椎间盘各部分（髓核、纤维环及软骨板）尤其是髓核，有不同程度的退行性变化后，在外界因素的作用下，椎间盘的纤维环破裂，髓核组织从破裂处突出（脱出）于后方或椎管内，导致相邻的组织，如脊神经根、脊髓受到刺激或压迫，从而发生腰痛、一侧下肢或双侧下肢麻木等症状。

腰椎间盘突出症的病因有内在因素，主要是腰椎间盘本身的退变，腰椎的退变表现为含水量的降低，并因失水引起椎节失稳、松动等病理改变；纤维环的退变主要表现为坚韧程度的降低；外在因素是外伤、劳损、寒冷、潮湿、突然负重、妊娠、用力不当、用力过度、姿势或体位的不正确等。如驾驶员长期处于坐位和颠簸状态，长期而反复的外力造成的轻微损害，都日积月累地作用于腰椎间盘，加重了退变的程度。寒冷或潮湿引起了小血管收缩、肌肉痉挛，使椎间盘的压力增大，也可能造成退变的椎间盘破裂。

二、临床表现

腰椎间盘突出后，可继发地产生脊柱生理前凸变直或侧凸、脊神经根受损、椎间隙变窄、椎体边缘骨质增生、椎间关节退变和椎管狭窄等一系列改变，而致许多患者的症状迁延和反复。患者可因髓核突出的部位、大小、病程长短以及个体差异的不同而表现出各种各样的症状。

（1）由腰2～3、腰3～4突出可引起股神经痛,但较少见,腰4～5、腰5～腰骶突出表现在下腰部及腰骶部,常见持续性的钝痛,平卧位时可减轻,久站后加剧。另有一种疼痛发生急骤,呈痉挛样剧痛,造成腰部活动受限,此种疼痛往往发生在髓核大部分突出,突然压迫神经根,使根部血管同时受压而造成缺血。

（2）疼痛沿臀、大腿、会阴及小腿后侧至足跟或足背,呈放射性刺痛,严重者可呈电击样疼痛。

（3）下肢麻木一般与下肢反射痛相伴出现,麻木的区域与受累的神经根相对应。下肢的感觉异常,主要有发凉及发冷,患肢温度降低,尤以脚趾末端最为明显。

（4）在腰椎间盘突出压迫神经根严重时,可产生神经麻痹而致肌肉力量减弱甚至瘫痪,表现为足下垂。

（5）患者在行走时,可随着行走的距离增加而加重腰、腿的症状,并在坐位或卧位一段时间后才可缓解。

（6）向正后方突出的髓核或脱垂、游离椎间盘组织压迫马尾神经,表现为大、小便障碍,会阴和肛周感觉异常。严重者可出现大、小便失控及双下肢不完全性瘫痪等症状。

三、治疗手段

1. 治疗原则

不同的腰椎间盘突出症治疗方法分为手术和非手术疗法,后者包括药物、推拿、按摩、封闭、热敷、热光照射、休息、髓核溶解、高压氧、牵引、手法、支架和体育治疗等。

2. 化学药治疗

（1）镇痛、消除水肿　一般仅作为缓解症状的辅助性治疗,对疼痛难以忍受、不能平卧和入睡的人可适当给予非甾体抗炎药或镇痛药（可选其一）:依托考昔（安康信）一次60～120mg;布洛芬一次200～400mg,一日3次;氨糖美锌一次200mg,一日3次;尼美舒利（怡美力）一次 100mg，一日 2 次，连续 4～6 周；双氯芬酸肠溶片成人一次 25～50mg，一日 3 次，用于急性疼痛首次 50mg，以后 25～50mg，6～8 小时给予 1 次；酮咯酸一次 10mg，严重疼痛时一次 20～40mg，一日 1～4 次；萘普生初始服用一次 500～750mg，分 2 次于早、晚服用。

或选服抗炎镇痛作用时间长的长效药美洛昔康、吡罗昔康、塞来昔布。

（2）消除局部水肿　在腰椎间盘突出症急性期，脊神经根轴处水肿较明显，是引起剧痛的原因，为消除局部水肿，可口服氢氯噻嗪（双氢克尿塞）、呋塞米（速尿）等利尿剂，氢氯噻嗪一次 12.5～25mg，一日 2 次；呋塞米起始 20～40mg，一日 1 次，必要时 6～8 小时后追加 20～40mg，直至出现满意的利尿效果。或静脉滴注 25% 甘露醇等脱水剂。

（3）修复软骨组织（参见退行性膝关节炎）　氨基葡萄糖可以抑制脊柱髓核细胞产生炎性因子，促进椎间盘软骨基质成分糖胺聚糖的合成。向椎间盘内注射氨基葡萄糖可显著减轻椎间盘退行性疾病导致的腰痛，改善脊柱功能，在一定程度上逆转椎体病变。对退行性改变基础上发生的腰椎间盘突出症者，特别是老年人，可服用硫酸软骨素 A（康得灵）一次 600mg，一日 3 次，连续 3 个月，或氨基葡萄糖一日 750～1500mg。如若腰椎间盘突出症后已有不同程度的肌肉萎缩，可选服维生素 E，一次 100mg，一日 1 次。

（4）对抗炎症　口服或硬膜外注射糖皮质激素，可提高组织应激能力，减轻神经根周围炎症和粘连。一般采用长效糖皮质激素+2% 烟酸盐酸利多卡因注射液 2～4ml 行硬膜外注射，泼尼松龙磷酸酯钠一次 5～25mg，一周 1 次，连续 3 次为 1 个疗程，2～4 周后可再用 1 个疗程。或短期服用地塞米松、泼尼松片，但必须监测血压、血糖正常、无感染等情况下应用，同时不宜长期应用，以免增加对骨骼的损伤。

肌内注射维生素 B_1、B_{12}（甲钴胺）。

此外，牵引治疗采用骨盆牵引，可以增加椎间隙宽度，减少椎间盘内压，椎间盘突出部分回纳，减轻对神经根的刺激和压迫。理疗和推拿、按摩可缓解肌肉痉挛，减轻椎间盘内压力，但注意暴力推拿、按摩可致病情加重，应尤其慎重。经皮关节镜下注射药物、摘除突出髓核、削刨赘生物、显微椎间盘摘除、显微内镜下椎间盘摘除、经皮椎间孔镜下椎间盘摘除等微术使手术损伤减小，也在临床运用之中。

3. 中成药治疗

选择固本通元、舒筋通络、活血化瘀、消炎止痛的中成药，如舒筋健腰丸、壮腰健肾丸、金匮肾气丸、人参养荣丸、三七片、补腰杜仲精、六味地黄丸、活血止痛胶囊、龙骨胶囊、腰痛宁、通痹丸、木瓜丸、天麻丸、追风透骨丸、小活络丸、元胡止痛片、腰痹通胶囊、藤黄健骨丸、丹鹿通督片等。

四、健康管理

1. 养成良好的坐姿，睡眠时的床位不宜太软，长期伏案工作者需要注意桌椅高度，定期改变姿势。需常弯腰动作者应定时伸腰、挺胸活动，并使用宽的腰带。并加强腰背肌锻炼，增加脊柱的内在稳定性。长期使用腰围者，尤其需注意腰背肌锻炼，以防肌肉萎缩带来不良后果。如需弯腰取物，最好采用屈髋、屈膝下蹲方式，减少对腰椎间盘后方的压力。

2. 初次发作时，应严格卧床休息，强调大小便均不应下床或坐起，这样才能有比较好的效果。卧床休息 3 周后可佩戴腰围保护下床、起床活动，3 个月内不做弯腰持物动作。缓解后，应加强腰背肌锻炼，以减少复发的概率。

3. 注意腰部的保暖。

五、用药指导与药师提示

1. 应用利尿剂时宜小心

①对磺胺药和噻嗪类利尿剂过敏者，对利尿剂也可能过敏，用前宜询问药物过敏史；②无尿或严重肾功能不全者慎用，后者因需加大剂量，故用药间隔时间应延长，以免出现耳毒性等不良反应；③利尿剂可通过胎盘屏障或由乳汁中分泌，妊娠及哺乳期妇女尤其是妊娠初始 3 个月者应避免应用；④糖尿病、高尿酸血症或痛风、急性心肌梗死、胰腺炎、低钾血症倾向者（尤其是应用洋地黄类药或有室性心律失常者）、系统性红斑狼疮、前列腺增生症者慎用；⑤老年人应用本品时易发生低血压、电解质紊乱，血栓形成和肾功能损害的机会增多；⑥用药期间应定期检查血电解质、血压、肾功能、血糖、血尿酸、酸碱平衡情况、听力。药物剂量应从小剂量开始，然后根据利尿反应调整剂量。

2. 服用氢氯噻嗪时对老年人要多关注

①老年人为避免服用氢氯噻嗪后所致的夜尿过多，应于白天给药。②由于具有磺胺类似结构，氢氯噻嗪、吲达帕胺及髓袢利尿剂如呋塞米、布美他尼，都可能与其他磺胺类药发生交叉过敏反应。③部分利尿剂可以引起光敏反应，注意防护日光照晒，或使用防晒霜。④服药期间，中、老年人从卧位或座位起身时动作要徐缓，以防体位性低血压的发生。⑤氢氯噻嗪可干扰尿酸排出，使血尿酸水平升高，发生机制与利尿剂竞争性抑制尿酸排泄，血容量减少所致的尿酸重吸收增加有关，但很少引起痛风。应定期监护血压、血脂、血糖、电解质、血尿酸、肌酐清除率。⑥有低钾血症倾向的患者，应酌情补充钾盐或与补钾的水果如香蕉、葡萄、柿子、杏子、橘柚、梨子、苹果、鲜桃、山楂、樱桃或橙汁。

3. 权衡非甾体抗炎药的获益与所致溃疡和出血的风险比

非甾体抗炎药（NSAID）是把双刃剑，一方面具有抗血小板、抗炎、退热、镇痛和抗过氧化作用；另一方面可致溃疡形成、出血。所致溃疡或出血的机制有：①抑制环氧酶，抑制前列腺素合成，使胃肠黏膜失去保护作用，导致黏膜－碳酸氢盐屏障功能减退，使其更易受到传统危险因素（酸、酶、胆盐）的侵害；②破坏黏膜屏障，直接损伤胃黏膜，同时减少内皮细胞增生，减少溃疡床血管形成；③抑制血栓烷 A_2，抑制凝血 X 因子和抑制血小板聚集；④抑制肝脏凝血酶原的合成。由 NSAID 类药所致的消化道损伤（溃疡、出血）的风险伴随年龄和剂量增加而明显增加；服药后 1～12 个月为消化道损伤的高发阶段；合并 Hp 感染和联合用药（糖皮质激素、非甾体抗炎药、抗凝血药）者更为危险。

①为减少 NSAID 所致的消化道损伤和出血，所有患者使用前均应仔细权衡获益－出血风险比，严格控制适应证和应用人群。②选择 NSAID 时个体特点应首先考虑：年龄大于等于 65 岁，并有其他疾病同时服用其他类药物者发生 NSAID 不良反应多，风险高。有胃肠道病史者发生胃肠道事件风险性高则倾向用选择性 COX－2 抑制剂，有心肌梗死、脑梗死病史患者则避免使用选择性 COX－2 抑制剂。建议用最低的有效剂量和最短的疗程以减少本类药的风险。③选择性 COX－2 抑制剂与非选择性 NSAID 相比，能明显减少胃肠道出血、穿孔等严重胃肠道不良反应，应用这类药时应当结合患者的具体情况使用最低的有效量，疗程不宜过长。有心肌梗死史或脑卒中史者禁用。④剂量均应个体化；只有在一种 NSAID 足量使用 1～2 周后无效才更改为另一种。⑤避免两种或两种以上 NSAID 同时服用，因其疗效不叠加，而不良反应增多。不过应当注意的是，在服用塞来昔布时不能停服因防治心血管病所需服用的小剂量阿司匹林，但两者同服会增加胃肠道不良反应。⑥乙醇可致出血和出血时间延长，服药期间应戒酒；且不宜空腹服用（宜餐后或餐中）。⑦如口服胃肠不能耐受时，可选用另外途径给药，如外涂或塞肛，

一般选择栓剂塞肛；胃部不能耐受时，亦可选用肠溶剂型。⑧使用NSAID应坚持阶梯式增加用药量直至达到最佳疗效和阶梯式渐次减量。

4. 关注非甾体抗炎药潜在的心血管风险

NSAID均具有潜在的心血管不良事件风险（所致急性心肌梗死）。其中风险（RR）最低为萘普生，风险依次增加的是塞来昔布、布洛芬、美洛昔康、双氯芬酸、吲哚美辛、依托度酸、依托考昔。除萘普生外，长期、大剂量服用NSAID与所致心血管事件风险密切相关，风险与剂量、疗程≥3个月者呈线性，昔布类药所致心脏的不良反应大于其他类NSAID。①伴有心脏病史者，可使NSAID致并发症的危险性的概率增加，应予慎用。②认真权衡利弊，尽量选择用最小的剂量和疗程。③动脉粥样硬化病变正在进展者（包括近期行搭桥术、不稳定型心绞痛、心肌梗死和缺血性脑卒中）服用COX－2抑制剂发生心血管事件的绝对风险显著升高。对此类患者应用选择性COX－2抑制剂应格外小心，只应用推荐剂量、最短的疗程。

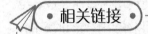

糖皮质激素可能毁骨吗

答案是肯定的。糖皮质激素的最重要的不良反应之一就是损伤骨骼。糖皮质激素会促进蛋白质的分解，增加钙、磷的排泄，抑制一种合成骨基质的细胞——成骨细胞的活性，引起骨质疏松症、股骨头坏死或骨折。长期、大量、无原则地应用糖皮质激素所诱发骨质疏松症而致病理性骨折率达8%～18%；致骨股头坏死发生率达15.5%～20%。糖皮质激素的大量应用与股骨头坏死的发生有着极大的关系（发生率约为20%），一般以负重关节常见，先是在髋关节，然后是膝关节、腕关节，多数先一侧发病，后再累及对侧。其发生率与用药剂量和使用有一定关系，剂量越大，时间越长，越易造成坏死。糖皮质激素所致骨损伤机制包括：①抑制骨形成；②减少成骨细胞的活力，减少骨中胶原的合成，使骨坏死重建和修复困难；③增加骨内压，使骨内灌注下降，组织缺氧、水肿，加重循环障碍，最终导致骨细胞缺血坏死；④抑制成骨细胞功能。

骨质疏松症

一、骨质疏松症的概述

骨质疏松症也属于中、老年人的一种退行性病变，以骨量低下、骨微结构破坏、骨脆性增加、易发生骨折为特征的全身性骨病，发病率高，绝经期妇女中发病率可达 50%，且伴随年龄增加而增高。其发病机制不完全清晰，由多种因素致病，临床表现也是多方面的，有多种因果关系；治疗呈多样性，缺乏专一性治疗方案，难于应用一种药物而获得同一结果；死亡率和医疗费用高。

骨质疏松症其紧密地与骨微结构（骨密度、骨质量）和钙代谢两个基本功能是相互联系的，由于生理（年龄、绝经）和病理（运动损伤、炎症、用药、代谢、内分泌疾病）等原因使骨组织中的钙含量丢失、骨空隙增加、机械性能下降，诱发病理性骨折。

依据病因可分为原发性骨质疏松症、继发性骨质疏松症、特发性骨质疏松症。其中原发性骨质疏松症与自然衰老过程中人体组织器官系统退行性改变在骨骼系统出现的症状，包括妇女绝经后骨质疏松症和老年性骨质疏松症，前者主要与绝经后雌激素不足有关；

后者主要与增龄性衰老有关。两类骨质疏松症的主要特点见表7-1。

表7-1 妇女绝经后骨质疏松症与老年性骨质疏松症的主要特点

内容	妇女绝经后骨质疏松症	老年性骨质疏松症
年龄	50~70岁	70岁以上
男女之比例	1:6	1:2
骨量丢失	主要为松质骨	松质骨、皮质骨
骨丢失率	早期加速	较缓慢
骨折	椎体为主	椎体、股骨上端
甲状旁腺激素（PTH）	正常或稍低	增加
1,25-二羟维生素D_3	继发性减少	原发性减少
骨矿化不良	基本没有	常伴有

继发性骨质疏松症是由于疾病或药物损害骨代谢所诱发的骨质疏松，如代谢性、内分泌、结缔组织疾病、营养因素（维生素C、D缺乏，钙、蛋白质缺乏，微量元素缺乏）、药物因素如糖皮质激素、抗肿瘤药（甲氨蝶呤）、抗凝血药（肝素）、抗癫痫药（苯妥英钠）、抗惊厥药、免疫抑制剂、性腺功能抑制剂引起的骨质疏松症。

骨质疏松症被称为"沉默的杀手"，可致患者发生骨折，60岁以上人群，如发生过骨质疏松性骨折，在第二次骨折后的5年内，死亡风险将较第一次骨折增加3~4倍；此外，骨质疏松症尚可形成脊椎后弯，胸廓畸形，使肺活量和最大换气量显著减少，患者往往可出现胸闷、气短、呼吸困难等症状。

二、临床表现

骨质疏松症在早期是个"寂静的杀手"，可到了晚期却不安宁了，带来了骨痛、骨折、驼背、矮小等诸多问题。罹患骨质疏松症者主要症状是胸、背、腰、膝等部位疼痛，早期是腰背酸痛或不适，后期可遍布全身，时轻时重，活动量大或劳累时疼痛加重，但休息后可缓解。

（1）身体姿势可出现圆背或凹圆背，因骨质疏松可引起骨结构松散，强度减弱，原有呈立柱状的椎体，每个约高 2cm，受压变扁后每个椎体可减少 1～3mm，因此由于 24 节的椎体缩短可使身高缩短或者驼背。

（2）骨密度可能低于同性别骨峰均值。

（3）胸背、腰膝等部位疼痛，其中胸背疼痛约占 57%，背痛占 15%，胸背疼加下肢痛占 18%，四肢无力占 10%。

（4）下肢常肌肉痉挛，指（趾）甲变软、变脆和易裂，肌肉痉挛常在夜间发生。

（5）早期进行雌、雄激素水平检查可能低于同性别的均值。

（6）易出现椎体变形，椎体缩短，身体缩短至 3～4cm。

（7）易发生病理性骨折，其特点为：①外伤史不明显；②骨折发生的部位相对比较固定；③胸腰椎压缩骨折，如发生于胸 10、胸 11 可以无明显症状，患者不感觉疼痛，但到胸 12 到腰椎 1～3 因为是脊柱活动较多的部位可出现疼痛。

三、治疗手段

1. 治疗原则

促进骨矿化，抑制骨吸收，减轻骨丢失，缓解疼痛，坚持治疗，不再继续发生骨丢失恶化和成骨细胞，改善骨骼质量，预防病理性骨折。提倡联合用药（钙剂、维生素 D、双膦酸盐、雌激素或选择性雌激素受体调节剂、降钙素）。

2. 化学药治疗

鉴于发病的诸多因素，极难以一种药物或一种治疗方法取得同一效果。骨质疏松症的治疗一般多采用联合用药的方案，包括：①促进骨矿化剂：钙剂、维生素 D；②骨吸收抑制剂：双膦酸盐、雌激素或选择性雌激素受体调节剂、降钙素；③骨形成刺激剂：甲状旁腺激素、氟制剂、同化类固醇（苯丙酸诺龙）、生长激素等。

（1）老年性骨质疏松症　可选择钙剂、维生素 D 或一种骨吸收抑制剂（以双膦酸盐尤其是阿仑膦酸钠）的"三联药物"治疗，为目前较为公认的治疗方案。联合应用的疗效协同或加强，对老年人能够降低甚至逆转骨丢失，增加骨密度，降低骨折的危险性。

（2）妇女绝经后骨质疏松症　在基础治疗即钙剂+维生素 D 上，联合雌激素（雌二醇、雌三醇、尼尔雌醇）治疗。或选择性雌激素受体调节剂依普黄酮（固苏桉）、雷洛昔芬（易维特）治疗，治疗称为激素替代治疗，其原理在于：无论男性还是女性，性激素均明显影响终身的骨健康，包括：①青春期分泌的性激素，能充分增加骨密度和峰值骨量；②女性青春期及其后的青年期，能够持续地分泌雌激素，对峰值骨量的维持至关重要；③绝经期雌激素分泌减少，是随后骨密度丢失的重要原因；④男性儿童和成人产生的睾丸酮，对达到和维持峰骨量同样重要，雌激素也参与重要的作用；比其他药如双膦酸盐、氟化物对髋骨骨密度的增加比腰椎明显。此外，雌激素替代治疗可有下列益处：①减少脊柱和髋关节发生骨折的危险性；②维持绝经期妇女脊椎骨密度；③提高绝经期妇女的生活质量，减轻疼痛。雌二醇口服一日 1mg，雌二醇贴剂一次 2.5mg，一周 1 次；雌三醇口服一日 1mg，每月连续服用 14～21 天；尼尔雌醇口服一次 5mg，一月 1 次；结合雌激素（倍美力）一日 0.625～1.25mg 或一日 0.625mg，在周期 15～28 天每日加服安宫黄体酮 2.5～10mg。雌激素受体调节剂有两种：雷洛昔芬（易维特）一日 60mg；依普黄酮（固苏桉）口服一次 200mg，一日 3 次。此外，也可联合降钙素用于妇女绝经后骨质疏松症的治疗。

（3）原发性或继发性骨质疏松症　原发性骨质疏松症常发生于女性绝经期之后，男性生命后期。而继发性骨质疏松症具有特定的原因，尤其应注意原发性甲状腺功能亢进、甲状旁腺功能亢进、多发性骨髓瘤、肾小管酸中毒等疾病的治疗。对高尿钙所继发性甲状腺亢进，可应用氢氯噻嗪一日 12.5～25mg 治疗，明显减轻尿钙的丢失。对骨质疏松症尚可选择双膦酸盐或降钙素，其中，依替膦酸钠（羟乙膦酸钠）一次 400mg，一日 2 次；替鲁膦酸钠一日 200～400mg；阿仑膦酸钠一日 10mg，一日 1 次，或一次 70mg，一周 1 次；阿仑膦酸钠维生素 D（阿仑膦酸钠 10mg+维生素 D 2800IU），一次 1 片，一周 1 次；唑来膦酸钠一次 4～8mg，每隔 3～4 周给予 1 次。

（4）伴腰腿肩颈疼痛的中老年骨质疏松症　在钙剂+维生素 D 基础上，首选药降钙素，其主要作用有：①降低破骨细胞活性和数量，直接抑制骨吸收，减慢骨转换，降低血钙水平，促使血钙入骨；②抑制肾小管对钙、磷重吸收，增加钙、磷的排泄；③抑制疼痛介质的释放，阻断疼痛受体，增加β-内啡肽释放，具有周围和中枢性镇痛作用。降钙素具有止痛作用，可用于骨折或骨骼畸形所引起的慢性疼痛，降钙素常用制剂有两种：鲑降钙素（密盖息）皮下或肌内注射一次 25～50IU，一日 2～4 次，或鼻腔用药一次 25～50IU，一日 2～4 次；或依降钙素（益钙宁）肌内注射一次 20IU，一周 1 次。

（5）糖皮质激素所致的骨质疏松症　糖皮质激素可刺激破骨细胞的骨吸收和抑制成骨细胞的骨骼形成。在治疗上可应用双膦酸盐，如氯曲膦酸钠、丙氨膦酸二钠（帕米膦酸二钠）、阿仑膦酸钠等。一旦发生骨丢失，惟有抗骨吸收药能明显增加骨密度，减少骨折危险性。而补钙和口服维生素 D 400～800IU，仅可减少骨丢失量，但不能增加骨量。

（6）抗癫痫药所致的骨质疏松症　原发性骨质疏松症曾经有多年应用抗癫痫药的历史，表现为骨质疏松和骨软化的混合型。治疗时需长期口服维生素 D，推荐每日摄取维生素 D 400～800IU，有时最高可达 4000IU，才能恢复血清 25-羟基维生素 D 的水平。此外，影响骨代谢的营养素除钙剂和维生素 D 外，尚有其他微量元素（磷、镁、铜、铁、锌、锰）、维生素（A、C、K）、蛋白质、脂肪、糖，宜注意综合平衡。

3. 中成药治疗

宜选择具有滋补肝肾、强筋健骨功能的健肾地黄丸、归肾丸、苁蓉健肾丸、龟龄集、鱼鳔补肾丸、复方补骨脂冲剂、健骨冲剂、龙牡壮骨颗粒、骨松康颗粒、知柏地黄丸、健步虎潜丸、补肾健骨胶囊、密骨片、六味地黄丸、金匮肾气丸、青娥丸等。

四、健康管理

1. 重视钙剂和维生素 D 的补充，保持充分的日照和优质蛋白质的摄入，坚持有规律的运动，促进肌肉和骨骼健壮。

2. 预防和积极治疗各种原发疾病，尤其是慢性消耗性疾病与营养不良、吸收不良、内分泌疾病等，防止各种性腺功能障碍性疾病和生长发育性疾病；避免长期使用影响骨代谢的药物。

3. 防止跌倒，避免过度负重。

五、用药指导与药师提示

1. 应正确合理补钙

①补钙同时宜补充维生素 D，维生素 D 是有效钙吸收过程所必需的。虽然钙剂+维生素 D 是骨质疏松症的基础治疗方案，但未必可缓解骨痛，逆转骨丢失，增加骨密度。②补钙应选用含钙量高、吸收好、制剂溶出度也好的制剂。有些钙剂在体液中不被溶解，反而在器官内堆积沉淀，造成肾和尿道结石。③钙在体内吸收随着钙的摄入量增加而增加，但达到某一阈值后，摄入量增加，钙的吸收并不同步增加，人体对钙的需求量因年龄、性别、种族的不同而有差异。④果蔬中含有过多的草酸和磷酸盐，可与钙形成不溶性的钙盐，使钙的吸收减少；另食物中的脂肪（脂肪酸）可与钙形成二价的钙皂，也会影响钙的吸收，故应注意错开与食物服用的间隔时间。⑤补钙以清晨和睡前各服用 1 次为佳，如采取一日 3 次的用法，最好是于餐后 1 小时服用，以减少食物对钙吸收的影响；若选用含钙

量高的制剂如钙尔奇 D，则宜睡前服用。

2. 补钙期间宜同期应用降钙素

补钙主要是增加血液中的钙，而并非直接进入骨骼中，而血钙只有进入骨骼中才能发挥作用。降钙素主要作用是抑制骨钙丢失于血液中，同时将血液中的钙沉降在骨骼中，从而增加骨钙量。

降钙素与甲状旁腺素作用部位相同，但功能却恰恰相反。降钙素能抑制或减少破骨细胞，促进成骨细胞，促使骨组织释放的钙盐减少，沉积的钙盐增加，因而有明显的降低血钙和镇痛的作用。正由于此，它才被命名为降钙素。

降钙素降低的是血钙，同时增加的是骨骼中钙盐的沉积，使骨骼更加坚固。中、老年人群的吸收功能有所减退，雌激素、雄激素和甲状腺 C 细胞所分泌的降钙素少，钙吸收不足，骨骼中的钙质用得多、补充得少，发生骨质疏松症很常见。而降钙素能减少钙从骨骼中丢失的数量，同时促使血钙转移到骨骼里。虽说降钙素本身不含钙，却是一种可以治疗骨质疏松症，补充骨骼中钙质的药物，主要用于绝经后骨质疏松症以及老年性骨质疏松症，也用于其他继发性骨质疏松症。

3. 应正确掌控雌激素使用的监护

①严格掌握适应证，剂量应个体化，初始剂量宜小，并视症状和不良反应适当调节到有效应的最低量，初始期 1～3 个月应认真找出适宜维持量。②定期监测血浆雌激素水平，使血浆中雌二醇达到滤泡早期水平，雌二醇与雌醇之比大于 1。从预防骨质疏松的角度考虑，雌激素替代疗法至少要应用 5～10 年，甚至终身，若症状缓解后立即停药容易复发。③雌激素与钙剂、维生素 D、孕激素、雄激素联合用药的预防或治疗效果会优于单一用药，也可减少雌激素的用量，而疗效相同。④注意监测雌激素不良反应，定期检查盆腔、乳房、血脂、骨密度等指标。子宫内膜是雌激素的靶器官，长期应用雌激素可致内膜的癌变，且与服法、剂量、时间长短、停药间隔

和并用孕激素与雄激素有关。雌激素替代治疗（HRT）的主要副作用是单用雌激素增加子宫内膜的危险性。所以在 HRT 中加用孕激素可预防内膜病变，且孕激素对骨密度可能也有益处，特别是合成类孕激素。⑤对患有雌激素的绝对禁忌证的雌激素性高血压病、乳腺癌、进展性乳腺纤维囊性病、子宫肌瘤者禁用；对患有雌激素相对禁忌证的肥胖症、糖尿病、胰腺炎、胆石症、胶原纤维病、乳腺癌、高脂血症、心肌梗死、肺栓塞、深部血栓静脉炎者慎用。

4. 应用降钙素时的注意事项

①对蛋白质过敏者可能对降钙素过敏，应用前宜作皮肤敏感试验。对怀疑过敏者，可先用 1∶100 降钙素稀释液做皮试，当出现有过敏、喘息、耳鸣等症状时应即停药。②大剂量作短期治疗时，少数患者易引起继发性甲状腺功能减退。③降钙素对低钙血症者禁用；妊娠期妇女慎用；对有皮疹、气管哮喘者慎用。④在治疗时，宜同时补钙。⑤皮下或肌内注射或静滴后的不良反应为面、手部潮红，见于 20%～30%患者。常于注入后几分钟内发生，历时约 1 小时。少数患者有寒意，偶见有腹泻、呕吐、尿意频繁。非人类降钙素可发生抗体和过敏性皮疹，尤以肌内注射者较多于皮下注入者。⑥肌内注射应避开神经走向，左右两侧交替变换注射部位；注射时，若有剧痛或血液逆流，应迅速拔针换位注射。

5. 患者应正确服用双膦酸盐

双膦酸盐的不良反应主要表现在两个方面：一是胃肠道反应，如恶心、呕吐、腹泻，高剂量依替膦酸钠的发生率可达 20%～30%；另一不良反应是抑制骨质矿化，但仅见于第 1 代依替膦酸钠，第 2 代和第 3 代双膦酸盐则很少见骨软化，仅可引起肌肉骨痛、头痛。另当快速静注依替膦酸钠和氯屈膦酸钠时，可见急性肾衰竭，后者还可引起白血病。另罕见的反应有帕米膦酸钠造成的脱发，替鲁膦酸钠引起的中毒性皮肤病，各种双膦酸盐注射可引起暂时性发热。为合理地使用双膦酸盐，应注意告知患者：①为减少不良反应，在使用一种双膦酸盐药时，不得合并应用其他双膦酸盐药。②双膦酸盐的主要不良反应为食管炎、粪便潜血，凡有食管孔疝、消化性溃疡、皮疹者不宜应用。为便于吸收，避免对食管和胃的刺激，口服含氮的双膦酸盐应于早晨空腹给药，并建议用足量水送服，保持坐位或立位，服后 30 分钟内不宜进食和卧床，不宜喝牛奶、咖啡、茶、矿泉水、果汁和含钙的饮料。如在治疗中发生咽痛、进食困难、吞咽疼痛和胸骨后疼痛，应及时治疗。③对心血管疾病者慎用；对儿童、驾驶员慎用；妊娠及哺乳期妇女慎用；对双膦酸盐类药过敏者禁用。④由于肾衰竭可致双膦酸盐的排泄延迟，因此，对严重肾功能不全者禁用。⑤阿仑膦酸钠可致"类流感样"反应，表现为高热、肌肉酸痛等，可给予对乙酰氨基酚以解热镇痛。

6. 服用阿仑膦酸钠（福善美）有四宜和四不宜

四宜：①宜长期服用，一般至少服用 6～12 个月，通常 3～5 年，一般不超过 5 年；②宜清晨空腹服用，用不少于 250ml 的水送服，30 分钟内保持上半身直立，不宜躺卧；③宜在固定的同一时间服用，70mg 规格的每周服用 1 次，10mg（肠溶片）规格的每天晨起服用；④宜监测骨密度，初始每 1～2 年 1 次，以后 2 年 1 次，用于治疗由糖皮质激素引发的骨质疏松症，于治疗期间第 6、12 个月监测 1 次。

四个不宜：①源于对食管有刺激性，服用后 30 分钟不能躺卧；②不宜咀嚼或含服，以免引起口腔溃疡；③不宜在服后 30 分钟内进食、饮水和喝饮料，避免影响阿仑膦酸钠的吸收；④不宜与金属（铁、钙、镁、锌、铝剂）药物同时服用，至少间隔 2 小时，以免减少吸收。

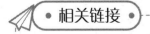

依降钙素和鲑降钙素哪个更好

降钙素是由人、哺乳动物、鱼类中提取的，鉴于鱼降钙素与降钙素受体的结合能力超过哺乳动物的降钙素，所以，临床基本采用的是鱼降钙素。鱼降钙素有两种（鳗鱼或鲑鱼），鳗鱼降钙素（依降钙素）和鲑鱼降钙素（鲑降钙素）的药理作用和用途一致。但依降钙素（益钙宁）的生物活性强、半衰期长、血浆达峰速度快（30分钟），价格较贵；鲑降钙素（密盖息）的半衰期稍短，血浆达峰速度稍慢（60分钟），价格比较便宜。

这两种降钙素效果差不多，只不过鲑降钙素的不良反应会少一点。鲑降钙素可产生抗体和过敏性皮疹，尤以肌内注射者较多于皮下注入者，鲑降钙素作用最强而应用最广，患者中有57%产生抗体，23%因此产生耐药性，罕见人降钙素抗体。故出现继发性治疗失败，可能与抗体产生有关，宜更换人降钙素。

由于降钙素的肽相对分子质量极小，如口服进胃，肽即被胃酸等消化液体所分解、消化而失去了药效，但降钙素在鼻黏膜却可完全吸收，鼻黏膜上有丰富的毛细血管，鼻黏膜的褶皱如完全打开后面积约为$1m^2$，人体每日仅喷入20μg，对于吸收如此小量的降钙素上，鼻黏膜是完全可以胜任的，因此喷入鼻腔1次降钙素的疗效等于甚至优于注射一针的疗效。同时喷鼻剂可避免注射而易发生过敏的缺点，不良反应较少。即喷鼻子可以治疗骨痛，且价格也较便宜。

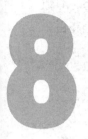

第八章
生殖系统疾病

痛 经

一、痛经的概述

痛经十分常见，是青春期至绝经期年龄段妇女经常出现的一种症状，系指经期前后或行经期间，出现下腹部痉挛性疼痛，并伴有全身不适，严重影响日常生活。痛经多见于 20～25 岁以下未婚女性，一般在初潮 1～2 年后出现。大约 50%的青年女性在经期有症状，仅有 10%者因痛经而影响正常的生活和工作。痛经分为原发性和继发性两种，原发性痛经是指经过详细妇科临床检查未能发现盆腔器官有明显异常者，也称功能性痛经。继发性痛经则指生殖器官有明显病变者，如子宫内膜异位症、盆腔炎、肿瘤等。

二、临床表现

通常表现为女性月经期或行经前后出现下腹部疼痛，可蔓延至腰骶背部，甚至涉及大腿前面，大多开始于月经来潮或阴道出血前数小时，并呈间歇性疼痛，每次可持续数分钟至 2 小时左右，常伴有全身症状，如乳房胀痛、肛门坠胀、胸闷烦躁、悲伤易怒、心惊失眠、头痛头晕、恶心、呕吐、胃痛腹泻、倦怠乏力、面色苍白、四肢冰凉、冷汗淋漓、虚脱昏厥等。

三、治疗手段

1. 治疗原则

确诊痛经的类型，针对病因进行治疗，缓解症状。治疗方案包括：①重视心理治疗，消除紧张和顾虑；②改善生活行为，保证足够的休息和睡眠、规律而适度的锻炼、戒烟；③疼痛不能忍受时辅以镇痛药或非甾体抗炎药治疗。

2. 化学药治疗

（1）镇痛治疗　选用非甾体抗炎药，如布洛芬一次 200mg，一日 1～3 次，一日最大不超过 800mg；对乙酰氨基酚，口服，一次 0.3～0.6g，每隔 4 小时给予 1 次或一日 4 次，一日剂量不宜超过 2g。严重疼痛者可选用可待因片或氨酚待因片。

（2）抗平滑肌痉挛　可选氢溴酸山莨菪碱或颠茄浸膏片，可明显缓解子宫平滑肌痉挛而止痛。氢溴酸山莨菪碱口服一次 0.3～0.6mg，一日 0.6～1.2mg。颠茄浸膏片一次 8mg，一日 2～3 次。对伴有精神紧张者可口服谷维素，一次 20mg，一日 3 次。

（3）口服避孕药　适用于要求避孕的痛经妇女，口服地屈孕酮，从月经周期的第 5 天至第 25 天，一次口服地屈孕酮 10mg，一日 2 次。

3. 中成药治疗

中医学认为痛经系由月经血亏虚、气血运营不畅所致的不通则痛，宜辨证选药。

（1）气滞血瘀型　患者经前小腹胀痛，不愿按压、伴有乳胁胀痛、经量少而不畅、色紫黑有血块、血块排除后疼痛减轻、四肢欠温、大便不实。可选用元胡止痛片、妇科得生丸、益母草冲剂、七制香附丸、益母草膏、妇女痛经丸、痛经宝颗粒、复方益母草口服液、经舒颗粒、痛经灵颗粒、止痛化癥胶囊、痛经口服液等。

（2）寒湿凝滞型 患者经期小腹冷痛、得热则舒、经量少、色紫暗、有血块、伴有四肢冷、小便清长等。可服痛经丸、艾附暖宫丸、田七痛经胶囊、少腹逐瘀丸。

（3）气血亏虚型 经期或经后隐痛、喜按压、经行量少、质稀、形寒肢疲、腰膝酸软、头晕眼花、心悸气短等。可选当归丸、当归调经丸、乌鸡白凤丸（胶囊、片、口服液）、女金丸（水丸）、养荣百草丸、妇康宁片、妇女养血丸、参茸白凤丸、八珍益母丸、八珍鹿胎膏（颗粒）、阿胶颗粒、八宝坤顺丸、养血调经膏、温经养血合剂。

（4）湿热下注型 症见经期、经前少腹胀痛、经量多、色红、质稠有块、带下色黄、有秽臭。可服调经止带丸、二妙丸。

（5）肝肾亏损型 可见月经结束后1~2日隐隐作痛、经量少、色淡质稀、腰部酸胀、潮热、头晕耳鸣。选药安坤赞育丸、六味地黄丸、参荣白凤丸。

四、健康管理

1. 经期注意腹部保暖，避免受寒及经期感冒，经期禁止游泳、盆浴、冷水浴，经期要禁止性生活。

2. 注意会阴部卫生，保持会阴部清洁，避免外在因素引发痛经。如出现剧烈性痛经，甚至昏厥，应先保暖，再予解痉镇痛剂。

3. 月经期间注意休息，减少疲劳，加强营养。调畅情志，控制情绪激烈波动，保持精神舒畅，避免强烈的精神刺激，消除恐惧心理，保持心情愉快。

4. 练习瑜伽、弯腰、放松等动作更能松弛肌肉及神经，且体质增强有助改善经痛。

5. 积极正确地检查和治疗妇科病，月经期应尽量避免做不必要的妇科检查及各种手术，防止细菌上行感染。患有妇科疾病，要积极治疗，以祛除引起痛经的隐患。

五、用药指导与药师提示

1. 非甾体抗炎药可致不良反应

如腹部不适、隐痛、恶心、呕吐、饱胀、嗳气、食欲减退等消化不良症状。长期口服者中，少数患者可能会出现严重的并发症如出血或穿孔等；神经系统可出现头痛、头晕、耳鸣、耳聋、弱视、嗜睡、失眠、感觉异常、麻木等。偶见多动、兴奋、幻觉、震颤等；过敏反应有特异性体质者出现皮疹、血管神经性水肿、哮喘等。对活动性消化性溃疡和近期胃肠道出血者、过敏者、肝肾功能不全者、严重高血压和充血性心力衰竭者、血细胞减少者，妊娠及哺乳期妇女禁用。用药期间不宜饮酒，否则会加重对胃肠道黏膜的刺激。不宜与抗凝药（如华法林）合用，可能会增加出血的危险。

2. 非甾体抗炎药仅对疼痛症状有缓解作用

非甾体抗炎药并不能解除疼痛的致病原因，也不能防止疾病的发展和预防合并症的发生；长期应用会攻击胃肠黏膜的防御系统，诱发胃或十二指肠溃疡和出血，为避免药物对胃肠道的刺激，缓解痛经药连续服用不宜超过 5 天。

3. 地屈孕酮可致不良反应

地屈孕酮偶见恶心、呕吐、头痛、黄褐斑、乏力、痤疮、体重增加与抑郁等症状，有时可见乳房胀痛和腹胀，长期应用可引起子宫内膜萎缩，月经减少，并易发生阴道真菌感染，增加静脉血栓塞的倾向。长期采用孕激素+雌激素联合用药者应每年定期进行全面体检。以孕激素为主要成分的口服避孕药可能会增加抑郁症的机会，有抑郁症史的患者在孕激素治疗过程中，应密切观察。孕激素治疗可掩盖更年期的发生（不规则月经周期）。

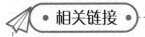

雌激素+孕激素联合治疗具有哪些优越性

服用雌激素（己烯雌酚、结合雌激素、雌二醇、雌三醇、尼尔雌醇等）联合应用具有黄体激素样作用的孕激素（甲孕酮、地屈孕酮、安宫黄体酮、诺孕酮、左旋诺孕酮、甲地孕酮），疗效优于单一用药。优越性在于：①孕激素可以对抗雌激素对子宫内膜的刺激、增殖作用，抑制子宫内膜过度增生，预防子宫内膜癌的发生，并使其转变为分泌期后撤退性出血；②促使骨矿物质骨密度明显增加；③提高疗效，尤其是子宫出血、青春期子宫出血、月经不调、闭经、绝经期综合征；④降低阴道出血率；⑤孕激素能使子宫颈黏液变稠，精子不易通过，影响输卵管的蠕动，增强避孕效果；⑥降低乳癌发生的风险。

月经不调

一、月经不调的概述

月经失调亦称月经不调，是妇科的常见病，主要表现为月经周期或出血量的异常（出血、异常出血、闭经、绝经等）。大致有如下几种病因。

1. 情绪异常

如长期精神压抑、紧张或遭受重大精神刺激和心理创伤，均可致月经失调或痛经、闭经。这是因为月经是卵巢分泌的激素作用于子宫内膜后形成的，卵巢分泌激素又受垂体和下丘脑释放激素的控制，所以无论是卵巢、垂体、还是下丘脑的功能发生异常，都会影响到月经。

2. 寒冷刺激

妇女经期受寒冷刺激，会使盆腔内的血管过分收缩，可引起月经过少甚至闭经。

3. 节食

少女的脂肪至少占体重的 17%，方可发生月经初潮，体内脂肪达到体重的 22%，才能维持正常的月经周期。过度节食，由于能量摄入不足，造成体内大量脂肪和蛋白质被消耗，致使雌激素合成障碍而明显缺乏，影响月经来潮，甚至经量稀少或闭经。

4. 嗜好烟酒

香烟中某些成分和乙醇可干扰月经的生理过程。在吸烟和过量饮酒的女性中，25%～32%的人因月经失调而到医院诊治。每天吸烟 1 包以上或饮高度白酒 100ml 以上的女性中，月经失调者是不吸烟喝酒妇女的 3 倍。

二、临床表现

月经周期或出血量紊乱，可伴经前、经时腹痛。症状主要如下。

（1）不规则子宫出血，月经过多或持续时间过长或淋漓出血。常见于子宫肌瘤、子宫内膜息肉、子宫内膜异位症等疾病情况或功能失调性子宫出血。

（2）青春期功能失调性子宫出血，指内外生殖器无明显器质性病变，而由内分泌调节系统失调所引起的子宫异常出血。是月经失调中最常见的一种。分为排卵性和无排卵性两类，约 85%病例属无排卵性子宫出血。

（3）闭经是妇科疾病中常见的症状，可以由各种不同的原因引起。通常将闭经分为原发性和继发性两种。凡年过 18 岁仍未行经者称为原发性闭经；在月经初潮以后，正常绝经以前的任何时间内（妊娠及哺乳期除外），月经闭止超过 6 个月者称为继发性闭经。

（4）绝经意味着月经终止，指月经停止 12 个月以上。但围绝经期常有月经周期和月经量的改变。表现为月经周期缩短，以滤泡期缩短为主，无排卵和月经量增多。

三、治疗手段

1. 治疗原则

调整心态，制止出血，采用雌激素、孕激素单一或联合的周期治疗，通过补肾和补养卵巢同时进行。

2. 化学药治疗

口服炔诺酮，功能性子宫出血一次 5mg，一日 3 次，连续 3 天，血止后改为一日 2 次，7 天后改为维持量，一日 2.5～3.75mg，连续 2 周左右。甲地孕酮（去氢甲孕酮），治疗闭经，一次 4mg，一日 2～3 次，连服 2～3 天，停药 2～7 天，即有撤退性出血；治疗功能性出血，一次 4mg，每隔 8 小时给予 1 次，每 3 日减量一次，减量不超过原剂量的 1/2，直至每日维持量 4mg，连续 20 天。

对伴随贫血者，提示补充铁剂，直至血色素等血象指标正常。

3. 中成药治疗

中医学将月经不调分为月经先期、月经后期、月经先后无定期 3 种类型。依据月经不调不同特点进行辨证选药。

（1）月经先期 主要症状为月经周期提前 7 天以上，甚至 10 余日。分为血热证、虚热证。可选用补中益气丸（合剂、颗粒、口服液）。

（2）月经后期 可见月经周期推迟 7 天以上，甚至 3～5 个月一行。分为血虚证、肾虚证。可选用女金丸或八珍益母丸或乌鸡白凤丸或安坤赞育丸或八珍鹿胎颗粒。

（3）月经先后无定期 月经或提前或延后 7 天以上，连续 3 个周期以上。分为肝郁证、肾虚证。可选用逍遥丸或八珍鹿胎颗粒。

四、健康管理

1. 消除恐惧及紧张心理，控制剧烈的情绪波动，避免强烈的精神刺激，保持心情愉快。

2. 经期注意保暖，防止受寒，忌寒冷刺激，经期前后 3 天不宜游泳，否则易感染；避免坐卧石凳；同时不要久吹空调、风扇；注意休息，减少疲劳，增强体质。

五、用药指导与药师提示

1. 炔诺酮所致不良反应有恶心、头晕、倦怠及突破性出血等，孕期服用有比较明确的增加女性后代男性化的作用。对妊娠期、肝肾功能不全、已知或怀疑乳房或生殖器恶性肿瘤、血栓栓塞性疾病者禁用。且大量孕激素长期使用可能造成或加重抑郁症的发生，应慎用于有抑郁症病史者，包括产后忧郁症者。

2. 甲地孕酮服用后的反应是增强食欲，体重增加，此是由于体内脂肪和体细胞体积增加所致，而不一定伴有液体潴留，这对于晚期癌症恶病质及体重下降患者，这种副作用常常是有益的。但对非肿瘤患者，应注意对血栓形成的监测，对未控制的糖尿病及高血压患者、哺乳期妇女慎用。

3. 目前公认的诱发动、静脉血栓形成的危险因素包括外伤史、恶性肿瘤、炎性肠病、心房颤动、高龄、过劳、熬夜、口服避孕药或雌激素、孕激素替代治疗、长时间制动（如乘坐长途汽车或飞机＞6 小时、长期卧床）、下肢栓塞、家族史、肥胖或超重、抽烟等。因此建议正在服用甲地孕酮的女性，特别是肥胖的抽烟的女性应谨慎选择口服避孕药，并在长期的汽车或飞行旅途中，时常（2 小时左右一次）起身活动一下。

4. 女金丸（片、胶囊）对湿热蕴结、阴虚火旺所致月经失调或感冒时不宜服用。经行有血块、伴腹痛或胁肋胀痛者不宜选用。八珍益母丸（片、胶囊）对肝肾不足，阴虚肾亏（虚）所致月经不调者不宜单用，妊娠期妇女、月经过多者禁用。治疗气血不足导致的妇科病，有时需要长期服药。

5. 乌鸡白凤丸（片、胶囊、口服液），月经不调或崩漏属血热实证者慎用。安坤赞育丸，血热或单纯的阴虚内热导致的月经失调、崩漏或湿热带下不宜使用，妊娠期妇女禁用。八珍鹿胎颗粒，对妊娠期妇女或糖尿病患者禁服。逍遥丸（颗粒、胶囊），凡肝肾阴虚所致的胁肋胀痛、咽干口燥、舌红少津者慎用。

6. 单独服用孕激素时可引起出血过多，或使用雌激素时易造成子宫内膜过度增长，为增加疗效，孕激素和雌激素常需联合应用。

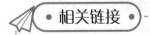

女性的魅力（美丽）源于雌激素吗

雌激素的受体分布在子宫、阴道、乳房、盆腔（韧带与结缔组织）以及皮肤、膀胱、尿道、骨骼和大脑。因此，雌激素具有广泛而重要的生理和药理作用，不仅有促进和维持女性生殖器官和第二性征（促使乳房、阴道、子宫发育增大，促进子宫内膜增生，保持皮肤水分、柔嫩细润、白皙，促使脂肪向乳房、大腿、臀部转运而使身材优美，促进骨骼致密）的生理作用，并对内分泌、心血管（降低血脂、对抗血管硬化）、代谢系统（促进尿酸排泄）、骨骼的生长和成熟（促使钙剂沉积入骨）、皮肤（滋润皮肤、亮丽头发）、抗衰老（预防痴呆）等各方面均有明显的影响。此外，尚可预防失明、牙齿脱落、促使骨骺提早闭合。因此，没有必要"谈及雌激素色变"，缘于人体本身就有雌激素，只不过是绝经期后分泌渐少而已。

真菌性阴道炎

一、真菌性阴道炎的概述

真菌性阴道炎也叫做霉菌性阴道炎，是由念珠菌引起的一种常见多发的外阴阴道炎症性疾病。念珠菌是阴道内的常驻菌，为一种条件致病菌，其发病主要取决于阴道内环境的变化。当阴道内糖原增多，酸度增高时，念珠菌可快速繁殖而引起炎症。妊娠期、长期服用避孕药、抗生素、雌激素、糖皮质激素和免疫抑制剂等可加速白色念珠菌的繁殖。阴道和子宫颈有病理改变时，发病率亦增高。此外，肥胖、甲状旁腺、甲状腺和肾上腺功能减退，以及糖尿病、性交过频、嗜好甜食等也会影响念珠菌的繁殖，且与发病有关。

二、临床表现

可见外阴瘙痒，坐卧不宁，白带多臭，小阴唇肿胀，有烧灼感，排尿疼痛。如检查可见外阴有搔抓的痕迹，大、小阴唇肿胀。阴道分泌物增多，白带黏稠如奶酪样或伴豆腐渣样小块，阴道壁充血及水肿。病程较长者外阴部被白带污染，常有剧烈瘙痒和灼热感。伴随尿急、尿痛和性交痛，症状严重时坐卧不宁，痛苦异常。

（1）有长期使用过抗生素、糖皮质激素或避孕药进行治疗的经历。

（2）外阴湿疹化，阴唇肿胀而刺痒，如检查有搔抓痕迹。

（3）白带量增多并有臭味，黏稠呈奶酪或豆腐渣样或白色片，从阴道排出。

（4）阴唇可能有肿胀并有烧灼感，或排尿困难和疼痛。

（5）阴道壁有白色伪膜状物，不容易脱落。

三、治疗手段

1. 治疗原则

明确诊断（真菌、细菌、病毒、物理或创伤），保持阴部清洁，以外用治疗（栓剂、洗剂）为主。

2. 化学药治疗

（1）阴道用药 治疗真菌性阴道炎常选用制霉素、克霉唑、咪康唑、益康唑或酮康唑，可任选其一。制剂有栓剂、片剂、软胶囊，于睡前塞入阴道，连续 10 天。选用的制剂有硝酸咪康唑（达克宁）栓剂、制霉素栓、益康唑栓、黄藤素栓（含克霉唑、甲硝唑、醋酸洗必泰），一次 1 枚，塞入阴道，连续 7～10 天。对伴老年糖尿病者的外阴可采用 3%克霉唑霜、1%联苯苄唑（霉克、孚琪）霜或咪康唑霜涂敷，一日 2～3 次，症状消除之后，再用 3～5 天，可以治愈。制霉素阴道泡腾片，阴道给药，一次 1 片，一日 1～2 次，疗程 2 周。患者洗净手及外阴部，采取平卧体位，戴上所附指套，将药片送入阴道深处，月经期治疗不受影响。

阴道冲洗：以 4%碳酸氢钠（小苏打）液或 0.025%甲紫（龙胆紫）液冲洗，一次 300～500ml 注入阴道内，停留 20 分钟，一日 2 次，一般连续 10 天可痊愈。

阴道冲洗可选洁阴康洗液，洁阴康洗液 10ml（即 1 瓶盖）加温开水稀释到 100ml，置阴道冲洗器内送到阴道深部冲洗阴道，一日 1 次，连续 7 天为 1 个疗程。

（2）口服用药 伊曲康唑对念珠菌等真菌的杀灭作用强，餐后即服可明显提高吸收，可采用一日服用法，剂量一次 200mg（2 粒），早餐后服 2 粒，晚餐后服 2 粒，总量为 400mg。氟康唑对念珠菌等真菌的杀灭作用比酮康唑强 10～20 倍，治疗念珠菌性阴道炎有两种方法：①一次顿服 150mg（1 粒）；②连续法，一日 150mg，连续 10 天，总量 1500mg，但后一种疗法的效果好。

3. 中成药治疗

中医学将阴道炎称为带下病，根据其表现分为湿热下注、脾虚湿盛、肾虚等型，分别选用中成药。白带丸，口服一次 6g，一日 2 次。保妇康栓，阴道给药，洗净患处，睡前将栓剂塞入阴道深部，每晚 1 次。妇炎平胶囊，阴道用药，睡前洗净阴部，置胶囊于阴道深部，一次 2 粒，一日 1 次。也可用植物本草抑菌洗液（妇炎洁）直接涂抹于外阴，配合上述化学药物治疗，效果更佳。

四、健康管理

1. 每天保证充足的睡眠，不要熬夜，注意把握好性生活频度。

2. 养成便后洗手的好习惯，经常清洗外阴和肛门，清洗时要讲究顺序，先洗外阴再洗肛门。

3. 毛巾及水盆要专人专用。每日对毛巾及更换的短裤进行清洗后开水烫或煮沸 30 分钟以上，取出曝晒，切忌阴干，无太阳时挂在通风处吹干。

五、用药指导与药师提示

1. 咪康唑阴道软胶囊（栓）：偶见过敏反应，多数较轻微；常见局部刺激、瘙痒和灼热感，尤其在治疗开始时，盆腔痉挛、荨麻疹、皮肤丘疹也有发生；十分罕见的不良反应有血管神经性水肿、湿疹、阴道刺激、阴道分泌物和给药部位不适。对已知硝酸咪康唑或本品其他成分过敏者禁用；妊娠及哺乳期妇女慎用。避免接触眼睛，切忌口服。

2. 制霉菌素阴道泡腾片：偶有过敏反应，灼烧感及发痒。对过敏体质患者禁用，妊娠及哺乳期妇女慎用。

3. 氟康唑的不良反应表现为恶心、呕吐、腹痛或腹泻等。过敏反应可表现为皮疹，偶可发生严重的剥脱性皮炎（常伴肝功能损害）、渗出性多形红斑。治疗过程中可发生轻度一过性血清氨基转移酶升高，偶可出现肝毒性症状，尤其易发生于有严重基础疾病（如艾滋病和肿瘤）者。可见头晕、头痛。偶可发生一过性中性粒细胞减少和血小板减少等。对本品或其他吡咯类药物有过敏史者禁用。

4. 洁阴康洗液：极少数患者可出现恶心、皮疹、局部刺激，如出现上述症状，可停用。妊娠期及月经期禁用，哺乳期妇女慎用；皮肤黏膜破溃者慎用。使用时勿直接用浓溶液涂擦外阴或冲洗阴道。

5. 应用抗真菌药前，一般做白带常规检测，阴道分泌物化验，可以明确感染的病原菌类型。根据病原菌检测选用抗真菌药。

6. 阴道连续用药不宜超过 10 天，并应常服复合维生素 B。如为已婚妇女，夫妻双方须同时治疗。妊娠期要注意外阴的清洗，保持干燥。对男性包皮过长者易招致真菌寄生，故应常用清水冲洗龟头，保持干燥。如为糖尿病患者应积极控制糖尿病。如为育龄妇女需长期服用避孕药，在服药前应到医院检查阴道内是否带菌。

7. 重要提示：在阴部、阴道和肛门周围，不宜涂敷糖皮质激素类药的软膏（乳膏），如曲安奈德（去炎松）乳膏、氟西奈德（肤轻松）乳膏、丁酸氢化可的松乳膏（尤卓尔），尤其在真菌、细菌感染尚未彻底控制之前，否则诱发或加重感染。缘于：①糖皮质激素并不对抗细菌、真菌、病毒等病原微生物，患有活动性肺结核者及肺部真菌、病毒感染者慎用。如皮肤合并感染时，应联合应用抗菌药物或抗真菌药；并发全身过敏反应时，应同服抗过敏药。②糖皮质激素属于免疫抑制剂，长疗程超生理剂量糖皮质激素使患者的炎性反应、细胞免疫、体液免疫功能减弱，由皮肤、黏膜等部位侵入的病原菌不能得到控制。在激素作用下，原来已被控制的感染可活动起来，最常见者为结核分枝杆菌、细菌、真菌感染复发。

• 相关链接 •

常用的雌激素+孕激素的组合有哪些

属于雌激素的药品有雌二醇，口服一次 1～2mg，一日 1 次。尼尔雌醇一次 5mg，一月 1 次，餐前服用，症状改善后维持量一次 1～2mg，一月 2 次，连续 3 个月为 1 个疗程。结合雌激素一日 0.625mg 或 1.25mg，连续 20 天。如有子宫者，应联合应用具有黄体激素样作用的孕激素（甲孕酮、地屈孕酮、安宫黄体酮、诺孕酮、左旋诺孕酮、甲地孕酮），如雌二醇+地屈孕酮（达芙通）联合，雌二醇一日 1mg，连续 1 个月，后半周期加地屈孕酮一日 5～10mg。其他联合尚有妊马雌酮+左旋诺孕酮、雌二醇+炔诺酮、雌二醇+甲地孕酮。

如雌二醇+甲羟孕酮，连续使用 4 周为 1 个用药周期，并于使用周期的后 10～14 天加用醋酸甲羟孕酮一日 4mg，连续 10～14 天。

滴虫性阴道炎

一、滴虫性阴道炎的概述

滴虫性阴道炎滴虫是由于阴道内毛滴虫感染引起的炎症，是育龄妇女中常见的一种传染病，发病率仅次于真菌性阴道炎，多见于青年妇女，分布具有世界性，全球患者约有 2 亿人，其中女性发生率为 10%～25%。妇女自青春期后发病逐年增加，30～40 岁为高峰期。滴虫性阴道炎患者或无症状带虫者均为传染源。本病主要通过性交传播，也可通过浴室、游泳池、坐式马桶、内衣裤及各种卫生用具等间接传染。

二、临床表现

多数病例无症状，妇女有不适的感觉可能持续 1 周或几个月，然后会因月经或怀孕而明显好转，阴道黏膜发炎，呈鲜红色，上覆斑片状假膜，常伴泡沫样分泌物，自觉不同程度瘙痒，少数有灼热感。白带增多变黄绿色。

滴虫性阴道炎偶可发生尿频、尿急、尿痛、血尿，或腹痛、腹泻、黏液便，或齿槽溢脓、龋齿。常引起尿道炎，可致膀胱炎、前庭大腺炎。如仔细检查可发现以下几种症状。

（1）有外阴和阴道口瘙痒、灼痛和白带增多，宫颈和阴道壁红肿，性交时疼痛。

（2）阴道有腥臭味。

（3）检查阴道时能发现分泌物增多，为黏液或脓性。

（4）阴道黏膜上可能有出血点或宫颈有点状红斑及触痛。

（5）对阴道分泌物镜检时可能发现毛滴虫。

（6）爱人或性伴侣可能会有尿道炎的症状。

三、治疗手段

1. 治疗原则

滴虫可深藏于腺体，局部用药不易根治，须内外兼治，治疗彻底。

2. 化学药治疗

（1）全身治疗　口服甲硝唑片，一次 0.2g，一日 4 次，疗程 7 天。或替硝唑片，单剂量 2g 顿服，间隔 3～5 天可重复 1 次。

（2）局部治疗　①替硝唑栓阴道给药，每粒 0.2g 的栓剂，一次 1 粒，一日 2 次；每粒 1g 的栓剂，每次一枚放入阴道后穹窿处，隔日 1 次，连续 2 次为 1 个疗程。②甲硝唑阴道泡腾片，每粒 0.2g，用戴上指套的手指将本品塞入阴道深处，一次 1 片或 2 片，每晚 1 次，连续 7 天为 1 个疗程。③复方甲硝唑泡腾片，临睡前洗净外阴，用手指将药栓放入阴道深部，每晚 1 次，一次 1 片，连续 7 天为 1 个疗程。④复方莪术油栓于睡前放入阴道深处，一次 1 粒，一日 1 次，连续 6 天为 1 个疗程，坚持用 2 个疗程。⑤制霉素对毛滴虫及真菌均有抑制作用，对混合感染者最为适宜，常用栓剂和泡腾片，一次 10 万 U，每晚睡前放入阴道 1 枚，连续 10～15 天。⑥双唑泰软膏用药前洗净阴部，取屈膝仰卧位，将注膏器（拔除顶帽后）轻轻送入阴道深入至穹窿部，推进管栓将药物全部注入后，取出注膏器弃之。每隔 1 日，睡前给药 1 次，一次 2 支，连续 4 次为 1 个疗程。

外用可冲洗阴道，取洁阴康洗液 10ml（即 1 瓶盖）加温开水稀释到 100ml，置阴道冲洗器内送到阴道深部冲洗阴道，一日 1 次，7 天为 1 个疗程。植物本草抑菌洗液（妇炎洁）直接涂抹于外阴部，配合上述药物治疗，效果更佳。

3. 中成药治疗

中医学将滴虫性阴道炎归结于肝肾阴虚、湿毒郁结、脾虚湿热等，宜选具有清热除湿、解毒止痒功能的中成药，包括六味地黄丸、人参健脾丸；外用复方清带灌注液、复方芙蓉泡腾栓、复方莪术油栓、复方沙棘油栓、苦参软膏、妇炎平泡腾片、疏阴祛霉散等熏洗和坐浴（涂敷）。

四、健康管理

1. 使用淋浴，少用或不用盆浴。家中的浴盆使用后要清洗干净。不借穿他人的内裤、泳衣。不到消毒不好的游泳池去游泳。排便时尽量不使用公共厕所的坐式马桶，使用蹲式便厕。

2. 治疗期间保持外阴清洁，做到勤换内裤，清洗个人内裤要用单独的盆具，内裤及毛巾要煮沸消毒。

3. 配偶患生殖道滴虫病时要减少或暂停性生活。性生活时要使用避孕套。滴虫阴道炎患者的配偶同时接受治疗。

4. 对于妊娠期妇女，尤其要注意月经期前后及孕期的卫生保健。妇女在妊娠期和经期后，阴道内乳酸杆菌减少，酸碱度接近中性，容易感染毛滴虫。

五、用药指导与药师提示

1. 甲硝唑的不良反应发生率为 15%～30%，以消化道反应最为常见，包括恶心、呕吐、食欲减退、腹痛；神经系统症状有头痛、眩晕，偶有感觉异常、肢体麻木、共济失调、多发性神经炎等，大剂量可致抽搐；少数病例发生荨麻疹、潮红、瘙痒、膀胱炎、排尿困难、口中金属味及白细胞减少等，均属可逆性，停药后自行恢复。对有活动性中枢神经系统疾患和血液病者禁用；妊娠及哺乳期妇女禁用，服用期间 2 周内不得饮酒。

2. 替硝唑的不良反应少见而轻微，主要为呕吐、上腹痛、食欲减退、口腔金属味、头痛、眩晕、皮肤瘙痒、皮疹、便秘及全身不适，此外还有中性粒细胞减少、双硫仑样反应及黑色尿。高剂量时也可引起癫痫发作和周围神经病变。本品可干扰乙醇的代谢，导致乙醛蓄积，导致出现精神症状，腹部痉挛、恶心、呕吐、头痛、面部潮红、血压升高等，即所谓"双硫仑样"反应，故服药 2 周内不应饮酒及饮用含有乙醇的饮料。对本品过敏者及有活动性中枢神经疾病和血液病者禁用。肝功能不全者对本品代谢减慢，药物及其代谢物易在体内蓄积，应予减量，并作血药浓度监测。

3. 洁阴康洗液对极少数患者可出现恶心、皮疹、局部刺激，如出现上述症状，可停止使用。妊娠期及月经期禁用，哺乳期妇女慎用，皮肤黏膜破溃者慎用。使用时勿直接用浓溶液涂擦外阴或冲洗阴道。

4. 滴虫性阴道炎应夫妻同治，治疗期间禁止性生活，否则会相互传染。滴虫性阴道炎常于月经后复发，应停药 3 天或月经后复查，3 次检查阴性，才能称为治愈。

 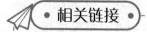

为什么喝酒就不能吃药

进入体内的乙醇（白酒、红酒、黄酒等）90%～98%在肝脏氧化代谢，过程分为 3 步。

（1）接受由肾辅酶Ⅰ、肝醇脱氢酶、乙醇脱氢酶的作用和细胞色素酶两条途径在肝脏氧化为乙醛。

（2）乙醛在乙醛脱氢酶代谢作用下继续氧化为乙酸。

（3）乙酸继续氧化为二氧化碳和水，排出体外。速度为 15ml/h，乙醇的半衰期为 6 小时。但部分药品可抑制乙醛脱氢酶的活性（甲硝唑、替硝唑、呋喃唑酮、巴氯西林、氯霉素、灰黄霉素，及具甲硫四氮唑侧链结构的头孢菌素类），使乙醛代谢路径受阻，导致体内蓄积，出现嗜睡、幻觉、全身潮红、头痛、血压下降、呼吸抑制、惊厥、心功能异常，甚至死亡，称为"戒酒硫样"或"双硫仑样反应"，多在酒后 1 小时出现症状。为避免发生双硫仑样反应，宜告诫患者在应用上述药品时及停药 5 天内禁酒。同时对含乙醇的注射剂如氢化可的松、氯霉素、地西泮、多西他赛、环孢素、紫杉醇、他克莫司等、藿香正气水、中药酒剂也应禁用。

老年性阴道炎

一、老年性阴道炎的概述

老年性阴道炎的发病率与年龄密切相关，寿命越长发病率越高，多发于绝经期妇女。系指因卵巢功能衰退，雌激素分泌水平降低，阴道壁黏膜萎缩，局部抵抗力降低，致病菌易入侵阴道内繁殖引起的炎症。

老年妇女因卵巢功能衰弱，雌激素分泌水平降低，阴道壁的弹性组织减少，阴道黏膜萎缩变薄，阴道上皮内糖原含量减少，导致阴道内酸碱度值上升而呈碱性，杀菌能力降低，加之血液供应不足，当受到刺激或被损伤时，毛细血管容易被破坏，如遇细菌侵入繁殖，可引起老年性阴道炎；此外，不注意外阴的清洁卫生，性生活频繁，营养不良等也易患此病。

二、临床表现

1. 阴道分泌物增多、稀薄，呈淡黄色，严重者呈脓血性白带，有臭味。

2. 外阴瘙痒或灼热感。

3. 阴道黏膜萎缩，可伴有性交痛。有时有小便失禁。

4. 感染还可侵犯尿道而出现尿频、尿急、尿痛等泌尿系统的刺激症状。

妇科检查可见阴道黏膜呈萎缩性改变，皱襞消失，上皮菲薄并变平滑，阴道黏膜充血，有小出血点，有时有浅表性溃疡，溃疡面可与对侧粘连，检查时粘连可因分开而引起出血。粘连严重时造成阴道狭窄甚至闭锁，炎性分泌物引流不畅形成阴道积脓或宫腔积脓。

三、治疗手段

1. 治疗原则

针对老年性阴道炎的诱因，分别选用雌激素、糖皮质激素、抗菌药治疗，以外用药涂敷为主，内服药为辅。

2. 化学药治疗

（1）口服补充雌激素 口服己烯雌酚一日 0.25～0.5mg，连服

21 天后停药 1 周，周期性服药，一般用 3 个周期；或尼尔雌醇口服，一次 5mg，一个月 1 次。症状改善后维持量为每次 1～2mg，一个月 2 次，连续 3 个月为 1 个疗程。注意同时服用维生素 C 一日 1000mg，以提高雌激素的利用度。结合雌激素也可选择，口服通常一次 0.5～2.5mg，一日 1～3 次。

（2）局部增强阴道抵抗力　选择妊马雌酮软膏局部涂抹，一日 2 次。或雌三醇乳膏，第 1 周内局部涂抹，一日 1 次，后根据缓解情况逐渐减低至维持量（如一周 2 次）。

阴道壁可涂敷雌激素乳剂或软膏，或涂敷雌激素加糖皮质激素的乳剂或软膏（雌激素+氢化可的松霜），一日 1～2 次；或阴道壁涂敷雌二醇凝胶（爱斯妥）或雌三醇乳膏（欧维婷），一次 1～2.5g，一日 1 次，于洗浴后涂，涂敷后 2 分钟穿上衣服，凝胶或软膏剂由经皮途径给药，不存在肝脏首关效应，剂量负荷小。或选择雌二醇贴剂揭开护膜后即贴于清洁干燥、无外伤的下腹部或臀部皮肤。一周 1 片，连用 3 周，停止 1 周，并于使用贴片的最后 5 天加用醋酸甲孕酮一次 4mg，一日 1 次，连续 5 天。

（3）抑制细菌生长　选择 1%乳酸或 0.5%醋酸溶液冲洗阴道，一日 1 次，增加阴道酸度，抑制细菌生长繁殖。或局部应用抗生素（红霉素、林可霉素）软膏涂敷，以控制阴道黏膜感染。

3. 中成药治疗

（1）舒康凝胶剂　外用，一次 5g，一日 1 次，睡前采取平卧位，将舒康凝胶剂瓶颈插入阴道，用手指挤压瓶体，将药液挤入阴道深处。连续 7 天为 1 个疗程。

（2）保妇康栓（泡沫剂）　洗净外阴部，将栓剂塞入阴道深部。每晚 1 粒。喷剂：一日 1 次，睡前服用。使用前先装上导管，振摇均匀，倒置容器，将导管轻轻插入阴道内约 7cm，揿压阀门，以泡沫刚好溢出阴道口为准。

（3）洁阴康洗液　外用，取洁阴康洗液 10ml（即 1 瓶盖）加温开水稀释到 100ml，置阴道冲洗器内送到阴道深部冲洗阴道，一日 1 次，连续 7 天为 1 个疗程。

（4）植物本草抑菌洗液（妇炎洁）　直接涂抹于外阴部，配合上述药物治疗，效果更佳。

四、健康管理

1. 发生老年性阴道炎时不要因外阴瘙痒而用热水烫洗外阴，虽然这样能暂时缓解外阴瘙痒，但会使外阴皮肤干燥粗糙，之后不久瘙痒会更明显。

2. 患病期间每日换洗内裤，内裤要宽松舒适，选用纯棉布料制作。

3. 外阴出现不适时不要乱用药物。

4. 清洗外阴时应用弱酸配方的女性护理液。选用的卫生纸应该带有"消准"字样。自己的清洗盆具、毛巾不要与他人混用。

5. 节制房事，或在性生活前将阴道口涂少量油脂，以润滑阴道，减小摩擦。

五、用药指导与药师提示

1. 使用尼尔雌醇可能产生的不良反应

有恶心、呕吐、头晕等；轻度胃肠道反应及突破性出血、乳房肿痛、高血压等；偶有肝功能损害等。对雌激素依赖性疾病（乳腺癌、子宫内膜癌、宫颈癌、较大子宫肌瘤等）病史者、血栓病、高血压病患者禁用，妊娠及哺乳期妇女禁用。本品的雌激素活性虽较低，但仍有使子宫内膜增生的危险，故应每 2 个月给予孕激素 10 天，以抑制雌激素的内膜增生作用，一般孕激素停用后可产生撤药性子宫出血。

2. 妊马雌酮软膏的使用禁忌

对已知或者怀疑患有乳腺癌的妇女、肝功能不全者不建议使用，心肾疾病、高血压、糖尿病或哮喘者慎用，哺乳期妇女不宜使用。如老年性阴道炎者在用药过程中出现恶心、呕吐、乳房肿胀等情况，要及时停药。用药时从软膏底部挤压，使足够的乳膏（一次 0.5～2g）进入给药器管口。将给药器插入阴道深处后，向下推动活塞至其回复原位。将活塞从圆管内取出，用肥皂和温水洗净备用。

3. 雌三醇的特点

雌三醇是人体内雌二醇和雌酮的代谢产物，本身活性较低，口服雌激素活性约为雌酮的 6 倍，但比雌二醇弱。它有一个很重要的特性，就是选择性地与阴道雌激素受体结合，但几乎不结合子宫内膜受体，不会引起子宫内膜增生。雌三醇的特点：①对阴道和子宫颈管具有选择性，对阴道上皮角化作用比雌二醇强大，能促进阴道黏膜血管新生和阴道上皮损伤愈合；②可同时增强子宫颈细胞功能，使子宫颈肌纤维增生，从而增加宫颈弹性和柔软性；③雌三醇对子宫内膜作用较弱，主要作用部位是阴道的上皮细胞，能增强泌尿和生殖系统下段黏膜的增殖，改善阴道和下尿道黏膜的萎缩，使绝经后萎缩性阴道炎的症状得到缓解。

4. 注意权衡应用雌激素的利弊

①由于雌激素治疗可能增加血栓栓塞性事件，因此在开始治疗前，必须评估患者的血栓事件发生风险（排除动、静脉血栓事件的高危者），权衡利弊；②雌激素治疗可能增加子宫内膜癌和乳腺癌的风险，因此开始治疗前也必须评估患者个体的妇科肿瘤风险，并尽可能采取雌激素和孕激素联合治疗的方式，以减轻这些风险；③雌激素治疗可能诱发阴道不规则出血，这种出血也可能是由于存在恶性肿瘤（子宫或宫颈肿瘤）所致，因此必须高度重视，要排除上述肿瘤的情况下，继续治疗；④己烯雌酚已证实能够导致子代女性在青少年期就发生"少女阴道癌"，因此妊娠期妇女禁用。

5. 雌三醇乳膏的使用方法

在晚上就寝前使用，先拧去乳膏管的盖子，将管口向上，用尖物戳开管口。将给药器开口旋上乳膏管口。挤压乳膏管将乳管挤进给药器，直至给药器的推进器停止。将给药器开口从乳膏管口上旋下并用盖子将乳膏管口盖上。受药者平躺下，将给药器末端插入阴道底，慢慢推动推进器，将药物全部打入到阴道中。用完后，将推进器拔出给药器管，并将两个部分都用温肥皂水清洗。请勿用清洁剂。然后用清水漂洗干净。请不要将给药器置于热水或开水中。

6. 保妇康栓（泡沫剂）有不良反应

泡沫剂对于宫颈糜烂较为严重的患者，用药后下腹有轻微不适，不影响使用。偶有极少数者外阴部对本药所含之冰片过敏，在停药后自行消失。未婚妇女禁用栓剂，已婚妇女月经期及阴道局部有破损者禁用。

7. 舒康凝胶剂的使用禁忌

初次用药时，偶见阴部轻微灼热不适，出现红肿及其他过敏反应症状者应停药，用淡肥皂水冲洗，并给予对症处理。经期不宜用药；阴道急性感染溃破者慎用，妊娠期妇女禁用。

8. 洁阴康洗液的使用禁忌

极少数患者分别出现恶心、皮疹、局部刺激，如出现上述症状，可停止使用。妊娠及月经期妇女禁用，哺乳期妇女慎用，皮肤黏膜破溃者慎用。使用时勿直接用浓溶液涂擦外阴或冲洗阴道。

● 相关链接 ●

采用雌激素替代治疗宜关注哪些问题

雌激素替代疗法至少要应用 5～10 年，甚至终身，但雌激素+孕激素有可能诱发血栓事件，对伴血脂异常、心肌梗死、肺栓塞、深部血栓静脉炎者应慎用。①对患有雌激素性高血压病、乳癌、进展性乳腺纤维囊性病、子宫肌瘤者禁用；对患雌激素禁忌证的肥胖症、糖尿病、胰腺炎、胆石症、胶原纤维病、乳腺癌者慎用。②尽量与钙剂、维生素D、雄激素联合用药，防治效果优于单一用药。如与维生素D和钙剂并用，可减少尼尔雌醇的用量而疗效相同；雌激素与雄激素合用，对乳房肿胀、疼痛、性欲减退和抑郁者效果好，可加服甲睾素5mg/天。③对绝经期超过2年以上的妇女可应用植物性雌激素（雌激素受体调节剂）的雷洛昔芬、替勃龙、依普黄酮，诱发子宫内膜增生的风险极小。④因人、因病选择给药途径，首选口服，其方便安全，对血脂改善明显，但血浆浓度波动较大；局部涂敷适用于生殖器官，可避开人体肝脏的首过效应，但吸收不稳定，有可能引起皮肤过敏反应；阴道给药，对生殖泌尿道的疗效直接。⑤注意监测雌激素的不良反应，定期检查盆腔、乳房、血脂、骨密度。⑥停药速度宜缓慢。

细菌性阴道炎

一、细菌性阴道炎的概述

细菌性阴道炎也有人称之为细菌性阴道病，是育龄妇女中常见的阴道炎之一，感染率为15%～20%，其有别于滴虫性、真菌性、老年性阴道炎，顾名思义，就是由阴道菌群失调混合细菌感染于阴道所引发的阴道炎症。细菌性阴道炎既往称为非特异性阴道炎，致病菌是从阴道患者生殖道中分离出一种不同于嗜血杆菌的细菌叫做加特纳菌，由于98%的阴道病者都能分离出此种细菌，故称为阴道加特纳菌，大部分患者为阴道加特纳菌+厌氧菌混合感染。阴道炎感染的途径有：①接触被细菌污染的公共厕所的坐便器、浴盆、浴池坐椅、毛巾、使用不洁卫生纸；②性接触传染，在性关系混乱的人群中发病率较高；③抗生素改变了阴道的微环境，致病的细菌病原体大量繁殖；④滥用药用洗液来灌洗阴道，破坏了阴道的酸碱环境，导致感染细菌性阴道炎。

二、临床表现

细菌性阴道炎的症状并不突出，仅偶见有白带增多，外阴略痒，白带呈稀薄但颜色均匀一致，约半数患者可无上述这些症状，因此，常有许多患者并不知晓自己有病。另外，阴道内酸碱度（pH）可增高到 5～5.2（正常值为 3～4.5），白带中少见有炎症细胞，但有线索细胞存在，阴道分泌物涂片中可检出线索细胞。

细菌性阴道炎惟一比较突出的特点是，患者的阴道分泌物常有鱼腥样的氨臭味，常会散发出来，特别是首发患者，坐了一会儿站起来走路，就会发觉有此臭味，可造成精神负担。如检查外阴时可见阴道口有分泌物流出，用窥器见阴道壁炎症不明显，有均匀一致的灰白色分泌物。如采用最简单的方法：用试纸条接触阴道壁，或用不沾盐水的棉拭子涂取分泌物后点在试纸上，发现 pH 常大于 4.5。判断其发病不仅要根据症状表现，也要从下列几项指标来考虑。

（1）阴道有匀致稀薄的分泌物。

（2）92%～97%患者的阴道 pH 大于 4.5。

（3）阴道分泌物有氨臭味，久坐站起来走路就会发觉。

（4）可能有线索细胞的存在。

（5）有性乱史。大多有细菌性阴道在性乱人群中的患病率明显高于正常人群，多个性伴者的患病率明显高于单一性伴者，在国内外的报道都是相吻合的。

有关此菌引发阴道炎的机制目前尚不清晰，例如对患者的阴道壁黏膜检查，并未发现有溃疡、糜烂及炎症。由此可鉴，阴道加特纳菌并不直接作用于阴道黏膜，而是由于阴道内寄生的厌氧细菌的繁殖增多与阴道分泌物中有多量阴道加特纳菌，抑制乳酸杆菌的繁殖，并分解氨基酸生成氨和酸，同时阴道酸碱度值增高，使其获得适合的碱性环境。氨可致阴道上皮的脱落，阴道分泌物增多和同时伴有特殊的鱼腥臭味，实际上是氨的臭味。

三、治疗手段

1. 治疗原则

以局部用药为主，严重者口服抗菌药物+局部用药兼之，控制感染后应用乳酸菌（阴道微生态制剂）调节阴道菌群。可选择甲硝唑、替硝唑、氨苄西林、甲帕霉素、甲砜霉素、克林霉素等。

2. 化学药治疗

目前认为，治疗细菌性阴道炎最有效的药品是甲硝唑或替硝唑，其对阴道内多数厌氧菌敏感，并使阴道内的酸碱度下降而抑制阴道加特纳菌的生长和繁殖。据对 61 株阴道加特纳菌的药物敏感度的试验结果来看，细菌对甲硝唑、氯霉素敏感率几达 100%，对氨苄西林、红霉素分别为 95.1%及 93.4%。

（1）局部清洗　应用清水或 1.5%过氧化氢溶液（双氧水）、0.01%苯扎氯胺液或洁尔阴液清洗阴道，每晚 1 次。

（2）阴道给药　可选甲硝唑泡腾片或栓剂，一次 200mg，睡前塞入阴道内，连续 5～7 天；或替硝唑栓剂或泡腾片一次 1 枚，睡前塞入阴道内，一日 1 次，连续 7 天。甲帕霉素阴道片，一次 50 000U，塞入阴道内，一日 1 次，连续 3～7 天。

（3）口服给药　口服可用甲硝唑（灭滴灵）片一次 0.2g，一日 3 次，连续 10～14 天；或替硝唑片，服后血浆半衰期较长，因此服药次数可减少为一次 2g，一日 1 次，连续 2 天。甲帕霉素（美帕曲星），对念珠菌、厌氧菌、滴虫具有杀灭作用，口服一次 100 000U（2 片），每隔 12 小时给药 1 次，连续 3 天为 1 个疗程，对于复杂性病例，疗程可酌延长，宜餐后服用。甲砜霉素（喜霉素）对多种革兰阴性、阳性菌有效，且对厌氧菌有良好疗效，一次 500～1000mg，一日 3 次，连续 3 天，或单剂量 3g 顿服。克林霉素一次 300mg，一日 2 次，连续 7 天。

如病情较轻，也可选用氨苄西林（安比西林）空腹口服，一次 0.5g，一日 4 次，连续 5～7 天；如发现患者在治疗后有症状复发，可重新再治疗 1 个疗程，同时检查其性配偶，是否发生龟头发炎症状，并同时给予甲硝唑口服治疗。

（4）调整阴道菌群失调　在抗菌药物治疗后，补充乳酸杆菌等有益菌群，扶植正常菌群，改善阴道炎的酸碱度、瘙痒、气味、白带异常等症状。

3. 中成药治疗

中医学将细菌性阴道炎责之于肝、脾、肾三脏及风、冷、湿、热之邪，由气血亏虚、湿热下注所致，宜清除湿热邪气，消散经脉郁结，补气养血，平补阴阳。可辨证选择治带净、白带丸、龙胆泻肝丸、加味逍遥丸、百草妇炎清栓、康妇特栓。或阴道熏洗，选用苍术 15g、生薏苡仁 15g、苦参 15g、黄柏 10g，用布包好加水煎煮 20 分钟，熏洗外阴，一日 2 次。

四、健康管理

1. 保持外阴和阴道清洁、干燥、避免搔抓。内裤应用温水单独清洗，不可与其他衣物混合洗，避免交叉感染。每日换洗内裤。毛巾、内裤、盆具等可用煮沸法消毒。另外，经期要注意卫生。

2. 合理使用抗生素（控制服用剂量和持续时间），细菌性阴道炎治疗后期防止复发。

3. 保持心情愉快，增进自身免疫力，生活和作息时间要正常。

4. 对丈夫或性伴侣应同时进行治疗，细菌性阴道炎会通过性传播，否则可能造成反复交叉感染。阴道炎期间要禁止性交，以免性交摩擦使阴道充血，炎症加剧，治疗结束后，应在下次月经干净后复查白带，细菌呈阴性后方可恢复性生活。

五、用药指导与药师提示

1. 服用硝基咪唑类药注意事项

甲硝唑、替硝唑同属硝基咪唑类，对滴虫、阿米巴和兰氏贾第鞭毛虫等原虫，以及脆弱拟杆菌、加特纳菌等厌氧菌具有强大抗菌活性，为治疗细菌性尿道炎的首选药，但宜提示患者：①甲硝唑的代谢产物可使尿液呈深红色，应告知患者；②用药期间提示患者是否出现头痛、眩晕、感觉异常、肢体麻木、共济失调等神经系统不良反应，如有发生，应即停药；③本类药应用期间或之后 7 天内禁酒、服用含有乙醇的药物或食物以及外用乙醇，因可干扰乙醇（乙醛代谢）的氧化过程，引起体内乙醛蓄积，导致"双硫仑样"反应；④肝功能不全者使用时应根据情况调整剂量；⑤硝基咪唑类药属于浓度依赖型抗菌药物，其用药目标是提高血浆峰浓度，尽量减少给药次数（一日 1 次或单剂量顿服），达到满意杀菌效果的同时降低药品的不良反应。

2. 甲砜霉素罕见对骨髓造血功能的抑制

①患者在治疗过程中应定期检查周围血象，疗程较长者尚需监测网织细胞计数，及时发现血液系统不良反应；②肾功能不全者甲砜霉素排出减少，体内可有药物蓄积倾向，应减量应用；③老年患者应根据肾功能调整用量；④妊娠期，尤其是妊娠后期妇女应尽量避免应用；⑤哺乳期妇女用药时应暂停哺乳。

3. 甲帕霉素服后注意事项

甲帕霉素服后不被人体吸收，仅在肠道、阴道内起作用，不影响消化道内菌群平衡及性功能，但服用者中有 2%～8% 会出现轻微的胃肠道反应，如胃部烧灼感和消化不良、恶心、腹泻、便秘、腹痛，不良反应轻微，对少数不能耐受的患者可以对症处理：①口服维生素 B_1 和 B_6，一次各 10mg，一日 3 次；②进食后不良反应可减轻，宜于餐后服用。

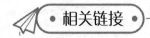

四种阴道炎有何区别

在妇女发生各种阴道炎症中，具有病原微生物侵袭的有细菌、真菌、毛滴虫感染，而没有病原微生物侵袭，由于卵巢功能衰退、雌激素分泌减少的病种是老年性阴道炎，主要区别见表8-1。

表8-1 四种阴道炎的临床表现、致病微生物和首选治疗药

阴道炎	致病源和微生物	阴道分泌物（白带）特征	首选药物
滴虫性阴道炎	毛滴虫	黏液或脓性泡沫样白带，有腥臭味	硝基咪唑（甲硝唑、替硝唑）
真菌性阴道炎	念珠菌	黏稠呈奶酪或豆腐渣样或白色片，有臭味	克霉唑、咪康唑、益康唑、酮康唑
细菌性阴道炎	加特纳菌等厌氧菌复合感染	稀薄、刺鼻的鱼腥样的氨臭味	甲硝唑、替硝唑、甲帕霉素、甲砜霉素、克林霉素
老年性阴道炎	卵巢功能衰退、雌激素分泌水平降低	稀薄、呈淡黄色，严重者呈脓血性白带，有臭味	雌激素（雌三醇、尼尔雌醇、结合雌激素）

9 第九章
泌尿系统疾病

阴茎勃起功能障碍

一、阴茎勃起功能障碍的概述

阴茎勃起功能障碍（ED）俗称阳痿，是指男子在性刺激下（性伴侣、性爱刺激），阴茎勃起持续地不能达到或维持足够的硬度以完成满意的性生活。ED 为男性的常见病，随着年龄的增长，睾酮分泌减少及血管阻塞性疾病增多促使阳痿比例渐增，40 岁以上的男性发病率高达 52%。ED 病因十分复杂，可归纳为精神、器质、年龄、疾病、用药等因素，既与年龄有关，也与心血管疾病、糖尿病、高血脂、肥胖、家居环境、夫妻关系及不良生活习惯（吸烟、醉酒、乙醇依赖、肥胖、吸毒）等有关。此外，长期服用抗高血压药、中枢神经抑制药、镇静药、抗精神病药、H_2 受体阻断剂、抗前列腺增生药等也可引起 ED。前列腺电切术者中有 25%～75%患有 ED。

ED 依据性质可分为 3 种。

（1）心理性　由精神紧张、焦虑、抑郁、恐惧、感情等因素所致，比例为 39%。

（2）器质性　由血管、神经、内分泌和药物因素引起，比例为 15.8%。

（3）混合性　为心理性与器质性共同导致，比例最大，约为 45.2%。

不要以为阴茎勃起功能障碍仅仅是性生活上的难题，ED 也是导致心脑血管疾病的风险因素，包括心绞痛、心肌梗死、脑卒中和冠心病等。ED 可将过早死风险增加 70%，勃起障碍是导致高发心血管疾病风险的重要指标。

二、临床表现

1. 阴茎获得满意勃起，维持时间满意，并能完成满意的性生活，以上任何一个要素不能达到，就属于勃起障碍的范畴，一般病程在 3 个月以上。

2. ED 合并有心理问题，患者长期 ED 会出现焦虑、紧张、自咎、悲愤等，夫妻关系不好，抑郁症患者会出现长期心情低落、闷闷不乐等。

3. 患者常合并糖尿病、心脑血管疾病、神经系统疾病（焦虑、抑郁、失眠等）。

三、治疗手段

1. 治疗原则

按阶梯治疗，一线治疗包括病因、心理（增强体质，注意休息，防止过劳，调整心理压力，调节中枢神经系统的功能失衡）、口服药物治疗；二线治疗有负压环缩装置、阴茎海绵体药物注射、经尿道给药。

2. 心理治疗

夫妻双方共同参与性心理治疗。性感集中训练是目前心理性勃起功能障碍最重要的治疗方法,适用于几乎所有性功能障碍的治疗,其目的在于解除焦虑,增进夫妻间沟通与交流,提高从语言交流到非语言交流的技巧,逐步改善夫妻关系和性功能。

3. 化学药治疗

阴茎勃起是在外周和中枢神经系统联合作用下以阴茎海绵体平滑肌松弛和血管舒张为目的的血流动力学过程。在性感和视觉的刺激下,海绵窦神经和内皮细胞释放一氧化氮,促使环磷酸鸟苷增多,使细胞内钙离子（Ca^{2+}）水平下降,导致海绵体平滑肌细胞舒张,流入阴茎血流增多,海绵窦扩张,阴茎坚实勃起。

（1）中枢促进型药物　改善中枢神经内环境,激活雄激素受体,促进阴茎勃起功能。适用于希望生育者或男性更年期 ED,或睾酮水平较低的 ED 者,可采用雄激素补充（口服、肌内及皮下注射）治疗。对性欲减退和 ED 者可选十一酸睾酮或甲睾酮口服,十一酸睾酮初始剂量一日 120～160mg,用药 2 周后一日 40～120mg 维持,分为早、晚 2 次餐后服用,甲睾酮一次 5mg,一日 2 次;注射可用丙酸睾酮一次 25～50mg,一周 2～3 次;或复庚睾酮,其维持时间长,一次注射 100～400mg,一月 1 次。

（2）周围促进型药物　磷酸二酯酶-5 抑制剂可选择性地阻断环磷酸鸟苷的降解过程,促使环磷酸鸟苷水平升高和持续发挥作用,以致阴茎海绵体内平滑肌松弛,血液充盈,有利于阴茎勃起。常用药品有西地那非、伐地那非和他达拉非等。作用特点和药动学参数见表 9-1。

表 9-1　磷酸二酯酶-5 抑制剂的作用特点和药动学参数

药物名称	商品名	生物利用度（%）	作用起始时间（分钟）	作用达峰时间（小时）	血浆半衰期（小时）	作用维持时间（小时）	血浆蛋白结合率（%）	剂量（mg）
西地那非	万艾可	40	12～30	空腹0.5～2	4	4	96	25～100

续表

药物名称	商品名	生物利用度（%）	作用起始时间（分钟）	作用达峰时间（小时）	血浆半衰期（小时）	作用维持时间（小时）	血浆蛋白结合率（%）	剂量（mg）
西地那非	万艾可	平均30		非禁食时1.5～3				
伐地那非	艾力达利维他	15	15～20	10mg时0.7 20mg时0.9	3.9～4.2	5～6	95	5～20
他达那非	希爱力	65	30～40	0.75～2	12～20	24～36	94	10～20

（3）其他二线治疗药 包括育亨宾、酚妥拉明、曲唑酮等（任选其一）。

育亨宾片可选择性地阻断α_2受体，扩张入茎动脉，增加阴茎海绵体窦血流量，使阴茎充血勃起。对心理性 ED 有一定疗效，但对器质性 ED 疗效甚微。剂量一次 2～6mg，一日 3 次，连续 4 周为 1 个疗程。酚妥拉明可阻断α_1受体、α_2受体，导致阴茎动脉血管平滑肌舒张，阴茎血流量增加，促进阴茎勃起。但酚妥拉明对阴茎海绵窦平滑肌的松弛作用不明显，对轻、中度 ED 有效率为 50%左右。甲磺酸酚妥拉明分散片在性生活前 30 分钟服用，一日 1 次，一次 40mg，剂量可调整至 60mg，最大推荐剂量为 80mg。曲唑酮可抑制 5－羟色胺的再摄取，并阻断α受体，松弛阴茎海绵体平滑肌的张力，改善勃起功能，尤其适用于伴抑郁症的勃起功能障碍者。曲唑酮片适宜在性交前 1 小时口服，一次 50mg。3 天后根据效果可增至 100mg。对勃起功能障碍伴随早泄者，可选择达泊西汀，可使早泄射精时间延长 3 倍，一次 30～60mg，性交前 1～3 小时服用，服后大约 30 分钟起效。

（4）尿道用药 前列腺素 E_1 加透皮剂混合制成的乳膏剂（比法尔）为血管扩张剂，药物经尿道黏膜吸收转入阴茎海绵体内，通过提高阴茎海绵体平滑肌环磷酸腺苷浓度，加速阴茎动脉血流，松弛阴茎海绵体平滑肌而诱发阴茎勃起。经尿道药物疗法治疗 ED，性交前 10～20 分钟经尿道滴入前列腺素 E1 乳膏，临床有效率为 60% 左右。

4. 中成药治疗

中医学将阳痿归结于肝郁气滞、阴精亏损、心肾不交等，宜按症状、病因选择前列回春胶囊、金匮肾气丸、六味地黄丸、延龄长春胶囊、赞育丹，以及金水宝、仁和肾宝胶囊、百灵胶囊、西洋参片、龟鹿补肾片、片仔癀等。

四、健康管理

1. 创建和谐的性环境。阴茎勃起功能障碍大部分受精神因素影响，如精神紧张、急躁、恐惧、羞涩、夫妻关系不和谐等，为此，应精神放松，创建和谐的氛围，包括环境、灯光、噪音等调控。

2. 避免过度劳累、运动。性生活可诱发心脏疾病，因此患有心血管疾病的患者使用磷酸二酯酶 - 5 抑制剂应格外小心。

3. 认真追溯部分患者用药后效果不理想或无效的原因：①药品来源是否为正规渠道？②药品服用方法是否正确？剂量不足？③服药后进行性交前是否缺乏性刺激（宜有良好环境、异性配合和感官刺激）？④有否掌握好起效时间与作用持续时间（服药与进行性生活等待时间太短或过长）。

五、用药指导与药师提示

1. 应安全地服用雄激素

①雄激素（甲睾酮、十一酸睾酮）对有前列腺癌、乳腺癌及可疑者禁用；对妊娠及哺乳期妇女禁用。对有水肿倾向的肾病、水钠潴留、良性前列腺增生症、心脏病、心力衰竭、高血压、癫痫或偏头痛者慎用，以免加重水钠潴留反应。②补充雄激素前，应常规进行前列腺直肠指检和前列腺特异性抗原测定以及肝功能、前列腺癌的检测。③高

龄患者代谢功能低下，长期用药易致前列腺增生，甚至前列腺肿瘤，应慎用。④与适量的维生素、蛋白质、糖等同时服用，可提高雄激素的疗效。⑤用药期间如出现黄疸、肝功能异常、水钠潴留，应即停药。

2. 磷酸二酯酶－5 抑制剂应用的监护

①所有的磷酸二酯酶－5 抑制剂（西地那非、他达那非、伐地那非）对有心血管病预兆者慎用；6 个月内发生过心肌梗死、脑卒中、致死性心律失常、低血压（＜90/49mmHg）或高血压（＞180/115mmHg）者、不稳定型心绞痛者、冠状动脉病和视网膜色素沉着、色素视网膜炎患者慎用。不宜进行性生活的人群（急性冠状动脉综合征、冠心病明显缺血、心力衰竭、急性心肌梗死、脑卒中、心律失常者）不宜使用。对妇女、儿童、婴儿和过敏者禁用。另不得用于性功能正常者，因本品不会使勃起时间更长或更频繁。②他达那非对肝肾功能不全者最好避免使用 20mg 剂量。③伐地那非对严重肾功能不全者（肌酐清除率＜30ml/min）起始剂量5mg。④若进食高脂肪饮食可延迟西地那非、伐地那非的达峰时间，降低吸收速率和血浆峰浓度。⑤由于服后可发生视觉异常，对驾驶员、高空作业和操作机械者慎用。

3. 监测可能出现的低血压

西地那非等可抑制磷酸二酯酶－5，进而影响环磷酸鸟苷的降解，使血压极度下降（体位性低血压或低血压休克），并增加硝酸酯类药的降压作用，对正在使用硝酸甘油等硝酸酯类（亚硝酸异戊酯、硝酸甘油、硝酸异山梨酯、单硝酸异山梨酯）、抗高血压药者禁用。为防止体位性低血压，磷酸二酯酶－5 抑制剂与硝酸酯类药、α_1 受体阻断剂（哌唑嗪、多沙唑嗪、特拉唑嗪、阿夫唑嗪、布那唑嗪等）不宜同时使用。正在服用α_1受体阻断剂 4 小时内尽量不要服用西地那非，以防出现严重的低血压。但坦洛新与伐地那非联用并未出现严重的低血压，故坦洛新与磷酸二酯酶－5 抑制剂可以合用。

4. 三种"伟哥"的作用时间

他达拉非在三个药品中，作用维持时间最长，单次服用可持续

24～36 小时。磷酸二酯酶-5抑制剂均可在性生活前 1 小时左右服用，服用后需要足够的性刺激才能起效。疗效与足够的性刺激、剂量、服药与性生活间隔时间等因素有关。磷酸二酯酶-5抑制剂须按需服用，长期坚持。研究显示，他达拉非一日 2.5mg 小剂量，连续服用 24 周，80%患者起效，且患者具有良好的依从性。西地那非服后 10～40 分钟起效，若与高脂肪食物同服，血浆药物浓度达峰值时间会延迟 1 小时，同时血浆峰浓度降低 25%。因此，不宜饱食尤其是大量进食油腻食物。建议在性交前 1 小时左右服药，其作用维持 4～8 小时，个别人可持续 12 小时。

5. 服用硝酸酯类药时的注意事项

口服西地那非或伐地那非后的 24 小时内、他达拉非的 48 小时内禁用硝酸酯类药。如使用磷酸二酯酶-5抑制剂者需要治疗心绞痛，应选用其他非硝酸酯类的抗心绞痛药，如钙通道阻滞剂、β受体阻断剂以及吗啡等。如同时使用硝酸酯类药和磷酸二酯酶-5抑制剂，患者出现严重的低血压，应使患者采取头低位，并积极补液增加血容量，如低血压持续加重，应静脉滴注β受体激动剂多巴胺。

✎ 相关链接

如何正确应用前列地尔栓剂或凝胶剂

①前列腺素 E_1 乳膏使用前要先排尿，用肥皂清洗双手及生殖器；②前列地尔栓剂或凝胶剂于尿道口给药，首次应以小剂量开始，以能使阴茎勃起为目的，一般用药后 5～10 分钟即可见效，药效可持续 0.5～1 小时，一日用药不超过 1 次，每支栓剂仅用 1 次，用时宜注意发生低血压现象；③有静脉血栓倾向或血液高黏度者禁用尿道制剂(可致阴茎异常勃起)，有各种尿道炎、龟头炎、阴茎异常者也禁用尿道制剂；④前列地尔栓剂或凝胶剂可引起轻微尿道损伤和出血，正在接受抗凝血治疗的人不宜应用。

良性前列腺增生症

一、良性前列腺增生症的概述

良性前列腺增生症又称前列腺肥大，为一种良性病变，是一种与年龄密切相关的多发的老年男性疾病，主要在精索以上的前列腺部的尿道周围腺体的增生，体积渐大，则形成前列腺增生。可引起储尿期症状、排尿期症状和排尿后症状，给老年男性带来痛苦和生活质量的下降。

前列腺增生症起病隐匿而缓慢，自 40 岁后发病率渐增，60 岁人群中患前列腺增生比例大于 50%，80 岁人群中比例大于 83%。其病因与体内雄激素与雌激素的平衡失调有关。病变源于后尿道黏膜下的中叶或侧叶的腺组织、结缔组织及平滑肌组织形成混合性圆球状结节。腺体渐增对尿道及膀胱出口产生压迫作用，引起下尿路梗阻。储尿期症状包括尿频、尿急、尿失禁、夜尿增多等。排尿期症状包括尿踌躇、排尿困难、间断排尿、尿线变线（尿液呈两条线，变细或呈螺纹状）等。排尿后症状包括排尿不尽、尿后滴沥等。少数前列腺增生患者出现尿潴留、反复血尿、复发性尿路感染、膀胱结石、肾功能不全、性功能障碍等并发症。

二、临床表现

正常的前列腺体约重 70g，伴随着增龄大部分人会慢慢增大（100～150g），因而前列腺增生的症状随着病情的进度而表现不同，缓慢地分为 4 个阶段。

（1）早期　尿频、尿急、尿血、尿细、排尿费力，后尿道不适等感觉，会阴部常有压迫感。有时饮酒、感冒、劳累等使膀胱颈部充血水肿，加重下尿路梗阻而发生尿潴留。

361

（2）中期　排尿困难症状明显加重，排尿时间长，尿细，同时出现尿流中断的现象，并出现残余尿，一般为 50～100ml，遇到疲劳、房事、上感等，则可出现急性尿潴留，但程度轻而持续时间短，排尿结束时易出现血尿、残余尿。

（3）晚期　尿频更加严重，排尿次数增多以夜尿明显，如合并感染或结石，则出现尿痛和尿急；排尿困难呈进行性加重，一次排尿需借助腹压方可排出，尿量明显减少或出现严重尿淋沥，犹如尿失禁，部分人常有遗尿、排尿时间延长、尿程短、有时尿湿衣裤；残余尿更多，一般为 150ml 以上，有时可达 400～500ml，或完全不能自行排尿，形成慢性尿潴留。

（4）并发症　前列腺增生容易发生并发症。①前列腺增生可致肾损害甚至尿毒症，由于增生的前列腺压迫尿道，膀胱需用力收缩才能克服阻力将尿液排出体外。久而久之，膀胱肌肉会变得肥厚，如膀胱压力长期不能解除，残余在膀胱内的尿液逐步增加，膀胱肌肉就会缺血、缺氧，没有张力，膀胱腔扩大，最后膀胱里的尿液会倒灌输尿管、肾盂引起肾积水，严重时出现尿毒症。②引起膀胱结石。

三、治疗手段

1. 治疗原则

短期目标为缓解下尿路症状；长期治疗标的是延缓疾病的进展（体积增加），预防或延缓急性尿潴留等合并症的发生和对外科手术的需要。

2. 化学药治疗

（1）缓解尿梗症状　α_1 受体阻断剂可松弛尿道平滑肌，缓解膀胱出口动力性梗阻，主要适用于有中、重度下尿路症状的良性前列腺增生患者，用药后数小时即可起效，能缓解 79%良性前列腺增生患者的排尿期症状，但仅能缓解 34%的储尿期症状。常用选择性α_1

受体阻断剂多沙唑嗪、特拉唑嗪、阿夫唑嗪，以及高选择性α_1受体阻断剂坦洛新、赛洛多辛等。坦洛新一次 0.2mg，一日 1 次，餐后服用；赛洛多辛一次 4mg，一日 2 次，早、晚餐后服用；多沙唑嗪初始剂量为睡前服用 1mg，7 周内缓慢增加到一日 8mg，一日 1 次；特拉唑嗪初始剂量为睡前服用 1mg，维持剂量为一次 2mg，一日 1 次，最大剂量不超过 10mg；阿夫唑嗪一次 2.5mg，一日 3 次。

应用α受体阻断剂治疗后 48 小时即可出现症状改善，但在达到良性前列腺增生症状缓解的峰时上，第三代的α受体阻断剂（坦洛新、赛洛多辛）和第二代的多沙唑嗪、阿夫唑嗪的缓释制剂则需要几天的时间，明显少于第二代α受体阻断剂（哌唑嗪、特拉唑嗪）所需要的 2～6 周时间。

（2）控制或缩减前列腺体积 5α还原酶抑制剂抑制体内睾酮向双氢睾酮的转变，降低前列腺内双氢睾酮的含量，缩减前列腺体积，改善下尿路症状，适用于前列腺体积增大并伴有中、重度下尿路症状的良性前列腺增生患者。常用非那雄胺、度他雄胺和依立雄胺。非那雄胺一次 5mg，一日 1 次，空腹服用或与食物同时服用均可；依立雄胺一次 5mg，一日 2 次，餐前或餐后均可，疗程 4 个月。

对良性前列腺增生症状严重者、尿流率严重减慢者、残余尿量较多者推荐应用度他雄胺。其服用 1 个月内即能缓解症状，2 周可降低双氢睾酮水平约 90%，24 个月降低 93%，缩小前列腺体积 20%～30%。造成此种差异由于度他雄胺具有双重作用，可同时阻断 1 型和 2 型两种 5α还原同工酶。

（3）缓解逼尿肌收缩，降低膀胱敏感性 M 胆碱受体阻断剂可拮抗 M 受体，改善良性前列腺增生患者的储尿期症状。常用药品有托特罗定、奥西布宁等。托特罗定普通制剂一次 1～2mg，一日 2 次；缓释片一次 4mg，一日 1 次；奥西布宁一次 5mg，一日 2～3 次，最大剂量一次 5mg，一日 4 次。

（4）植物制剂 如普适泰等，可以改善良性前列腺增生的下尿路症状，研究显示其疗效与 5α 还原酶抑制剂、α₁ 受体阻断剂疗效相当。普适泰一次 74mg，一日 2 次，疗程 3～6 个月。

3. 射频或手术治疗

疾病应按辨证施治。

（1）长期的药物治疗适用于尿路梗阻症状较轻者。

（2）介入治疗主要是针对前列腺的治疗，借以改善症状，主要方法包括：①前列腺气囊扩张；②尿道支架；③微波及射频治疗；④高能聚焦超声；⑤经尿道激光治疗；⑥前列腺冷冻等。

（3）对药物治疗和介入治疗不能解决问题，病情较重而痛苦、梗阻严重、多次查残余尿量超过 60ml，有肾积液者，可考虑手术治疗。

4. 中成药治疗

前列腺增生症属于"癃闭"，多因年老肾虚、膀胱无力、瘀血败精、湿热而起，分为三种类型，应辨证用药。

（1）肾气不固型　症见肾气亏损、神疲乏力、耳鸣失聪、尿后余沥不尽、夜尿频多。可选金匮肾气丸、前列康、八味地黄丸、金锁固精丸、龟龄集。

（2）湿热瘀结型　多见小便频数不减、尿黄热痛、腹急满胀、大便秘结、口苦口黏。可选前列舒通、前列倍喜胶囊、泽桂癃爽胶囊、癃闭舒、癃闭片、热淋清、宁必泰、八正胶囊。

（3）气滞血瘀型　可见小便不通、尿细如线、胸胁胀满、口苦咽干、腹急满胀。可服前列欣胶囊、前列通瘀胶囊、前列倍喜胶囊、泽桂癃爽胶囊。

四、健康管理

1. 避免饮酒和咖啡。因咖啡因具有利尿作用，可引起尿量增多、尿频、尿急等症状。避免劳累、感染，防止性生活过度或性交中断，以免引起前列腺充血。

2. 注意液体饮用时间，在夜间或出席公共社交场合前控制饮水量，但每天饮水不应少于 1500ml。优化排尿习惯，伴有尿不尽症状患者可以采用放松排尿、二次排尿和尿后尿道挤压等。此外，注意劳逸结合，避免久坐和过度疲劳，注意下半身保暖，避免受寒、受湿。

3. 精神放松训练。伴有尿急症状者，可采用分散尿意感觉，把注意力从排尿的欲望中转移开，如呼吸练习、挤捏阴茎、会阴加压等。伴有尿频症状者，可适当憋尿，以增加膀胱容量和排尿间歇时间。

五、用药指导与药师提示

1. 掌握药物治疗的持续时间

坚持药物的持续治疗，不宜随意停药。主要缘于：①类似高血压、痛风一样，良性前列腺增生症为终身疾病，药物治疗是不可治愈的；②良性前列腺增生症是循渐性和持续性的；③5α还原酶抑制剂的作用可逆，停药后其血浆双氢睾酮和前列腺体积可以复旧和反弹，因此维持用药的时间须长，甚至终身，不宜间断用药；④非那雄胺、依立雄胺起效慢，见效时间为 3～6 个月，连续 6 年后疗效趋于平稳，此外，普适泰（舍尼通）一般服用 3 个月起效，最佳疗程为 6 个月以上。

2. 对服用α受体阻断剂的患者宜告知的事项

①从小剂量开始用药，渐增剂量，特拉唑嗪、多沙唑嗪等每晚睡前服用 1 次。如患者初期用药 1～2 周症状改善不显著，且无明显副作用，可增加剂量至维持剂量，每晚睡前服用 1 次。如中断数天服药，重新使用时宜从小剂量开始。②定期监测血压，特拉唑嗪、多沙唑嗪、阿夫唑嗪等α_1受体阻断剂具有较强的降压作用，特别适用于高血压伴良性前列腺增生患者。③α_1受体阻断剂可致直立性低血压、眩晕、头痛，用药期间谨慎驾驶车辆，避免从事危险工作。④重视给药的适宜时间，坦洛新、特拉唑嗪、多沙唑嗪一日 1 次用

药，睡前服用较为适宜，以减少夜尿增多、尿频、尿急症状，并有助于提高睡眠质量。⑤缓、控释制剂宜整片、整粒吞服，服用时不应咀嚼、掰开或碾碎后服用。同时要告知患者，缓、控释骨架（药物空壳）会随粪便排出并可在粪便中看到。

3. 有些药品可能加重排尿困难

抗组胺药如苯海拉明、氯苯那敏、异丙嗪、特非那定、阿司咪唑、西替利嗪、氯雷他定以及平喘药、解除胃肠平滑肌痉挛药，可松弛膀胱逼尿肌，增加排尿困难，良性前列腺增生患者避免应用。

4. 要想保留性功能者，须留心应对 5α 还原酶抑制剂所致的性功能障碍

5α 还原酶抑制剂可使血浆双氢睾酮的浓度降低 65%～70%，前列腺中双氢睾酮浓度降低 85%～90%，因此，5α 还原酶抑制剂的非那雄胺（保列治）、依立雄胺（爱普立特）和度他雄胺用后常见性欲降低、阴茎勃起障碍、乳房增大和压痛、精液量减少等，且随疗程而渐少，半数性欲和勃起功能障碍者的反应可渐消失。为规避男性不良反应，治疗中宜注意：①用前应将风险告之患者，由患者抉择是否用药；②对有意保持性功能的患者尽量不用；③大部分反应于停药后消失，应对患者加强健康教育和药学监护，对正常人尽量避免接触。

• 相关链接 •

何时适宜服用单药，何时又提倡联合用药

鉴于 5α 还原酶抑制剂和 α 受体阻断剂、M 胆碱受体阻断剂的作用途径不同，联合用药可有协同效果。

联合用药方案一：α_1 受体阻断剂+5α 还原酶抑制剂，适用于有中、重度下尿路症状且前列腺增生存在进展的风险者。

（1）α_1受体阻断剂可缓解排尿困难症状（尿频、尿急、排尿不尽、尿痛、尿淋沥），但不能减少前列腺体积的大小，也不会降低血清前列腺特异性抗原（PSA）水平，α_1受体阻断剂可使膀胱颈和平滑肌松弛，适于需要尽快解决急性症状的患者。

（2）5α还原酶抑制剂可以缩小前列腺体积，减少对尿道的压迫，但对膀胱颈和平滑肌没有影响，不能松弛平滑肌。但可降低前列腺特异性抗原（PSA）水平。两种药各具优势，关键权衡患者的需求，仅需缓解排尿困难者，服用α_1受体阻断剂即可；拟想缩减前列腺体积者，优先服用5α还原酶抑制剂；但期望两全其美，必须α_1受体阻断剂+5α还原酶抑制剂联合。5α还原酶抑制剂和α受体阻断剂的作用途径不同，两类药的作用机制和侧重不一，前者主要抑制前列腺上皮组织增生和减重，后者重在缓解尿道压迫症状，联合必须是有前列腺增生+尿道压迫症状者。

联合用药方案二：α_1受体阻断剂+M胆碱受体阻断剂，适用于以潴留期症状为主的中、重度患者，既改善排尿期症状，又缓解储尿期症状，从而提高治疗效果。给药方法有两种。

（1）先用α_1受体阻断剂，如储尿期症状改善不明显，再加用M受体阻断剂，可显著改善尿急、尿频、夜尿等症状。

（2）α_1受体阻断剂、M胆碱受体阻断剂同时应用。联合用药不增加尿潴留发生率，疗程一般$4\sim12$周。研究显示，托特罗定联合坦洛新，12周疗程可显著改善前列腺增生症状，降低尿急次数、夜尿次数和急迫性尿失禁次数。对于有急性尿潴留史、残余尿量>200ml的良性前列腺增生患者，应慎重联合使用M受体阻断剂。

前列腺炎

一、前列腺炎的概述

前列腺炎是由于前列腺受到病原菌或某些非感染因素刺激而发生的炎症反应，及由此造成的前列腺区域不适或疼痛、排尿异常等临床表现。

前列腺炎是成年男性的常见病，各年龄段的成年男性均可发生，50岁以下的成年男性发病率较高。约50%男性在一生中的某个时期会受到前列腺炎的困扰。在我国15～60岁男性前列腺炎的发病率为8.4%。其致病菌大多为大肠埃希菌或其他肠杆菌科细菌，少数可为淋病双球菌或沙眼衣原体；慢性前列腺炎患者的病原菌除大肠埃希菌或其他肠杆菌科细菌外，亦可为肠球菌属、葡萄球菌属等。

二、临床表现

前列腺炎可分为以下4类。

（1）急性细菌性前列腺炎　起病急，可出现寒战、发热、乏力等全身症状，伴有持续、明显的会阴部和耻骨上区疼痛，尿路刺激和排尿困难，甚至急性尿潴留。尿液中白细胞数量升高，血液或尿液细菌培养阳性。绝大多数患者为单一革兰阴性菌感染，人体抵抗力低下时更易发病。

（2）慢性细菌性前列腺炎　有反复发作的下尿路感染症状，持续时间超过3个月，多有疼痛和排尿异常（尿频、尿急、尿痛、夜尿增多），前列腺按摩液/精液/前列腺按摩后尿液中的白细胞数量升高，细菌培养结果呈阳性。占慢性前列腺炎的5%～8%。

（3）慢性非细菌性前列腺炎　慢性骨盆疼痛综合征，又可进一步分为炎症性慢性骨盆疼痛综合征、非炎症性慢性骨盆疼痛综合征，患者会阴、阴茎、肛周、尿道、耻骨部或腰骶部等骨盆区域出现长期、反复的疼痛或不适，持续时间超过 3 个月，可伴有排尿异常和性功能障碍，出现射精痛，前列腺按摩液/精液/前列腺按摩后尿液细菌培养结果阳性。占慢性前列腺炎的 90%以上，是前列腺炎中最常见的类型。

（4）无症状性前列腺炎 患者无主观症状，仅在前列腺检查时发现炎症证据，一般不需治疗。

三、治疗手段

1. 治疗原则

选择致病菌敏感的抗菌药物以控制感染，使感染菌根除；并控制尿路刺激症状，有针对性的对症和支持治疗。

2. 化学药治疗

（1）抗菌 ①应选用能覆盖可能的致病菌并能渗透至前列腺内的抗菌药物进行经验治疗。获知致病菌后，根据经验治疗效果及药敏结果调整用药。②在前列腺组织和前列腺液中可达到有效浓度的抗菌药物有氟喹诺酮类、复方磺胺甲噁唑、大环内酯类、四环素类等。在急性感染期，氨基糖苷类、头孢菌素类也能渗入炎性前列腺组织，达到一定药物浓度，故上述药物在急性期时也可选用。

急性细菌性前列腺炎患者，抗菌药物治疗是必要且紧迫的。首先选择静脉应用广谱抗菌药物如第三代头孢菌素、广谱青霉素、氨基糖苷类或氟喹诺酮类抗菌药物。待患者发热等症状改善后，可改为口服广谱抗菌药物（氟喹诺酮类抗菌药物），疗程至少 4 周。

慢性细菌性前列腺炎患者，一般推荐口服抗菌药物为主。根据感染常见的病原菌种类和药物穿透前列腺的能力，适宜选用氟喹诺酮类药（如环丙沙星、左氧氟沙星等）、米诺环素和复方磺胺甲噁唑，疗程 4～6 周。

炎症性慢性骨盆疼痛综合征患者，推荐口服喹诺酮类抗菌药物2～4 周，临床症状确有减轻，可延长抗菌药物使用至 4～6 周。非炎症性慢性盆腔疼痛综合征患者不推荐使用抗菌药物。前列腺炎抗感染治疗常用方案见表 9－2。

表 9－2　前列腺炎抗感染治疗常用方案

疾病类型	首选方案	备选方案
急性细菌性前列腺炎	氟喹诺酮类注射给药或口服复方磺胺甲噁唑，疗程 10～14 天	静注第三代头孢菌素或氨苄舒巴坦或哌拉西林、他唑巴坦，疗程 10～14 天
急性前列腺炎（不洁性交史）	头孢曲松 250mg，肌注或静注 1 次后，改口服多西环素 100mg，一日 2 次，疗程 10 天	
慢性细菌性前列腺炎	口服环丙沙星 500mg，一日 2 次；或口服左氧氟沙星 500mg，一日 1 次，疗程 1～3 个月	口服复方磺胺甲噁唑 960mg，一日 2 次，疗程 1～3 个月

（2）改善排尿异常　慢性细菌性前列腺炎者推荐使用α₁受体阻断剂改善排尿异常、疼痛。炎症性慢性骨盆疼痛综合征患者推荐联合使用抗菌药物和α₁受体阻断剂改善排尿症状和疼痛。在停用抗菌药物后应继续使用α₁受体阻断剂至 12 周以上，α₁受体阻断剂一般选用阿夫唑嗪、多沙唑嗪、坦洛新和特拉唑嗪。

非炎症性慢性盆腔疼痛综合征患者不推荐使用抗菌药物，目前指南推荐使用α₁受体阻断剂，疗程持续 12 周以上，也可选择非甾体抗炎药、植物制剂和 M 胆碱受体阻断剂。

研究提示，α₁受体阻断剂可能对未治疗过或新诊断的前列腺炎患者疗效优于慢性、难治性患者，较长程（12～24 周）治疗效果可能优于较短程治疗。治疗中应注意该类药物导致的眩晕和体位性低血压等不良反应。

（3）改善排尿困难　对伴有膀胱过度活动症表现如尿急、尿频、夜尿但无尿路梗阻的前列腺炎患者，可以使用 M 受体阻断剂（如托特罗定等）治疗。黄酮哌酯松弛泌尿生殖系统平滑肌，降低膀胱排空收缩的频率，减少排尿阻力，消除尿频、尿急、尿失禁以及膀胱平滑肌痉挛所致的下腹疼痛。

3. 中成药治疗

中医学认为前列腺炎属于瘀血凝结、湿热下注、肾气不固，宜祛湿排毒，活血化瘀，可辨证选择前列舒通、前列安通胶囊、前列舒乐胶囊、银花泌炎灵胶囊（片）、前列康舒胶囊、前列金丹片、前列通瘀胶囊、热淋通颗粒、前列解毒胶囊、前列欣胶囊、前列通片、翁沥通胶囊、癃闭舒胶囊、癃清片、男康片、丹益片、五子衍宗丸、前列痹窿片、前列回春片、尿塞通片等。

四、健康管理

1. 依据症状解除尿路平滑肌痉挛，给予α受体阻断剂、M 胆碱受体阻断剂等改善排尿症状；辅以非甾体抗炎药镇痛，改善患者生活质量。对合并抑郁、焦虑的慢性前列腺炎者，在治疗前列腺炎的同时，可选择使用抗抑郁药及抗焦虑药。既可以改善患者心境障碍症状，还可缓解排尿异常与疼痛等躯体症状。

2. 注意生活中养护，避免劳累或久坐，注意劳逸结合，避免久坐和过度疲劳，注意下半身保暖，避免受寒、受湿，多喝水、常排尿。

3. 进行适宜的按摩和热敷，前列腺按摩可促进前列腺管排空，增加局部药物浓度，进而缓解慢性前列腺炎的症状。此外，热疗（热敷、热水坐浴、微波、热照射）主要利用多种物理手段所产生的热效应，增加前列腺组织血液循环，加速新陈代谢，利于消除水肿，缓解盆底肌肉痉挛等。

五、用药指导与药师提示

1. 尽量选择对前列腺穿透性强的抗菌药物

氟喹诺酮类（左氧氟沙星、环丙沙星）与磺胺类抗生素（复方磺胺甲噁唑）对前列腺泡有较强的穿透力，可作为首选的抗菌药物。第三代头孢菌素、红霉素也有较好的疗效。左氧氟沙星给药后主要以原形药从尿液排出，口服给药 48 小时内，尿中排出量约占给药量的 87%。环丙沙星静脉给药 24 小时内，50%～70%的药物由尿液排出；口服给药 24 小时内，40%～50%以原形药物经尿液排出。复方磺胺甲噁唑口服给药后 24 小时内，约 50%药物随尿液排泄。

治疗用药剂量要足、时间要长，一般要应用至症状消退、前列腺液常规正常后再继续使用 1～2 周，抗菌药物总疗程 4～6 周，以防复发。

2. 根据前列腺炎类型选择适宜的给药途径

急性前列腺炎在未明确病原菌前，应首先静脉通路应用氟喹诺酮类或头孢菌素、广谱青霉素，待发热等感染症状改善后，改用口服抗菌药物，疗程至少 4 周。环丙沙星静脉滴注，一次 500mg，一日 2 次；口服，一次 500mg，一日 2 次。左氧氟星为静脉滴注，一次 500mg，一日 1 次；口服，一次 500mg，一日 1 次。头孢曲松静脉滴注或肌内注射，一次 1～2g，一日 1 次。头孢呋辛静脉滴注或肌内注射，一次 0.75～1.5g，一日 3 次。氨苄西林静脉滴注，一日 4～12g，分 2～4 次给予。

3. 对慢性前列腺炎者适宜口服给药

目前推荐首先口服氟喹诺酮类治疗 2～4 周。症状减轻不明显者，可改用复方磺胺甲噁唑、红霉素，抗菌药物总疗程 4～6 周。病原菌为衣原体、支原体感染者，可以选用红霉素（口服一次 500mg，一日 3 次）或阿奇霉素（一日 250～500mg）。

相关链接

在前列腺组织中浓度较高的抗菌药物有哪些

　　前列腺的上皮由一层血－前列腺屏障的脂质膜组成，只有脂溶性高的药物才能通过该屏障。抗菌药物在前列腺组织和前列腺液中浓度大多较低，但下列抗菌药物在前列腺液、组织中可达到有效浓度：①大环内酯类：阿奇霉素、克拉霉素、罗红霉素；②磺胺类：复方磺胺甲噁唑、甲氧苄啶以及利福平；③氟喹诺酮类：氧氟沙星、环丙沙星、左氧氟沙星、芦氟沙星、培氟沙星、洛美沙星、莫西沙星等；④四环素类：多西环素、米诺环素、四环素；⑤青霉素和头孢菌素类：哌拉西林、头孢替安、头孢呋辛、头孢替坦、头孢唑肟、头孢哌酮、头孢吡肟、头孢匹罗、头孢拉宗钠、氨曲南。因此，前列腺的感染多首选上述抗菌药物。

10

第十章
皮肤与软组织系统疾病

轻、中度烧烫伤

一、烧烫伤的概述

烧烫伤常见于生活、工作或战争中，尤以青少年男性为多，男女之比约 3∶1，在夏、秋季多发，受伤部位以头颈、手足、四肢等暴露部位常见。烧烫伤属于热力损伤，高发于劳动人群，尤其是从事钢铁、铸造、建筑、烟花、电路维修、烹饪等工种的工人，有时亦见于农民，极少数人可发生于沐浴、火灾、煤气漏气、高压线路等事故中。烧伤的诱因主要是各种热源如火焰、热汽、热液或固体及电能、各种化学品（酸、碱、油、药品、金属、光辐射）如硫酸、硝酸、盐酸、氢氰酸、苛性钾、苛性钠、浓过氧化氢液等接触人体后都可引起烧伤。放射线、放射性物质长时间照射等也可造成人体烧伤。平时以热液或沸热水烧烫伤较多，战时则以火焰烧伤为主。本节仅讨论轻、中度烧烫伤。

烧伤按病程变化可分为 3 期：①体液渗出期：为烧伤后早期，轻者皮肤水肿出现水疱，面积较大时体液的丧失量大，如治疗不及时会造成血容量减少而休克，渗出在 36～72 小时后停止而开始消肿；②急性感染期：主要来自创面的污染，加之伤后人的抵抗力低下，细菌在创面上繁殖，导致创面感染或菌血症；③修复期：修复在创面出现炎症后即已开始。1 度烧伤于 3～5 天痊愈，不留瘢痕；浅 2 度烧伤如无感染，2 周左右痊愈，也不留瘢痕；深 2 度烧伤 3～4 周可以痊愈，多留下瘢痕；3 度烧伤焦痂脱落后形成肉芽创面，须植皮才能愈合，并遗留大量瘢痕，痊愈需 3～4 个月时间。

二、临床表现

烧烫伤依据程度分为 1 度、2 度（浅 2 度、深 2 度）和 3 度。

（1）1 度　皮肤红肿，疼痛剧烈多为火烧样痛。

（2）浅 2 度　皮肤肿胀有水疱，伴有疼痛。水疱皮脱落后创面渗液较多，红肿。

（3）深 2 度　水疱较小，创面呈淡红色或白中透红，可见小红点。深层可见黑紫色小血管网，渗液较少，感觉迟钝，但也有疼痛感。

（4）3 度　创面苍白或焦黄色，干燥、较硬，多能见到黑紫色树枝样粗大的皮下静脉网，无疼痛感。

严重者可发生休克，一般发生于大面积烧伤（2 度、3 度烧伤面积成人占 15%；儿童占 5%以上）的早期。主要因为在烧伤早期（体液渗出期）体内水分、蛋白质及盐分电解质大量渗出丢失，使人体血容量减少引起。表现为血压下降、心率加快、口渴、烦躁，甚至昏迷而死亡。

三、治疗手段

1. 治疗原则

遭到烧烫伤时，立即脱离热源，脱去热液浸渍的衣物或扑灭衣物火焰，就地打滚或跳入水中，用棉被或毛毯覆盖等。对面积不大的烧伤，可即用冷水（井水、河水、自来水、冰水或冷冻室冰霜）冲洗或浸入冷水中 0.25～0.5 小时。对轻、中度烧烫伤多以外用药治疗为主，控制感染，促进结痂，缓解疼痛，促使创面愈合。

2. 化学药治疗

（1）局部治疗

①对表皮已脱落者应用 0.1% 苯扎溴铵（新洁尔灭）溶液或 0.02% 的氯己定（洗必泰）溶液、1.5% 过氧化氢溶液冲洗，将已破溃的表皮（或腐烂的皮肤）剪去，清洁创面。对局部无水疱，表皮仅有红肿微痛者，可涂敷曼秀雷敦薄荷软膏等。

②对局部有水疱、表皮未脱落者，可涂敷 0.1%～0.5% 聚维酮碘（碘伏）溶液，局部擦拭 3 分钟以上，应用已消毒的注射针头吸出水疱内积液，后加压包扎。对小水疱可不包扎。

③可用无菌纱布浸泡于 1% 磺胺嘧啶银溶液，或涂敷莫匹罗星软膏（百多邦）、林可霉素软膏（绿药膏）、醋酸氯己定（洗必泰）涂抹或软膏覆盖，加厚纱布（2～3cm）包扎。对不易包扎的部位，如头、面、颈部、会阴部或天气炎热时可不包扎，在创面涂敷药液使其干燥。

（2）针对镇痛和抗感染治疗

①对疼痛严重者可给予解热镇痛药或非甾体抗炎药，首选对乙酰氨基酚，一次 500～600mg，疼痛时每隔 6 小时给予 1 次；布洛芬一次 200～400mg，一日 3 次；尼美舒利（怡美力）一次 100mg，一日 2 次；双氯芬酸肠溶片成人一次 25～50mg，一日 3 次。严重者可给予吗啡肌内注射一次 10～20mg。

②2 度或 2 度以上的烧烫伤早期，易被细菌污染（金黄色葡萄球菌、铜绿假单胞菌、大肠埃希菌等），可服用抗生素对抗感染（可选择大环内酯、氟喹诺酮类、头孢菌素类），有条件应注射破伤风抗毒血清（TAT），皮下注射应在上臂三角肌附着处，肌内注射应在上臂三角肌中部或臀大肌外上部，一次皮下或肌内注射 1500～

3000IU，儿童与成人用量相同；伤势严重者可增加用量 1～2 倍，经 5～6 天如破伤风感染危险未消除，应重复注射。

③对酸性或碱性物质烧烫伤可选择 5%碳酸氢钠溶液或 1%醋酸溶液、3%硼酸液冲洗或湿敷。

④对眼部热伤可口服维生素 A、E，选择 0.5%四环素眼膏、20%素高捷疗眼膏涂敷。

3. 手术治疗

深 2 度或 3 度烧伤，痂下如有感染积脓者，应及时将痂皮部分切除，使脓汁流出。创面用 10%磺胺米隆、1%磺胺嘧啶银溶液、或桉树叶所煎的水浸纱布湿敷。3 度烧伤焦痂脱落后形成肉芽创面，须植皮才能愈合，留有大量瘢痕。创面愈合后肢体功能多有障碍，需要经功能锻炼和整形手术才能恢复。

4. 中成药治疗

可选用烧伤喷雾剂，其可泻火解毒，消肿止痛，适用于 1～2 度烫伤，外用每隔 2～3 小时喷一次。京万红烫伤膏可促进烧烫伤创面的愈合，能抑制细菌和真菌的生长，可解毒消肿，止痛生肌，用于烧烫、电灼伤引起的红肿起疱，疮面溃烂等，涂敷患部，一日 1 次。复方紫草膏可清热凉血，解毒止痛，适用于 1～2 度烫伤，一日 1～2 次。或选用獾油、湿润烧伤膏。

四、健康管理

1. 在日常生活和工作中，随时杜绝各种隐患（电路、煤气、热源、易燃物），让灶台、煤气炉、煤气灶、饭锅等远离儿童（幼儿），尤其是炕边不要紧密连接灶台或锅台。对面积不大的烧伤，可即用冷水（井水、河水、自来水）冲洗或浸入冷水中 0.25～0.5 小时；立即涂敷氟氢化可的松乳膏（优卓尔）、卤米松乳膏（临时有清凉功能的牙膏也可），以减弱应激。当穿着鞋袜、衣服被烧烫伤时，不宜急于脱去被烧烫伤处的衣物，应用凉水冲淋衣物，使其湿润，以免表皮随着衣物一起被剥脱。

2. 多数火灾的死因为呼吸道熏呛而窒息，逃生时尽量采用低姿势前进，不宜做深呼吸。尽可能应用湿衣服或毛巾捂住口腔和鼻孔，以防烟雾进入呼吸道。

3. 对烧伤处用干净衣物包裹保护，大面积烧伤应即送医院。

4. 烧伤早期患者胃肠功能不佳，需进易于消化的食物，如稠米汤、西瓜水、绿豆汤，也可饮用冰淇淋。但忌用引起胀气和有刺激性的食物。感染期给予高蛋白、维生素饮食，如鸡汤、肉汤、肝泥、肉泥、蒸蛋等。恢复期宜要补充足够的蛋白质，每顿饭之间要加餐。

5. 对危及生命的并发症要立即处理。如大出血者应止血；窒息者应维持呼吸道通畅。烧伤处用干净衣物包裹保护。大面积烧伤伴有骨折者，应就地取材固定后送医院。

五、用药指导与药师提示

1. 使用抗毒素须特别提示患者防止过敏反应

①注射前须先做过敏试验并详细询问既往过敏史，凡本人及其直系亲属曾有支气管哮喘、枯草热、湿疹或血管神经性水肿等病史，或对某种物质过敏，或本人过去曾注射马血清制剂者，须特别提防过敏反应的发生。②过敏试验用氯化钠注射液将抗毒素稀释 10 倍（0.1ml 抗毒素加 0.9ml 氯化钠注射液），在前掌侧皮内注射 0.05ml，观察 30 分钟。注射部位无明显反应者，即为阴性，可在严密观察下直接注射抗毒素。③如注射部位出现皮丘增大、红肿、浸润，特别是形似伪足或有痒感者，为阳性反应，须用脱敏法进行注射。如注射局部反应特别严重或伴有全身症状，如荨麻疹、鼻咽刺痒、喷嚏等，则为强阳性反应，应避免使用抗毒素。④必须使用时则应采用脱敏注射，并做好抢救准备，一旦发生过敏性休克，立即抢救。⑤为慎重起见，可先注射小剂量于皮下进行试验，观察 30 分钟，无异常反应，再将全量注射于皮下或肌内。⑥脱敏注射法：在一般情况下，

可用氯化钠注射液将抗毒素稀释 10 倍，分小量数次作皮下注射，每次注射后观察 30 分钟。第 1 次可注射 10 倍稀释的抗毒素 0.2ml，观察无紫绀、气喘或显著呼吸短促、脉搏加速时，即可注射第 2 次 0.4ml，如仍无反应则可注射第 3 次 0.8ml，如仍无反应即可将安瓿中未稀释的抗毒素全量作皮下或肌内注射。有过敏史或过敏试验强阳性者，应将第 1 次注射量和以后的递增量适当减少，分多次注射，以免发生剧烈反应。⑦对异性蛋白过敏者，切勿注射破伤风免疫球蛋白。⑧患者注射抗毒素后，须观察 30 分钟后才可离开。

2. 及早应用抗感染药物

抗感染药物如大环内酯类（红霉素、阿奇霉素、罗红霉素）、头孢菌素、左氧氟沙星等。磺胺米隆、磺胺嘧啶银对有磺胺药过敏史者禁用，对过敏性体质和哮喘患者慎用，对有白细胞减少症、血小板减少症和肝硬化者，避免使用；对妊娠及哺乳期妇女、早产儿及新生儿不宜用，肝肾功能不全者慎用。另外，磺胺嘧啶银制剂的酸度对创面的愈合有较大的影响，pH 为 5.5～7.0 接近于体液的酸度，可减少疼痛和促进愈合。但新生儿吸收后有可能发生核黄疸。

3. 磺胺米隆使用注意事项

磺胺米隆具有抑制碳酸酐酶的作用，用药后绝大部分患者排出碱性尿，引起高氯酸血症和呼吸加快，用量多或大面积使用其盐酸盐可产生代谢性酸中毒，可改用醋酸盐或停药以碳酸氢钠静滴。一次外用量不宜超过 5g，每次涂药范围宜小于 5% 体表面积，换药时将上次残留的药物全部清除。另外，磺胺米隆或磺胺嘧啶银均属于磺胺类药，对磺胺类过敏者禁用。

4. 苯扎溴铵溶液使用注意事项

苯扎溴铵溶液为阴离子表面活性剂，仅限于外用消毒，不可内服。在用药前、后不宜接触肥皂、碘酊、高锰酸钾、磺胺粉等，以免失效。

如何正确地使用创可贴

苯扎溴铵贴剂俗称"创可贴"，其中主要成分为苯扎溴铵，为一种阳离子表面活性剂，可乳化细菌壁的脂肪层，杀灭细菌。用于体积小、较表浅、不需缝合的切割伤、擦伤、挫伤、划伤、扎伤的封包。

①在使用前宜检查创面是否遗留有污物、铁钉、玻璃屑、泥土等，如有污物，需以清水或0.9%氯化钠溶液（生理盐水）冲洗干净，再贴敷创可贴；②定期每日更换1次，以防化脓，若发现创面有疼痛加重、跳痛、红肿、渗出等现象，应即停用；③贴后注意创面不要沾水，避免污染，不宜以手捏、挤撞，以防伤口裂开；④对破损较深，有神经、肌腱损伤，有溃疡、化脓的创面不宜立即包裹创可贴，应到医院进行缝合或抗感染治疗。对动物咬伤、异物扎伤较深的创面立即注射破伤风抗毒素。

痔 疮

一、痔疮的概述

痔疮是发生在肛门与直肠下部的疾病，常因腹泻、便秘、妊娠、久站久立、负重远行或长期饮酒而致，上述原因均可造成静脉回流障碍，使肛管和肛门缘静脉的血管曲张，形成一个或几个静脉团而成痔，如食用辛辣食物后症状（出血）可加重。痔疮可发生于任何年龄，但男性多于女性，故曰"十男九痔"。

痔疮分为内痔、外痔、混合痔三种，其划分以直肠齿线为界，在齿线以上的为内痔，表面覆盖黏膜；在齿线以下称为外痔，表面覆以皮肤；内、外痔同时存在且连结在一起的，称为混合痔。痔疮的病程较长，少则 0.5～2 年，多则数年或几十年。

二、临床表现

1. 内痔

无疼痛感，但肛门有下坠和胀感，表现以出血为主，出血的形式有 3 种：①在排便时肛门滴血；②喷血；③仅见粪便上带血丝，色泽鲜红，长期出血可继发贫血。痔疮较大时可随大便脱出，初时可自行缩回，日久则发生嵌顿，如缩不回去或内有血栓形成，则易感染而发炎，使肛门括约肌痉挛，发生肿胀、剧痛、溃烂或坏死。如分泌物过多常流出肛外，刺激皮肤而感瘙痒。肛门镜检可见齿状线上方有一个或多个紫红色黏膜隆起，重者可串成环状，称为环形痔。

内痔可分为 4 度：①1 度，排便时出血，便后出血可自行停止，痔不脱出肛门；②2 度，常有便血；排便时脱出肛门，排便后自动还纳；③3 度，痔脱出后需用手辅助还纳；④4 度，痔长期在肛门外，不能还纳。其中，2 度以上的内痔多形成混合痔，表现为内痔和外痔的症状同时存在，可出现疼痛不适、瘙痒，其中瘙痒常由于痔脱出时有黏性分泌物流出。后三度多为混合痔。

2. 外痔

症状是肛门坠胀、疼痛、有异物感，如形成血栓外痔时则肿胀、触痛明显，肛门边缘可见暗紫色肿块；如形成炎症时则有分泌物渗出及瘙痒感。经过休息、肛部热敷、温水坐浴，均可减轻疼痛。痔疮如发生感染，检查血常规结果显示白细胞计数增加。

三、治疗手段

1. 治疗原则

解除症状，而非消除痔体。鉴于痔疮主要部位在肛门与直肠下部，基本以外用（洗剂、栓剂、软膏剂）药物为主，借以收敛、镇痛、止痒、促进愈合，严重的痔疮可行手术。

2. 化学药治疗

（1）局部外用治疗　痔疮发作时先用 0.02%高锰酸钾溶液或热水坐浴，后用安纳素栓或复方氯己定（洗必泰）栓，一次 1 枚，每枚 20mg，一日 1～2 次，塞入肛门约 2cm 处。

安纳素栓中含有肾上腺素、颠茄流浸膏、次没食子酸铋，具有消毒防腐、收敛止痛、止血促愈的作用，一次 1 枚，睡前塞入肛门约 2cm 处。或涂敷 10%鞣酸软膏。

（2）局部注射治疗　如药物治疗效果不佳可应用枯痔疗法，其适用于内痔，将硬化剂（如 5%鱼肝油酸钠或 5%酚甘油液）注入痔静脉丛周围组织内，但勿注入肌层。

3. 中成药治疗

中医学对内痔有内治、外治之说。对内痔出血、肿胀疼痛可选服地榆槐角丸、槐角丸、致康胶囊、槐榆清热止血颗粒、脏连丸和痔康宁等。外治可用熏洗法、外敷法，选用痔疮外洗药放入布袋内置盆中以水煎开熏洗，一日 2 次。塞入肛门常用药有化痔栓、马应龙麝香痔疮栓、普济痔疮栓、九华栓等栓剂。涂敷肛门的外用药有马应龙麝香痔疮膏、九华膏、肛泰软膏等，一日 1～2 次。

四、健康管理

1. 加强对痔疮和肛裂的养护，防止便秘，讲究卫生，保持肛门周围清洁，便纸要柔软，防止擦伤，便后应用温水坐浴，一次 15～20 分钟，一日 2 次。同时，注意饮食卫生，避免暴饮暴食，保持大便通畅。

2. 养成定时排便习惯，切不可有便意而强忍着，这往往会引发习惯性便秘。对于便秘患者，可在晨起后喝 1 杯蜂蜜水。在排便时，尽量不要使用蹲便，坐便用力不宜过猛，大便时间不宜太长，不要在排便时读书看报。注意下身保暖，并避免久站久立。女性在妊娠期每天应有一定时间的卧床休息，以减少盆腔内压力，或膝胸位 15 分钟，促进盆腔内静脉血回流。

3. 就餐后要多走动。

五、用药指导与药师提示

1. 不宜大面积或长期使用鞣酸软膏

大面积应用鞣酸软膏时，可由创面被吸收而发生中毒，有剧烈的肝毒性，严重时造成肝坏死，并延缓愈合，故不宜大面积或长期使用。另鞣酸与重金属及蛋白质有配伍禁忌，并忌与铁器接触。

2. 高锰酸钾结晶不可直接与皮肤接触

高锰酸钾对组织有刺激性，易污染皮肤而致棕黑色。同时水溶液宜新鲜配制，久置变为棕色而失效。

3. 氯己定可引起接触性皮炎

氯己定高浓度溶液对眼结膜刺激性强，误用高浓度溶液作膀胱灌洗可引起血尿。偶见发生过敏反应，时间为用药后 5～40 分钟，出现局限性或全身性荨麻疹、咳嗽、哮喘、呼吸困难、腹痛、睑结膜水肿、休克等。此外不可与肥皂、碱等、碘酊、氯化汞、高锰酸钾等配伍，不可以高压灭菌。

4. 醋酸洗必泰痔疮栓于夏季高温使用时的注意事项

栓剂可能有变软现象，使用前可先放置于冰箱中，待变硬后使用，栓剂形状略有改变但不影响疗效。

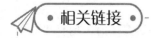

● 相关链接 ●

如何正确地使用高锰酸钾粉（灰锰氧）

高锰酸钾为强氧化剂，遇到有机物即放出新生态氧而杀灭细菌，杀菌力极强，但作用表浅而不持久。高锰酸钾在发生氧化的同时，还原生成二氧化锰，后者与蛋白质结合而形成蛋白盐类复合物，此复合物和高锰酸根离子都具收敛作用。

水溶液用于冲洗溃疡、鹅口疮、脓肿、创面及水果等食物的消毒，或冲洗阴道或坐浴，治疗白带过多或痔疮；溶液漱口用于去除口臭及口腔消毒。①结晶有腐蚀性，不可直接与皮肤接触，否则可使皮肤变成棕褐色；②溶液宜临用前新鲜配制，久置变为棕色而失效，不宜久储；③注意溶液各种用途的不同浓度，用于皮肤真菌感染应用1%，冲洗阴道或坐浴用0.125%，冲洗创面用0.1%，水果和蔬菜消毒用0.1%，漱口用0.05%，洗胃用0.01%～0.02%。

疖 肿

一、疖肿的概述

疖肿是致病菌经毛囊或汗腺侵入而引起的单个毛囊及所属皮脂腺的急性化脓性感染。致病菌多为金黄色葡萄球菌、白葡萄球菌、表皮葡萄球菌或链球菌，疖肿多发生在人体受压部位和油脂分泌旺盛、毛囊和皮脂腺丰富之处，常见于头、面、颈、背、腋下、臀部及会阴部等，以夏、秋季节多发。疖肿的病程1～2周；痈可为疖的反复发作，病程较长，2～4周。

当人体免疫功能低下时，皮肤擦伤、溃疡、糜烂时，均有利于细菌侵入及繁殖，另皮脂溢出也可诱发疖肿与痈。此外，糖尿病者、贫血者、年老肥胖者、营养不良者、免疫功能缺陷、皮肤不清洁、不经常洗浴者，长期应用糖皮质激素、免疫抑制剂者也易诱发疖肿。皮肤擦伤、糜烂、溃疡等均有利于细菌在皮肤表面的定植、繁殖、感染。

二、临床表现

"红肿热痛"和化脓为典型症状。

疖初起时为米粒大小的疼痛性红色丘疹，触之疼痛。后渐扩大成半球形暗红色结节，中央隆起、有硬结、自觉有灼痛和压痛，数日后中央形成脓点，以后发展为坏死性脓栓，但于化脓时变软，破溃出脓或形成溃疡，若除去脓栓，排出血性脓液，可逐渐消肿愈合。如果疖继续发展可引起全身症状，如畏寒、发热、食欲不振、全身不适感。如疖长在上唇周围和鼻部（危险三角区）应注意，不要随便挤压或热敷，以免引发颅内感染，造成生命危险。

疖一般无全身症状，较大的疖有时伴有局部淋巴结肿胀；痈局部淋巴结肿大而疼痛。如血常规检查，可见白细胞计数增加。

三、治疗手段

1. 治疗原则

内外兼顾，外敷药物控制感染，消除疖肿促进愈合，疖肿及痈基本上以外用药治疗；严重者全身应用抗菌药物。

2. 化学药治疗

（1）局部治疗

①对早期初起的局部可涂敷 2%碘酊或 0.25%～0.5%聚维酮碘溶液，后涂敷 10%鱼石脂软膏、莫匹罗星软膏（百多邦）。

②对早期未破溃的疖肿应用 50%硫酸镁溶液或 3%氯化钠溶液冷湿敷（非热敷），后涂敷 10%鱼石脂软膏或莫匹罗星软膏（百多邦）；如疖肿已成熟，但尖端尚未破溃，可用液体酚或 2%碘酊涂抹在尖端，让尖端自行破溃，化脓性的坏死组织排出后即可痊愈。对已破溃的疖肿，可涂敷 1%红霉素、2%夫西地酸软膏、0.5%杆菌肽软膏或复方新霉素软膏（任选其一）。如怀疑合并厌氧菌感染时，可涂敷 2%甲硝唑乳膏或口服甲硝唑，一次 0.2～0.4g，一日 3 次。

（2）全身治疗 首选青霉素肌内注射，一次 80 万～160 万 IU，一日 2～3 次；儿童一次 20 万～40 万 IU，一日 2～3 次或一日 5 万～10 万 IU/kg，分 2～3 次注射；或口服红霉素成人一次 0.25～0.5g，一日 4 次，儿童一日 30～50mg/kg，分 3～4 次服用；或阿奇霉素一次 500mg，儿童一次 125～250mg，一日 1 次；对严重感染患者可采用静滴给药。但注射青霉素前需询问患者有无过敏史；对青霉素有过敏性休克史者禁用。有哮喘、枯草热史者禁用。对复发的疖肿可服利福平，按一日 10mg/kg，空腹顿服。连服 10 天，合并用氯唑西林，一日 4 次。治疗无效的复发病例可使用阿奇霉素或氟喹诺酮类抗菌药物。

3. 中成药治疗

中医学根据疖肿的症状辨证分为两型治疗。

（1）热毒蕴结型　患者体格健壮疖肿较轻，一般只有 1～2 个，重则有多个发生于全身或密集在一起，此愈彼起，可伴有发热、口渴、大便干结等。治疗上可选用如意金黄散，能消肿止痛，用于疮疡初起、红肿热痛，用时以清茶调敷直接涂敷于患处或摊于纱布上贴于患处，一日 2～3 次。三黄膏用于疮疡初起，红肿热痛，直接涂敷于患处或摊于纱布上贴于患处，每隔 1～2 天换药 1 次。小败毒膏能清热解毒、消肿止痛用于疮疡初起，红肿热痛，口服一次 10～20g，一日 2 次。泻毒散清热解毒用于疮疡初起，红肿热痛，用时以蜂蜜和食醋调敷于患处。连翘败毒丸，一次 6g，一日 2 次；或醒消丸，一次 3g，一日 2 次。

（2）暑湿浸淫型　疖肿多发于夏、秋季节，以儿童和妊娠期妇女多见，伴有发热、口渴、大便干结等。可用小败毒膏、泻毒散、消炎解毒丸、龙珠软膏、紫草膏、五福化毒片、疮炎灵软膏等；或三黄膏外用涂敷患处，一日 2～3 次。

四、健康管理

1. 宜注意皮肤卫生，经常清洗，勤换衣服。

2. 合并有糖尿病患者，同时治疗糖尿病，控制血糖水平。增强自身免疫力，治疗可降低免疫力的潜在疾病，避免外伤和挤压，疖病的预防主要是防止自身接种。

五、用药指导与药师提示

1. 疖肿勿挤压

俗语说"面无善疮"，即发生于颜面部疖肿，禁止挤压，一般也不宜切开，因面部、口唇的皮下组织疏松，而淋巴和血管极为丰富，发生在此区域疖肿如被挤压，可使炎症在疏松组织中扩散，细菌和毒素进入血液循环引起毒血症。对已化脓者可切开排脓引流，不宜挤捏和早期切开。

2. 合理选择抗菌药物

抗生素的给药原则为"尽早、足量、足疗程"，一般凭临床经验同时作细菌学检测，选择青霉素、头孢菌素类、大环内酯类、利福平或氟喹诺酮类抗菌药物，但须监测：①必须做皮肤敏感试验的药品应先做皮试。②氟喹诺酮类、利福平对糖尿病、痛风或严重肝功能不全者慎用。③利福平可使血尿酸水平增高，引起急性痛风发作，须定时测定尿酸。④夫地西酸为一种具有甾体骨架的抗生素，可抑制或杀灭葡萄球菌（包括耐甲氧苯青霉素株或耐其他抗生素株）、链球菌、肠球菌、白喉杆菌、梭状芽孢杆菌、奈瑟菌属及结核杆菌，但对脆弱拟杆菌则作用较弱。对肝肾功能不全、妊娠期妇女慎用。⑤避免长期和大面积应用新霉素软膏，以免吸收中毒，并避免与有肾、耳毒性药品合用。⑥近年发现，阿奇霉素具有增加心律失常、心电图 Q–T 间期延长、尖端扭转型室性心动过速的心脏毒性。若静脉注射风险更高（因此，药液浓度应控制在 1～2mg/ml，滴速宜缓慢，静滴 500mg≥60 分钟，1000mg≥2～3 小时），同时监测心电图。使用阿奇霉素时，须对患者进行筛查，患有心动过缓、Q–T 间期延长和综合征、尖端扭转型室性心律失常史、代偿性心力衰竭者、处于心律失常状态、未纠正的低血钾、镁症者谨慎服用。

3. 鱼石脂可有不良反应

具有微弱的刺激性，偶可引起接触性皮炎，应给予注意。

4. 杆菌肽软膏外用注意事项

偶见有轻度皮肤过敏、皮疹、瘙痒、红肿、刺激感觉，一般较为轻微，罕见全身严重过敏，有致肾毒性发生的可能。对妊娠及哺乳期妇女慎用，对过敏者、肾功能不全者禁用。

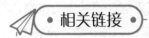

如何正确地使用碘酊

碘酊俗称"碘酒"，其中成分有碘、碘化钾和乙醇，浓度以碘计有 0.1%、2%、5% 和 10% 四种。0.1% 用于手术者的手部浸泡消毒；2% 用于注射药物前的皮肤、皮肤咬伤、擦伤、挫伤、疖疮的消毒和消肿；5% 用于手术区域皮肤的消毒；10% 用于指甲癣和甲沟炎。碘可卤化细菌蛋白、杀灭细菌和防止腐烂，其杀菌和腐蚀力与浓度呈正比。

①使用 2% 碘酊于注射的皮肤区域涂敷消毒后，即以 70% 的乙醇（酒精）脱碘，以减少对皮肤的刺激；②用于疖肿、水肿、脓疱和扁平疣时，以 2% 碘酊直接涂敷，不须脱碘；③碘酊不宜与红汞溶液（红药水）同时应用，以免两者反应生成碘化汞钾，具有强烈的毒性而损伤皮肤，引起溃烂；④对破损的皮肤、溃疡的黏膜、开放创面不宜直接应用碘酊，以聚维酮碘液（碘伏）替代，以免导致强烈的刺激和疼痛；⑤部分人群对碘过敏，严重者可休克，对极度敏感的人应予注意；⑥碘可自行挥散，用后一定要拧紧瓶盖，放置时间不宜超过 2 年。如儿童误服，可即喝米糊、米汤或稀粥，使淀粉和碘结合成蓝色的结合物，而减少刺激性。

荨麻疹

一、荨麻疹的概述

荨麻疹是一种常见病，由于皮肤、黏膜小血管反应性扩张及渗透性增加而产生的一种局限性水肿反应，主要表现为边缘清楚的红色或苍白色的瘙痒性皮损。俗称瘾疹、风团块、风疹团、风疙瘩和饭疙瘩。常表现在皮肤或黏膜上，为一种局限性、暂时性或瘙痒性的潮红斑和风团为特征的皮肤病。

荨麻疹多与变态（过敏）反应有关，大多数属于Ⅰ型（速发型）变态反应，少数属于Ⅱ型（细胞毒性）、Ⅲ型（免疫复合物型）反应，但通常所说的荨麻疹为Ⅰ型过敏反应。荨麻疹可由接触多种物质引起，包括：①异种血清（如破伤风抗毒素）、动物蛋白（蛋、肉、虾、蟹等）、细菌、病毒、寄生虫、毛皮、羽毛、空气中的植物花粉及尘螨、水果（柠檬、芒果、榴莲）；②油漆、染料、塑料、化学纤维；③用药（阿司匹林、阿托品、青霉素、吗啡、磺胺、维生素 B_1 等）等；④物理因素（冷、热、光）、病灶（龋齿、扁桃体炎、胆囊炎、病毒性肝炎、肠道蛔虫病等）、胃肠功能障碍、内分泌失调以及精神紧张、胆碱功能亢进也可引发。

依据荨麻疹发生的频率及时间，分为急性和慢性荨麻疹。凡连续 2 周以内者为急性，通常在 2～24 小时内消退，但反复发生新的皮疹，病程迁延数日。超过 2 周以上者为慢性，有些病例尚可超过 1 个月。

二、临床表现

急性荨麻疹多突然发作，一般在 1～5 分钟内出现症状，少数可在几天内，多持续 2 周内。先有皮肤瘙痒感或灼热感，迅速出现红斑，继而形成淡红色风团，略高出皮肤表面，大小和形态不一，有时可融合成大片。并可伴有发热、头痛，胃肠道可出现有恶心、呕吐、腹痛、腹泻、喉头黏膜水肿，严重者可有胸闷、呼吸困难或窒息。发生在四肢末端，有肿胀感觉，发生在眼睑时则引起局部高度水肿。慢性荨麻疹的症状多持续2～3周，生而又消，治疗不易，多伴发失眠。除了急慢性荨麻疹外，尚可有以下几种类型。

（1）热性荨麻疹　多见于青年女性，好发于躯干及上肢，偶见延及面部。皮肤受热（43℃）或发汗后，数分钟后出现局部风团，直径在0.5cm以下，肿胀而发红，色泽较淡，有瘙痒、疼痛或灼热感，瞳孔略小，心率减慢。

（2）冷性荨麻疹　十分常见，多从婴儿时期起发病，可持续终身。在暴露于冷空气和接触冷水时，或以冰块置于前臂躯侧，历时3～5分钟，手部或面部出现水肿及痛性风团，持续30分钟至数小时可消退，并伴有发热、头痛、呼吸道症状、关节痛和白细胞计数升高。

（3）巨大荨麻疹（血管性水肿）　好发于眼睑、口唇、外生殖器，也可发生于口腔、舌、喉头黏膜等组织疏松部分，多为一侧单发，偶见有发生两处以上者。自觉轻度瘙痒及紧绷感，如发生于喉头黏膜，可引起窒息。另皮损多在夜间出现，为一种局限性、水肿斑块，无指压性凹陷，边缘不清，呈肤色、淡红色或苍白色，一般于数小时后消退，但可复发。

（4）人工荨麻疹（皮肤划痕症）　采用锐器或指甲划过皮肤后，沿着划痕发生条状淡红色隆起，伴有瘙痒，常伴随荨麻疹并发。

（5）胆碱能荨麻疹　由于运动、激动、受热、紧张、饮酒、进食辛辣食物等可促使胆碱能神经兴奋，皮疹特点为除掌跖以外发生泛发性1～3mm的小风团，周围有明显程度不一的红晕，其中有时可见卫星状风团，也仅见红晕或无红晕的微小稀疏风团。有时惟一的症状仅有瘙痒而无风团。损害持续30～90分钟，或达数小时之久。伴有痒感、刺感、灼感、热感或皮肤刺激感。

三、治疗手段

1. 治疗原则

寻找过敏原并注意规避，药物治疗对抗组胺的作用，抑制过敏反应，对急性有红斑、渗出者先应用 3%硼酸溶液、或 0.1%依沙吖啶溶液冷湿敷（非热敷），再用炉甘石洗剂涂敷。

2. 化学药治疗

（1）抗过敏药物治疗

①盐酸异丙嗪（非那根）可对抗组胺所致的毛细血管扩张，降低血管的通透性，对治疗皮肤黏膜的变态反应效果良好，其中以对荨麻疹较好，口服一次 6.25～12.5mg，一日 1～3 次。氯苯那敏对抗组胺过敏作用超过异丙嗪和苯海拉明，且对中枢神经系统的抑制作用较弱，口服一次 4～8mg，一日 3 次；同时宜合并口服维生素 C 及乳酸钙、葡萄糖酸钙片等。

②对伴随血管性水肿的荨麻疹，可选用赛庚啶，成人口服一次 2～4mg，6 岁以下儿童一次 1mg，6 岁以上儿童一次 2mg，一日 2～3 次。

③对慢性荨麻疹者可选服多塞平，兼具抗抑郁作用，且不良反应较小，对传统使用的抗组胺药无效的荨麻疹患者可试用，口服初始一次 25mg，一日 2～3 次，根据病情渐增至一日 150～300mg。

④对慢性荨麻疹者且具有自身免疫基础，病情反复，上述治疗不能取得满意疗效时，可应用免疫抑制剂（奥马珠单抗），环孢素具有较好的疗效，硫唑嘌呤、环磷酰胺、甲氨蝶呤及免疫球蛋白等均可试用，雷公藤多苷也具有一定疗效。

⑤对荨麻疹病情严重者推荐口服第 2 代抗组胺药如西替利嗪、阿司咪唑、咪唑斯汀、氯雷他定或地洛他定。对急性者或伴有胃肠道症状时，酌情口服泼尼松等糖皮质激素。用于严重急性荨麻疹、荨麻疹性血管炎、压力性荨麻疹对抗组胺药无效时，或

慢性荨麻疹严重激发时，静脉滴注或口服，应避免长期应用。常用泼尼松、曲安西龙、地塞米松、倍他米松、氢化可的松或甲泼尼龙静脉滴注。

（2）局部用药治疗 选择具止痒和收敛作用的洗剂，如薄荷酚洗剂（含薄荷、酚、氧化锌、乙醇）或炉甘石洗剂、酚炉甘石洗剂涂敷，一日2～3次。

3. 中成药治疗

中医学认为荨麻疹与风、热、湿相关，可分风热、风寒、血虚3型。

（1）风热型 发病急骤，风团泛发、颜色鲜红、自觉灼热，剧烈瘙痒，或伴发热、畏寒、咽喉肿痛、腹痛、吐泻者。可选防风通圣丸、银翘解毒丸、浮萍丸等。

（2）风寒型 遇风冷加重，口不渴、小便清者，宜疏风散寒。可选秦艽丸、通宣理肺丸等。

（3）血虚型 皮疹反复发作、迁延日久、午后夜间加重、心烦气躁、口舌干燥者，宜养血疏风。可选秦艽丸、二至丸或龟苓膏、玉屏风散等。

四、健康管理

1. 慎防吸入花粉、动物皮屑、羽毛、灰尘、蓖麻粉，避免接触致敏原，禁用或禁食某些机体过敏的药物或食物等。如因冷热刺激而复发者，不应过分回避，相反，应逐步接触，逐渐延长冷热刺激的时间，以求适应。

2. 保持室内通风。外出旅游最好戴口罩，可过滤掉空气中的不良致病粉尘，让荨麻疹的发生率大大降低。

3. 积极治疗原发病，如急性扁桃体炎、胆囊炎、病毒性肝炎、阑尾炎、肠道蛔虫病等，以杜绝发病诱因。

4. 用药期间宜清淡饮食，禁忌辛辣食物或腥膻食物，避免搔抓皮肤或热水洗烫，并暂停使用肥皂。另服用抗过敏药期间不宜饮酒和吸烟，或同时服用镇静催眠药及抗抑郁药。

五、用药指导与药师提示

1. 服用抗过敏药时宜注意的安全问题

（1）鉴于抗过敏药可透过血-脑屏障，对中枢神经系统组胺受体产生抑制作用，引起镇静、困倦、嗜睡反应，多数人都能在数日内耐受。但对驾车、高空作业、精密机械操作者，在工作前不得服用或服用后休息 6 小时以上。

（2）多数抗过敏药具有轻重不同的抗胆碱作用，表现为口干；对闭角型青光眼者可引起眼压增高；对患有良性前列腺增生老年男性者可能引起尿潴留，给药时应予注意。另抗过敏药不良反应常见有食欲减退、恶心、呕吐、腹部不适、便秘、腹泻等，且上述不良反应随进食时服药也可减轻。

（3）阿司咪唑、特非那定、依巴斯汀可能抑制心脏钾离子慢通道，有引起尖端扭转型室速或 Q-T 间期延长的危险。故应严格掌握剂量，注意药物的相互作用，同时对血钾浓度过低者适当补充钾、镁剂。患先天性 Q-T 综合征者不宜应用。对肝脏功能缺陷者和心律失常者慎用；对 6 岁以下儿童慎用。

（4）妊娠和哺乳期妇女应慎用抗过敏药。

（5）服用期间禁止饮酒。

2. 体重增加可能是某些抗过敏药产生的不良反应

体重增加的作用机制可能与长期大量应用某些抗过敏药后加速胃排空、增加食欲有关。其中以阿司咪唑、赛庚啶、酮替芬为甚。提示患者注意控制尽量短的疗程，同时减少摄食量，必须时服用减重药。

3. 抗过敏药必须应用及时

抗过敏药可以较快地抑制组胺和一系列反应。但 H_1 受体阻断剂可抑制皮肤对组胺的反应，对拟进行变应原皮试者，应在停止使用 48～72 小时后进行。

4. 应用多塞平前宜权衡某些问题

①因人而异，须全面考虑患者症状、年龄、躯体状况、药物耐受性、有无合并症，予以个体化合理用药；②从小剂量开始，逐渐增加剂量，尽可能采用最小有效量，使不良反应减至最少，当小剂量疗效不佳时，可根据患者对药物的耐受情况，渐增足量（有效剂量上限）；③多塞平易出现不良反应，如对自主神经、中枢神经、心血管系统有不良反应，常见抗胆碱能效应（如口干、出汗、便秘、尿潴留、排尿困难、视物模糊、眼内压升高、心动过速等）；④尽可能单一用药；⑤如感觉到皮疹加剧；或喉头黏膜水肿、胸闷、呼吸困难或窒息时，或应用抗过敏药物 3 天后仍不见疗效时，请及时去医院诊治。

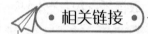

何时选择冷湿敷或热湿敷

皮肤病尤其是过敏、炎症、渗出，一般在急性期局部有红肿、水疱、糜烂时，多选用溶液剂（3%硼酸溶液、0.1%依沙吖啶溶液、1%醋酸溶液、0.9%氯化钠溶液）进行冷湿敷（5～10℃），可起到消炎作用；有渗液者，先用溶液剂湿敷，后用油剂。皮损处于亚急性期时，红肿减轻，渗液减少，可酌情选用糊剂、粉剂和洗剂，以发挥其消炎、止痒、收敛、保护作用。慢性期皮损增厚，呈苔藓样变时，多用软膏和乳膏剂，其穿透力强，作用持久，且有润滑及护肤作用。

冷湿敷是皮肤科常用的一种治疗急性炎症性、过敏性疾病的方法。可有效地起到收敛、抗过敏、抗炎作用。方法是：准备6～8 层干净纯棉纱布，用 3%的硼酸洗液或 0.9%氯化钠溶液浸湿至饱和，以不滴水为度，敷在红肿区域，3～5 分钟重新浸湿，保持纱布冷湿状态，敷在红肿区，一次 20～60 分钟，一日 2～3 次。连续湿敷几天后，通常局部会干燥不适，可以用橄榄油+纯净水，1∶1比例混匀后外涂干燥区。

热湿敷（45～60℃）可促进浅表炎症、红肿消散和局限病灶、解痉镇痛、活血化瘀，适于外科、骨科等疼痛、肿胀性疾病和浸润性炎症（蜂窝织炎、丹毒、结节性红斑、封闭性外伤肿胀），将含药敷垫或药袋（中药）放入蒸锅内加热后，备齐用物携至床旁。暴露治疗部位，下垫橡胶单及治疗巾，局部皮肤涂凡士林（范围应较热敷部位大一些），盖上1层纱布。持敷料或药袋钳拧干敷垫，至无水滴下为度，并在掌侧腕部试温以不感烫手为宜，折成适当大小，放置患部，盖上棉垫或大毛巾。热敷时间一次20～30分钟，每隔3～5分钟更换敷垫或药袋1次，保持一定的温度，一日1～2次，亦可用热水袋放于湿敷垫上，然后盖上棉垫。热敷毕，擦去凡士林。

有急性炎症或细菌感染时，也可先冷湿敷2～3天，后再热湿敷2～3天。有痛肿时可先用药液熏洗，后再湿敷，以增强疗效。

寻常痤疮

一、寻常痤疮的概述

寻常痤疮俗称"粉刺或壮疙瘩"，为发生在皮肤毛囊皮脂腺的自限性炎症。多自青春期发病，男、女两性各在15岁或12岁开始出现，到20多岁才缓慢停止，少数人可延迟至30多岁。因此，常冠以"青春痘"之称。痤疮是发生在毛囊皮脂腺的一种慢性炎症，其病因有：①由于青春期雄激素增高，皮脂分泌旺盛，刺激皮脂腺产生皮脂聚集在毛囊内；②在厌氧环境下，痤疮丙酸杆菌在毛囊内大量繁殖，并产生溶脂酶，分解皮脂产生游离脂肪酸，刺激毛囊而引起炎症，或淤积的皮脂进入真皮，引起毛囊周围程度不等的炎症；③毛囊口角化，角栓形成，皮脂潴留成为粉刺。女性在月经期加重，妊娠期则好转。

痤疮按症状在国际上分为1～4级，类型有丘疹型、脓疱型、萎缩型、囊肿型、结节型和聚合型等。此外，遗传、精神紧张、内分泌障碍、饮食高脂肪和多糖类及刺激性饮食（辣椒、咖喱、胡椒、乙醇）、高温及某些化学因素、经常值夜班、口服避孕药或肾上腺糖皮质激素、化妆品过敏、月经期对痤疮的发生也起到一定的促进作用。待青春期过后可自然减轻或痊愈。

二、临床表现

痤疮好发于前额、颜面、胸背上部和肩胛部等皮脂腺发达的部位。初起为多数散在与毛囊一致的黑色丘疹，用手挤压后可有黄白色的脂性栓塞排出来，随后可引起毛囊内及其周围炎症，若位置在皮肤的表浅部则形成炎性丘疹或脓疱，如位置较深或相互融合则形成结节、囊肿或脓肿。当皮质腺口完全闭塞形成皮疹，顶端可出现小脓疱，破溃或吸收后，遗留暂时性色素沉着或小凹状瘢痕。严重的痤疮除黑头粉刺（开放性粉刺）、血疹、脓疱外，可有蚕豆至指甲大小的炎性结节或囊肿；炎症较深时，可长久存在，亦可逐渐吸收或溃脓形成窦道。痤疮的病程缓慢，一般青春期过后则可自愈，愈后可留有色素沉着斑、小瘢或瘢痕疙瘩。

三、治疗手段

1. 治疗原则

针对痤疮的发病机制，促使毛囊角化正常（过氧苯甲酰、维A酸、壬二酸），减少皮脂的溢出（异维A酸、雌激素），抑制细菌感染（红霉素、过氧苯甲酰、壬二酸）和预防炎症反应（维A酸），治疗痤疮以口服药为主，外用药为辅。

2. 化学药治疗

（1）对皮脂腺分泌过多所致的寻常型痤疮，首选 2.5%～10%过氧化苯酰凝胶涂敷患部，一日 1～2 次。

（2）对轻、中度寻常型痤疮可选 0.025%～0.03%维 A 酸霜剂或 0.05%维 A 酸凝胶剂外搽，一日 1～2 次。于睡前洗净患部，连续 8～12 周为 1 个疗程，可显著减轻炎症对皮肤的损害。

（3）对炎症突出的痤疮，轻、中度者可选维 A 酸和克林霉素磷酸酯凝胶外用治疗。

（4）对痤疮伴感染显著者，可应用红霉素–过氧苯甲酰凝胶、克林霉素磷酸酯凝胶或溶液涂敷，一日 1～2 次。

（5）对中、重度痤疮伴痤疮丙酸杆菌感染显著者推荐可选 0.1%阿达帕林凝胶（达芙文），一日 1 次，并联合口服米诺环素、多西环素、四环素或红霉素，其中米诺环素一次 50mg，一日 2 次，连续 10 天为 1 个疗程，严重者可连续 2～3 个疗程，但每疗程间停药 2～3 天；多西环素一日 100～200mg，分 1～2 次服用；四环素一日 1000mg，分 2 次空腹口服；红霉素一日 1000mg，分 2 次服用，疗程不少于 6 周，但不宜超 12 周。

（6）对囊肿型痤疮推荐口服维胺酯胶囊，一次 50mg，一日 3 次，其可促进上皮细胞分化，有较好的疗效。或异维 A 酸，推荐剂量为一日 0.1mg/kg，连续 4～6 个月后，改为外用涂敷维持以控制复发。

（7）锌在体内合成激素的过程中起一定作用，每日补充 30～40mg，有助于减轻炎症和促进痤疮愈合，可选葡萄糖酸锌一次 10～20mg，一日 2 次。

3. 中成药治疗

中医学将痤疮称为面疮，阴虚是引发的主要原因之一，主要由瘀血滞留、外部毒素侵蚀体内、血管脉络受阻等身体问题所致，多发于女性内分泌失调。主要选用清热解毒，清肺胃湿热等中成药。常用金花消痤丸、清热散结胶囊、十味败毒散、清热暗疮胶囊、百癣夏塔热片、皮肤病血毒片等，外用的中成药膏、药水，可用复方黄柏液外敷或外涂，姜黄消痤搽剂、克痤隐酮乳膏。也有人把轻、中度痤疮分为肺经风热型、湿热瘀结型、痰瘀互结型、冲任不调型四型，分别选择栀子金花丸、黄连上清丸；金花消痤丸、美诺平颗粒、香连丸；皮肤病血毒丸、复方珍珠暗疮片、当归苦参丸；丹参酮丸、积雪苷霜乳膏。

四、健康管理

1. 患痤疮者宜注意皮肤卫生，每晚睡前宜用热水、肥皂洗除油腻，对油脂分泌多者可选用硫磺皂，忌用碱性大的肥皂。另饮食宜清淡，多吃新鲜的水果、蔬菜、高纤维食物，限制摄入高脂肪、糖类、乙醇及辛辣食物。避免服用含有溴、碘的食品或药品，精神不宜紧张。

2. 对伴发炎症的痤疮，不要用手挤压粉刺和丘疹，对面部危险三角区尤应如此，以避免加重感染或遗留瘢痕。

五、用药指导与药师提示

1. 提示患者合理应用过氧苯甲酰

①过氧苯甲酰、红霉素-过氧苯甲酰凝胶对皮肤有急性炎症及破损者禁用；对妊娠及哺乳期妇女、儿童慎用；使用时注意避免接触眼、鼻、口腔黏膜；②若与其他抗痤疮药（硫黄、雷锁辛、水杨酸、维A酸）合用可加重对皮肤的刺激性，也可引起皮肤干燥、瘙痒、红斑、接触性皮炎，若出现刺激性加重时应立即停药；③过氧苯甲酰能漂白毛发，不宜用在有毛发的部位；接触衣服后也易因氧化作用而脱色。

2. 使用维 A 酸时的注意事项

①维 A 酸用于治疗痤疮，初始时可出现红斑、灼痛或脱屑等反应，继续治疗后效果在 2～3 周后出现，一般须 6 周后达到最大疗效；②不宜涂敷于皮肤皱褶部如腋窝、腹股沟处；不宜接触眼或黏膜部；③用药部位要避免强烈的日光照射，宜在晚间睡前应用，对有急性或亚急性皮炎者、湿疹者、妊娠期妇女禁用；④维 A 酸与过氧苯甲酰联合应用时，在同一时间、同一部位应用有物理性配伍禁忌，应早晚交替使用，即夜间睡前应用维 A 酸凝胶或乳膏，晨起洗漱后应用过氧苯甲酰凝胶。如单独应用维 A 酸，初始时宜采用低浓度 0.025%～0.03%制剂；耐受后应用 0.05%～0.1%制剂。与有光敏感性合用有增加光敏感的危险。

3. 克林霉素磷酸酯凝胶应用禁忌

对过敏者禁用；对幼儿不宜应用。

4. 要减少痤疮丙酸杆菌等的耐药性

应做到：①要保证足量、足疗程，并避免间断使用；②尽量去做痤疮丙酸杆菌药物敏感试验；③尽可能使用非抗生素类抗菌药物，如过氧苯甲酰；④如果某种抗生素有效，可重复使用该药数疗程，疗程的间歇配合使用过氧苯甲酰；⑤外用抗生素的疗程为 4～8 周，在此基础上，一旦没有用药指征，应即停药；⑥四环素类抗菌药物对 8 岁以下的儿童和妊娠期妇女禁用。

• 相关链接 •

危险三角区为何不能挤压

"危险三角区"是以人的鼻梁骨根部为顶点，两口角的连线为底边的一个等腰三角形区域。这个部位有不少血管可以直通大脑，一旦发生细菌感染，挤压后由于压力反作用可能会使细菌反向流入颅内血管，引发败血症。疖肿、脓肿、痤疮等皮肤感染疾病，如不当挤压，除了会造成痘痘周边的组织破坏，引起更多的炎症，造成愈合延迟、痘印明显等不良后果以外，还可能会造成细菌随血流播散，引起更严重的危及生命的后果。

日光性皮炎

一、日光性皮炎的概述

日光性皮炎又称日晒伤或晒斑，是一种日光诱发的内源性、迟发性、变态反应性皮肤病。以春、夏季多见，儿童、妇女、滑雪者及水面工作者多发，应用部分药品也可诱发皮炎。由于日光中超过耐受量的中波紫外线达到表皮基底层时，造成表皮角质形成细胞坏死，释放炎症介质如前列腺素、白细胞介素和激肽等导致真皮血管扩张，组织水肿，继之黑素细胞合成黑素加速。其反应的程度常与光线强度、照射时间和范围、环境、肤色深浅和体质的不同而有差异。目前认为是对光照后诱发的光产物的一种细胞免疫反应，皮肤中有淋巴细胞浸润，还有多种炎性介质的参与。

二、临床表现

日光性皮炎的基本特征：①有夏季曝晒经历（数小时至十余小时）；②曝光部位出现境界清楚的红斑，鲜红色；③严重者可出现水疱、糜烂、瘙痒、灼痛。

日晒后 2～6 小时出现皮损，至 24 小时后达到高峰。患者暴露部位的皮肤上发生弥漫性境界清楚的红斑、水肿，甚至出现淡黄色浆液性的水疱、大疱及糜烂，伴有瘙痒、灼痛。严重者可出现全身症状，如发热、畏寒、头痛、乏力、恶心等。轻者红斑、水肿，1～2 天后逐渐消退，遗留脱屑及色素沉着，重者恢复约需 7 天。有的人可伴发眼结膜充血，眼睑浮肿。患者灼痛明显，常影响睡眠。若日晒面积广泛时，尚可引起发热、头痛、乏力、恶心等全身症状。

三、治疗手段

1. 治疗原则

减少日光的直接曝晒，及时查找并停用导致光敏的药品，局部湿冷敷，对抗过敏和炎症。

2. 化学药治疗

（1）局部治疗　应用 3%硼酸溶液或 5%醋酸铝溶液湿冷敷，一次 15 分钟，一日 3～4 次。选用炉甘石洗剂或用 2.5%吲哚美辛溶液外擦，一日 3～4 次。若有渗出、糜烂、结痂者，涂敷 40%氧化锌油膏或 0.5%呋喃西林氧化锌油膏。同时口服泼尼松，一次 10mg，一日 3 次，连续 3 天后停药。

（2）全身治疗　应用抗过敏药、钙剂（葡萄糖酸钙、乳酸钙）、维生素 B_2 及维生素 C；炎症者可服用糖皮质激素。抗过敏药，西替利嗪成人一次 10mg，6 岁以上儿童一次 5～10mg，2～6 岁儿童一次 5mg，1～2 岁儿童一次 2.5mg，一日 1～2 次，或咪唑斯汀一日 5mg，连续 2～3 天。或氯雷他定成人一次 10mg，6 岁以上儿童一次 2.5～5mg，一日 1～2 次。

皮损严重者可短期应用糖皮质激素或免疫抑制剂以控制症状。氯喹口服一次 0.125～0.25g，一日 1～2 次，见效后可减至一日 0.125g，也可口服羟氯喹一次 0.1g，一日 2 次。同时给予复合维生素 B、维生素 C、维生素 B_6 辅助治疗，严重病例也可口服烟酰胺，一次 50～100mg，一日 3 次，连续 7 天。伴随疼痛者可服镇痛剂（口服吲哚美辛、双氯芬酸）；重症者可口服皮质激素，如泼尼松一日 20～40mg，连续 2～3 天。对红斑丘疹型可选用赛庚啶，一次 2mg，一日 3 次，可控制瘙痒，外用氧化锌油或铝锌糊；湿疹糜烂型在应用上述药物时最好并服泼尼松，一次 10mg，一日 2 次；对痒疹苔癣型可服用氯喹，一次 0.125～0.25g，一日 1～2 次，见效后可减到一日 0.125g 或间日 0.125g；混合型可兼顾上述治疗。

3. 中成药治疗

中医学认为日光性皮炎是由于皮肤"外受暑毒""腠理不密"引起，以凉血祛暑、清热解毒治疗。可以服用乌蛇止痒丸、如意金黄散、化毒丹、六一散、清开灵口服液、玉林湿毒胶囊等。

蛇床子 30g、地肤子 30g、苦参 30g、白矾 20g、川椒 30g，加水煎煮 20 分钟，去渣取汁，先熏后洗患处，一日熏洗 3 次，一日 20 分钟。

大黄 30g、千里光 50g，加入 70%乙醇 400ml 中浸泡 7 天后备用，用时可用棉签蘸药液涂敷患处，一日 3～4 次。

四、健康管理

1. 经常参加室外锻炼，增强皮肤对日晒的耐受能力；在上午 10 时到下午 2 时日光照射最强时尽量避免户外活动或减少活动时间；避免日光曝晒，外出时注意防护，如撑伞、戴宽边帽、穿长袖衣服；若在户外，建议常规应用日光保护因子（SPF）15 以上的遮光剂，有严重光敏者需用 SPF30 以上的高效遮光剂。

2. 对敏感体质者服用上述药品后应注意采取遮光措施（避免强光照射、穿防护服、涂敷防护膏），或外出时身穿红色衣服，减少紫外线的吸收。

3. 对具有诱发光敏的药品，更改给药时间（睡前服药）。

五、用药指导与药师提示

1. 注意抗过敏药的安全服用问题

抗过敏药苯海拉明、异丙嗪、氯苯那敏（扑尔敏）、特非那定（敏迪）、赛庚啶、酮替芬、西替利嗪、氯雷他定等服后由于对中枢神经的抑制作用，应予以注意：①服后易出现嗜睡、困倦、疲乏和注意力不集中等，睡前服安全并有助睡眠，尤其对司机、高空作业、精密仪器操作者。②抗过敏药的服用应及时，可以较快地抑制组胺和一系列反应；值得注意的是，抗组胺药可抑制皮肤对组胺的反应，故在皮试过敏原试验（如青霉素、链霉素、血清制品等皮试）时，应在停药 48 小时后进行。③抗过敏药异丙嗪、苯海拉明、氯苯那敏、赛庚啶、羟嗪、西替利嗪、阿司咪唑、黄酮哌酯等抗过敏药具有抗胆碱作用，抑制腺体分泌，表现为口干舌燥、眼压升高，同时阻滞乙酰胆碱活性，使膀胱逼尿肌收缩力下降，对患有良性前列腺增生者可引起尿潴留。

2. 注意烟酰胺的安全服用问题

烟酰胺是烟酸的酰胺化合物，也是烟酸在体内转化的代谢物而发挥药理作用，对于防治糙皮病、口炎、舌炎、皮炎等有很好的疗效，还可治疗高血压、心脏传导阻滞和提高窦房结功能及抗快速型心律失常作用。①烟酸长效缓释制剂可以持续少量释放，大多经酰胺化途径代谢，因此肝毒性大，面部潮红少见。而烟酸中效缓释制剂的两条代谢途径较为平衡，面部潮红和肝毒性的发生均少见。因此，对于必须使用烟酸者建议使用中效缓释制剂或烟酰胺。②烟酰胺服用后可出现皮肤潮红、瘙痒等，偶尔可发生高血糖、高尿酸、心律失常，但可自行消失。③烟酰胺对妊娠期妇女禁用。

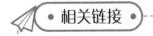 相关链接

哪些药品可诱发光敏性皮炎

用药吸收后能使紫外线能量大部分在皮肤中释放，由光激发而致皮肤细胞的损伤或具有半抗原性，一方面出现过敏反应，另外部分药品可激活皮肤的成纤维细胞中蛋白激酶 C 和酪氨酸激

酶，两种酶又激活花生四烯酸—环氧酶—前列腺素的合成途径，并促使白三烯释放，刺激后使皮肤血管扩张，引起皮肤炎症、红斑、疼痛或肿胀。有如下几种相关药品。

（1）抗菌药物　氟喹诺酮类药吸收后能使紫外线能量大部分在皮肤中释放，其中以司帕沙星、氟罗沙星、克林沙星所致的反应为最重。氯霉素、四环素类抗生素包括多西环素（强力霉素）、米诺环素（美满霉素）、美他环素（佐本能）、地美环素（去甲金霉素），其中以后者最易发生光敏反应的药品。

（2）抗真菌药　灰黄霉素、酮康唑。

（3）抗精神病药　氯丙嗪、奋乃静、丙氯拉嗪、甲硫达嗪、三氟拉嗪。

（4）磺胺类药　药物热多发生在服药后5～10天；皮疹多发生在7～9天，常伴有发热。

（5）利尿剂　呋塞米、氢氯噻嗪、氯噻嗪、苄氯噻嗪。

（6）抗肿瘤药　长春碱、氟脲嘧啶、卡培他滨、达卡巴嗪、卡莫氟、甲氨蝶呤、伊马替尼、柔红霉素应用后易出现光敏性皮炎。

带状疱疹

一、带状疱疹的概述

带状疱疹俗称"串腰龙"，即意味着病变围绕着胸、股、腰腹等部位而发，是由水痘－带状疱疹病毒所致的急性、炎性和充满液体成簇小疱皮肤病。初次或原发感染表现为水痘，见于儿童，以后病毒进入皮肤的感觉神经末梢，逐渐沿神经纤维向中心移动，最后长期潜伏在脊髓后根的神经节中，一旦人体的抵抗力下降或细胞免疫功能减弱，病毒可被再次激活（为此，部分专家认为是人抵抗力下降的标志），使受侵犯的神经节发炎及坏死，产生神经痛，再次或继发感染即为带状疱疹，主要见于 50 岁以上的成年人，可以治愈，但部分人（约 20%）留有神经痛。

二、临床表现

带状疱疹的病程自限，感染后即获得终身免疫，年龄越大，疼痛越重，预后越差。

（1）常发于春、秋季，出现前 3～4 天一些患者会出现全身不适、畏寒、发热、恶心、呕吐、腹泻、排尿困难，或在皮肤的某一区域有蚁行感和瘙痒。

（2）好发于侧胸、股、腰腹、颜面及四肢等处，常为单侧性，不超过体表正中线。沿三叉神经眼支发病则较严重，可引起角膜溃疡、全眼球炎，甚至失明。

（3）局部先有感觉过敏、灼热感和神经痛，3～4 天后出现簇集成群的粟粒大丘疱疹，迅速即成水疱，疱壁紧张发亮，周围红晕，沿神经分布，排列成带状。发疹 3～4 天后疱液由透明变浑浊，随后干燥结痂，脱后不留瘢痕。病变处对任何刺激均十分敏感，如轻微触摸可引起剧烈疼痛，局部淋巴结也有肿痛。

三、治疗手段

1. 治疗原则

带状疱疹的治疗基本为抗病毒、镇痛、消炎、防止继发感染和缩短病程。

2. 化学药治疗

（1）局部治疗 ①干扰素原液（1 万～1.5 万 U/ml）外搽，一日 3～5 次。②应用 0.5%酞丁胺的 50%～60%二甲基亚砜溶液外用于带状疱疹涂敷，一日2～4次，起效时间为2～4天，治愈时间为5～12天，平均7天。眼部的带状疱疹可涂敷1%阿昔洛韦滴眼剂、1%红霉素、0.1%碘苷眼膏。③局部涂敷1%龙胆紫液或炉甘石洗剂。

（2）全身治疗　对严重病例，特别是年老体弱者，应注意休息，口服或肌注维生素 B_1 及 B_{12}。

抗病毒同时服用阿昔洛韦（疗维舒）或法昔洛韦（泛昔洛韦）对带状疱疹病毒、单纯疱疹病毒、水痘疱疹病毒有较强的抑制作用。对原发感染者一次200mg，一日5次，连续7天；阿昔洛韦用于带状疱疹，一次800mg，一日5次，7～10天为1个疗程，静脉滴注剂量一次200～250mg，加入0.9%氯化钠注射液100ml中1小时滴完，一日2～3次，连续3～7天。法昔洛韦用于带状疱疹，一次500mg，一日3次，连续7天，应在发疹48小时内服药。

为缓解疼痛和促进结痂，可局部应用灯烘烤，一次20分钟，一日2次，有较好的疗效。或口服非甾体抗炎药或麻醉性镇痛药，如对乙酰氨基酚、布洛芬、吗啡（美施康定）、羟吗啡酮、羟考酮（奥施康定）、曲马多等解热镇痛剂，必要时用0.5%普鲁卡因注射液局部封闭。

吗啡口服一次5～15mg，一日15～60mg；极量一次30mg，一日100mg，缓、控释片成人用量个体差异较大，宜从每12小时服用10mg或20mg开始；皮下注射成人常用量一次5～15mg，一日15～40mg；极量一次20mg。羟吗啡酮镇痛作用强大，几为吗啡的10倍，肌内注射或皮下注射，一次1～1.5mg，作用持续4～6小时，因此，每隔4～6小时可重复1次，栓剂一次5mg塞入肛门。羟考酮口服初始用药剂量一次5mg，每12小时给予1次，继后，根据病情滴定剂量或先用速效吗啡滴定剂量后转换为等效本品，个体差异较大，大多数患者的最高用药剂量为每12小时给予200mg，少数患者可需更高剂量，口服羟考酮10mg相当于口服吗啡20mg。曲马多在成人或12岁以上的儿童为50～100mg，一日60mg，一日 3 次，服用曲马多缓释剂型时应吞服，切勿嚼碎，剂量同上，但两次间隔时间不得少于 8 小时；服用双缓控释片时，一次剂量 150mg，一日 1 次。脑垂体后叶素一次 5～10U 肌内注射，一日或隔日 1 次，有缩短病程和止痛的作用，可尝试应用。

对伴随抑郁和镇痛者，抗服用抗抑郁药帕罗西汀（塞乐特）、氟西汀（百优解）、舍曲林等；或抗惊厥药有卡马西平、丙戊酸钠等（参见抑郁症一节）。

3. 中成药治疗

中医学认为带状疱疹系肝火妄动、湿热内蕴，宜清肝火、利湿热。可选用龙胆泻肝丸、二妙丸、六神丸、六一散、双黄连口服液、板蓝根颗粒、防风通圣丸、云南白药、柴胡口服液、赭石消痞丸、新癀片。外用复方片子癀软膏、紫雪散、如意金黄散、生肌玉红膏、京万红、七厘散等。

四、健康管理

1. 保持皮肤、衣被清洁，以穿棉布旧内衣为佳。对于出现的水疱，不要挑破，若疱太大可用消毒注射器抽去疱液，但疱壁不要除去，防止继发感染。一旦疱疹破裂，渗水较多时要及时洗净更换内衣，饮食要清淡，吃些易于消化的食物，多喝水。

2. 注意作息要规律，增强营养，提高人体的免疫力，避免不良诱因（如受凉、感冒、劳累、吸烟、饮酒等），经常沐浴清洁皮肤，避免外伤或搔抓。

3. 预防继发性细菌感染。放松精神，不宜过分紧张、抑郁、焦虑，避免精神刺激，一般 10 天左右可以痊愈。且可获得终身免疫。

4. 疱疹如累及眼部，分泌物较多时应用 0.9%氯化钠溶液冲洗结膜，以防发生其他并发症，白天定时滴碘苷眼药水，夜间用碘苷眼膏。

五、用药指导与药师提示

1. 减少麻醉性镇痛药的生理或心理依赖性（吗啡、丁丙诺啡、羟吗啡酮、羟考酮）

注射剂连续应用3～5天即产生身体和精神依赖性，1周以上可成瘾癖；长期使用阿片类镇痛药可致生理或心理依赖性，突然停药可出现戒断症状。轻度戒断症状有哈欠、打喷嚏、流涕、出汗、食欲减退；中度戒断症状有神经过敏、失眠、恶心、呕吐、腹泻、全身疼痛、低热；严重戒断症状表现为激动、震颤、发抖、胃痉挛、心动过速、极度疲乏、虚脱等。药师处理原则是：①短程用药，一旦疼痛缓解，即减少用量或停药；②尽量以口服给药，避免创伤性给药；③儿童及老年患者由于清除缓慢，血浆半衰期长，尤易引起呼吸抑制，应减少给药剂量；④按需以选用镇痛药与对乙酰氨基酚等非甾体抗炎药组成的复方制剂为宜，既可止痛，又可减少镇痛药的用量；⑤只在疼痛时给药。

2. 阿昔洛韦和法昔洛韦对1型和2型单纯疱疹病毒作用时应注意的问题

阿昔洛韦和法昔洛韦对1型和2型单纯疱疹病毒作用最强，对带状疱疹病毒也有作用；更昔洛韦对耐阿昔洛韦的单纯疱疹病毒仍然有效。但药师宜提示：①阿昔洛韦或法昔洛韦对过敏者禁用；②对妊娠和哺乳期妇女权衡利弊，如哺乳期妇女必须接受治疗，则应在治疗期停止授乳；③进食阿昔洛韦血浆浓度影响不明显，但在给药期间应给予患者充足的水，防止阿昔洛韦在肾小管内沉淀；④对脱水或已有肝肾功能不全者需慎用；⑤急慢性肾功能不全者不宜应用本品静脉滴注，滴速过快时可引起急性肾衰竭，并监测尿糖和肾功能，避免滴速过快；⑥静脉滴注宜缓慢，滴注时间不得少于1小时，避免与皮肤、黏膜接触，避免液体渗漏到血管外组织。

3. 眼部的疱疹病毒感染用药情况

可应用 1%阿昔洛韦、0.1%碘苷滴眼液，滴于结膜囊内，每隔 1～2 小时给予 1 次，一次 1～2 滴。但滴后可能有畏光、局部充血、水肿、痒或疼痛等不良反应，也可发生眼睑水肿等过敏反应。

4. 关注糖皮质激素的节制性应用

糖皮质激素具有抗炎、抗病毒、抗休克、抗应激等作用，应用中要密切随诊，以免出现不良反应。不良反应多与剂量平行，故宜采用最低有效治疗量。①对肝功能不全者尽量应用泼尼松龙、氢化可的松。②严重精神病或癫痫病史者、活动性消化性溃疡或新近胃肠吻合术者、骨折、创伤修复期、角膜溃疡者、肾上腺皮质功能亢进者、严重高血压、糖尿病患者慎用。③应用激素可减轻组织的破坏、减少渗出、减轻感染的中毒症状（如细菌解体后释放的抗原导致的全身中毒症状），但须同用有效的抗菌药物治疗，在短期合用糖皮质激素后，迅速减量或停药。或同期必须控制细菌、真菌、病毒感染。④能局部使用不全身应用，能小剂量使用不选择大剂量，能短期使用不长期应用。⑤局部应用糖皮质激素也要注意某些皮肤表面（面、颈、腋窝、会阴、生殖器）的吸收过量问题。⑥可的松和泼尼松为前药，需在肝内分别转化为氢化可的松和泼尼松龙而生效，故严重肝功能不全者宜选择氢化可的松或泼尼松龙，以减少肝脏负担。⑦长期使用须定期监测血糖、血压、尿糖或糖耐量试验；注意白内障、青光眼或眼部感染。⑧应用外源性糖皮质激素可遵循内源性分泌节律进行，采用隔日 1 次给药法，把 48 小时用量在早晨 8 时一次服用，这样对下丘脑、垂体、肾上腺皮质抑制较轻，不良反应较少。

佩戴首饰会引起首饰性皮炎吗

可能。首饰性皮炎有两个特点：一是 30 岁以下的女性发病多，二是夏季发病较多。好发部位有颈、腕、耳和手脚等，因为钻石和服饰中常含钴、铬和镍，表带和徽章中含有铜，项链中含金或银，接触后通过 4 型变态反应而发病，快者数分钟，慢者平均 7～8 天。表现为接触部位起红斑、丘疹、小水疱或大水疱，严重者可出现糜烂面或结痂，皮疹边界清楚。病程有自限性，摘去首饰后，轻者可自愈，重者 1～2 周痊愈，但如再次接触后，必然复发。

得了首饰性皮炎后首要即停佩戴首饰。对有红斑及丘疹者，先用冷水清洗或 3% 硼酸液冷湿敷，后涂敷去炎松或肤轻松乳膏，一日 2 次；对有潮红、丘疱疹、糜烂或结痂者，可服泼尼松一次 10mg，一日 2 次，连续 5 天，同时服用氯苯那敏（扑尔敏），一次 4mg，一日 2 次，并局部涂敷 40% 氧化锌油膏，一般 7～10 天可以痊愈；对苔癣化肥厚者，仅服抗过敏药，如氯苯那敏（扑尔敏）、赛庚啶、特非那定（敏迪）、阿司咪唑（息斯敏），任选其一，局部涂敷 5% 黑豆馏油膏或锌铝糊，一日 2 次。

手足口病

一、手足口病的概述

手足口病是由肠道病毒引起的一种传染病，但表现在皮肤和口腔，主要引起手、足、口腔等部位疱疹，其中少数患儿可引起心肌炎、肺水肿、无菌性脑膜脑炎等。手足口病的潜伏期为 2～7 天，传染源包括患者和隐性感染者。患者在发病急性期（发病1~2周）可自咽部排出病毒；另疱疹液中含大量病毒，破溃时病毒溢出，接触后发生感染。传播途径是呼吸、消化道的密切接触。

手足口病的患者主要为学龄前儿童，尤以小于3岁的幼儿发病率最高，每隔2~3年在人群中可流行1次。疾病分布广，无严格地区性，四季均可发病，以夏、秋季多见，冬季少见。在流行期间，幼儿园和托儿所易发生集体感染。其传染性强，传播途径复杂，传播速度快，在短时间内即可造成大流行。

二、临床表现

表现以手、足、口部位的疱疹或皮疹、发热为特征。

手足口病起病急促，可伴发热，初期发热并不严重，体温在38℃左右，白细胞计数轻度升高。于发热2天后，在口腔黏膜、手、足皮肤出现散在点状玫瑰色斑、丘疹，直径2~10mm，渐成为水疱，周围充血。发生在口腔黏膜出现散在疱疹，如米粒大小，疱疹的破溃迅速，可融合成片，表面有黄白或灰黄色伪膜，灼痛明显。而皮肤上的水疱则不疼痛，也不易破溃，数日后干燥结痂。手掌或脚掌部出现米粒大小疱疹，臀部或膝盖偶可受累，疱疹周围有炎性红晕，疱内液体较少。部分患儿可伴有咳嗽、流涕、头痛、食欲减退、恶心、呕吐、拒食、哭闹、流涎等症状。患儿1周左右自愈，极少数患儿可引起脑膜炎、脑炎、心肌炎、弛缓性麻痹、肺水肿等严重并发症。

三、治疗手段

1. 治疗原则

对手足口病尚无特效治疗药，主要采取对症治疗，多喝水。

2. 化学药治疗

（1）发热　服用解热镇痛药或非甾体抗炎药，首选对乙酰氨基酚、布洛芬、阿司匹林、贝诺酯，具体参见发热一节。

（2）抗病毒　选择对抗疱疹病毒药阿昔洛韦、法昔洛韦，具体参见带状疱疹一节。

（3）补充维生素　可按治疗量补充维生素 B_2、维生素 C、维生素 E。具体参见维生素缺乏症一节。

（4）疱疹有溃疡者　可局部涂敷 1%龙胆紫液、40%氧化锌油膏、莫匹罗星软膏（可选其一）。

（5）口腔护理　选择 1.5%过氧化氢溶液、复方硼酸钠溶液一般稀释 10 倍；年龄较大的儿童可用 0.1%醋酸氯己定溶液漱口，一次 10 分钟，一日数次。或应用板蓝根 10g、黄芩 6g、白藓皮 6g、双花 3g、竹叶 2g、薄荷 2g，煎煮 10 分钟，取汁含漱。

此外，注意维持儿童体内的水、电解质、酸碱平衡，对重要脏器的注意保护；有颅内压增高者给予相应处理；出现低氧血症、呼吸困难等呼吸衰竭征象者，宜及早进行机械通气治疗。

3. 中成药治疗

中医学认为手足口病为外感湿热病毒，在发病的早期和中期，一般多采用清热解毒、化湿凉血疗法，中成药可选小儿咽扁冲剂、清开灵口服液、板蓝根颗粒、小儿感冒颗粒、金莲清热泡腾片、抗病毒口服液、清热淋颗粒、复方芩兰口服液等。常用饮片有金银花、连翘、黄芩、栀子、生薏苡仁、牛蒡子、蝉衣、紫草、芦根、竹叶、生石膏、黄连、灯芯草、六一散等；在发病的后期，若见手足心热、食少、烦躁不安等症，可以再加入生地、麦冬、白薇、玉竹等养阴清热之品。

四、健康管理

1. 发病期间注意隔离，避免交叉感染，在患儿发热期间，要多休息，多饮开水，吃些稀软易消化的食物和含维生素多的水果和蔬菜。

2. 根据病情可选用抗病毒药、维生素类、解热镇痛剂，也可应用清热解毒的中成药，如清瘟解毒丸等。皮肤疱疹尽量不使其溃破，应让其自然吸收，干燥结痂。口腔疱疹和溃疡，可选用 1%龙胆紫地卡因液作局部涂敷，一日 3 次，以减轻口痛。注意口腔和皮肤的清洁护理，年龄较大的儿童可用 0.1%醋酸氯己定溶液漱口，每日数次，以保持口腔清洁。

3. 提倡餐前、便后、外出后要用肥皂或洗手液等给儿童洗手，不要让儿童喝生水、吃生冷食物，避免接触患病儿童。接触儿童前、幼儿更换尿布、处理粪便后均要洗手，并妥善处理污物。婴幼儿使用的奶瓶、奶嘴使用前后应充分清洗。

4. 手足口病流行期间不宜带儿童到人群聚集、空气流通差的公共场所，注意保持家庭环境卫生，居室要经常通风，勤晒衣被。

五、用药指导与药师提示

1. 手足口病治疗多以中药为主

鉴于手足口的临床表现滞后于肠病毒复制的峰期，此时服用抗病毒药临床意义不大，多以具有清热解毒、化湿凉血功能的中药饮片和成药为主。

2. 及时补充蛋白质、维生素为治疗必须

按治疗需求应用维生素 B_2、维生素 C、维生素 E。维生素 B_2 对 12 岁及 12 岁以下儿童，一日 3～10mg，分 2～3 次服用；12 岁及 12 岁以上儿童，一次 5～10mg，一日 3 次。但药师宜提示患者：①服用维生素 B_2 后可使尿量呈黄色，为维生素 B_2 本身的色泽，无须惊慌。②餐中服用可使吸收较完全，伴随食物缓慢进入小肠以利于吸收。维生素 B_2 的特定吸收部位在小肠上部，若空腹服用则胃排空快，大量的维生素 B_2 在短时间集中于十二指肠，降低其生物利用度；而餐后服用可延缓胃排空，使其在小肠较充分地吸收。③维生素 B_2 与甲状腺素、促胃肠动力药甲氧氯普胺合用，可抑制维生素的吸收。

3. 维生素 C 儿童服用须注意

维生素 C 儿童口服一日 100～300mg，分 2～3 次服用。①维生素 C 以空腹服用为宜；②大量服用维生素 C 后，可促进体内维生素 A 和叶酸的排泄，在大量服用维生素 C 的同时，宜注意补充充足的维生素 A 和叶酸；③维生素 C 在水溶液中易被空气中的氧所氧化，生成去氢抗坏血酸，不宜使用过热的水溶解或送服，否则可被破坏其稳定性；④有些家长喜欢给孩子服用维生素 C 泡腾片，但切忌直接口服，须用温水溶化后再服。维生素 E 儿童口服一日 1mg/kg。

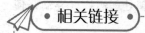

如何正确地服用维生素 C 泡腾片

泡腾片指药物与辅料（包含有机酸与碳酸氢盐）制成，溶于水中产生大量二氧化碳而呈泡腾状的片剂。其溶解后口感酸甜而清凉，易于服用，如泡腾维生素 C 片等。维生素 C 泡腾片应用时宜注意：①泡腾片一般宜用 100～150ml 凉开水或温水浸泡，可迅速崩解和释放药物，应待完全溶解或气泡消失后再饮用；②不应让幼儿自行服用，严禁直接服用或口含（可灼热烧伤口腔黏膜）；③药液中如有不溶物、沉淀、絮状物时不宜服用；④泡腾片于储存时应密闭，避免受热、受潮。

冻　疮

一、冻疮的概述

冻疮在冬季十分常见，尤其是在北方、青藏高原等寒冷地带。有时我们把冻伤和冻疮两者常常混为一谈，其中，冻伤为全身或局部组织的损伤（包括全身冻僵），冻疮的炎症较为局限也轻微，但两者可能同时存在。近年来，从南方到北方务工者由于气候不适而患病的明显增多。三九严冬，人体长时间受到寒冷（10℃以下）的侵袭，外露的皮肤受到冷冻的刺激，散热增加，为了维持体温而增加产热，表现为寒战；同时为减少散热而皮下的小血管（动脉）发生痉挛而收缩，静脉淤血，导致血液循环发生障碍而流通不畅。同时体内产热相对不足，时间一长则造成皮肤缺血或缺氧，导致全身或局部的血液淤滞、体温降低而造成局部冻结。

冻伤也可能因衣着过少、鞋袜过紧、捆扎止血带而加重。人体在过度疲劳、醉酒、饥饿、失血、虚弱、营养不良后使抵抗力降低，极易引起冻伤。此外，体表潮湿和手足多汗者可加速体表散热，比常人更易发生。

二、临床表现

冻疮多见于手足、耳廓、面颊、鼻尖等暴露部位，常对称双侧发生，亦可有单侧。其中女性较男性多发，儿童较成人多发，户外工作者较室内工作者多发。到春季气候转暖后可自然缓解，病程缓慢，易于复发，一有冻疮发生，以后年年可能复发。局部冻疮的表现主要在复温以后，按组织损伤轻重可分为 3 度。

（1）1 度冻伤（红斑型）　初始时受冻的皮肤苍白，以后为局限性蚕豆或指甲大小的紫红色肿块，边缘鲜红，中央青紫，自觉发热、瘙痒或疼痛感，遇热而更甚，触压时皮肤褪色恢复缓慢。冻疮多在数日后消失，局部脱一层皮，不留瘢痕。

（2）2 度冻伤（水疱型）　红肿严重而起水疱，疼痛较剧烈，感觉迟钝或麻木，1～2 日后水疱吸收结痂，2～3 周后结痂脱落。如发生感染时可溃烂，周围组织肿胀，疼痛加剧，久治而不愈。

（3）3 度冻伤（坏疽型）　全层皮肤甚至到肌肉或骨头坏死，复温时可见血疱，皮肤变色最后呈黑色，腐烂的肌肉脱落后长出肉芽，极不易愈合，愈后可留下色素沉着或瘢痕。

三、治疗手段

1. 治疗原则

局部用药以帮助消炎、活血、消肿，改善局部血液循环，促进愈合。常用的有樟脑、维生素 E 软膏、冻疮膏、素高捷疗、复方辣椒碱软膏有一定的效果。对于破损的皮肤，应外用莫匹罗星、红霉素软膏，保持局部干燥洁净，预防感染，减少复发。

2. 化学药治疗

（1）局部治疗　对 1 度冻疮者选用 10%樟脑软膏涂敷患部，一日 2 次。或以肌醇烟酸酯软膏涂敷患部，一日 1～2 次。对 1～2 度冻疮者可涂敷 10%辣椒软膏、10%氧化锌软膏或冻疮膏、复方辣椒碱乳膏等。对局部发生水疱和糜烂者，可涂敷 10%氧化锌软膏或乳酸依沙吖啶（利凡诺）氧化锌糊剂，对发生溃烂而感染者，局部以 0.02%高锰酸钾溶液浸泡后清除溢出的黏液后，涂敷莫匹罗星软膏（百多邦）、溃疡膏、素高捷疗软膏、1%红霉素软膏、0.5%林可霉素软膏（绿药膏）或 10%鱼石脂软膏（上述任选其一），以控制细菌的感染。

（2）全身治疗　口服用药可考虑烟酸，其扩张血管促进血液循环，服用后可感觉局部和面部的温热感，口服一次 50～100mg，一日 1～3 次；另外，维生素 E 可促进肌肉生长，也可选用一次 50～100mg，一日 1～3 次，连续 3 个月。对伴随瘙痒严重者宜加服抗过敏药，如氯苯那敏（扑尔敏）或赛庚啶，氯苯那敏一次 2～4mg，一日 2 次；赛庚啶一次 2～4mg，一日 2～3 次。

或将丹参注射液 20ml 加入低分子右旋糖酐 500ml 静滴，具有扩张血管、改善微循环、增加血流量和溶血栓等作用。

3. 中成药治疗

中医学对冻疮分为内治和外治之分，所谓外治是在冻疮初始时，轻者以揉搓法、温浴法来疏通气血；日久冻僵疙瘩不散，可涂敷风痛灵搽剂；内治可服用当归四逆汤。民间常用姜汁或辣椒水涂敷；或以红霜茄子秸连根拔起洗净，煎汤泡洗患部 0.5 小时，一日 2 次；或用马勃 1 块涂敷破溃处，一日更换 1 次。

四、健康管理

1. 冬季户外活动或作业时可多吃羊肉、巧克力等含热量高的食物，也可食用酒、辣椒或用云南白药酊涂擦等发汗，促进血液循环，加强锻炼，促进血液循环，提高人体对寒冷的适应能力。

2. 注意防冻、保暖，防止潮湿，天气寒冷时外出要戴口罩、手套、防风耳套、围巾等，且不穿过紧的鞋袜。

3. 受冻后不宜立即用热水浸泡或取火烘烤；伴有其他相关性疾病时应积极治疗。对反复发作冻疮者，可在入冬前用亚红斑量的紫外线或红外线照射局部皮肤，促进局部血液循环。

4. 增强室外的体育锻炼，快走、跑步、冬泳等。不适宜室外锻炼的人，可尝试用冷水洗手、洗脸，以提高皮肤的抗寒能力。

五、用药指导与药师提示

1. 烟酸使用注意事项

烟酸具有强烈的扩张血管作用，开始服用或剂量增大后可致恶心、呕吐、腹泻、发热、瘙痒、皮肤干燥、面部潮红等；大剂量可引起血糖升高、尿酸增加、肝功能异常。①为缓解由前列腺素介导的这一效应，可应用小剂量的缓释制剂，或服药前 30 分钟合用阿司匹林 300mg 可以减轻，或每日服用一次布洛芬 200mg；②服用烟酸的患者，大约 1/5 人会发生高尿酸血症，有时甚至可发展为痛风，如出现血尿酸水平升高，痛风性关节炎时应即停药；烟酸对严重痛风者禁用。

2. 维生素 E 使用注意事项

维生素 E 能促使末梢血管扩张，改善血液循环，对烧伤、冻伤、毛细血管出血、更年期综合征等方面有很好的疗效。①大量应用可致血清胆固醇及甘油三酯升高。对维生素K缺乏而引起的低凝血酶原血症及缺铁性贫血患者谨慎。②服用大剂量维生素E可引起血小板聚集和形成，血压升高，停药后血压可以恢复正常。

3. 素高捷疗软膏应用指导

可以促进健康的肉芽组织形成，促进上皮细胞愈合，利于组织修复，涂用后，可能刺激纤维母细胞生长，使用初期可能会有烧灼感和分泌增加，药师应提示患者，以免中途停药；如分泌物增多者，只须稍频更换敷料即可。

4. 复方辣椒碱软膏使用注意事项

复方辣椒碱软膏对破损皮肤或开放性创面禁用，且不宜全身大面积使用。使用初期用药部位可能出现皮肤烧灼、刺痛感及皮肤潮红，此为正常反应，通常会随反复使用而减轻或逐渐消失，无须停药。妊娠及哺乳期妇女不推荐使用，也不宜避免接触眼睛和口、鼻黏膜。

相关链接

药疹如何治疗

一旦出现药疹宜立即寻找原因，果断停用可疑的致敏药物。多饮水或果汁，静脉滴注10%葡萄糖注射液500ml，维生素C 1000mg，必要时给予利尿剂或泻剂。同时口服苯海拉明、氯苯那敏（扑尔敏）、特非那定（特非那丁）、阿司咪唑（息斯敏）等（任选其一），或静脉注射10%葡萄糖酸钙注射液一次10ml，一日1次，静脉注射6分钟。同时合并口服维生素C一次200～500mg，一日3次。病情重者，给予泼尼松口服一日20～40mg，分3～4次；或氢化可的松一日100～300mg，加入5%葡萄糖液500～1000ml中静脉滴注。由重金属所致的药物性皮炎可考虑使用二巯丙醇、二巯丁二酸钠等解毒药。

雀斑与黄褐斑

一、雀斑与黄褐斑的概述

雀斑为一种常见的色素功能亢进性皮肤病，好发于面、颈、手背等暴露部位。女性较男性多见，尤其是皮肤干燥、细白的人易发生雀斑。春、夏季或月经期间加重，秋、冬季变淡。目前认为雀斑的发生与常染色体显性遗传有关，可有家族史，日光照射可以使色泽加深。研究发现，皮肤内的色素细胞数量并不多，但较一般为大，对日光紫外线反应敏感，所以在暴露部位多见，光晒可能加重，在春、夏季加重。

黄褐斑又称肝斑或蝴蝶斑，是发生在颜面部的褐色或暗褐色斑，以中年女性多发，在夏季加重而冬季减轻，病程较慢。本病常由肝病、长期口服避孕药、月经不调及内分泌障碍所致，妊娠期妇女多在怀孕3～5个月开始出现，分娩后渐渐消失，因此也称妊娠黄褐斑。但偶见于男性及未婚女性，其原因不明，机制为黑色素细胞分泌亢进和雌激素水平过高，大量沉积在表皮细胞而致，日光照射是公认的促发因素，而精神紧张、熬夜、劳累等可加重皮损。

二、临床表现

雀斑和黄褐斑十分明显，一般从外观上即可表现。

一般患者多在3～4岁即出现皮损，女性较多。其数目随年龄增长而逐渐增加。好发于面部，特别是鼻部、额眉、两颊、上唇等颜面，可累及颈、肩、手背等暴露部位，非暴露部位无皮疹。损害为浅褐色或暗褐色针头大小到绿豆大斑疹，圆形、卵圆形或不规则，呈对称分布。散在或群集分布，孤立不融合。无自觉症状。夏季经日晒后皮疹颜色加深、数目增多，冬季则减轻或消失。在面部以鼻为中心，两侧对称，呈密集或散在性分布的针头至黄豆大小的浅黑色斑点，不高于皮肤表面，形似麻雀卵上的斑点而得名。随着年龄增长而斑点数目增多，色泽加深，多数人可存留终身。

黄褐斑出现在颊部、皮肤以对称蝶形分布，无自觉症状，不痛不痒，日照后则加重，有时可自行消退。

三、治疗手段

1. 治疗原则

局部用药减少色斑，避免日晒。

2. 化学药治疗

（1）局部治疗　目前治疗雀斑尚无特效药，但常用的脱色药可以尝试一下，可能会减弱色素。首选 0.1%维 A 酸（维特明）软膏或 3%对苯二酚（氢醌）霜涂敷，一日 3 次，连续 8～12 周；或选 3%～5%熊果苷霜、20%壬二酸霜、1%曲酸霜等，也可选用 5%～10%氯化氨基汞（白降汞）软膏或 1.5%～3%过氧化氢液（双氧水）涂敷，一日 3 次，一般连续用药 4～6 周方可明显见效，必须坚持用药。

晚间睡前洗脸后，不要抹化妆品，将 1 粒 5mg 的维生素 E 胶丸用针刺破，挤出其液放在掌心，揉匀后，在面部雀斑处反复擦拭按摩片刻，每晚 1 次，1 个月即明显见效。另外，维生素 E 还能促使面部皮肤润滑洁白，延缓面部皮肤衰老变粗，保持青春健美。

治疗黄褐斑外用药物常用 3%对苯二酚乳膏（氢醌霜）涂敷，一日 3 次；也可用 3%过氧化氢液（双氧水）、2%维生素 E 乳膏涂敷，一日 3 次。

（2）全身治疗　雀斑的辅助用药可服维生素 C，一次 0.2～0.4g，一日 3 次；或维生素 E，一次 50mg，一日 3 次，连续数月。近年来现代 Q 开关激光对雀斑的治疗具有高度的选择性，是目前治疗雀斑的最好方法，应用二氧化碳激光或液氮冷冻治疗浅表的雀斑，也有较好疗效，但仅限于比较表浅的雀斑。

黄褐斑的治疗关键是根治病因，如停服避孕药、治疗肝脏疾病、纠正月经不调、调节内分泌功能障碍等，同时口服或静脉滴注（或微针导入）氨甲环酸，一次 125～250mg，一日 2 次；谷胱甘肽胶囊可有效延缓细胞衰老，加快细胞新生，抑制黑色素生成，美白肌肤，延缓整个人体的衰老过程，口服一次 400mg，一日 3 次（以上须在专业医师指导下）；或口服维生素 C，一次 200～400mg，一日 3 次；或维生素 A，一次 2500IU，一日 3 次。

3. 中成药治疗

雀斑由于风邪袭面、气血失和、肾阴亏损或肺经风热所致，常发于颜面、颈等部位，虽然不痛不痒，但影响美观。可选六味地黄丸，其滋阴补肾，蜜丸一次 1 丸，片剂一次 8 片，胶囊一次 8 粒，均一日 2 次，有一定疗效。其他可选知柏地黄丸、益母草口服液、玉容丸、犀角升麻汤等；外用玉容散、雀卵百斑膏。

黄褐斑在中医学称之为"肝斑"，为面部黄褐色的色素沉着。辨证分型有以下 4 种。

（1）血虚肝郁型　可选红花逍遥片、逍遥颗粒、逍遥丸、丹栀逍遥丸、柴胡舒肝丸、加味逍遥丸等。

（2）气血亏虚型　选择八珍颗粒、归脾丸、人参健脾丸、参苓白术颗粒、补中益气丸、当归补血丸等。

（3）肾虚型　口服六味地黄丸、知柏地黄丸、左归丸、二至丸、金匮肾气丸、右归丸、附子理中丸等。

（4）血瘀型　选择血府逐瘀胶囊、景天祛斑胶囊、大黄蛰虫胶囊等。

四、健康管理

1. 减少长时间在日光下曝晒，外出时宜戴遮阳帽或打伞，同时在用药期间宜注意避光，防止日光直射面部，外出时应戴个遮阳帽或打旱伞，也可在暴露部位外涂防晒膏，如氧化钛霜或 10%对氨基苯甲酸霜。以减少雀斑的发生或减轻雀斑色泽的加深。

2. 不要应用低质的护肤品，护肤品最好在一个季节里就用完，否则其中含有的铅、粗糙油脂成分都对肌肤十分不利，导致雀斑出现。另外，把化妆的时间缩短到最低，回家后要马上卸妆，而不是等到睡觉前才卸妆。

3. 每天用淘米水洗脸，淘米水中所含的成分可洗去脸上的污垢，其中的 B 族维生素、维生素 E 也可帮助保持肌肤的滋润。用洁面乳洗脸后，用淘米水按摩肌肤 3 分钟，再用温水清洗。

五、用药指导与药师提示

1. 应用氨甲环酸宜提示患者警惕血栓风险

氨甲环酸在组织中有更强、更持久的抗纤溶酶活性，对纤溶酶活性增高所致的出血有良好疗效，其疗效比氨甲苯酸强，止血作用是氨基己酸的 6～10 倍。近年来，发现其有美白皮肤和祛斑的作用，用于黄褐斑属于超适应证用药，须在皮肤科医生指导下服用，但应向患者提示的是：①氨甲环酸服用少见血栓形成、低血压，偶见用药过量所致颅内血栓形成和出血，对有血栓高危者应警惕，注意选择小剂量、短疗程；②应用本品应监护患者以降低血栓形成并发症的可能，有血栓形成倾向及有心肌梗死倾向者慎用；③与口服避孕药、雌激素和氨基己酸、凝血酶原复合物合用，有增加血栓形成的危险；④静脉注射或静脉滴注一次 0.25～0.5g，一日 0.75～2g，应用葡萄糖或 0.9%氯化钠注射液稀释后使用。

2. 监护谷胱甘肽的合理使用

还原型谷胱甘肽主要在肝脏合成，广泛分布于各组织器官，它与体内过氧化物和自由基自由结合，对抗氧化剂对巯基的破坏，保护细胞中含巯基的蛋白质和酶。参与多种外源性、内源性有毒物质的减毒反应，用于肝损伤、病毒性肝病、药物性肝病、中毒性肝损伤、脂肪肝、肝硬化等。近年来，发现谷胱甘肽具有抑制黑色素生成，分解黑色素，阻止正在形成的黑色素沉淀，全面抗击黑色素症作用，从而预防色斑的淡斑、除斑、祛皱。应用时注意：①用药过程中出现皮疹、面色苍白、血压下降、脉搏异常等症状，应立即停药；②溶解后的溶液立即使用，剩余的药液不能再用；③肌内注射并应避免同一部位反复注射。成人一次口服 400mg，一日 3 次，疗程 12 周。静脉滴注一次 1500mg，溶于 0.9%氯化钠或 5%葡萄糖注射液 100ml 中，15 分钟内静脉输注，一日 1 次。

3. 服用维生素 C 时的注意事项

维生素 C 可作为抗体及胶原形成，组织修补（包括某些氧化还原作用）制剂，也是高效抗氧化剂，具有中和毒素、促进抗体生成、增强机体的解毒功能及对传染病的抵抗力等作用。服用时注意：①维生素 C 以空腹服用为宜，对患消化道溃疡者慎用，以免对溃疡面产生刺激，导致溃疡恶化、出血或穿孔；②肾功能不全者不宜多服维生素 C；③大量服用维生素 C 后不可突然停药，如果突然停药可引起药物的戒断反应，使症状加重或复发，应渐减剂量直至完全停药；④维生素 C 对维生素 A 有破坏作用，尤其是大量服用维生素 C 后，可促进体内维生素 A 和叶酸的排泄，因此在大量服用维生素 C 的同时，宜注意补充充足的维生素 A 和叶酸；⑤维生素 C 的性质不稳定，受热（70℃）易还原被破坏。

● 相关链接 ●

雀斑有遗传性吗

雀斑是被遗传因子所控制的一种疾病，遗传因子一定要在一些特定的诱因下才起作用，如紫外线过度照射、日晒等就会诱发

雀斑的遗传因子起作用。遗传因子起作用的时候会让黄褐色的色素开始沉淀在皮肤表面，然后在时间的作用下慢慢形成一个小小的斑点，从而形成了雀斑。致病原因有：①内分泌失调：女士最常见的是雀斑，斑点的生成首先与女性机体本身的疾病和腺体有关，如与卵巢、乳腺、脑垂体等，这些器官均在分泌雌激素，一旦发生病变，体内雌激素失去平衡，表现在脸上就是长出雀斑；②体内毒素：当人体自主神经功能紊乱，尤其是副交感神经活动减弱时，肠液分泌减少，肠蠕动减弱，粪便在肠内长期停留，毒素被吸收，伴随血液循环而沉积在皮肤上，形成雀斑或青春痘；③长期使用护肤品：长期使用含有铅、汞等金属成分或是添加香料的护肤品，这些化学成分具有吸光的作用，易引起皮肤黑色团，产生雀斑。

汗　疹

一、汗疹的概述

汗疹或红色粟粒疹俗称痱子，是一种表浅、炎症性的皮肤病，好发于婴幼儿或学龄儿童、产妇及肥胖者、室外体力劳动者和体质虚弱者。多见于夏季的炎热天气，人体大量出汗，加之空气中湿度大，汗液不能及时蒸发，导致浸渍皮肤使汗液暂时堵塞，汗液潴留汗管内后因内压增高而发生破裂，并挤入其周围组织而引起汗腺周围炎症。另外，如皮肤卫生太差，汗孔被堵，或原发性葡萄球菌感染，皮肤上大量的微球菌繁殖也易于发病。

二、临床表现

痱子好发于头面及躯干皮肤皱褶部，如颈部、乳房、腋窝、肘窝、腰部、腹股沟、后背等皮肤褶皱部位或手背、面部或头皮。只要气候稍转凉爽或用药治疗，数日后症状消失，脱屑痊愈。但如天气持续炎热，皮损亦不断出现。病程可迁延数周至数月。

痱子起病急骤，主要有 4 种表现。

（1）晶状粟粒疹　又称为白痱或水晶痱，好发于颈部、腋窝、腰部、躯干等部位，产生针头样大小的水疱，壁薄微亮，无炎性红晕，易擦易破，干燥后有细微的鳞屑，常见于高热并有大量汗出、长期卧床和过度虚弱者。

（2）红色粟粒疹　又称红痱或红痱子，最为常见，发病急，在夏季多见，好发于手背、腋窝、肘窝、颈部、胸部、背部、乳房、臀部及婴幼儿的头、面部等，为针头大小密集的血疹和血疱疹，成批出现，对称分布，伴有轻度红晕，自觉轻度烧灼感及瘙痒感，消退后有轻度脱屑。

（3）脓疱性粟粒疹　又称脓痱，在夏季多见，闷热或情绪急躁时感觉有奇痒，痱子顶端有针头大小浅表性小脓疱，其内部没有细菌或含有非致病球菌，多发生于四肢两侧、会阴部、头部和颈部等。

（4）深部粟粒疹　汗管在真皮上层特别是表皮与真皮分界处破裂，形成密度与汗孔一致的非炎症皮肤色水疱，无光泽，刺破后有透明的浆液溢出。

三、治疗手段

1. 治疗原则

痱子主要表现在体表，因此治疗以外用药涂敷和撒布为主，减少刺激，控制瘙痒和尽快消除各种皮疹、炎症。

2. 化学药治疗

（1）局部治疗　痱子局部可用痱子粉或痱子水（分为成人或婴儿两种）外扑，或用 1%薄荷炉甘石洗剂（薄荷脑 1g、炉甘石 40g、水加至 100ml）、炉甘石洗剂涂敷，一日 2～3 次。对脓痱外用 2%鱼石脂炉甘石洗剂外搽，一日 2～3 次。或黄连扑粉撒布。

（2）全身治疗　对感染较重的脓痱，为控制感染可服用抗生素，如阿莫西林、氨苄西林、罗红霉素、头孢氨苄或头孢拉定或局部涂敷莫匹罗星软膏。对瘙痒严重的儿童可服用抗过敏药、氯苯那敏、异丙嗪、苯海拉明、西替利嗪（任选其一）等。

3. 中成药治疗

中医学认为痱子属于湿毒或脓毒，分为暑湿型、热毒型。

（1）暑湿型　伴身热、心烦口渴、大便干燥、尿液短赤、舌质红，宜祛湿消暑。可选藿香正气丸、藿香正气水、六一散，或三仁汤、平胃散或选用冰霜痱子粉以除湿止痒，用温水将汗处洗净，扑擦患处。

（2）热毒型　症见发病急骤、瘙痒无休、丘疹小疱迅速转化为脓疱、身热口渴、便干溲赤、舌质红绛，宜解热败毒。可用六一散冲水来代替茶饮，或用水调成糊状涂敷，口服十滴水、银翘解毒丸、连翘败毒丸，外敷冰霜痱子粉、青黛散。

四、健康管理

1. 居室内要通风，降低室内温度和湿度，减少出汗。衣着宜宽大，及时更换被汗湿的衣物，保持皮肤干燥和清洁。保持宁静的心态，不宜招惹婴幼儿起急。起了痱子千万不要抓挠。

2. 饮食宜清淡，避免过热的饭菜，热天多喝清凉饮料、绿豆汤、西瓜汁等。若由儿童缺乏钙剂引起多汗，可适当补充钙剂。禁忌饮酒或食用辛辣的食物。

3. 对婴幼儿，如在头皮、前额、头颈部发现有化脓性汗腺炎（痱疖），为圆形的柔软的结节状，如蚕豆或栗子大小，疼痛明显，为葡萄球菌侵入汗腺管引起感染，应及时去医院。

五、用药指导与药师提示

1. 薄荷脑能刺激人体皮肤或黏膜的冷觉感受器，产生冷感，引起皮肤黏膜血管收缩（但实际上皮肤温度仍保持正常），促进血液循环，减轻水肿等，局部用于止痛、止痒、痱子和蚊虫叮咬，使用后皮肤有清凉感，十分舒服。应当提请注意的是，薄荷的刺激性较大，不可用到破溃或有渗出液的皮肤。

2. 氧化锌对皮肤有收敛和保护作用，并有吸着及干燥的性能。通过毛囊吸收到细胞核内，被细胞摄取后促进核酸和核蛋白的形成，促进人体组织的修复和创面的愈合。

3. 炉甘石洗剂有吸着及干燥的功能，具有保护皮肤和轻度的收敛作用，能中和皮肤酸性分泌物，促进炎症的吸收并止痒。适用于急性瘙痒性皮肤病，如痱子、荨麻疹、湿疹和皮炎等。一般无不良反应。

4. 对年老、年幼或体弱者应用要慎重，应观察用药后有无发生皮疹、荨麻疹、颜面水肿、口唇水肿等过敏反应，并放置于婴幼儿触摸不到的地方，以免误服。

5. 在"三伏"炎热天气每日要用温热水洗澡数次，使皮肤上的热量通过水分蒸发而散失，浴后宜擦干，对老年人、产妇、爱哭闹的婴幼儿、长期卧床者、高热出汗者更应如此，浴后常用痱子粉擦拭。或在温水浴中添加几滴十滴水，有明显的止痒效果。

● 相关链接 ●

如何正确地使用莫匹罗星软膏（百多邦）

莫匹罗星是局部用的抗生素，通过竞争性抑制细菌的一种叫做异亮氨酸转移核糖核酸合成酶而抑制细菌生长，对金黄色葡萄球菌、耐药金黄色葡萄球菌、表皮葡萄球菌、化脓性链球菌有强大抗菌活性，对大多数革兰阴性菌也有一定的抗菌作用。软膏可透过皮肤达角质层下，但吸收量少，局部吸收量低于1%以下，故对人体几无毒性。适用于各种细菌性皮肤感染，如脓疱疮、疖肿、毛囊炎、痱子及湿疹合并感染、溃疡合并感染、创伤或烧烫伤合并感染等。

外用涂敷，必要时可用敷料敷盖，一日2～3次，连续5天为1个疗程。①对莫匹罗星或其他含聚乙二醇软膏过敏者禁用；用后偶见烧灼感、蛰刺感、瘙痒等，发生率约2%，一般不需停药；②动物试验中尚未发现有致畸作用，但对妊娠及哺乳期妇女慎用；③不可口服，忌用于眼、鼻内，若误入眼内宜及时用水冲洗；④有中、重度肾功能不全者慎用。

老年性皮肤瘙痒症

一、老年性皮肤瘙痒症的概述

老年性皮肤瘙痒症是发生在老年人皮肤上的瘙痒症，老年人伴随年纪的增大，身体的各项功能也随之退化。皮肤当然不能幸免。皮肤的衰老退化，会导致汗腺、皮脂腺功能的减弱，皮肤缺乏皮脂及水分的滋润变得萎缩、干燥，易导致皮肤瘙痒，尤其秋、冬季节气候比较干燥时，或者是洗完澡后 1～2 天，这便是老年性皮肤瘙痒症。

皮脂腺分泌减少，皮肤干燥可引起瘙痒。尤其在冬季，由于室温过高使皮肤角层所含的水分过度丢失，使老年人皮肤干燥，对外界刺激的抵抗力减弱而易发生瘙痒，这亦可称冬季瘙痒症。部分患者的发病也许与全身新陈代谢异常、糖尿病有关，糖尿病所致的神经症状也出现瘙痒、疼痛。此外，精神、饮食、物理刺激、细菌和寄生虫感染等因素也可导致瘙痒。

二、临床表现

老年性皮肤瘙痒症可见于全身皮肤或局部，尤在胫前部更为突出，其他如小腿、前臂、背部、腰腹部也可发生，瘙痒为阵发性，时好时坏，晚间入睡时更为明显。皮肤显得干燥，有细小皲裂和干燥鳞屑。若因瘙痒而过多地用热水、肥皂洗烫以止痒，则进一步造成皮肤干燥而使症状加剧。皮肤会有抓痕、疼痛、血痂、表皮剥脱、色素沉着等，日久可引致感染或湿疹样变。老年性皮肤瘙痒症一般有以下特点。

（1）瘙痒伴随着气候的寒冷和干燥而加重，冬季发作尤其是供暖后更为严重；到春季气候转暖湿润，症状也相应减轻，但到秋天又会再次发作，形成一个循环周期。

（2）瘙痒的部位不确定，多发生在上肢、背部、下肢等部位，但有的会全身到处都会痒。皮肤表面正常。

（3）室温越高瘙痒越剧烈，尤其是夜间睡眠时。

（4）瘙痒程度较剧烈，老年人因此而用力抓搔皮肤或热水沐浴，往往会越热越痒，越抓越痒，越痒越抓。若将表皮抓破，则会出血结痂。反复发生，会使皮肤增厚，颜色变深（苔癣化变黑）。

三、治疗手段

1. 治疗原则

老年性瘙痒主要应用外用药治疗，增加皮肤的水合度借以滋润皮肤，促进局部循环，消除瘙痒。

2. 化学药治疗

（1）局部治疗　多采用外用止痒剂，如 2%樟脑软膏、1%达克罗宁霜，既可止痒，又可润泽和保护皮肤，防止皮肤水分蒸发，使瘙痒症状减轻。如皮肤较干燥，也可外用甘油洗剂（甘油 50ml、酚 1g、30%乙醇 30ml、水加至 100ml），一日 2～3 次；或外涂维生素 E 乳膏、维生素 B_6 乳膏。

对伴有继发性湿疹样病变的患者，可应用糖皮质激素制剂，如曲安奈德软膏、肤轻松软膏、丁酸氢化可的松（优卓尔）乳膏涂敷，一日 2～3 次，有止痒和抗炎作用。

（2）全身治疗　可口服半量的抗过敏药，如氯苯那敏（扑尔敏）片，一次 2～4mg，一日 2～3 次；异丙嗪（非那根）一次 2～4mg，一日 2～3 次；或阿司咪唑（息斯敏）片，一次 3～10mg，一日 1 次，睡前服用。必须或焦躁时可服地西泮（安定）片一次 5mg，或艾司唑仑（舒乐安定）一次 2mg，睡前服用。

3. 中成药治疗

中医学认为瘙痒属于风瘙痒、痒风等。发病机制由风、寒、湿、热以及老年人阴血不足、血虚生风所致。辨证分为风热型、风寒型、湿热型和血虚型。

（1）风热型　症见皮肤瘙痒、遇热后加重、心烦口渴、尿黄便干、舌质红苔薄黄。可选皮肤病血毒丸、肤痒冲剂、防风通圣丸。

（2）风寒型　多见皮肤干燥、瘙痒不止、遇到风寒加重、肢冷乏力、舌质淡苔薄白。可选玉屏风散、六味地黄丸、知柏地黄丸等。

（3）湿热型　瘙痒不止、渗液结痂、皮肤潮湿瘙痒，口干口苦、舌红苔黄腻。可选龙胆泻肝丸、二妙丸、四妙丸、金蝉止痒胶囊、疗癣卡西甫丸。

（4）血虚型 多见皮肤干燥瘙痒、头晕眼花、两目干涩、失眠多梦、舌红少苔。可服乌蛇止痒丸、润燥止痒颗粒。

四、健康管理

1. 内衣宽松舒适，最好是全棉制品，勤洗勤换。不要让皮肤直接接触羊毛织物，避免摩擦。食物宜清淡，多饮水，多吃水果及蔬菜。

2. 不宜过多地使用热水沐浴，水温不宜太热，忌用碱性重的洗涤剂及肥皂。浴后全身涂敷 50%甘油洗剂、20%尿素乳膏、2%维生素 E 乳膏或湿润皮肤的日化品。

3. 老年人油脂分泌少，皮肤干燥，需经常擦些护肤用品，使皮肤保持一定的湿度和滋润度，利于防止皮肤瘙痒。另注意休息，保证良好的睡眠。注意调节生活节奏，切忌过度劳累及精神紧张，保持宽松舒畅的心情。

五、用药指导与药师提示

1. 达克罗宁能阻断神经冲动或刺激的传导，抑制触觉、压觉和痛觉，对皮肤有止痛、止痒及杀菌作用。其穿透力强，可通过皮肤及黏膜吸收，作用迅速而持久。

2. 以乙醇、二甲基亚砜或水为溶媒制成醑剂、搽剂；或以油、凡士林为基质制成软膏和乳膏剂。应当提请注意的是，此类药刺激性较大，不宜用于破溃或有渗出液的皮肤处。

3. 局部应用后可用力搓搽以帮助渗透，但强度仅达到皮肤发红即可。注意避免接触眼结膜、生殖器官。用药持续时间也不宜太长，一旦局部疼痛或瘙痒症状缓解，即停止使用。

4. 对年老、年幼或体弱者用药要慎重，首先尝试应用小剂量，尤其是抗过敏药或安定抗焦虑药，待观察无严重反应后再继之全量给药；另外，也应观察用药后有无发生嗜睡、宿醉、皮疹、荨麻疹、颜面水肿、口唇水肿等过敏反应。

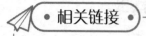

为什么人一老，皮肤就会瘙痒

人老了，随着增龄，皮肤也逐渐萎缩退化，皮脂腺分泌减少，皮肤干燥可引起老年人皮肤瘙痒。尤其在冬季，由于室温过高使皮肤角质层所含的水分过度丢失，使老年人皮肤干燥，对外界刺激的抵抗力减弱而易瘙痒，亦可称"冬季瘙痒症"。部分患者的发病也许与全身代谢异常、糖尿病有关。此外，精神、饮食、物理刺激、细菌和寄生虫感染等也可致瘙痒。

顾名思义，瘙痒主要表现在全身皮肤，尤其小腿前部更为突出。瘙痒为阵发性，时好时坏，晚间入睡时则更为明显。皮肤由于水分减少而显干燥，有细小皲裂和干燥鳞屑；同时老年人因瘙痒而过多地用热水、肥皂洗烫，或以手抓挠，则进一步造成皮肤干燥而使症状剧增。若检查全身皮肤会有抓痕、血痂、表皮剥脱、色素沉着等，日久可引致感染或湿疹样变。

手足癣

一、手足癣的概述

足癣又称脚癣或香港脚，俗称"脚气"，是发生于脚掌、跖与趾间皮肤的表浅部真菌（红色毛癣菌、石膏样毛癣菌、絮状表皮癣菌、白色念珠菌、玫瑰色毛癣菌等）感染，主要传播方式有两种：一是直接接触足癣者，或是使用足癣者的鞋袜、日用品。二是共用澡盆、澡池、浴巾和拖鞋，如不进行彻底地消毒，极易感染脚癣。诱发足癣的因素很多，尤其是下列人群：①多汗者：足跖部多汗，由于汗液蒸发不畅，皮肤表皮而呈白色浸渍状，趾间最明显，严重多汗者可起水疱，或角化过度，易继发真菌感染；②妊娠期妇女：内分泌失调使皮肤抵抗真菌的能力降低；③肥胖者：指（趾）间间隙变窄，潮湿易诱发间擦型脚癣；④足部皮肤损伤者：破坏皮肤的防御屏障；⑤糖尿病患者：对真菌感染的抵抗力差，易诱发间擦型足癣；⑥长期服用抗菌药物、糖皮质激素、免疫抑制剂者：使正常的菌群失去平衡，细菌被杀死导致真菌大量繁殖而诱发足癣。

手癣又称掌风，为发生在手掌、手指外的光滑皮肤的浅部真菌感染，多继发于足癣。

二、临床表现

依据致病真菌种类和患者体质、表现的区别，足癣常分为5种类型。

（1）间擦型　常发生在第3、4趾间，也可波及全趾，趾间皮肤浸软、脱皮、部分趾间皮肤皲裂，有时有红色的糜烂面，有臭味，夏重冬轻。

（2）水疱型　常发生在足跖、足缘部，常有水疱成群或散在，局部皮肤潮红，有时继发细菌感染，水疱变为脓疱，以夏季多见。

（3）鳞屑型　常发生在足跖部，损害以鳞屑为主，伴有稀疏而干燥的小水疱，局部有红斑、丘疹，四季皆可发生，以夏季多见或加重。

（4）角化型　常发生在足跟、足跖、足旁部，皮肤干燥粗厚、角化过度，皮肤纹理增宽，易发生皲裂，四季皆可发生，以冬季多见或加重。

（5）体癣型　常发生在足背部，损害以典型的弧状或环状的体癣改变，常并发体癣，以夏季多见或加重。

手癣与脚癣相同，依致病真菌种类和患者体质、表现的区别，也分为5种类型，即间擦型、水疱型、鳞屑型、角化型和体癣型。

上述间擦型、水疱型、鳞屑型、角化型等脚癣，往往几型同时存在，仅以某型较为显著。自觉瘙痒，抓破后常继发细菌感染，感染后可致红肿，疼痛，糜烂，活动受限，腹股沟淋巴结肿胀。

三、治疗手段

1. 治疗原则

局部应用抗真菌药为主，全身用药为辅，杀灭致病的真菌，控制真菌或细菌感染，治愈浅表性足癣，并预防复发。常用的有咪唑类药如咪康唑、联苯苄唑、益康唑、酮康唑、奥昔康唑和克霉唑等，丙烯胺类药有特比萘芬、萘替芬等，吗啉类阿莫罗芬和吡啶酮类环吡酮胺等。有机酸中的水杨酸、苯甲酸、十一烯酸、冰醋酸等兼有角质溶解和抑制真菌作用，也常用于治疗皮肤真菌感染。

2. 化学药治疗

（1）局部治疗

①对水疱型脚癣：可外搽复方苯甲酸酊、十一烯酸软膏，或用10%冰醋酸溶液浸泡或应用1%特比萘芬霜剂、咪康唑霜剂，外用涂擦，一日1～2次，连续2～4周。

②对间擦型、糜烂型脚癣：先用0.1%利凡诺液或3%硼酸液冷湿敷后涂敷含有5%水杨酸或5%～10%硫黄的粉剂，无明显糜烂时可应用足癣粉、足光粉、枯矾粉，或局部涂敷复方水杨酸酊或复方土槿皮酊，一日3～4次，连续15天，在渗出不明显时，可用10%水杨酸软膏按常规包扎，每隔2天换药1次，连续3～4次。

③对鳞屑型和角化型足癣：可用复方苯甲酸软膏、3%克霉唑软膏、2%咪康唑霜剂、10%水杨酸软膏或应用1%特比萘芬霜剂，外用涂擦，一日1～2次，连续2～4周，或应用包扎治疗，每隔2天

换药 1 次，连续 3～4 次。

可选用复方苯甲酸搽剂、3%克霉唑乳膏、2%咪康唑霜剂、1%环吡酮胺乳膏、5%水杨酸乙醇或复方苯甲酸软膏、复方十一烯酸软膏涂敷，一日 1～2 次。或 1%特比萘芬霜外用涂擦，一日 1～2 次，连续 2～4 周。

治疗手、足癣的最佳方法是采用药物封包治疗，疗效优于一般的涂敷给药。睡前选用 10%水杨酸软膏、复方苯甲酸软膏、20%尿素乳膏（可任选其一）涂敷于手、足上，按摩 5～10 分钟，用塑料薄膜和 3 层纱布包好，每隔 1～2 天换药 1 次，连续 1～2 周。

（2）全身治疗　可用 0.02%呋喃西林溶液、0.1%利凡诺溶液、0.05%小檗碱（黄连素）溶液或 3%硼酸溶液湿敷，伴严重细菌感染者，可服抗菌药物，如头孢氨苄、头孢羟氨苄、红霉素、克拉霉素、阿奇霉素、氧氟沙星等。足癣尤其是角化皲裂型足癣推荐口服抗真菌药治疗，但依曲康唑、特比萘芬对水疱型足癣不如外用药效果好；对糜烂型足癣不宜提倡。对伴发脓皮病、毛囊炎、疖肿等细菌性感染，可外用莫匹罗星、红霉素软膏。

3. 中成药治疗

选择具有清热利湿、清血解毒功能的中成药皮肤病血毒丸、湿毒清片，一次 3～4 片，一日 3 次。外用可选擦癣药水、丁苄癣药水、紫椒癣酊、冰硼散、金万红软膏、足光粉、麝香风湿油、复方土槿皮酊、华佗膏等涂敷。

四、健康管理

1. 注意对手、足癣的预防与养护，在外用药期间，对患部皮肤尽量不洗烫，少用或不用肥皂和碱性药物，少洗澡，以使抗真菌药在体表停留的时间延长，巩固和提高疗效。

2. 注意个人卫生，鞋袜应定期洗烫，在夏季潮湿的季节，在适宜场合经常解开鞋带而释放湿气，保持足、体、股、大腿部皮肤干燥。避免穿戴别人的鞋袜，勿用他人的脚盆、毛巾，避免直接接触病兽、病猫、病犬，预防真菌的传播。

3. 足癣是一种慢性感染，需长期用药才能彻底祛除，极为顽固。因此，足癣的症状缓解后，仍需坚持用药，皮肤的代谢周期为 28 天左右，用药时间一定要坚持 4 周以上。

4. 若患者同时患有手、足癣，必须同时治疗，以免由搔抓而引发再次感染。①合并有糖尿病者，在应用抗真菌药的同时，宜控制血糖；②保持皮肤和足部干燥，糜烂型足癣忌用热水洗烫，在夏季潮湿的季节，保持足、体、股、大腿部的皮肤干燥；③外用涂药期间，对患部皮肤尽量不洗烫，少用或不用肥皂和碱性药皂，少洗澡，以使抗真菌药在体表停留的时间延长。

五、用药指导与药师提示

1. 注意药品不良反应

少数患者局部用抗真菌药后偶见局部刺激、瘙痒、烧灼感，皮肤可出现红斑、丘疹、水疱、脱屑等，偶见过敏反应、接触性皮炎或局部刺激症状，如红斑、烧灼、干燥、瘙痒、刺感、起疱、脱皮、荨麻疹等。可即停药或更换药物。如皮肤有糜烂面（水肿、糜烂、疼痛），应以冷 3%硼酸液、0.1%利凡诺液冷湿敷，一次至少 20 分钟，再应用洗剂、粉剂，暂时不用乳膏、软膏剂。

2. 注意与糖皮质激素的联合应用

①在体、股、足癣尚未根治之前，原则上禁用糖皮质激素制剂，如曲安奈德（去炎松）乳膏、氟西奈德（肤轻松）乳膏，以免加重真菌病变；②为防止复发，治疗在感染症状消失后需再持续 1～2 周；③为减轻炎症和过敏反应，抗真菌外用制剂可与糖皮质激素配合成复合制剂，如益康唑曲安奈德软膏、复方酮康唑软膏等，由于合用的是中、强效激素，因此此类复方制剂不能用于皮肤薄嫩处，更不能长期使用，以免产生皮肤萎缩等不良反应；④对于顽固、泛发或

有免疫功能缺陷的患者，可选口服抗真菌药物治疗，如伊曲康唑一日 100mg，连续 15 天，或一次 200mg，一日 2 次，连续 7 天。也可用特比萘芬一日 250mg，连续 7～14 天。

3. 1%环吡酮胺乳膏外用注意事项

仅有给药量的 1.3%吸收入血，表皮角质层吸收较多，真皮层较少，但仍高于最小抑菌浓度，指甲表面涂敷该药可渗入甲下，部分可进入甲床。对阿莫罗芬过敏者、儿童（尤其是婴幼儿）禁用阿莫罗芬。注意阿莫罗芬不应大面积用于妊娠及哺乳期妇女炎症明显的皮肤，且不应用封包疗法。

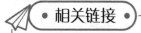

依据皮肤损伤的特点和阶段，如何选择药物剂型

治疗皮肤病应根据不同的病因、病期和皮损特点，选择适宜的剂型，以达到预期的疗效，剂型选择不当，不仅不能发挥有效作用，有时还可引起不良反应，甚至加重病情，详见表 10-1。

表 10-1 病期、皮损特点与外用药物剂型的对应表

病期	皮损特点	剂型
急性期	红斑、丘疹、丘疱疹，无糜烂及有渗出	粉剂、洗剂、溶液剂冷湿敷
	水疱、糜烂、有渗出	溶液剂冷湿敷、油剂
亚急性期	有少许渗出液体	糊膏剂、油剂
	无渗出	乳膏剂、软膏剂、凝胶剂
慢性期	泛发慢性皮损	乳膏剂、软膏剂、酊剂
	局限性肥厚皮损	硬膏、软膏剂、乳膏剂、凝胶剂、涂膜剂
	单纯瘙痒而无原发皮损	酊剂、洗剂、乳膏剂、搽剂

11

第十一章

五官科疾病

沙　眼

一、沙眼的概述

沙眼是由病原性沙眼衣原体侵入结膜和角膜引起的慢性传染性眼病，而非细菌。沙眼在生活中十分常见，严重时双眼结膜表面犹如布满沙粒状，因此而被命名。沙眼在男女老幼中皆可罹患，轻者可无症状，仅在体检时常由医师发现；较重者在眼内常会有摩擦感或有异物感，难于忍受，有时发痒、迎风流泪、畏惧强光、不时在眼边积存少量的分泌物（眼屎）。如翻开眼皮，可发现眼睑结膜呈弥漫性充血，血管模糊不清，结膜上出现乳头（内眼皮有类似舌头表面的粗糙不平的外观）或滤泡（睑结膜上长出一些隆起、浑浊和大小不一的小泡）。沙眼多发生于儿童少年期，起病缓慢，潜伏期为5～12天，且病程长，通常侵犯双眼，不仅侵犯球结膜（白眼球表面），进而可危害角膜（黑眼球表面），引起视力下降，治疗时间也较长。

二、临床表现

沙眼按病程可分为两期。

（1）第一期（进行期） 上穹窿及睑结膜血管模糊、表面粗糙、肥厚、乳头增生及滤泡形成。角膜上缘可出现新生血管（血管翳），其末梢常有灰色的浸润。

（2）第二期（退行期） 病变部位逐渐出现灰白色条纹状、网状或小片状瘢痕。等到滤泡和乳头均为瘢痕所代替时，则结膜面变薄、表面光滑、色灰白。血管翳亦退化，其末梢浸润消失。

沙眼如不及时治疗，极易出现并发症，如角膜浑浊、角膜溃疡、慢性泪囊炎、内翻倒睫、角膜结膜干燥症、眼球后黏连等，严重时会影响视力。

三、治疗手段

1. 治疗原则

沙眼主要应用滴眼剂治疗，杀灭衣原体，控制沙眼症状。

2. 化学药治疗

（1）局部治疗

①磺胺醋酰钠（乙酰磺胺）在结构上为一种类似对氨苯甲酸（PABA）的物质并与其竞争，抑制二氢叶酸合成酶，阻止细菌合成叶酸，使细菌缺乏叶酸的合成而死亡。滴眼一次 1~2 滴，一日 3~4 次，并睡前在结膜囊内涂敷 0.5%红霉素眼膏。硫酸锌在低浓度时呈收敛作用，锌离子能沉淀蛋白，可与眼球表面和坏死组织及分泌物中的蛋白质形成极薄的蛋白膜，起到保护作用，高浓度则有杀菌和凝固作用，有利于创面及溃疡的愈合。滴眼一次 1~2 滴，一日 3~4 次。

②酞丁安滴眼剂对沙眼衣原体有强大的抑制作用，在沙眼包涵体尚未形成时，能阻止沙眼衣原体的繁殖和包涵体的形成，尤其对

轻度沙眼疗效最好，采用本品 0.1%混悬液滴眼，一日 4 次或以 0.1% 眼膏涂于结膜囊内，一日 3 次，连续 4 周，对沙眼基本痊愈率平均可达 53.3%，其中轻度沙眼 94%，中度沙眼 66.3%，重度沙眼仅为 9.5%。

③红霉素眼膏对革兰阳性菌有较强的抗菌活性，对革兰阴性菌、支原体、沙眼衣原体及军团菌也具有强大的抗菌作用。适用于沙眼、结膜炎、角膜炎。应用 0.5%眼膏剂，涂敷于眼睑内，每晚睡前 1 次。

④对较重或治疗较晚的沙眼结膜肥厚显著者，可用 2%硝酸银或硫酸铜棒擦睑结膜和穹窿结膜，擦后用 0.9%氯化钠溶液（生理盐水）冲洗，一日 1 次。乳头较多的沙眼，可用海螵蛸摩擦法。滤泡较多的沙眼，可作滤泡刮除术；少数倒睫者可去医院行电解术。

（2）全身治疗　鉴于沙眼衣原体对四环素类、大环内酯类及氟喹诺类抗菌药物敏感，对角膜血管翳的重症沙眼，除局部应用滴眼剂外，对急性期或严重的沙眼，除局部用药外，首选阿奇霉素，一次 20mg/kg 单剂量顿服，或一周 1000mg，连续 3 周。另外，也可服用米诺环素成人首剂 0.2g，以后每隔 12 小时给予 0.1g；或每 6 小时给予 50mg，连续 7 天；或多西环素一次 100mg，一日 2 次，疗程至少 7 天；备选磺胺嘧啶、磺胺甲噁唑等，一次 500mg，一日 4 次（同时服用等量的碳酸氢钠），连续 7～10 天为 1 个疗程，停药 1 周，可再服用，一般连续 2～4 个疗程。

四、健康管理

1. 沙眼衣原体常附在患者眼的分泌物中，任何与此分泌物接触的情况均可造成沙眼传播感染的机会。因此，应加强宣传教育，治理环境卫生，培养良好卫生习惯。保护眼部清洁，不用手揉眼、揉脸，毛巾、手帕要勤洗、晒干；对沙眼患者应积极治疗，并注意水源清洁。

2. 发生沙眼时，应根据炎症的性质和发展阶段及时选择适当的抗菌药物，并采取预防措施，个人用的毛巾、浴巾、手绢和脸盆宜分开使用。在同一时期内，用药种类宜少，滴眼药以一种为主。

3. 每天可用热水清洗眼睛，以缓解沙眼异样感，有条件的可拿毛巾用菊花泡的热水敷眼睛，有利于提高视力，适合视力较差的学生。

五、用药指导与药师提示

1. 注意规避各种滴眼剂的禁忌

①磺胺醋酰钠和复方磺胺甲噁唑滴眼剂毒性小，但偶见有患者过敏。对曾有磺胺过敏史者禁用磺胺醋酰钠、复方磺胺甲噁唑滴眼剂；过敏体质者也要慎用。并且不宜与其他滴眼液混合使用；②另磺胺药滴眼时可通过鼻泪管吸收到循环系统，不宜过量使用；③硫酸锌滴眼剂有腐蚀性，低浓度溶液局部也有刺激性，对急性结膜炎者忌用；④育龄妇女慎用酞丁安滴眼剂，妊娠期妇女禁用酞丁安。

2. 服用四环素类抗菌药物的注意事项

鉴于沙眼衣原体对四环素类、大环内酯类及氟喹诺类抗菌药物敏感，用于沙眼的全身治疗。服用四环素类抗菌药物时，应提示患者注意：①四环素类药（四环素、多西环素、米诺环素、美他环素、地美环素）在乳汁中浓度较高，与乳汁中的钙形成不溶性络合物，引起牙齿永久性变色，牙釉质发育不良，并抑制婴幼儿骨骼的发育生长，哺乳期妇女在用药期间应暂停哺乳。②四环素类药可抑制骨骼发育，对 8 岁以下儿童禁用。③使用部分四环素类（多西环素、米诺环素、美他环素、地美环素）者日晒时会有光敏现象，表现为日晒斑加重或易引起光敏性皮炎。因此，建议服药后患者不要直接暴露于阳光或紫外线下，一旦皮肤有红斑则应即停药。④多西环素可与食品、牛奶或含碳酸盐饮料同服。⑤米诺环素对肝肾功能不全、食道通过障碍者、老年人、口服吸收不良或不能进食者及全身状态恶化患者（因易引发维生素 K 缺乏症）慎用。⑥米诺环素可致头晕、倦怠等，驾驶员、从事危险性较大的机器操作及高空作业者应避免服用。⑦米诺环素滞留于食道并崩解时，会引起食道溃疡，故应多饮水，尤其临睡前服用时。

3. 有关阿奇霉素的应用

参见疖肿一节。

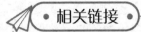

如何正确地使用眼膏剂

眼膏剂是药物与眼膏基质混合制成的一种半固体的无菌制剂，在眼部保持作用的时间较长，一般适于睡前使用。使用时，宜按下列步骤操作：①清洁双手，用消毒剪刀剪开眼膏管口；②将头部后仰，眼往上望，用食指轻轻将下眼睑拉开成一袋状；③压挤眼膏剂尾部，使眼膏成线状溢出，将约 1cm 长的眼膏挤进下眼袋内（如眼膏为盒装，将药膏抹在玻璃棒上涂敷下眼睑内），轻轻按摩 2~3 分钟以增加疗效，但注意不要使眼膏管口直接接触眼或眼睑；④眨眼数次，力使眼膏分布均匀，后闭眼休息 2 分钟；⑤用脱脂棉擦去眼外多余药膏，盖好管帽。

干眼症

一、干眼症的概述

干眼症俗称眼干，是泪液质量或数量异常或动力学异常，导致泪膜稳定性下降，并伴有眼部或眼表组织病变的多种不适。近年来，伴随手机、微信、电脑、互联网的广泛应用，干眼症者更趋于年轻化（成天持手机、床上玩微信、晚上看电视）。在我国，干眼症发病率约 30%，其中女性高于男性、老年人多于青年人，分为轻、中、重度。

眼表面的改变、免疫、炎症反应、细胞凋亡、性激素水平的改变等是干眼症发病的因素。病因分为 4 类：①水液层泪腺泪液分泌不足，先天性无泪腺、老年性泪腺功能降低或是一些自身免疫性疾病造成泪腺发炎、外伤、感染、自主神经失调，长期应用某些滴眼剂或服药（抗胆碱药、抗菌药物、抗肿瘤药及抗痤疮药维 A 酸、异维 A 酸、维胺酯、阿维 A 酯等）都会造成泪液分泌不足；或长期戴隐形眼镜者。②油脂层分泌不足，由眼睑疾病造成睑板腺功能不良。③黏蛋白层分泌不足，缺乏维生素 A、慢性结膜炎、化学性灼伤等。④泪液过度蒸发、泪膜分布不均匀。

二、临床表现

眼部有干涩和异物感，其他症状有烧灼感、眼痒、充血、疼痛、视物模糊、疲劳、有黏丝状分泌物、易疲倦、怕风、畏光、对外界刺激很敏感。有时眼睛太干，基本泪液不足，反而刺激反射性泪液分泌而造成常常流泪；较严重者眼睛会红肿充血、角质化、角膜上皮破皮而有丝状物黏附，这种损伤日久则可造成角结膜病变，并会影响视力。

三、治疗手段

1. 治疗原则

局部给予润湿药物（滴眼剂、眼膏剂）是干眼症的首选方法，其作用直接、疗效显著、用量较小，仅在严重病例可考虑全身给予维生素 A、维生素 E，或糖皮质激素。

2. 化学药治疗

（1）局部治疗 采用不含防腐剂可保持水分湿润的局部滴眼剂，包括复方右旋糖酐 70 滴眼液、萘敏维滴眼液、复方门冬维甘滴眼液、羧甲基纤维素钠、玻璃酸钠、聚乙二醇、卡波姆、羟糖甘、地夸磷索钠、人工泪液等滴眼剂，或卡波姆凝胶、唯地息凝胶、重组牛碱性成纤维细胞因子眼用凝胶等。一日数次，并多次眨眼，以促进泪液的分泌。

（2）全身治疗　目前尚无有效治疗，为了减少痛苦可频繁滴入生理盐水、人工泪液或抗生素眼膏；或用电烙封闭小泪点，以减少泪液的流出。对于眼睑闭合不全所致的眼球干燥，可行眼睑成形术或佩戴眼镜。

3. 中成药治疗

选择具有滋补肝肾、养阴生津、健脾益气等功能的中成药，如杞菊地黄丸、杞菊明颗粒、明目地黄丸、石斛夜光丸、障眼明片、桑麻丸、明目羊肝丸、羊肝明目片、养阴清肺丸、百合固金丸、芪明颗粒、人参归脾丸等。

四、健康管理

1. 消除诱因。应避免长时间使用电脑，少接触空调及烟尘环境等干眼诱因；睑板腺功能障碍者应注意清洁眼睑、应用抗生素等。

2. 泪液成分的替代治疗宜应用自体血清或人工泪液，尽量使用含防腐剂的人工泪液。

3. 延长泪液在眼表的停留时间。可配戴湿房镜、硅胶眼罩、治疗性角膜接触镜等。

4. 避免服用可减少泪液分泌的药物，如抗血压药、抗抑郁药、抗胆碱药阿托品、颠茄、东莨菪碱、山莨菪碱、普鲁本辛；有免疫因素参与的类型可加用免疫抑制剂或短期局部使用糖皮质激素。

五、用药指导与药师提示

1. 滴眼剂用后偶见眼部一过性刺激症状、局部灼热和异物感。

2. 正常结膜囊容量为 0.02ml，滴眼剂一次滴用 1 滴即可，以免药液外溢，可间隔约 2 小时给药 1 次。或白天使用滴眼剂，每晚涂用 1 次眼用凝胶或眼膏剂。如只用眼用凝胶或眼膏剂，则一日涂用 3~4 次。注意药液不可直接滴在角膜上，滴药后切勿用力闭眼，以防药液外溢。

3. 地夸磷索钠（丽爱思）是最近上市（2010 年）的新药，规格为 3%，每支 5ml。其为一种嘌呤 P2（P2Y2）受体激动剂，作用于结膜上皮及杯状细胞膜上的 P2Y2 受体，通过上调细胞内的钙离子浓度，促进水分及黏蛋白的分泌，使泪膜更接近正常状态，进而改善干眼病症状。药师宜提示患者注意：①对过敏患者禁用。②用法为滴眼一次 1 滴，一日 6 次。鉴于安全性良好，可长期滴用。③为防止污染，使用滴眼液时容器尖端不要触及皮肤或眼部。④与其他眼药水同时使用时，间隔时间至少为 5 分钟。⑤不可在佩戴隐形眼镜时使用。

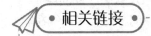

对已经开启的滴眼剂可以用多久

对已经开启的滴眼剂不可以用太久，已经开启（拆开包装，打开滴用）的滴眼剂，用后应严密盖好（避免微生物污染），一般 15 天后不宜再用（单剂量包装的滴眼剂除外），除非药品说明书有特殊说明。应妥善保管滴眼剂，切勿与滴鼻剂、滴耳剂等混放，以免造成误用。夏季暂不使用的滴眼剂应置于冷藏室冷藏。如滴眼剂出现变色或异常浑浊则不可再用。另外，多次开管和连续使用超过 4 周的眼膏剂不要再用。

急性结膜炎

一、急性结膜炎的概述

急性结膜炎俗称火眼或红眼病，是发生在结膜上的一种急性感染，多发作在气候温暖湿润的季节，由于细菌和病毒易于繁殖，通过与患眼接触的毛巾、玩具或公共浴池、游泳池而相互传染，也易在家庭、学校和公共场所流行。

急性结膜炎常见有急性卡他性结膜炎又称细菌性结膜炎（肺炎双球菌、流感杆菌、金黄色葡萄球菌等）、过敏性结膜炎（过敏）、流行性结膜炎（腺病毒）及流行性出血性结膜炎（腺病毒70型），后两者感染的病毒有所不同。急性结膜炎易在春、夏或秋季流行，传染性极强，但预后良好，几日内炎症即可消退。

二、临床表现

（1）急性卡他性结膜炎　发病急剧，常累及双眼（或间隔1～2天）伴有大量的黏液性分泌物（眼屎），于夜间分泌较多，常在晨起时会被分泌物糊住双眼。轻症者在眼内有瘙痒和异物感；重者眼睑坠重、灼热、畏光和流泪，结膜下充血、水肿或杂有小出血点，眼睑亦常红肿角膜受累，则有疼痛及视物模糊，症状类似于沙眼。

（2）流行性结膜炎　为急性滤泡性结膜炎并发浅点角膜炎，一般仅局限于单眼，流泪较多和伴有少量分泌物，分泌物最初为黏液性，后为黏液脓化而呈脓性，耳朵前淋巴结肿大，传染性强，发病急剧。

（3）流行性出血性结膜炎　为暴发流行，表现除与流行性结膜炎类似外，同时可有结膜下出血。

（4）过敏性结膜炎　一般较轻，结膜可充血和水肿，瘙痒而伴有流泪，一般无分泌物或少有黏液性分泌物。

（5）春季卡他性结膜炎　其季节性强，多发生于春、夏季节，可反复发作，以男性儿童及青年多见，双眼奇痒，睑结膜有粗大的乳头，角膜缘胶样增生，治疗以抗过敏为主。

三、治疗手段

1. 治疗原则
局部用药以杀灭致病细菌、病毒，缓解过敏症状，控制炎症。

治疗结膜炎的制剂有磺胺醋酰钠、红霉素、妥布霉素、左氧氟沙星、庆大霉素等制剂，白天宜用滴眼剂，反复多次，睡前则用眼膏剂。

2. 化学药治疗

（1）对由细菌感染引起的急性卡他性结膜炎可选用四环素、金霉素、红霉素、利福平、杆菌肽眼膏、酞丁安、磺胺醋酰钠滴眼剂；滴眼一次 1～2 滴，一日 3～5 次。

（2）对流行性结膜炎局部给予抗病毒药，可选用 0.1%碘苷滴眼剂、0.1%酞丁安或阿昔洛韦滴眼剂，一次 1～2 滴，每间隔 2 小时给予 1 次。

（3）对流行性出血性结膜炎应用抗病毒药，0.1%羟苄唑、0.1%利巴韦林滴眼剂。

（4）对过敏性结膜炎宜选用醋酸可的松、地塞米松、醋酸氢化可的松或色甘酸钠滴眼剂和眼膏，其不仅可抑制炎症过程的早期表现，还能降低毛细血管壁和毛细血管膜的通透性，减少炎症的渗出。滴眼一次 1～2 滴，一日 3～4 次，用前摇匀，眼膏涂敷于眼睑内，每晚睡前 1 次，连续应用不得超过 2 周。

（5）春季卡他性结膜炎可应用 1%泼尼松、2%色甘酸钠滴眼剂。

（6）对绿脓杆菌性结膜炎病情较严重，病变进展迅速，短期内可致角膜溃破、穿孔和失明，因此，必须及早就医治疗，常用多黏菌素 B、磺苄西林滴眼剂；对真菌性角膜炎可选用两性霉素 B、克霉唑滴眼剂。

（7）对急性卡他性结膜炎未彻底治愈而转成慢性结膜炎者，对由细菌（卡他球菌、大肠埃希菌、变形杆菌）所致的结膜炎治疗以抗菌为主，应用诺氟沙星、左氧氟沙星滴眼剂、四环素眼膏；由环境（灰尘、风沙、倒睫、屈光不正）刺激所致的非细菌性结膜炎治疗以对症为主，应用 0.5%硫酸锌滴眼剂。

3. 中成药治疗

选择具有清热解毒、养肝明目、退翳散结功能的中成药，如牛黄上清丸、牛黄解毒丸、清热散结片、防风通圣散、炎可宁片、龙胆泻肝丸。

四、健康管理

1. 早期结膜炎的初始，对炎症的结膜炎可采用湿热敷的方法。以热毛巾或茶壶的热气熏蒸，一次 10 分钟，一日 3 次；对过敏性结膜炎宜用冷毛巾湿敷。

2. 注意用眼卫生。不宜熬夜及疲劳用眼，少看电子产品，勤洗手洗脸，不要揉眼。预防感冒，多饮水，适当锻炼或参与户外活动，增强体质。

3. 不用公共毛巾、浴巾、手帕、面盆。结膜炎患者的毛巾、手帕、面盆要单独使用，用后煮沸消毒，以免交叉传染。

五、用药指导与药师提示

1. 庆大霉素偶有不良反应

庆大霉素偶致耳毒性，引起不可逆性听觉（耳蜗）和前庭功能受损，同时亦可出现肾毒性，发生率为 2%～10%，虽滴眼剂比注射剂发生率小，但对儿童、肾功能不全者不宜长期应用。

2. 注意使用滴眼剂和眼膏

碘苷滴眼剂长期应用可出现疼痛、瘙痒、眼睑过敏、睫毛脱落、角膜浑浊或染色小点，不宜消失。阿昔洛韦滴眼剂应用时偶有一过性烧灼感、疼痛、皮疹、荨麻疹。应用眼膏后极少数患者可即出现一过性轻度疼痛，可出现浅表斑点状角膜病变，但无须中止治疗，愈后亦无明显后遗症。

3. 糖皮质激素不能随意使用

应用抗菌药物制剂中加入糖皮质激素，虽其具有抗菌、抗炎、加速治愈过程的优点，但有诱发真菌或病毒感染、延缓创伤愈合、升高眼压和导致晶状体浑浊等风险，因此不应随意使用。如必须使用此类制剂，不应超过 10 天，并在使用期间定期测量眼压。

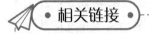

如何正确使用滴眼剂

滴眼剂是将药物（含中药提取物）制成供滴眼用的灭菌澄明溶液或混悬液。

（1）应用滴眼剂前宜做好准备 ①备齐用物，核对无误；②帮助患者取仰卧位或坐位，头略后仰，用干棉球拭去眼分泌物、眼泪；③嘱患者眼向上视，左手取一干棉球置于下眼睑处，并轻轻拉下，以露出下穹窿部，右手滴一滴眼药于下穹窿部结膜囊内后，轻提上眼睑覆盖眼球，使药液充满整个结膜囊内；④以干棉球拭去溢出的眼药水，嘱患者闭眼 1～2 分钟。

（2）应用时宜注意 ①用药前清洁并擦干双手，后用干净纱布块或棉签，轻轻拭去病眼的分泌物，并吸干眼泪。②滴用前先核对药品名称、浓度，尤其对散瞳、缩瞳及腐蚀性药品更应谨慎；继而检查药液澄明度、色泽，如发现有异物或沉淀应予丢弃。未开封的塑料瓶装滴眼剂，瓶头要用经乙醇棉球擦过的剪刀开一小口，防止污染瓶口。已开封的滴眼剂在滴药前应先挤出 1～2 滴。如滴眼液是混悬剂，则滴前需摇匀。③不要应用使用过的滴眼剂或开封过久（2 周以上）的残留滴眼剂。④正常结膜囊容量为 0.02ml，眼剂药每次滴用 1 滴即可，不宜太多，以免药液外溢。药液不可直接滴在角膜上，并在滴药后切勿用力闭眼，以防药液外溢。⑤滴药时不可距眼太近，应距眼睑 2～3cm，使滴管口碰及眼睑或睫毛，以免污染。⑥若滴入阿托品、氢溴酸毒扁豆碱、硝酸毛果云香碱等有毒性的药液，滴入后应用棉球压迫泪囊区2～3分钟，以免药液经泪道流入泪囊和鼻腔，被吸收后引起中毒反应。⑦一般先滴右眼后滴左眼，以免用错，如左眼病较轻，应先左后右，以免交叉感染。如数种药品同用，前后间须稍有间歇，不可同时滴入，如滴眼剂与眼膏剂同时用，应先滴药水，后涂眼膏。⑧洗眼剂在冬季使用前应适当加温，以减轻对眼的刺激。

过敏性鼻炎

一、过敏性鼻炎的概述

过敏性鼻炎又称"鼻鼽"，即鼻留出清涕之意，以突发和反复发作性鼻塞、鼻痒、喷嚏、流清涕为主要症状，常有过敏史。病因是体外环境因素作用于人体所致的鼻腔黏膜免疫反应为主的变应性炎症反应减轻季节性过敏性鼻炎引起的症状。过敏性鼻炎分为轻、中、重度，尚有间歇性和持续性，因此，可分为四型，由轻至重依次为轻度间歇型、中重度间歇型、轻度持续型和中重度持续型。

间歇型过敏性鼻炎一般1周发作4次左右，病程少于4周，持续型过敏性鼻炎则几乎每天都有，且病程长。过敏性鼻炎症状可因与刺激因素接触的时间、数量及患者的反应状况不同而异。常年性过敏性鼻炎一年四季都有症状，随时可发作，时轻时重，或每晨起床时发作后而逐渐减轻，儿童由于无法表达，经常表现为推鼻子、做鬼脸、青眼窝等。一般在冬、春季易发，常同全身其他变应性疾病并存。季节性过敏性鼻炎呈季节发作，多在春、秋季固定季节发病，常见青少年，可迅速出现症状，发病时间可为数小时、数天至数周不等，发作间歇期完全正常。其症状更加严重，使患者在日常生活中苦不堪言。

常年性过敏性鼻炎的过敏原包括以下三类。

（1）吸入性过敏原 如室内、外尘埃，尘螨，真菌，动物皮毛，羽毛，棉花絮等。

（2）食物性过敏原 如鱼虾、鸡蛋、牛奶、面粉、花生、大豆等。某些药品如磺胺类、奎宁、抗生素等均可致病。

（3）接触物 如化妆品、汽油、油漆、乙醇等。

季节性过敏性鼻炎主要的诱因为花粉。近年来，由于工业化进程的加快，大气污染加剧，车辆增加，柴油废气中的芳香烃颗粒又加速过敏性炎症反应的发生。另外，家庭装修的甲醛等。它们虽不是过敏原却成为季节性过敏性鼻炎发作的强烈刺激。

二、临床表现

过敏性鼻炎的四大典型症状是鼻塞、流鼻涕、鼻痒、打喷嚏。许多患者都是在过敏性鼻炎发作的第 2 年才来就医，原因在于此前患者以为是顽固性的感冒，仅服用简单的抗感冒药进行治疗而延误。其主要症状如下。

（1）有间歇型或持续型鼻塞，程度轻、重不等。

（2）常有大量清水样鼻涕，尤其在急性发作期明显。

（3）多为阵发性鼻内痒，伴有嗅觉障碍、鼻塞，甚至有眼部、软腭、耳、咽喉痒感、头痛，因鼻黏膜肿胀或息肉形成而引起嗅觉障碍，嗅觉障碍可能是暂时性的，也可能是持久性的。

（4）连续打喷嚏，清晨和夜间加重，每次发作少则几次，多则几十次，并有流水样或稀薄黏液样涕。

三、治疗手段

1. 治疗原则

过敏性鼻炎为终身疾病，主要以口服和局部用药，口服对抗组胺，缓解过敏现象；局部用药缓解鼻塞、抗过敏或感染。

2. 化学药治疗

（1）全身治疗

①口服抗过敏药：首选氯雷他定或地氯雷他定，一日分别 10mg 或 5mg，或氯苯那敏一次 4mg，一日 3 次；或赛庚啶一次 2～4mg，一日 3 次。或选特非那定，成人与 12 岁以上儿童一次 60mg，6～12 岁儿童一次 30mg，一日 2 次；或阿司咪唑一日 10mg；或口服糖皮质激素，首选泼尼松一次 5mg，一日 3 次。

②脱敏治疗：小量、多次逐步增加过敏原（如花粉）注射剂量，直至患者体内产生抗体。治疗时间一般为 3～5 年。或口服白三烯受体阻断剂孟鲁司特（顺尔宁），成人及 15 岁以上儿童一次 10mg，6～14 岁儿童一次 5mg，2～5 岁儿童一次 4mg，一日 1 次于睡前服用，预计连续 1 个月后可以减轻季节性过敏性鼻炎引起的症状。

（2）局部治疗

①缓解鼻塞：减轻鼻充血引起的鼻塞，可应用萘甲唑啉滴鼻剂、羟甲唑啉、麻黄碱滴鼻剂，滴鼻一次 1～2 滴，一日 3～6 次；赛洛唑啉滴鼻剂，成人应用 0.1% 浓度，儿童应用 0.05% 浓度，一次 2～3 滴，一日 2 次；1% 麻黄碱滴鼻剂，一次 1～2 滴，一日 3～6 次。或选 0.5% 可的松滴鼻剂，一次 1～2 滴，一日 3～4 次。

②局部抗炎、缓解水肿：喷鼻剂可选丙酸倍氯米松鼻喷雾剂，于鼻腔喷雾吸入，成人及 6 岁以上儿童一次每鼻孔 100μg，一日 2 次；或一次每鼻孔 50μg，一日 3～4 次，一日用量不可超过 400μg。或选布地奈德鼻喷雾剂，成人及 6 岁以上儿童起始剂量一日 256μg（每个鼻孔 64μg），早晨 1 次喷入或分于早、晚 2 次喷入。在获得预期效果后，减少用量至控制症状所需的最小剂量，如每日早晨每个鼻孔喷入 64μg。曲安奈德鼻喷雾剂对成人和 12 岁以上儿童一次每侧鼻孔各 110μg，一日 1 次。当症状被控制时应用维持量，一次每侧鼻孔各 55μg；如果症状未被有效控制，则剂量可增至一次每侧鼻孔

各 220μg，但一次总量不得超过 440μg。6～12 岁的儿童一次每侧鼻孔各 55μg，一日 1 次，每日最大量，每侧鼻孔各 110μg，一日 1 次。

四、健康管理

1. 如当症状主要发生在户外应尽可能限制户外活动，尤其是接触花草或者腐烂的树叶，以及柳絮和法桐上的果毛，外出时可以戴口罩，或可到过敏原较少的海滨。过敏性鼻炎者不宜接触及喂养宠物，动物的皮屑、唾液及尿中的蛋白质则易引起过敏性症状。

2. 加强体育锻炼，提高身体素质，通过运动可使血液循环改善，鼻甲内的血流不被阻滞。改掉挖鼻的不良习惯，注意保暖，气候转变极易感冒引发鼻炎。季节转换注意观看天气预报，及时进行适当添衣。减少冷空气对鼻黏膜的刺激，洗澡后应尽量擦干头发再行睡眠，避免感冒。

五、用药指导与药师提示

1. 有关氯苯那敏、外用滴鼻剂萘甲唑啉等的提示（参见荨麻疹一节）。

2. 泼尼松对全身性真菌感染者、肾上腺糖皮质激素过敏者禁用。有严重精神病史者、癫痫、活动性胃十二指肠溃疡者、新近胃肠吻合手术者、严重糖尿病、高血压、青光眼、骨质疏松者禁用。未能用药物控制的病毒、细菌、真菌感染者禁用。心脏病或急性心力衰竭者、高血压、高脂蛋白血症者、肾功能损害或结石、重症肌无力、甲状腺功能减退者慎用。妊娠及哺乳期妇女慎用。

3. 糖皮质激素鼻喷雾剂对肺结核、伴有疱疹和鼻部真菌感染的患者、妊娠及哺乳期妇女慎用。对鼻腔和鼻旁窦伴有细菌感染时应给予抗菌治疗。对已全身应用糖皮质激素并造成肾上腺功能损伤者，改用鼻喷雾剂局部治疗时，也应注意检查垂体–肾上腺系统的功能。

同时注意鼻喷雾剂仅用于鼻腔，不得接触眼睛，若接触眼睛，立即用水清洗。

4. 应用抗过敏药和糖皮质激素治疗可减轻对过敏原的反应并抑制炎性反应，但治疗时间一般不宜过长，长期使用会引起药物性鼻炎，使病情更为复杂。同时高剂量治疗的儿童和青少年可能引起生长发育迟缓。

5. 白三烯是白细胞重要的趋化剂和激动剂，可引起气道平滑肌收缩，增加血管通透性，增加黏液分泌，促进炎症细胞在气道的聚集，在炎症、哮喘和过敏反应中起着重要作用，是哮喘、鼻炎发病机制中最重要的炎症介质之一。孟鲁司特可拮抗半胱氨酸白三烯或多肽白三烯靶组织上的受体，缓解支气管的应激性和慢性炎症病变，在应用中宜注意：①可经乳汁中分泌，哺乳期妇女不宜使用；②白三烯受体阻断剂的起效时间慢，作用较弱，一般连续应用4周后才见疗效，对急性哮喘或鼻炎不能立即产生疗效；③患者使用吸入性糖皮质激素，合用白三烯受体阻断剂后，糖皮质激素需渐减剂量，少数患者逐渐减量后甚至可完全停用糖皮质激素；④对季节性过敏性鼻炎应提前2～3周用药，季节过后，不能立即停药，应继续用药2周左右。

● 相关链接 ●

正确地使用喷鼻剂

喷鼻剂是专供鼻腔使用的气雾剂，其包装带有阀门，使用时挤压阀门，药液以雾状喷射出来，供鼻腔外用。①喷鼻之前先呼气；②头部稍向前倾斜，保持坐位；③用力振摇气雾剂并将尖端塞入一个鼻孔，同时用手堵住另一个鼻孔并闭上嘴；④挤压气雾剂的阀门喷药，一次喷入1～2掀或参阅说明书的剂量，儿童1掀，一日 3～4 次，同时慢慢地用鼻子吸气；⑤喷药后将头尽力向前倾，置于两膝之间，10 秒后坐直，使药液流入咽部，用嘴呼吸；⑥更换另 1 个鼻孔重复前一过程，用毕后可用凉开水冲洗喷头。

口腔溃疡

一、口腔溃疡的概述

口腔溃疡又称复发性口疮，是慢性的口腔黏膜小溃疡，深浅不等，为圆形或椭圆形损害，可反复和周期性复发。根据溃疡和数目分为轻型、口炎型和重型复发性口腔溃疡。

口腔溃疡的诱因有：①胃肠功能紊乱，或有腹胀、腹泻、便秘等消化系统疾病；②体内缺乏微量元素锌、铁、叶酸、维生素 B_2、维生素 B_{12}、维生素 C 或维生素 U；③免疫功能低下和内分泌紊乱；④遗传因素；⑤精神紧张、睡眠不足、肠道寄生虫症、局部创伤等常诱发溃疡。

二、临床表现

口腔溃疡多发生于口腔非角化区如唇、颊黏膜、舌缘、齿龈等处，为圆形或椭圆形，直径为 0.2～0.5cm，溃疡单个或由数个连成一片，溃疡表浅边缘整齐，外观呈灰黄色或灰白色，上覆盖黄白渗出膜，周围黏膜充血、水肿而有红晕，局部有烧灼样疼痛，于进餐时加重，影响进食、说话。严重溃疡直径可达 1～3cm，深及黏膜下层甚至肌肉。但口腔溃疡有自愈性，病程 7～10 天，严重者此起彼伏，连绵不断。

三、治疗手段

1. 治疗原则

针对诱发口腔溃疡的各种因素，治疗以外用药为主，促进溃疡的愈合，减少溃疡的复发。

2. 化学药治疗

（1）局部用药

①局部涂敷口腔溃疡膏，一日2～3次；或地塞米松甘油糊剂敷于患处。同时应用0.5%甲硝唑含漱剂或复方甲硝唑含漱剂含漱，于早、晚刷牙后含漱，一次15～20ml，一日2～3次，连续5～10天为1个疗程；另甲硝唑口颊片可夹于牙龈与龈颊沟间含服，于三餐后含服，临睡前加含1片，连续4～12天。

②西地碘含片可直接卤化细菌的体蛋白，杀菌力强，对细菌繁殖体、芽孢和真菌也有较强的杀菌作用。用于口腔溃疡，白色念球菌感染性口炎、糜烂型扁平苔癣等。含服一次1.5～3mg，一日3～5次。

③地塞米松粘贴片具有很强的抗炎作用，降低毛细血管的通透性，减少炎症的渗出，贴片用量较小而作用直接、持久，可促进溃疡愈合。外用贴敷于溃疡处，每处1片，一日总量不得超过3片，连续使用不得过1周。

④溃疡面积较大时可用10%硝酸银液烧灼溃疡面。并选用0.1%氯己定、1%聚维酮碘、0.1%依沙吖啶、复方硼砂含漱溶液漱口。

（2）全身治疗

①口服维生素 B_2、维生素C、维生素E、维生素U，维生素U可减少胃肠道毒物的吸收，修复黏膜细胞，促进溃疡的愈合，维持血管的弹性，口服一次25mg，一日3次。或复方维生素U（含维生素U、生物淀粉酶、氢氧化铝），一次1片，一日3次。

②对反复发作的口腔溃疡推荐口服泼尼松，一次 10mg，一日 3 次；地塞米松初始一次 0.75～3mg，一日 2～4 次，剂量可视病情酌情而定，但限定短期服用。或服用免疫抑制剂左旋咪唑一次 45mg，一日 3 次，一周 2 次。

③镇痛可选复方甘菊利多卡因凝胶于溃疡局部涂布。深大的重型复发性口腔溃疡，可用曲安奈德混悬液或醋酸泼尼松龙混悬液 0.5～1ml，加入 2%普鲁卡因 0.3～0.5ml 在溃疡基底部注射，每周 1 次。

3. 中成药治疗

中医学认为口腔溃疡属于阴阳失调，内火旺盛。宜滋阴清热，解毒消肿，清热燥湿，可辨证选用一清胶囊、口溃清颗粒、口炎清颗粒、知柏地黄丸、牛黄解毒丸、牛黄清胃丸、参苓白术丸、乌鸡白凤丸、安神健脑液、龙胆泻肝丸、导赤丸、余麦口咽颗粒、桂林西瓜霜。

中成药可外敷冰硼咽喉散、六神丸（碾碎）、石膏散、青黛散、冰硼散等，养阴生肉膜、爽口托疮膜有清湿泻毒、收敛生肌的作用，用时取药膜贴于疮面，一日 2～3 次。或用金喉健喷雾剂喷雾。

四、健康管理

1. 根治口腔溃疡，根本途径要增强身体素质、提高免疫力。经常患口腔溃疡的人生活中应注意心理调节，达到宽慰乐观。

2. 保持口腔卫生，坚持经常刷牙（早、中、晚或睡前）、漱口（餐后）；注意排便通畅（1～2 次），避免精神紧张，保持良好的睡眠和时间充足；注意营养搭配，多吃新鲜果蔬，注意休息，回避熬夜加班。

五、用药指导与药师提示

1. 甲硝唑含漱制剂用后可有食欲减退、口腔异味、恶心、呕吐、腹泻等反应，偶见头痛、头晕、失眠、抑郁、皮疹、荨麻疹、白细胞减少，停药后可迅速恢复。长期应用可引起念珠菌感染。

2. 氯己定偶可引起接触性皮炎，高浓度溶液有刺激性，含漱剂可使牙齿着色，味觉失调，儿童和青年口腔偶可发生无痛性浅表脱屑损害。一般牙膏中均含有阴离子表面活性剂，与氯己定可产生配伍禁忌，使用氯己定含漱剂后至少需间隔30分钟后才可刷牙。

3. 西地碘有轻度刺激感，口含后偶见口干、胃部不适、头晕和耳鸣（发生率约2%），对碘过敏者禁用。

4. 频繁应用地塞米松粘贴片可引起局部组织萎缩，使由皮肤、黏膜等部位侵入的病原菌不能得到控制，引起继发的真菌感染等。另对口腔内有真菌感染者禁用。

5. 熟悉维生素 U 的服用：①维生素 U 服用较为安全，系由白菜、卷心菜、甘蓝、莴苣、苜蓿等新鲜果蔬中提取的物质，能促进胃肠道、口腔黏膜的创伤面修复愈合，但不宜长期服用，一般用药 3～7 天，餐后服用；②服用期间不得饮酒或含有乙醇的饮料；③1 岁以下婴儿、肝肾功能不全者慎用；④对本品过敏者禁用，过敏体质者慎用。

 相关链接

如何正确地使用含漱剂

含漱剂多为水溶液（含有化学药或中药提取液），多用于口腔、咽喉疾病，使用时宜注意：①含漱剂中的成分多为消毒防腐药，含漱时不宜咽下或吞下；②对婴幼儿、恶心、呕吐者暂时不宜含漱；③按说明书的要求稀释浓溶液，如3%过氧化氢溶液一般稀释1倍、复方硼酸钠溶液一般稀释10倍；④含漱后宜保持口腔内药浓度20分钟，不宜马上饮水和进食。

咽 炎

一、咽炎的概述

咽壁内有丰富的淋巴组织，是保护人体呼吸和消化系统的"门卫"，对阻止细菌、病毒等病原微生物的侵入首当其冲，因此极易招致感染。人体的口腔、咽喉常潜伏着条件致病菌（溶血性链球菌、肺炎双球菌、金黄色葡萄球菌、大肠埃希菌、真菌或厌氧菌）。当体内环境改变时，如感冒、失眠、疲乏或抵抗力降低时，菌群间失去平衡，潜伏的条件致病菌大量繁殖，以致咽喉受到感染，出现红肿、充血、发干和疼痛等症状，称之为咽炎，为发生在咽喉黏膜、黏膜下及淋巴组织的弥漫性炎症。咽炎分为急、慢性两类。

（1）急性咽炎　通过飞沫、密切接触所致，指咽喉黏膜、黏膜下组织和淋巴组织的急性炎症，多继发于急性鼻炎、鼻窦炎或咽炎。病变常波及整个咽腔，也可局限一处。

（2）慢性咽炎　多由急性咽炎反复发作，过度使用声带或吸烟等刺激所致；或由全身慢性病如贫血、便秘、上呼吸道炎症、心血管病等所继发。比较顽固，可迁延数日且治愈困难。

研究表明，病毒感染在咽炎的发病中起着重要作用，咽部病毒的检出率为27%，主要为 EB 病毒、腺病毒、流感病毒。但细菌感染仍为咽炎的重要致病因素之一，主要致病菌为溶血性链球菌，其次为金黄色葡萄球菌、流感嗜血杆菌、肺炎支原体等；或为麻疹、流感、猩红热等传染病的并发症；另慢性咽炎者具咽部痒感阵发性干咳等变态反应性炎症的症状及变应原检测有阳性率高达50%～60%，提示过敏反应在慢性咽炎发病中具有重要的作用。

二、临床表现

急性咽炎者喉内干痒有灼热感，或有轻度喉痛，迅速出现声音粗糙或嘶哑，并常伴有发热、干咳、或咳出少量黏液，且有吸气困难，尤以夜间明显，如张开口腔检查可见咽部红肿充血，颈部淋巴结肿大。严重者甚至引起水肿，常因水肿而阻塞咽喉，导致呼吸困难。

慢性咽炎可见有咽喉部不适、干燥、发痒、疼痛或有异物感，总想不断地清嗓子；有时清晨起床后常会吐出微量的稀痰，伴有声音嘶哑，往往说一会儿便稍加清晰，可有刺激性咳嗽、声音嘶哑，多在疲劳和使用声带后加重，但不发热。慢性咽炎的病程长，症状常反复，不易治愈。

三、治疗手段

1. 治疗原则

从解剖学而言，咽喉部位几无覆盖和纤毛，易于暴露，便于直接用药。因而给药的方法可采用涂擦、喷雾、含服或含漱等杀灭潜伏的条件致病菌，控制炎症。

2. 化学药治疗

（1）局部治疗

①联合服用维生素 A、维生素 B_2、维生素 C、维生素 E 等（参见维生素缺乏症一节）。

②慢性咽炎者局部可应用口含片，如溶菌酶一次 20mg，每隔 1～2 小时一次；西地碘片含服一次 1.5～3mg，一日 3～5 次；度米芬含片一次 0.5～1mg，滴丸一次 0.5mg，一日 3～4 次；地喹氯铵含片或复方地喹氯铵含片含服一次 0.25mg，每隔 2～3 小时一次。或咽部涂抹 2%碘甘油、3%硼酸甘油。

③清洁咽喉部、消除水肿，及时清除口腔内潜伏的条件致病菌，

可含漱 0.2%～0.5% 甲硝唑含漱剂、0.1%～0.2% 氯己定含漱剂，一日 2～6 次。或采用糜蛋白酶+樟脑雾化吸入（糜蛋白酶 5mg（4000IU）+1% 樟脑乙醇溶液 1ml+氯化钠注射液 5ml）；或糖皮质激素+庆大霉素雾化吸入（地塞米松 5mg+庆大霉素 80IU 或地塞米松 5mg+氯化钠注射液 5ml）、布地奈德（布地奈德 1mg+氯化钠注射液 5ml）等雾化吸入。也可单独应用糜蛋白酶喷雾吸入，制成 0.05% 溶液雾化吸入（任选其一）。

（2）全身治疗

①对急性咽炎发热较重者（38.5℃以上）可口服解热镇痛药或非甾体抗炎药，如对乙酰氨基酚、布洛芬、阿司匹林，具体服法见发热一节。对伴有感冒症状者可选用桑菊感冒片、板蓝根冲剂、双黄连口服液或双花口服液等。

②对急性炎症者为预防咽喉肿胀或喉头水肿而致的呼吸困难，可采用抗菌药物和肾上腺糖皮质激素的溶液，气雾吸入或喷布，一日 1～2 次。

③严重细菌感染者可建议服用抗菌药物，首选青霉素、头孢菌素类或大环内酯类。病毒感染者可应用抗病毒药。对过敏性咽炎者，可应用糖皮质激素和抗过敏药，必要时采取静脉滴注。

3. 中成药治疗

慢性咽炎系脏腑阴虚，虚火上扰，治疗宜滋阴清热，按辨证分为 3 型施治。

（1）肺肾阴虚型　表现为咽干不适、灼热作痛、咽痒干咳、有异物感、午后潮热等。可选复方青果榄咽含片、青果冲剂、清咽丸、咽炎片、金嗓清音丸、清咽喉颗粒、玄麦甘桔颗粒、金果饮咽喉片、铁笛片、养阴清肺丸或膏。

（2）肾阳虚型　可见咽喉微痛、口干喜热、有异物感或黏痰感。可服补中益气丸、桂附地黄丸。

（3）痰火互结型　症见咽喉梗阻不利、痰黄口臭、灼热疼痛、干痒不适、恶心作呕、有少量黏痰附着。可选咽舒胶囊、清喉利咽颗粒、复方双黄连口服液、穿心莲片、金莲花片、金莲花胶囊、肿痛安胶囊、蓝芩口服液、蒲地蓝消炎口服液。

四、健康管理

1. 鼓励患者多喝水或饮料，进食容易消化的食物，保持大便通畅，保持生活起居规律，保持呼吸道通畅，避免过度疲劳，定时入睡，戒除烟酒和辛辣食物，多食清淡果蔬和食物。

2. 改善工作生活环境，减少粉尘、雾霾、烟雾等有害气体的刺激；清晨用淡盐水漱口，餐后立即用温水含漱。

3. 适当控制用声，避免用声过度、长期持续演讲和演唱。

五、用药指导与药师提示

1. 咽喉炎含片用药后有轻微的不良反应，常见有恶心、呕吐、胃部不适等；偶见有过敏、皮疹、瘙痒等表现，一旦发现宜及时停药。西地碘含片还有轻度刺激，偶见有口干、胃部不适、头晕和耳鸣，发生率约2%，特别提示对碘过敏者禁用。

2. 度米芬、氯己定含漱剂等药物均勿与氯化钠、阴离子表面活性剂同时使用。

3. 溶菌酶片偶见过敏反应，有皮疹等表现。

4. 糜蛋白酶是胰腺分泌的一种蛋白水解酶，能迅速分解变性蛋白质，作用与胰蛋白酶相似，但比胰蛋白酶分解能力强、毒性低、不良反应小，用途广泛尚可用于扭伤、中耳炎、鼻炎、鼻窦炎、咽炎、肺脓肿等治疗，并有促进抗生素、化疗药物向病灶渗透的作用。应用时，药师宜提示患者：①青光眼、眼压高或伴有角膜变性的白内障患者，及玻璃体有液化倾向者禁用；②严重肝肾疾病、凝血功能异常及正在应用抗凝药者禁用；③糜蛋白酶肌内注射前需做皮肤过敏试验，禁止静脉注射；④雾化吸入可酌减皮肤敏感试验，但可引起过敏反应，应即停用，并用抗过敏药+糖皮质激素治疗；⑤溶解后性质不稳定，雾化后糜蛋白酶效价下降明显，因此，糜蛋白酶液体宜临床配制，超声雾化吸入时间宜控制在 5 分钟内。

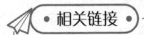

口含片该如何用

　　应用口含片含服时宜把药片置于舌根部，尽量贴近咽喉，每隔 2 小时给予 1 次或一日 4～6 次。另须注意：①含服的时间越长，局部药物浓度保持的时间就越长，疗效也就越好；②含服时不宜咀嚼或吞咽药物，少说话，保持宁静；③含后 30 分钟内不宜进食或饮水；④含后偶见有过敏、皮疹、瘙痒等，一旦发现应及时停药。